常见病的中医诊断与治疗

主 编　任永昊　孙　敏　亓慧博
　　　　吕　剑　赵鲁娜　吕　娟

四川科学技术出版社

图书在版编目(CIP)数据

常见病的中医诊断与治疗/任永昊等主编. —成都：
四川科学技术出版社，2022.9
ISBN 978 - 7 - 5727 - 0664 - 6

Ⅰ.①常… Ⅱ.①任… Ⅲ.①常见病—中医诊断学
②常见病—中医治疗学 Ⅳ.①R24

中国版本图书馆 CIP 数据核字(2022)第 163228 号

常见病的中医诊断与治疗
CHANGJIAN BING DE ZHONGYI ZHENDUAN YU ZHILIAO

主　　编　任永昊　孙　敏　亓慧博　吕　剑　赵鲁娜　吕　娟

出 品 人　程佳月
责任编辑　李迎军
封面设计　刘　蕊
责任出版　欧晓春
出版发行　四川科学技术出版社
　　　　　成都市锦江区三色路 238 号　邮政编码 610023
　　　　　官方微博：http://weibo.com/sckjcbs
　　　　　官方微信公众号：sckjcbs
　　　　　传真：028 - 86361756
成品尺寸　185mm×260mm
印　　张　22
字　　数　520 千
印　　刷　成都博众印务有限公司
版　　次　2022 年 9 月第 1 版
印　　次　2022 年 9 月第 1 次印刷
定　　价　88.00 元

ISBN 978 - 7 - 5727 - 0664 - 6

邮　　购：成都市锦江区三色路 238 号新华之星 A 座 25 层　邮政编码：610023
电　　话：028 - 86361770

本书编委会

主　编　任永昊　孙　敏　亓慧博　吕　剑　赵鲁娜　吕　娟
副主编　张传彦　姜慧杰　崔淑兰
编　委　（排名不分先后）
　　　　　　亓慧博　济南市中西医结合医院
　　　　　　王莎莎　山东中医药大学附属医院
　　　　　　吕　娟　威海市中医院
　　　　　　吕　剑　山东省第二人民医院
　　　　　　刘鹏翔　栖霞市人民医院
　　　　　　孙　敏　枣庄市山亭区人民医院
　　　　　　任永昊　山东中医药大学附属医院
　　　　　　吴　越　山东中医药大学第二附属医院
　　　　　　张传彦　梁山县中医院
　　　　　　姜慧杰　莱阳市万第中心卫生院
　　　　　　赵鲁娜　高唐县中医院
　　　　　　崔淑兰　宝鸡职业技术学院

前　言

　　中国医药学源远流长，绵延千载。近年来，中医事业蓬勃发展，医疗经验、科研成果层出不穷。为了不断总结临床经验，继承和发扬中医学术成就，我们组织了全国各地部分中医界同仁，在广泛参阅国内中医文献基础上，结合自身工作经验，精心编写成《常见病的中医诊断与治疗》一书。

　　本书以突出中医学的特色和优势为主，借鉴现代医学的研究成果，系统地把中医疾病的病因、病机、诊断、治疗和调护，分类编辑成书，补充了民间部分偏方、验方，覆盖了中医学治疗措施的各个方面。为方便临床查阅，疾病名称按照现代医学的分类方式编排，更加贴近临床，以便给广大临床工作者以锤炼基础知识，改进知识结构，了解中医动向，更新中医观念提供有益的帮助。

　　本书简明扼要、重点突出、全面实用、条理清晰，适合临床医师和医学院校师生阅读。

　　由于编者水平有限，本书不妥之处在所难免，恳请同仁及读者不吝赐教和批评指正，以便不断修订完善。

编　者

2022 年 2 月

目　录

第一章　呼吸系统疾病

第一节　慢性支气管炎

慢性支气管炎(简称慢支)是气管、支气管及其周围组织的慢性非特异性炎症。多见于老年人,患病率高,达3.2%。中医称之为"久咳",指肺咳时日已久,反复发作,多由暴咳迁延不愈而成,以长期咳嗽、咳痰为主症。本病常演变为阻塞性肺气肿、慢性肺源性心脏病。

【病因病机】

咳嗽的病因有外感、内伤两大类。外伤咳嗽是六淫侵袭肺系所致;内伤咳嗽是因为脏腑功能失调,内邪犯肺所致。"咳者,不论何因所致,总因肺气上逆,肺失宣肃也"。

(一)外感

张景岳曾说"六气皆令人咳,风寒为主",认为风邪夹寒者居多。《河间六书·咳嗽论》认为:"寒、暑、燥、湿、风、火六气,皆令人咳嗽。"总之,外感咳嗽,常以风邪为先导,因风邪轻扬,易侵犯人之高位;肺居高位,口鼻是其门户,皮毛由其所主,肺在卫外功能减弱时,病邪外侵,引起咳嗽。

(二)内伤

内伤咳嗽是因脏腑功能失调,内邪犯肺所致。内伤咳嗽可分成肺脏自身病变和其他脏腑病变涉及肺。他脏及肺的咳嗽可因:①情志不畅,使肝失条达,气郁化火,气火循经上逆犯肺;②饮食不当,嗜烟好酒,熏灼肺胃;③过食肥厚辛辣,使脾失健运,痰浊内生,上干于肺,即所谓"脾为生痰之源,肺为贮痰之器"所致。因肺脏自病常由肺系多种疾病迁延不愈,肺脏虚弱,阴伤气耗,肺的主气功能失常,肃降无数,而致上气而咳。

【诊断】

(一)病史
常有长期吸烟或经常吸入刺激性气体及反复上呼吸道感染病史。

(二)症状
本病进展缓慢,症状逐渐加重,以长期反复发作为特点,每年累计发作时间都在3个月以上,并连续多年。主要表现可概括为"咳""痰""喘",但以长期反复咳嗽为最突出,并逐渐加重。冬季或气候骤变时加剧,气温转暖和夏季缓解。

(三)体征
早期常无异常肺部体征。有时可在背下部听到鼾音、湿性啰音和哮鸣音。后期常有肺气肿体征。

(四)实验室及其他检查
1. 伴有急性感染时白细胞总数及中性粒细胞增多,喘息性嗜酸性粒细胞增多。

2. 痰液涂片或培养可查到致病菌。

3. X线检查可见肺纹理增多、增粗、紊乱，呈网状或条索状、斑点状阴影，以下肺野较明显。

4. 肺通气功能检查可有阻塞性通气功能障碍。

5. 根据病情轻重、病情长短，支气管镜检查可见支气管黏膜呈不同程度的充血、发红、肥厚、分泌物增多。

【鉴别诊断】

（一）肺结核

肺结核的主要症状之一亦为咳嗽，因此须与作为疾病诊断的咳嗽相鉴别。肺结核常同时出现咯血、胸痛、潮热、盗汗、消瘦等症，结合红细胞沉降率（简称血沉）、结核菌素试验、痰液涂片、细菌培养以及X线检查，可做出鉴别。

（二）慢性阻塞性肺疾病

有久患咳、喘、哮等病证不愈的病史，除咳嗽的症状外，同时并有胸中烦闷，膨膨胀满，上气喘咳，甚至面目晦暗、唇舌发绀、颜面四肢水肿等症，且病程缠绵，经久不愈。必要时结合X线等实验室检查协助鉴别。

（三）哮喘

哮喘虽然也会兼见咳嗽，但各以哮、喘为其主要临床表现。哮主要表现为痰气交阻，气道壅塞，呼吸不利，喉间痰鸣气吼，反复发作，常有过敏史或家族史。喘主要表现为呼吸困难，张口抬肩，甚则鼻翼扇动，不能平卧。

（四）肺脓肿

肺脓肿临床亦有咳嗽吐痰症状，但其主症为发热、胸痛、咳吐大量腥臭脓血浊痰，结合白细胞总数及中性粒细胞增高、痰培养有致病菌和X线检查等阳性发现可做出鉴别。

【治疗】

（一）辨证施治

1. 风寒袭肺型

咳嗽声重，痰色白量多，或呈泡沫状，气急、喉痒。伴有鼻塞、流清涕，头痛，肢节酸楚、恶寒、发热，苔白腻，脉浮紧。

治法：疏风散寒，宣肺化痰止咳。

方药：三拗汤合止嗽散加减。

生麻黄12 g，杏仁12 g，甘草10 g，紫菀10 g，款冬花10 g，百部15 g，桔梗12 g，白芍10 g，前胡10 g，清半夏10 g，陈皮10 g，荆芥10 g，防风10 g。

2. 风热犯肺型

咳嗽剧烈，气急声嘶，咽痛，痰多，黏稠而黄。伴有鼻流黄涕，口渴，头痛，恶风身热，舌红苔深黄，脉浮数或浮滑。

治法：疏风清热，化痰宣肺。

方药：桑菊饮加减。

桑叶 15 g,菊花 15 g,薄荷 10 g,连翘 12 g,桔梗 12 g,杏仁 10 g,生甘草 10 g,芦根 30 g,浙贝 12 g,瓜蒌皮 15 g,鱼腥草 30 g。

以上两型见于慢性支气管炎伴有急性感染时,可参照以上方法治疗。

3. 痰湿蕴肺型

咳嗽反复发作,咳声重浊,痰多,因痰而嗽,痰出咳平,痰黏腻或稠厚成块,色白或带灰色,痰多,每于晨起及食后咳痰量甚多,进甜食及油腻食物则加重。胸闷,脘痞、呕恶,食少,体倦,大便时溏,舌苔白腻,脉濡滑。

治法:健脾燥湿,化痰止咳。

方药:二陈汤合三子养亲汤加味。

清半夏 12 g,陈皮 10 g,茯苓 15 g,甘草 10 g,白芥子 10 g,苏子 10 g,炒莱菔子 15 g,川厚朴 12 g,苍术 15 g,白术 15 g。

4. 寒痰蕴肺型

咳嗽反复发作,痰量多而清稀,晨起尤甚。肢节酸楚,微恶风寒,脘闷呕恶,纳食减少,大便可溏泻,苔薄白而腻,脉紧弦或浮滑。

治法:温化寒痰。

方药:小青龙汤加味。

麻黄 12 g,桂枝 8 g,白芍 10 g,甘草 10 g,干姜 10 g,细辛 3 g,清半夏 12 g,桔梗 12 g,杏仁 12 g,前胡 10 g,白芍 12 g,苏子 10 g。

5. 痰热蕴肺型

咳嗽气粗而促,痰多而稠厚,不易咳出,痰有腥味,或有痰中带血,胸胁胀满,咳时引痛,面赤舌红,小便黄短,脉滑数。

治法:清热、化痰、肃肺。

方药:清金化痰汤加减。

桑白皮 15 g,黄芩 12 g,知母 12 g,山栀 10 g,鱼腥草 30 g,蒲公英 15 g,浙贝母 12 g,瓜蒌皮 20 g,桔梗 12 g,麦冬 12 g,茯苓 15 g,薏苡仁 20 g,冬瓜子 15 g,沙参 15 g。

6. 肝火犯肺型

上气咳逆阵作,咳时面赤,咽干,常觉痰滞咽喉,咯之难出,量少而黏,胸胁胀痛,口干苦,情绪不佳时加重,舌薄黄少津,脉弦数。

治法:清肺平肝,顺气降火。

方药:泻白散合黛蛤散加减。

桑白皮 12 g,地骨皮 12 g,知母 10 g,黄芩 12 g,甘草 10 g,桔梗 10 g,青皮 10 g,陈皮 12 g,青黛 10 g,蛤壳 30 g,枇杷叶 10 g,瓜蒌皮 20 g,竹茹 10 g,玄参 12 g,沙参 15 g。

(二)中成药

1. 施金墨咳嗽痰喘丸

适用于慢性支气管炎痰湿蕴肺型,或偏寒痰蕴肺型。每次 30 粒(4 ~ 5 g),每日 3 次,连续服用,可使发作减轻,渐渐病愈。

2. 止咳枇杷露

适用于痰热蕴肺型咳嗽,每次 30 mL,每日 3 次口服。可清化热痰。

3. 橘红丸

适用于痰热蕴肺型,每次 1 丸,每日 2 次。可清化痰热。

4. 金匮肾气丸

补肾纳气,对长期慢性咳嗽,不论有无肾不纳气症状,只要属偏寒型均可长期应用,对大多数慢性支气管炎患者有较好疗效。亦可和咳嗽痰喘丸结合应用。每次 1 丸,每日 2 次。可长期应用。

(三)验方

1. 鱼腥草 30 g,败酱草 30 g,薏苡仁 30 g,黄芩 10 g,贝母 10 g,杏仁 10 g,桑白皮 15 g,丹参 15 g,茯苓 12 g,炒白术 15 g,甘草 10 g,桔梗 10 g。水煎服,每日 1 剂。对偏痰热蕴肺型慢性支气管炎有较好疗效。

2. 补骨脂 10 g,核桃仁 60 g。水煎服,每日 1 剂。对慢性支气管炎有肾虚者有一定疗效。

3. 紫河车 10 g,仙灵脾 15 g,紫石英 15 g,沉香 4 g(后下),党参 10 g,白术 10 g,茯苓 15 g,炙甘草 6 g,清半夏 6 g,陈皮 6 g,炒白芥子 10 g,炒莱菔子 10 g,炒苏子 9 g。每日 1 剂,水煎分两次服。慢性支气管炎均可应用。

4. 麻黄 15 g,炒莱菔子 15 g,干姜 15 g,桂枝 15 g,细辛 15 g,杏仁 15 g,白芍 15 g,前胡 15 g,紫苏 30 g,磁石 30 g,款冬花 30 g,厚朴 20 g,陈皮 20 g,半夏 20 g。共研细末,将药末铺在棉衣中间,做成棉背心,穿在身上。

5. 党参 15 g,黄芪 15 g,白术 15 g,杏仁 15 g,白芍 12 g,前胡 12 g,紫河车 30 g,山药 30 g,清半夏 15 g,陈皮 12 g,桔梗 15 g,防风 12 g。研粉,做蜜丸,每丸 10 g 重,每日 2 次,长期服用。

(四)饮食疗法

1. 黑木耳、冰糖各 10 g。共煮熟食用。

2. 鲜南瓜(去皮)500 g,红枣(去核)15 ~ 20 枚,红糖适量,加水煮服。对支气管哮喘有治疗作用。

3. 核桃仁,每日吃 25 g 左右。可以补肾平喘。

4. 柿饼 2 个,川贝母 10 g,将柿饼切开去核,纳入贝母,在锅内炖熟服用。每日服 2 次,连服数日。

5. 麻雀(去毛和内脏)2 只,冰糖 15 ~ 20 g,加清水适量,隔水炖服,每日 1 次,连服数日。

6. 羊油 500 g 炖豆腐,不放盐,酱食之。治老年性咳嗽。

7. 人参 6 g,蛤蚧 1 对,大枣 5 枚,粳米 100 g。制法:人参及蛤蚧研粉,大枣去核,与粳米一起煮粥食用。治疗咳嗽气喘,乏力短气者。

8. 陈皮 10 g,茯苓 30 g,冬虫夏草 3 g,瘦猪肉 50 g。小火炖熟,吃肉喝汤。补益肺肾,化痰止咳。主治久咳体虚者。

【调护】

1. 积极开展卫生宣传教育,改善环境卫生,消除烟尘和废气的危害,加强劳动保护。

吸烟者应戒烟。锻炼身体,增强体质,提高抗病能力。

2. 积极防治上呼吸道感染,阻止病原体的进一步蔓延。体虚易感冒者,适时服用玉屏风散之类方药以益气固表。

3. 注意起居有节,劳逸结合,搞好个人卫生,保持室内空气新鲜、清洁,环境舒适。

4. 不宜过食辛辣、香燥、肥甘厚味及寒凉之品。保持心情舒畅,避免性情急躁、郁怒化火伤肺。发病后应注意休息,以清淡饮食为宜,多饮水以补充消耗过多的水分,有利于排痰。

（崔淑兰）

第二节　慢性肺源性心脏病

慢性肺源性心脏病(简称肺心病)是指肺部、胸廓或肺动脉的慢性病变引起肺循环阻力增高,导致肺动脉高压及右心负担加重,造成右心室肥大,最后发生右心衰竭的一种心脏病。

本病是我国比较常见的一种心脏病,多发生在40岁以上的人群,且随着年龄增加,患病率增高。绝大多数是从慢性支气管炎、阻塞性肺气肿发展而来的。本病常年存在,而多在冬季由于呼吸道感染而导致呼吸衰竭(简称呼衰)和心力衰竭(简称心衰),病死率较高。

中医没有肺心病的病名,但就其临床表现类似于中医的"肺胀""喘证""咳嗽""痰饮"等病证。中医认为肺胀是多种慢性肺部疾病反复发作,迁延不愈,导致肺气胀满,不能敛降的一种病证。临床表现为胸廓膨满,胀闷如塞,喘咳上气,痰多,烦躁,心慌等。其病程缠绵,时轻时重,日久则见面色晦暗,唇甲发绀,脘腹胀满,肢体浮肿,甚或喘脱等危重症候。

《灵枢·胀论》中说:"肺胀者,虚满而喘咳。"《灵枢·经脉》也说:"肺手太阴之脉……是动则病肺胀满膨膨而喘咳。"《金匮要略·肺痿肺痈咳嗽上气病脉证治》指出本病主要症状为"咳而上气,此为肺胀,其人喘,目如脱状"。在《金匮要略·痰饮咳嗽病脉证并治》中论支饮时说:"咳逆倚息,气短不得卧,其形如肿。"很类似本病。《诸病源候论·咳逆短气候》论述其病机为:"肺虚为微寒所伤则咳嗽,嗽则气还于肺间则肺胀,肺胀则气逆,而肺本虚,气为不足,复为邪所乘,壅痞不能宣畅,故咳逆短气也。"朱丹溪认为本病病因主要是痰瘀,其在《丹溪心法·咳嗽》中说:"肺胀而咳,或左或右不得眠,此痰挟瘀血碍气而病。"在治疗上《证治汇补·咳嗽》认为肺胀:"又有气散而胀者,宜补肺,气逆而胀者,宜降气,当参虚实而施治。"临床上应辨其虚实而论治之。

【病因病机】

本病的发生,多因久病肺虚,痰浊潴留,每因外感诱使病情发作及加剧。

肺心病的发生主要原因为各种慢性肺部疾病,迁延不愈,致使痰浊潴留,在外邪的引动下常反复发作,日益加重,终成肺胀。

本病初病在肺,久则影响脾肾,后期病及于心。因肺主气,开窍于鼻,外合皮毛,主表,卫外,故外邪从口鼻、皮毛入侵,每多首先犯肺,导致肺气宣降不利,上逆而为咳,升降失常则为喘。久则肺虚而致主气功能失常。若肺病及脾,子耗母气,脾失健运,则可导致肺脾两虚。肺虚及肾,肺不主气,肾不纳气,可致气喘日益加重,吸入困难,呼吸短促难续,动则更甚。肺朝百脉,与心相通,肺气辅佐心脏运行血脉,肺虚治节失职,久则病及于心。心阳根于命门真火,如肾阳缺乏,进一步导致心肾阳衰,可出现喘脱等危候。

病理因素主要为痰浊水饮与瘀血互为影响,兼见同病。痰的产生,病初由肺气郁滞,脾失健运,津液不能正常输化而成。肺虚不能化津,脾虚不能转输,肾虚不能蒸化,痰愈益潴留,喘咳持续难已。

【诊断】

临床上除原有肺、胸疾病的各种症状和体征外,主要是逐步出现肺、心功能衰竭以及其他器官损害的征象。

(一)肺、心功能代偿期(包括缓解期)

此期主要是慢性阻塞性肺疾病(简称慢阻肺)的表现。表现为咳嗽、咳痰、气促,活动后可感心悸、呼吸困难、乏力和劳动耐力下降。体检可有明显肺气肿征,听诊多有呼吸音减弱,偶有干、湿性啰音,心音遥远。肺动脉瓣区第二心音亢进,提示有肺动脉高压存在。三尖瓣区出现收缩期杂音或剑突下心脏搏动,提示有右心室肥大。

(二)肺、心功能失代偿期(包括急性加重期)

本期以呼吸衰竭为主或心力衰竭为主或二者兼有的临床表现。

1. 呼吸衰竭

急性呼吸道感染为常见诱因,临床表现常有呼吸困难、焦虑、发绀、昏迷等。

2. 心力衰竭

表现为劳力性呼吸困难、腹胀、食欲下降、恶心、呕吐等症状。主要为体循环瘀血的体征,可有颈静脉怒张、肝大伴压痛、肝颈静脉回流征阳性、腹水及下肢水肿。三尖瓣区出现收缩期杂音,严重者心尖区可闻及奔马律,也可出现各种心律失常。

(三)并发症

1. 心律失常

多表现为房性期前收缩及阵发性室上性心动过速,也可有心房扑动及心房颤动。

2. 上消化道出血

缺氧、高碳酸血症及循环淤滞可使上消化道黏膜糜烂坏死,发生弥漫性渗血;或因其他原因产生应激性溃疡出血。

3. 肾功能衰竭

呼吸衰竭、心力衰竭、休克等原因均可导致氮质血症、尿毒症的发生。

4. 休克

可因严重感染、严重心衰、上消化道大出血等引起。

5. 酸碱平衡失调及电解质紊乱

呼吸衰竭时,呼吸性酸中毒普遍存在。但由于体内代偿情况的不同,或并存有其他疾病时,可出现各种不同类型的酸碱平衡失调及电解质紊乱。

6. 肺性脑病

为中、重度呼吸衰竭所引起的高碳酸血症、低氧血症、酸碱平衡失调等一系列内环境紊乱引起的脑部综合征。患者表现为烦躁不安、神志模糊、嗜睡、谵语及四肢肌肉抽搐等。

7. 弥散性血管内凝血

因严重缺氧、酸中毒、感染、休克等因素激活凝血因子以及红细胞增多,血黏度增高,促使血液进入高凝状态,发生弥散性血管内凝血(DIC)。

(四)实验室及其他检查

1. X 线检查

原有肺、胸廓疾病的 X 线表现。肺动脉及圆锥显著突出、扩大、搏动增强等提示肺动脉高压症。右心房与右心室扩大。

2. 心电图检查

主要改变有低电压,心脏顺时针向转位,电轴右偏,额面平均电轴 $\geq +90$;肺性 P 波等。

3. 心电向量图

通过十几年的研究,有关专家一致认为心电向量图对肺心病的诊断符合率明显高于心电图,有人甚至认为其诊断敏感性高于超声心动图等其他的非创伤性检查结果。

4. 超声心动图

右室流出道内径及心内径增大,右室壁增厚及肺动脉内径增大。

5. 放射性核素心脏显影

可估计左右心室之功能。肺灌注扫描如出现肺上叶血流增加,下叶减少,表示有肺动脉高压存在。

6. 肺阻抗血流图

肺阻抗血流图是利用生物阻抗对肺血管容积检测的新技术,为肺心病的无创检查开辟了一条新的途径。

7. 肺功能检查

心肺功能衰竭时,不宜进行此检查。当症状缓解时可显示患者通气及换气功能障碍。

8. 血气分析和酸碱度测定

主要为缺氧和高碳酸血症表现。

9. 实验室检查

合并感染时,白细胞计数增高;肾功能衰竭时,尿素氮增高;细菌感染时,免疫功能测定有不同程度的降低。

【鉴别诊断】

本病须与以下疾病进行鉴别：

（一）风湿性心瓣膜病

肺心病心脏增大时，可伴有三尖瓣相对关闭不全而出现明显收缩期杂音，易与风心病相混淆，其鉴别一般可根据风湿性心瓣膜病发病年龄较轻，常有风湿性关节炎和心肌炎的病史，二尖瓣区有明显的杂音，X线检查除心肌肥厚外，有明显的左心房扩大，心电图有"二尖瓣P波"，超声心动图有反映二尖瓣狭窄的改变等特征，与肺心病鉴别。

（二）冠状动脉粥样硬化性心脏病（简称冠心病）

肺心病与冠心病均多见于老年人，有相似之处，且可合并存在。其鉴别在于冠心病患者多有典型心绞痛或有心肌梗死史、左心衰竭史，常与高血压、高脂血症并存，体检、X线及心电图检查呈左心室肥厚为主的征象，可资鉴别。肺心病伴冠心病时何者为主，须通过详细询问病史、体检和肺、心功能检查予以明确。

（三）充血型原发性心肌病

肺心病心脏扩大伴右心衰竭，表现可与本病相似，但本病多为全心增大，无明显慢性呼吸道感染史及显著肺气肿征；X线检查无突出的肺动脉高压症；心电图无明显的心脏顺时针向转位及电轴右偏，而以心肌劳损多见等，可助鉴别。

（四）急性呼吸窘迫综合征

急性呼吸窘迫综合征是急性呼吸衰竭的一种类型。常见的发病原因有：休克、严重创伤、严重感染、补液过量等。可使肺循环障碍，导致肺毛细血管壁通透性增大，造成肺间质及肺泡水肿；同时肺II型细胞损伤，使肺表面活性物质缺失而致肺不张。这些均可导致肺通气和弥散功能障碍而引起低氧血症，造成呼吸窘迫。临床特点为：在严重原发疾病的过程中突然发生呼吸窘迫，呼吸频率超过35次/分，给氧不能改善，伴发绀、烦躁、大汗。体征早期无异常，偶可闻干性啰音，后期可有湿性啰音和管状呼吸音。X线检查，早期肺纹理增多或小片状阴影，可迅速扩大融合成大片状阴影。血气分析动脉血氧分压（PaO_2）降低，动脉血二氧化碳分压（$PaCO_2$）可正常或降低等。通过病因和临床表现可与慢性呼吸衰竭鉴别。

【治疗】

（一）辨证施治型

1. 风寒外束，水射心肺

症见咳嗽气促，倚息不得卧，心悸，痰多而呈白色泡沫状，胸痞干呕，身体痛重，肢体浮肿，面部尤甚，发热恶寒，苔薄白腻，脉浮紧。

治法：温化寒饮，解表。

方药：小青龙汤加减。

生麻黄12 g，桂枝10 g，白芍10 g，干姜10 g，细辛3 g，清半夏12 g，五味子10 g，白术15 g，茯苓12 g，葶苈子15 g，白茅根30 g，黄芪15 g，花椒10 g。

2. 痰浊壅肺型

症见咳嗽痰多，痰色白黏腻或呈泡沫状，短气喘息，稍劳即著，怕风易汗，脘痞纳少，倦怠乏力,舌质偏淡,苔白腻或浊腻,脉小滑。

治法:化痰降气,健脾益肺。

方药:苏子降气汤、三子养亲汤合六君子汤加减。

清半夏12 g,陈皮10 g,茯苓12 g,肉豆蔻12 g,厚朴10 g,前胡10 g,干姜8 g,苏子10 g,莱菔子12 g,葶苈子15 g,当归10 g,麻黄12 g,白芍10 g,五味子10 g,黄芪12 g,白术15 g。

3. 痰热郁肺

咳逆喘息气粗,烦躁,胸满,痰黄或白,黏稠难咯。或气喘不得卧,心悸发热微恶寒,有汗不多,溲黄,便干,口渴,舌红,舌苔黄或黄腻,舌边光红,脉数或滑数。

治法:清肺化痰,降逆平喘。

方药:越婢加半夏汤合桑白皮汤加减。

麻黄10 g,生石膏30 g,清半夏12 g,杏仁10 g,黄芩15 g,黄连10 g,山栀10 g,川贝10 g,苏子10 g,甘草6 g,鱼腥草20 g,瓜蒌皮15 g。

痰鸣喘息,不得平卧加射干、葶苈子;痰热伤津,口干舌燥加天花粉、知母、芦根;阴伤而痰少者加沙参、麦冬。

4. 痰蒙神窍型

神志恍惚,谵妄,烦躁不安,撮空理线,表情淡漠,嗜睡,昏迷,或肢体瞤动,抽搐,咳逆喘促,咯痰不爽,苔白腻或淡黄腻,舌质暗红或淡紫,脉细滑数。

治法:涤痰、开窍、息风。

方药:涤痰汤加减。

清半夏15 g,茯苓12 g,橘红10 g,胆南星10 g,竹茹10 g,枳实10 g,石菖蒲12 g,陈皮10 g,僵蚕10 g,蝉蜕15 g,全虫10 g。

另服至宝丹或安宫牛黄丸以清心开窍。

若痰热内盛,身热,烦躁,谵语,神昏,苔黄舌红者加葶苈子、天竺黄、竹沥;肝风内动,抽搐加钩藤、羚羊角粉;血瘀明显,唇甲发绀加丹参、红花、桃仁;有皮肤黏膜出血、咯血、便血色鲜者加水牛角、生地、丹皮、紫珠草等。

5. 肺肾气虚型

呼吸浅短而难继,声低气怯,甚则张口抬肩,倚息不能平卧,咳嗽,痰白如沫,咯吐不利,胸闷心慌,形寒汗出,舌淡或暗紫,脉沉细无力或结代。

治法:补肺益肾,纳气平喘。

方药:平喘固本汤合补肺汤加减。

党参15 g,黄芪15 g,炙甘草10 g,冬虫夏草3 g,熟地10 g,胡桃肉10 g,五味子10 g,沉香10 g,款冬花10 g,苏子10 g,清半夏10 g。

肺虚有寒,怕冷,舌淡加肉桂、干姜;有阴虚低热,舌红少苔加沙参、麦冬、生地、玉竹;气虚瘀阻,颈脉动甚,面唇青紫加丹参、当归、苏木;有喘脱危象者加参附汤,送服蛤蚧粉或黑锡丹。

6. 阳虚水泛型

面目虚浮,甚至目如脱状,下肢水肿,甚则一身浮肿,腹部胀满有水,心悸,喘咳,咯痰稀清,脘痞纳差,尿少,怕冷,面唇青紫,苔白滑,舌胖质暗,脉沉细。

治法:温肾健脾,化饮利水。

方药:真武汤合五苓散加减。

熟附子 12 g,桂枝 10 g,茯苓 15 g,白术 15 g,猪苓 15 g,泽泻 10 g,生姜 3 片,赤芍 15 g,白茅根 30 g,花椒 10 g。

(二)中成药

1. 金匮肾气丸

有温肾纳气作用,肺心病患者在平时可经常服用。每次 1 丸,每日 2 次温开水送服。

2. 咳嗽痰喘丸

有化痰止咳,温肺的作用,平时服用可使症状减轻。每次 30 粒,每日 3 次口服。

3. 橘红丸

用于肺热痰黄者,可清化痰热。每次 1 丸,每日 2 次。

(三)验方

1. 灵芝、核桃仁、黄芪、党参各 30 g,五味子、麦冬各 20 g。水煎常服,可减少肺心病的急性发作。

2. 桑白皮、红枣各 15 g,葶苈子 30 g,生大黄 10 g,枳实 12 g。轻症患者每日 1 剂,重症患者每日 2 剂,水煎分次服。有降气、利水、平喘作用。

3. 人参 6 g 另炖,熟附子 6 g,熟地、紫石英、磁石各 15 g,五味子、冬虫夏草、胎盘粉(吞服)各 9 g,胡桃肉 3 个,山萸肉 12 g,生山药 30 g,沉香 1.5 ~ 3 g(冲服)。水煎服,每日 1 剂。用于肾不纳气者。

4. 党参、黄芪各 200 g,白术 150 g,防风 30 g,蛤蚧 5 对。研粉做成 6 g 重之蜜丸,每次 1 丸,每日 3 次,于缓解期连续服用或间断服用 3 个月。本方对气虚易感冒者有效。

(四)饮食疗法

1. 冬虫夏草 20 g,鸭 1 只或胎盘 1 个,炖食之,每日 1 ~ 2 次。

2. 胎盘粉,每次 2 g,每日 2 次,气候偏凉时经常间断服用。

3. 当归、三七各 100 g,糯米 250 g,核桃仁、黑芝麻各 150 g。共研粉,每次 10 ~ 15 g,每日 2 次,加糖冲服。

4. 山药 150 g,白萝卜 100 g。煮汁代茶饮用。用于肺心病咳喘、心悸。

5. 鲫鱼 250 g,赤小豆 50 g,生姜 5 片,甜杏仁 15 g。煮汤服用,有补脾、宣肺、利水作用,用于肺心病气喘心悸,下肢水肿,食欲缺乏。

6. 白萝卜 150 g,猪肺 250 g,生姜 6 片。煮汤服用,有补肺顺气的作用,用于肺心病肺虚气逆者。

【调护】

主要是防治足以引起本病的支气管、肺和肺血管等疾病。积极提倡戒烟,加强卫生宣教,增强抗病能力。防治原发病诱因,如呼吸道感染、各种应激原、有害气体的吸入、粉尘作业等的防护工作等。

(崔淑兰)

第二章　循环系统疾病

第一节 心力衰竭

心力衰竭又称心功能不全,是指心脏鼓动力弱,排出的血量不足以满足全身新陈代谢的需求,或者不能正常而及时地排出由大静脉回流的血液,而影响静脉回流。老年患者,以动脉硬化及高血压、心脏病、肺心病等为多见,是老年人常见病、多发病。

中医没有心力衰竭病名,但因其临床表现类似于中医的"心悸""喘证"等病。心悸分为惊悸和怔忡。轻者为惊悸,是指患者自觉心中悸动、惊惕不安,时作时止;重者为怔忡,表现为惊悸经久不愈,不能自主的一种病证。临床上一般多呈阵发性,每因情志波动或劳累过度而发作。《济生方·怔忡论治》指出,怔忡发病的原因,在于"真血虚耗,心帝失辅,渐成怔忡";另外"冒风寒暑湿,闭塞诸经""五饮停蓄,湮塞中脘",亦能令人怔忡。朱丹溪认为怔忡"责之虚与痰",如他在《丹溪心法·惊悸怔忡门》中说:"怔忡者血虚,怔忡无时,血少者多。有思虑便动,属虚。时作时止者,痰因火动。"唐容川在《医林改错·心慌》中认为瘀血内阻亦可引起心悸。

【病因病机】

久病正气虚衰,或外感热病,损伤心阳心阴,皆可导致心功能不全。气血俱虚,不能充养,故心悸;气失摄纳,故短气不足以息;四肢为诸阳之本,阳虚失于温煦,故四末不温,脉息微弱;汗多为阳气不固,藩篱空疏,若见大汗淋漓,神昏,则为亡阳之危象。阳气不能敷布津液,则水湿聚之,故颜面肢体多见水肿。

【诊断】

(一)左心衰竭

主要症状为肺循环瘀血所引起。

1. 呼吸困难是左心衰竭的最主要症状,不同程度的肺充血,其呼吸困难可表现以下几种形式:

(1)劳力性呼吸困难:在较大量的体力活动时出现呼吸急促,渐可发展至轻度体力活动甚至休息时也呼吸困难。

(2)端坐呼吸:一种由平卧时极度呼吸困难必须半卧或坐位以减轻呼吸困难的状态。

(3)阵发性夜间呼吸困难:又称心源性哮喘,是左心衰竭的早期典型表现,典型发作多在夜间熟睡 1～2 小时,患者因极度胸闷气急而突然惊醒,被迫坐起,可伴阵咳、哮鸣性呼吸音或泡沫样痰,重者可咳呈粉红色泡沫样痰,甚至发生急性肺水肿。轻者坐后 10 分钟至 1 小时症状自行缓解,白天可无异常感觉。

(4)急性肺水肿:与急性左心功能不全相同。

2. 老年人因心排血量减少,脑供血不足的症状常较突出,可表现为倦怠和乏力及不同程度的神志障碍,如激动、烦躁、夜间失眠、呼吸功能不全等。

3. 查体可见左心室增大、心率快、心尖区舒张期奔马律,两肺底湿啰音,发绀,脉压变小。

（二）右心衰竭

1. 主要由慢性持续性瘀血引起的各脏器功能改变,如消化道瘀血引起的食欲下降、恶心、呕吐;肾脏瘀血引起的尿量减少、夜尿多,蛋白尿和肾功能减退;肝瘀血引起上腹饱胀,后期可引起心源性肝硬化、黄疸。

2. 颈静脉充盈。颈外静脉充盈为右心衰竭早期表现,严重时可见静脉搏动和周围表浅静脉充盈。

3. 肝大质地较软,有充血饱满感,有压痛,肝颈静脉回流征阳性。长期慢性右心衰竭可致心源性肝硬化,肝脏质硬常伴腹水。

4. 下垂性水肿多在颈静脉充盈和肝大之后出现。水肿常出现在身体下垂部位,重时可全身水肿。

5. 可出现胸水、腹水及心包积液。

6. 大多数右心衰竭者有发绀。

（三）全心衰竭

同时兼有左右心功能不全的表现。往往先出现左心衰竭,当出现右心衰竭后,心排血量减少,左心衰竭的肺瘀血表现反可减轻或不明显。

（四）实验室及其他检查

1. X 线

左心衰竭可显示心影扩大,上叶肺野内血管纹理增粗,下叶肺野血管纹理细,有肺静脉内血液重新分布的表现,肺门阴影增大,肺间质水肿引起肺小叶间隔变粗,在两肺下野可见水平位的 KerleyB 线。急性肺水肿,肺门充血显著,呈蝶形云雾状阴影。右心衰竭时可见上腔静脉扩张。

2. 心电图

可出现左心室、右心室或左、右心室肥厚的心电图图形。

3. 血流动力学监测

除二尖瓣狭窄外,肺毛细血管楔压的测定能间接反映左心房压或左心室充盈压,肺毛细血管楔压的平均压,正常值为 6 ~ 12 mmHg*,高于 15 mmHg 者常提示有左心衰竭,高于 36 mmHg 者,提示有即将发生急性肺水肿可能。

（五）诊断依据

根据上述症状特点和有心脏病病史,结合实验室检查、X 线检查、心电图检查、肺功能测定、血流动力学检查、心功能测定等可做诊断。

根据体力活动的限度,心脏功能可分为四级。一级:体力活动不受限制,一般性体力活动不引起症状;二级:体力活动稍受限,不能胜任一般的体力活动,可引起呼吸困难、心悸等症状;三级:体力活动大受限制,不能胜任较轻的体力活动,可引起心力衰竭的症状和

---

* 1 mmHg = 0.133 kPa。

体征;四级:体力活动能力完全丧失,休息时仍有心力衰竭的症状及体征。

【鉴别诊断】

左心功能不全早期的劳力性气促和阵发性夜间呼吸困难需与肺部疾患引起的呼吸困难和非心源性肺水肿相鉴别;右心衰竭主要与心包积液、缩窄性心包炎、肾炎、肝硬化等引起的水肿鉴别。

【治疗】

(一)辨证施治

1. 心血不足型

心悸头晕,面色不华,倦怠乏力,舌质淡红,脉细弱。

治法:补养心血,益气安神。

方药:归脾汤加减。当归12 g,龙眼肉12 g,人参10 g(另炖),黄芪20 g,白术12 g,炙甘草12 g,酸枣仁10 g,木香10 g。

2. 阴虚火旺型

症见呼吸困难,动则发作或加重,心悸不宁,心烦少寐,口渴咽干,两颧潮红,耳鸣腰酸,舌红脉细数。

治法:滋阴清火,养心安神。

方药:天王补心丹加减。

生地12 g,玄参12 g,麦冬12 g,天冬10 g,当归15 g,丹参12 g,人参10 g(另炖),茯苓10 g,酸杏仁6 g,柏子仁10 g,五味子10 g。

有阴虚火旺而兼五心烦热加知柏地黄丸。

3. 心阳不振型

症见心悸不安,胸闷气短,喘咳气逆,面色苍白,形寒肢冷,舌质淡白,脉虚弱或沉细而数。

治法:温补心阳,安神定悸。

方药:桂枝甘草龙骨牡蛎汤加味。

炙甘草15 g,桂枝12 g,生龙骨15 g,生牡蛎15 g,人参10 g(另炖),熟附子12 g。

如喘咳气逆甚者加黑锡丹。

4. 水饮凌心型

症见头晕心悸,胸脘痞满,形寒肢冷,小便短少,或下肢浮肿,渴不欲饮,恶心吐涎,苔白滑,脉弦滑。

治法:振奋心阳,化气行水。

方药:苓桂术甘汤加味。

炙甘草15 g,桂枝12 g,茯苓20 g,白术20 g,黄芪15 g,人参10 g(另炖),熟附子12 g。

5. 心血瘀阻型

症见心悸不安,胸闷不舒,心痛时作,或见口唇青紫,舌质紫暗或有瘀斑,脉涩或结代。

治法:活血化瘀,理气通络。

方药:桃仁红花煎加减。

桃仁 12 g,红花 9 g,丹参 15 g,赤芍 12 g,川芎 12 g,玄胡 10 g,木香 10 g,生地 12 g,当归 10 g,桂枝 10 g,炙甘草 12 g,龙骨 15 g,牡蛎 15 g。

6. 脾肾阳虚型

症见腰以下肿甚,按之没指,尿少,腰酸膝冷,怯寒神倦,或伴有腹水,腹胀纳差,脉沉弱或结代。

治法:温阳利水,益气活血。

方药:真武汤加减。

熟附子 12 g,茯苓 20 g,白术 15 g,白芍 12 g,泽泻 10 g,车前子 12 g,生姜 3 片,桂枝 10 g,花椒 10 g,丹参 15 g,当归 10 g。

(二)中成药

在辨证用药同时加用中成药,可以消除兼证及提高疗效。

1. 柏子养心丸

有滋阴养血宁神作用,适合于有阴虚心力衰竭者。

2. 金匮肾气丸

有温补肾阳的作用,有阳虚的心力衰竭可同时服用。

3. 大黄蜇虫丸

有理气活血化瘀的作用,对心力衰竭瘀血甚者,可配合应用。

4. 开胸顺气丸

有开胸顺气,通便作用,对心力衰竭伴有胸闷明显同时大便干结者,可配合应用。

(三)验方

1. 葶苈子 30 g,桑白皮 30 g,车前子 15 g,生黄芪 30 g,太子参 20 g,丹参 20 g,五味子 10 g,当归 10 g,泽泻 15 g。每日 1 剂水煎服。可单独应用,亦可和洋地黄配合应用,对心力衰竭控制有一定疗效。

2. 赤芍 15 g,川芎 15 g,丹参 20 g,鸡血藤 30 g,泽泻 15 g,党参 15 g,麦冬 25 g,熟附子 15 g。每日 1 剂水煎服,对右心衰竭有一定疗效。

3. 玉米须 50 g,黄芪 30 g,茯苓 15 g,桂枝 6 g。每日 1 剂水煎服,对右心衰竭有一定疗效。

4. 熟附子 15 g,黄芪 30 g,桂枝 10 g,姜皮 10 g,茯苓 15 g,白术 15 g,花椒 10 g。每日 1 剂水煎服,对右心衰竭有比较好的疗效。

5. 五加皮 40 g,生薏苡仁 30 g。水煎代茶饮,有一定利水作用。

6. 人参 10 g,熟附子 15 g,黄芪 30 g。煎水代茶饮,有提高心肌收缩力,改善心功能作用。

(四)饮食疗法

1. 人参 10 g,茯苓 30 g,猪瘦肉 100 g。文火煎汤服,有强心利尿作用。

2. 黄芪50 g，白术30 g，鲫鱼150 g。文火浓煎取汤服，可提高心脏功能，利尿，改善右心衰竭情况。

3. 丹参20 g，熟附子12 g，五加皮20 g，鲤鱼250 g。文火煎汤食用。对血瘀型右心衰竭有一定疗效。

4. 鳝鱼100 g，猪肉100 g，黄芪30 g。文火煎汤食用。对老年人慢性心力衰竭，见心悸气短，头晕眼花者有效。

【调护】

心力衰竭发生后，患者的劳动力严重下降甚至丧失，最后的结局取决于基础心脏病的纠正、诱因的控制及所接受的治疗和对治疗的反应。预防本病发生的关键在于预防、治疗诱发因素。

（刘鹏翔）

第二节　心律失常

由于各种病因引起心脏兴奋、起搏和传导的异常，因而产生节律的紊乱，称为心律失常。老年人心律失常较年轻人多见，且随着年龄的增长而增高。由于心律失常的危害在于引起血流动力学的恶化，常应按发病机制进行处理，一般轻度心律失常，对血流动力学影响不大，常不必进行处理。严重者如引起心、脑、肾等重要脏器功能不全，甚至猝死，就必须抓紧治疗。

中医没有心律失常病名，就其临床表现常见于中医"心悸""怔忡""脉结代"等证范畴内。本病的发生与情志失调，心气不足，心血虚少，心阳不振，心脉瘀阻等因素有关，主要临床表现为心悸动不安，脉结代。历代医家亦多有论述，如《证治汇补·惊悸怔忡》中说，"人之所主者心，心之所养者血，心血一虚，神气失守，神去则舍空，舍空则郁而停痰，痰居心位，此惊悸之所以肇端也""有停饮水气乘心者，则胸中漉漉有声，虚气流动；水既上乘，心火恶之，故筑筑跳动，使人有快快之状，其脉偏弦""有阳气内虚，心下空豁，状如惊悸，右脉大而无力者是也""有阴气内虚，虚火妄动，心悸体瘦，五心烦热，面赤唇燥，左脉微弱，或虚大无力者是也"。《景岳全书·怔忡惊恐》："怔忡之病，心胸筑筑振动，惶惶惕惕，无时得宁者是也……此证唯阴虚劳损之人乃有之，盖阴虚于下，则宗气无根，而气不归源，所以在上则浮撼于胸臆，在下则振动于脐旁，虚微者动亦微，虚甚者动亦甚。"

【病因病机】

心悸的形成，常与心血不足、心虚胆怯、心阳虚弱、水饮内停、瘀血阻络等因素有关。

大怒则伤肝，大恐伤肾，怒则气逆，恐则精却，阴虚于下，火旺于上，惊悸则发；怒则伤肝，肝郁犯胃，痰火相助，上扰心神，亦可发生心悸；心血不足，不养心神，脾胃为气血生化之源,脾胃功能低下,血不养心,则悸动不安;阴虚者火旺,火旺则内扰心神而悸动不安;心阳不振,不能温养心脉,则心悸不安;脾肾阳虚,不能蒸化水液,停聚而为饮,饮邪上犯,心阳被抑,则心悸时发;心阳不振,血脉运行不畅,心脉痹阻,则心悸、怔忡。

【诊断】

目前,心律失常的诊断主要依靠心电图检查。临床上,有一部分患者可以通过询问病史及体格检查做出初步诊断,从而了解心律失常的存在、诱发因素、伴随症状等情况,必要时可选择 X 线检查、超声心动图、放射性核素扫描等。

（一）病史

心律失常的诊断应从采集详尽的病史入手。尽量让患者描述发生心悸等症状时的感受。病史通常能提供对诊断有用的线索:①心律失常的存在及其类型;②心律失常的诱发因素,烟、酒、咖啡、运动及精神刺激等;③心律失常发作的频繁程度、起止方式;④心律失常对患者造成的影响。

（二）体格检查

发作时体检应着重判断心律失常的性质和对血流动力学的影响。注意心搏频率、节律、心音强弱及颈静脉搏动,有助于做出心律失常的初步鉴别诊断。如心音强弱较一致,节律较规整的快速心律失常见于心房扑动和室上性阵发性心动过速,前者尚可见到频繁的颈静脉搏动。第一心音强弱不等见于心房颤动、室性心动过速、期前收缩和完全性房室传导阻滞。后者可因心房和心室同时收缩,第一心音极度增强而听到"大炮音",颈静脉可见间歇出现搏动明显增强的"炮波"。

（三）实验室及其他检查

1. 动态心电图

通常用于监测心律失常和心肌缺血。通过 24 小时连续心电图记录,可发现常规心电图不易检出的心律失常情况,还可计算一定时间内心律失常发作的频率。

2. 运动试验

可在心律失常发作间歇时诱发心律失常,因而有助于间歇发作心律失常的诊断。

3. 食管心电图描记

探查电极靠近心房或心室。明确房室电活动的关系,有助于心动过速的鉴别诊断。

4. 心室晚电位

心室晚电位代表局部病变心肌的传导缓慢和除极延迟。传导缓慢为形成折返的必要条件之一。因而认为心室晚电位是预测折返性室性心动过速发作的一项较为可靠的指标。

5. 有创性电生理检查

能判定快速性和缓慢性心律失常的性质。在心律失常间歇用程序控制的电刺激方法判断窦房结和房室传导系统功能,诱发室上性和室性快速性心律失常,确定心律失常的起源部位,为起搏、导管消融术或手术治疗提供依据。

【鉴别诊断】

鉴别诊断时其意义在于是否真正患有心律失常,并证实是哪种心律失常;这种心律失常是否具有临床重要性,心功能和血流动力学是否发生障碍。

【治疗】

(一)辨证施治

1. 心虚胆怯型

症见心悸或怔忡,善惊易怒,坐卧不安,少寐多梦,苔薄白,脉动数或虚弦。

治法:镇惊定志,养心安神。

方药:安神定志丸加减。

人参10 g,茯神15 g,石菖蒲12 g,龙骨15 g,远志10 g,琥珀3 g,磁石15 g。

2. 心血不足型

心悸或怔忡,头晕,面色不华,倦怠乏力,舌淡红,脉细弱。

治法:补养心血,益气安神。

方药:归脾汤加减。

炙甘草12 g,人参10 g,黄芪15 g,白术10 g,当归12 g,龙眼肉10 g,酸枣仁10 g,远志10 g,地黄10 g,麦冬10 g。

3. 阴虚火旺型

心悸不宁,心短少寐,头晕目眩,手足心热,腰酸耳鸣,舌红,少苔或无苔,脉细数。

治法:滋阴清火,养心安神。

方药:天王补心丹加减。

生地15 g,玄参12 g,天冬10 g,麦冬10 g,当归10 g,丹参10 g,党参15 g,茯苓12 g,柏子仁10 g,夜交藤20 g,五味子10 g,生牡蛎20 g。

4. 心阳不振型

心悸或怔忡,胸闷气短,面色苍白,形寒肢冷,舌质淡白,脉象虚弱或沉细而数。

治法:温补心阳,安神定悸。

方药:桂枝甘草龙骨牡蛎汤加味。

炙甘草12 g,桂枝12 g,生龙骨15 g,生牡蛎15 g,熟附子12 g,黄芪15 g,泽泻10 g。

5. 水饮凌心型

心悸眩晕,胸脘痞满,形寒肢冷,小便短少,或下肢浮肿,渴不欲饮,恶心吐涎,苔白滑,脉结代。

治法:振奋心阳,化气行水。

方药:苓桂术甘汤加减。

茯苓15 g,桂枝10 g,甘草12 g,白术12 g,清半夏12 g,生姜4 片,黄芪15 g,人参10 g,熟附子10 g。

6. 心血瘀阻型

心悸不安,胸闷不舒,心痛时作,或甲唇青紫,舌紫暗或有瘀斑,脉涩或结代。

治法:活血化瘀,理气通络。

方药:桃仁红花煎加减。

桃仁 10 g,红花 9 g,丹参 15 g,赤芍 10 g,川芎 12 g,木香 10 g,玄胡 10 g,炙甘草 12 g,桂枝 10 g,生牡蛎 20 g。

（二）中成药

在辨证用药的同时加用中成药可以照顾兼证或提高疗效。

1. 朱砂安神丸

心血不足、阴虚、血瘀型心律失常,均可以加用,可改善临床症状。每次 1 丸,每日 2 次。

2. 柏子养心丸

同朱砂安神丸。每次 1 丸,每日 2 次。

3. 大黄䗪虫丸

心脉瘀阻型心律失常可以加用。每次 1 丸,每日 2 次。

4. 金匮肾气丸

对心肾阳虚型心悸不安者可服用。每次 1 丸,每日 2 次。

（三）验方

1. 太子参 15～30 g,麦冬、丹参、百合各 15 g,五味子、甘草各 6 g,淮小麦、磁石、龙骨、牡蛎各 30 g,大枣 7 枚。每日 1 剂,水煎 2 次合服。多用于窦性心动过速、室上性心动过速、心脏神经症等。

2. 石菖蒲、朱茯神各 10 g,远志 6 g。水煎服。适用于功能性心律失常。

3. 半夏、风化硝(分冲)、花槟榔各 10 g,茯苓、猪苓各 30 g,郁李仁 16 g。水煎服,每日 1 剂。用于心律失常。

4. 党参、玉竹、丹参各 30 g,白芍、炙甘草、龙齿各 9 g,枣仁、五味子、赤芍各 6 g,琥珀 3 g。水煎服,每日 1 剂。用于房颤。

5. 生麻黄 6～12 g,熟附片 12～24 g,细辛 3～12 g,瓜蒌 12～30 g,枳壳、汉防己各 9 g,红花 6 g,川芎 9～12 g,虎杖 12 g。每日 1 剂,文火煎 1 小时以上,取浓汁,分 2 次煎,头煎与二煎合服。用于病态窦房结综合征,证属寒凝血瘀者。

（四）饮食疗法

1. 酸枣仁 15 g,山药 30 g,熟附块 15 g,瘦猪肉 100 g。文火煎汤服用,对心阳不足的心律失常可以应用。

2. 熟附子 10 g,丹参 20 g,猪肉 100 g。文火煎汤服用,对血瘀型心律失常可以应用。

3. 人参 6 g,生姜 10 片,生薏苡仁 100 g。文火煮粥服用,有强心、益气、复脉作用。

【调护】

1. 生活有规律,避免疲劳、情绪激动等诱因。

2. 积极治疗基础心脏病;在应用可引起心率加快的药物时,应注意其剂量,有时需与镇静剂合用。

（刘鹏翔）

第三节 高血压病

高血压病是老年人最常见的病之一,世界卫生组织报道70岁以上的老年人中50%患有高血压,我国20世纪50年代以后的统计资料表明,高血压病始终是老年患者最首要的死因。

关于高血压病的诊断标准,目前世界卫生组织所制定的同时也为我国所采纳的高血压诊断标准是:收缩压≥140 mmHg,舒张压≥90 mmHg。此外,按主要器官有无功能性或器质性改变或伴并发症进行三级分期。老年高血压病还可分为经典型高血压(即收缩压与舒张压均升高)、单纯舒张压升高、单纯收缩压升高3种。

高血压病在老年人群中相当普遍,过去曾认为它是老年人自然老化过程的表现,现在则认识到它的严重性和危害性,证明它既不是生理活动的自然发展,也不是机体老化的自然现象。采取相应的控制措施,能降低老年高血压的患病率和死亡率。

中医无高血压病名,根据其临床表现类似于中医的"头痛""眩晕"等疾患。历代医家对其有较多论述,如《河间六书·五运主病》说:"诸风掉眩,皆属肝木。风气甚而头目眩运者,由风木旺,必是金衰不能制木,而木复生火,风火皆属阳,多为兼化,阳主乎动,两动相搏,则为之旋转。"《景岳全书·眩运》说,"丹溪则曰:无痰不能作眩,当以治痰为主,而兼用他药。余则曰:无虚不能作眩,当以治虚为主,而酌兼其标。"《医学从众录·眩晕》说:"盖风者非外来之风,指厥阴风木而言,与少阳相火同居,厥阴气逆,则是风升而火发,故河间以风火立论也。风生必挟木势而克土,土病则聚液而成痰,故仲景以痰饮立论,丹溪从痰火立论也。究之肾为肝母,肾主藏精,精虚则脑海空虚而头重,故《黄帝内经》以肾虚及髓海不足立论也。其言虚者,言其病根;其言实者,言其病象,理本一贯。"《临证指南·眩晕门》华岫云按:"经云诸风掉眩,皆属于肝,头为六阳之首,耳目口鼻皆系清空之窍,所患眩晕者,非外来之邪,乃肝胆之风阳上冒耳,甚则有昏厥跌仆之虞。其症有挟痰、挟火、中虚、下虚、治胆、治胃、治肝之分。火盛者,先生用羚羊、山栀、连翘、花粉、玄参、鲜生地、丹皮、桑叶,以清泄上焦窍络之热,此先从胆治也。痰多者必理阳明,消痰如竹沥、姜汁、菖蒲、橘红、二陈汤之类。中虚则兼用人参,外台茯苓饮是也。下虚者,必从肝治,补肾滋肝,育阴潜阳,镇摄之治是也。至于天麻、钩藤、菊花之属,皆系息风之品,可随证加入。此症之原,木之肝风,当与肝风、中风、头风门合而参之。"以上论述显示,本病应分虚、实,实则邪气盛,虚则正气虚,临床应辨证施治。

【病因病机】

眩晕者,眩为眼花,晕为头晕,二者常同时并见,故统称眩晕。轻者闭目即止;重者如坐车船、旋转不定、不能站立,或伴有恶心、呕吐、出汗,甚则昏倒等症状。

《医碥·头痛》说:"头为清阳之分,外而六淫之邪气相侵,内而六府经脉之邪气上逆,皆能乱其清气,相搏击致痛,须分内外虚实。"

总之本病的形成多因风、火、痰、虚所致。素体阳盛,肝阳上亢,发为眩晕;或因长期忧郁恼怒,气郁化火,使肝阴内耗,风阳升动,上扰清窍;或肾阴素亏,肝失所养,以致肝肾阴虚,阴不制阳,上亢为患;肾精不足,髓海空虚,则脑转耳鸣,思虑或过食酒肥之物,损伤脾胃,健运失司,以致水谷不化精微,聚湿生痰,痰湿中阻,则清阳不升,浊阴不降所致。如《丹溪心法·头眩》说:"头眩,痰挟气虚并火,治痰为主,挟补气药及降火药。无痰则不作眩,痰因火动,又有湿痰者,有火痰者。"

【诊断】

(一)临床表现

高血压临床上有原发性与继发性之分,继发性常见于肾性高血压、肾血管性高压、嗜铬细胞瘤等,多有原发疾病表现,老年人少见。原发性高血压即高血压病,约占高血压90%。其病程进展缓慢,早期症状较少,有的在查体时发现血压增高。也可有头晕、头痛、头胀,颈部发紧,面色红,耳鸣口苦,失眠,注意力不集中,容易疲倦,脚步轻飘等。在血压增高的基础上,由于全身细小动脉一时性强烈痉挛,血压急剧增高可出现剧烈头痛、头晕,恶心,呕吐,心悸,出汗,视物模糊等,即高血压危象。部分老年人因脑血管严重而持久痉挛,脑血循环急性障碍,血压突然升高,并伴有剧烈头痛,呕吐,烦躁,抽搐,昏迷,视盘水肿等,即高血压脑病。长期高血压还可造成心、脑、肾等重要器官的损害,如长期高血压使心脏后负荷加重,心肌代偿性肥厚,成为高血压心脏病;脑部损害可发生脑卒中;长期高血压也可引起肾小动脉硬化,出现肾功能不良,肾损害早期可表现有蛋白尿,晚期可出现肾功能衰竭。眼底可见视网膜动脉痉挛、变细,动脉和静脉交叉压迹,渗出、出血或有视盘水肿。

高血压可分为三期。Ⅰ期高血压:血压达到确诊高血压水平,临床无心、脑、肾并发症者。Ⅱ期高血压:血压达到确诊高血压水平,并有下列一项者:X线、心电图(EKG)或超声检查见有左心室肥大;眼底检查见有眼底动脉普遍和局部变窄;蛋白尿(和)或血浆肌酐浓度轻度升高。Ⅲ期高血压:血压达到确诊高血压水平,并有下列一项者:脑出血或高血压脑病;左心衰竭;肾衰竭;眼底出血或渗出,视盘水肿或有或无。临床分期有助于高血压病的治疗和预后判断。

(二)实验室及其他检查

1. 心电图

可见左心室高电压,P波增高、增宽或切迹,可伴心律失常。

2. X线检查

主动脉升部、弓部、降部扩张伴迂曲延长,高血压心脏病时心脏向左下扩大,心力衰竭时明显扩大,全心衰竭时全心扩大。伴肺瘀血、肺水肿时,肺门充血呈蝴蝶形模糊影。

3. 实验室检查

早期患者尿液检查正常,后期可见蛋白、红细胞和管型,尿比重降低,血尿素氮和肌酐增高。

4. 动态血压

应用自动控制技术定时(10～30分钟)测量血压,并应用记忆模块记录24小时或更长时间血压,计算机回放分析血压数据,对于诊断"白大衣高血压"、判断高血压的严重程度、检测降血压药物疗效有明确的意义。正常人24小时血压呈"双峰一谷"昼夜节律。大约与白昼活动时升高,夜间休息时降低一致。一般从晨起6时开始升高,10时后开始降低,形成第一峰;10时到16时血压稍低;16时后再次升高,到20时回落,形成第二峰;20时到次日6时降到最低,形成一时间长深度大的"谷"。严重高血压患者伴靶器官损伤时这种昼夜节律可消失。

5. 眼底检查

见前文眼底病理改变。

【鉴别诊断】

血压持续或非同日3次以上收缩压≥160 mmHg和(或)舒张压≥95 mmHg,能排除症状性高血压者,可诊断为高血压病。注意与继发性高血压相鉴别。

【治疗】

(一)辨证施治

1. 肝阳上亢型

症见眩晕耳鸣,头痛目胀,每因烦劳或恼怒而头晕、头痛加剧,面色潮红,急躁易怒,少梦或多梦,口苦,舌质红,苔黄,脉弦。

治法:平肝潜阳,滋肝养肾。

方药:天麻钩藤饮加减。

天麻10 g,钩藤20 g,石决明20 g,山栀10 g,杜仲12 g,怀牛膝12 g,桑寄生15 g,黄芩12 g,泽泻12 g,桑叶12 g,白芍12 g。

肝火过盛加龙胆、野菊花、丹皮;大便干结加当归龙荟丸。

2. 肝风欲动型

症见眩晕加剧,剧烈头痛,恶心欲吐,手足麻木,甚则震颤,筋惕肉𤑊,面色潮红,急躁易怒,舌红口苦,脉弦数或弦实有力。

治法:平肝潜阳,镇肝息风。

方药:镇肝息风汤加减。

怀牛膝15 g,龙骨15 g,生牡蛎15 g,生白芍12 g,麦冬12 g,代赭石15 g,玄参12 g,龟板12 g,川楝子10 g,珍珠母12 g,僵蚕10 g,野菊花10 g,桑叶10 g,钩藤20 g。

3. 阴虚阳亢型

症见眩晕耳鸣,头痛时轻时重,烦劳时明显加重,腰膝酸软,疲乏无力,舌红苔少,或光红无苔,脉细数。

治法:育阴潜阳。

方药:大定风珠加减。

白芍12 g,生地12 g,龟板12 g,生牡蛎15 g,麦冬10 g,鳖甲12 g,阿胶10 g(烊冲),

五味子 10 g,怀牛膝 12 g,桑寄生 12 g,天麻 10 g。

4. 痰湿阻逆型

症见头晕头痛,其重如裹,心烦欲吐,腹胀或痞满,或有腹泻,倦怠少食,舌淡苔腻,脉滑弦。

治法:健脾化湿,祛痰除眩。

方药:温胆汤加减。

竹茹 10 g,枳实 12 g,清半夏 12 g,陈皮 10 g,茯苓 10 g,天竺黄 10 g,天麻 10 g,钩藤 15 g,白术 12 g,桑叶 10 g,泽泻 10 g。

5. 气血亏虚型

症见头晕目眩,头痛绵绵,烦劳则发或加剧,面色㿠白,唇甲不华,心悸少寐,神疲乏力,懒言嗜卧,食欲缺乏,舌质淡,脉细弱。

治法:补气养血,健脾养胃。

方药:归脾汤加减。

黄芪 12 g,党参 12 g,白术 10 g,茯苓 10 g,木香 10 g,枳实 12 g,当归 10 g,生姜 3 片,大枣 5 枚,阿胶 10 g(烊冲),天麻 10 g,钩藤 12 g,焦三仙各 15 g。

有中气不足,清阳不升者再加服补中益气丸。

对老年性高血压患者,不论其辨证属哪种类型,治疗时加服知柏地黄丸,对血压的控制均有较好疗效,对气血不足者加补中益气丸效果更佳。

(二)中成药

1. 知柏地黄丸

对老年性高血压有较好疗效,尤其是对有阴虚者。每次 1 丸,每日 2 次,口服。

2. 补中益气丸

对老年人有气虚或气虚下陷的高血压病者,对稳定血压有较好疗效。每次 1 丸,每日 2 次口服。

3. 朱砂安神丸

对高血压病有心烦不寐者可加用,有利于血压的控制。每次 1 丸,每日 2 次,口服。

4. 当归龙荟丸

对老年人高血压病大便干结者,每次 1 丸,每日 2 次,口服。既可使大便通畅,又有利于血压的控制。

(三)验方

1. 磁石 60 g,生牡蛎 50 g,钩藤 60 g,桑叶 100 g,菊花 30 g,杜仲 30 g,桑寄生 30 g,白芍 30 g,玄参 30 g,川芎 30 g,当归 30 g,肉桂 15 g,生地 30 g,枳实 30 g,茯苓 40 g。做成药枕,天天枕用,对降压及血压降后的巩固治疗,疗效较好。

2. 丹参、夏枯草、代赭石各 30 g,怀牛膝、丹皮、钩藤、蒺藜各 15。水煎服,每日 1 剂。

3. 决明子 24 g,枸杞、菟丝子、女贞子、沙苑子、桑葚各 12 g,金樱子 9 g。水煎服,每日 1 剂。

4. 菊花、槐花、荠菜花各 10 g。开水冲泡代茶饮。

5. 杭菊花、冬桑叶、夏枯草各等量,做成枕头使用,常用有效。

6. 海藻 15 g,苍术 9 g,紫菀 9 g,枸杞 9 g,枳实 4.5 g,香附 4.5 g,桔梗 3 g,陈皮 3 g,清半夏 3 g,甘草 3 g。每日 1 剂,服 3 剂后,每 15 天服 1 剂,继续 4 个月后,每个月继续服 1 剂。

(四)饮食疗法

1. 苹果挤汁,每次 100 mL,每日 3 次。

2. 鲜萝卜汁 1 小杯,饮服,每日 2 次。

3. 芹菜 350～700 g,红枣 100～200 g。加水适量煮汤,每日分 3 次饮用。

4. 老陈醋浸泡花生米(连皮)1 周,每晚睡前嚼服 10 粒。

5. 鲜柿叶 20 g,鲜柳叶 20 g。泡茶饮用,有一定降压效果。

6. 芹菜 500 g,白糖 50 g。芹菜连同根叶洗净水煎 30 分钟后加白糖,代茶饮用。

7. 黑木耳 6 g,山楂 20 g。洗净,清水浸泡 1 夜,放锅内蒸 1 小时,再加冰糖适量,睡前服用。对高血压、动脉硬化、高血脂均有一定治疗效果。

8. 先将水煮开,放绿豆及切碎的海带丝各 100 g,再加大米 150～250 g,煮成粥,长期当晚饭吃。

9. 空腹用温水化服蜂蜜半杯,每日 1～2 次。长期坚持。

【调护】

本病是一种慢性病,医务人员应耐心解释,消除顾虑,帮助患者树立战胜疾病的信心,积极配合治疗。平时应坚持适当的体育锻炼,如打太极拳。减少房事。保持大便通畅,排便时勿要用力屏气。戒除烟、酒、咖啡、浓茶,尤其要避免过量饮酒。限制钠盐摄入,每日最好不超过 5 g,给低动物脂肪和含胆固醇少的饮食,肥胖者应控制食量和热量,减轻体重。对精神紧张、失眠者,可服少量的镇静剂或安定剂。同时要定期测量血压,以观察血压变化情况,酌情使用降压药物,使血压控制在正常范围,防止高血压并发症的发生。出现中风先兆如肢体麻木、意识不清、语言謇塞等症状时,应及时治疗,以免发生意外。

(吴越)

第三章　消化系统疾病

第一节　慢性胃炎

慢性胃炎为胃黏膜的慢性炎症,老年人多见,约占老年人各种胃病总数的一半。

本病与中医的胃痛,又称胃脘痛相类似。其临床特点为以上腹部胃脘部近心窝处经常发生疼痛为主症。如《素问·六元正纪大论》说:"木郁不发,民病胃脘当心而痛。"《灵枢·邪气脏腑病形》指出:"胃病者,腹䐜胀,胃脘当心而痛。"《外台秘要·心痛方》说:"足阳明为胃之经,气虚逆乘心而痛,其状腹胀归于心而痛甚。谓之胃心痛也。"其论述即胃脘痛。

【病因病机】

胃痛的发生常见原因有寒邪客胃,饮食所伤,肝气犯胃,脾胃虚弱等几个方面。

(一)寒邪客胃

外感寒邪,内客胃腑,寒主收引,致使胃气不和而痛。《素问·举痛论》说:"寒邪客于肠胃之间,膜原之下,血不得散,小络引急,故痛。"

(二)饮食伤胃

饮食不节,或饥饱失度,致使胃气失和,升降失常而痛。《素问·痹论》指出:"饮食自倍,肠胃乃伤。"《医学正传·胃脘痛》亦指出:"致病之由,多由纵恣口腹,喜好辛酸,恣饮热酒,复餐寒凉生冷,朝伤暮损,日积月深……故胃脘疼痛。"

(三)肝气犯胃

肝为刚脏,性喜条达而主疏泄,若忧思恼怒,则气郁而伤肝,肝木失于疏泄,横逆犯胃,致气机阻滞,因而发生疼痛。正如《沈氏尊生书·胃痛》所说:"胃痛,邪于胃脘病也……唯肝气相乘为尤甚,以木性暴,且正克也。"

(四)脾胃虚弱

脾胃为水谷之海,胃主受纳,脾主运化水谷,若饥饱失常,或辛辣过度,或劳倦过度,或久病脾胃虚弱等原因,均能引起脾阳不足,中焦虚寒,或胃阴受损,失其濡养而发生疼痛。此外,还有过食生冷及寒凉药物导致脾胃虚寒而痛者,所以《证治汇补·心痛》有"服寒药过多,致脾胃虚弱,胃脘作痛"的说法。

胃为五脏六腑之大源,主受纳水谷,上述各种原因,均可引起胃受纳腐熟之功能失常,胃失和降,而发生疼痛。

《景岳全书·心腹痛》说:"痛有虚实……辨之之法,但当察其可按者为虚,拒按者为实,久痛者为虚,暴痛者多实;得食稍可者为虚,胀满畏食者为实;痛徐而缓,莫得其处者多虚,痛剧而坚,一定不移者为实;痛在肠脏中,有物有滞者,多实,痛在胸胁经络,不于中脏而牵连腰背,无胀无滞者多虚。脉与证参,虚实自辨……"在临床治疗辨别胃脘痛的虚实,有很大帮助,可逢其法而用之。

《医学真传·心腹痛》说:"所痛之部,有气血、阴阳之不同,若概以行气、消导为治,漫云通则不痛,夫通则不痛,理也,但通之之法,各有不同。调气以和血,调血以和气,通也;下逆者使之上行,中结者使之旁达,亦通也;虚者助之使通,寒者温之使通,无非通之之法也。若必以下泄为通,则妄矣。"明确指出,通则不痛,痛则不通,临床施法,应辨别不通之原因,按其病因论治,不可妄言泄下才为通。

《程杏轩医述·吞酸》引李东垣说:"吐酸者,甚则酸水浸其心。令上下牙酸涩,不能相对,以辛热疗之必减……若以病机之法,作热攻之,误矣。杂病醋心,浊气不降,欲为中满,寒药岂能治乎。"其指出辨别胃脘痛中吐酸水者,以寒者居多,治疗上不可因其吐酸水而误认为是热而用寒治之,进一步阐明了应透过现象看本质,不要因其假象而误辨误治。

【诊断】

(一)临床表现

慢性胃炎,多数症状轻或无感觉,或表现不典型。主要表现为餐后腹胀,嗳气,纳差,恶心或钝痛。症状与胃炎部位有关系,胃体部胃炎症状较少,胃窦部胃炎症状似溃疡病变。少数女性患者可有缺铁性贫血。体检时上腹部有轻度压痛。

(二)实验室及其他检查

1. 胃镜检查

此检查是较为可靠的诊断方法之一,通过胃镜在直视下观察到胃黏膜的炎症变化情况,结合活检可做详细分类及分型,排除或发现胃部的其他疾病。

2. X 线钡餐检查

显示胃黏膜皱襞细小或消失、张力减低。

3. 胃液分析

胃体萎缩性胃炎胃酸减少,胃窦萎缩性胃炎的胃酸可正常。

4. 血清抗体和胃泌素测定

胃体萎缩性胃炎患者70%血清壁细胞抗体阳性,血清胃泌素升高,胃窦萎缩性胃炎壁细胞抗体阴性,胃泌素降低或正常。

5. 幽门螺杆菌(Hp)检测

(1)胃黏膜活检做 Hp 培养:慢性胃炎阳性率为83% ~ 90%,而正常胃黏膜培养仅为8%。

(2)胃黏膜尿素酶测定:阳性率高达90%,可在5小时以内做出诊断。

(3)胃黏膜活检电镜下检测 Hp:慢性萎缩性胃炎阳性率70%。

【鉴别诊断】

需与消化性溃疡、慢性胆囊炎、胆石症、慢性肝脏疾病、胃癌、胃肠神经症、慢性胰腺炎等相鉴别。

【治疗】

（一）辨证施治

1. 肝胃不和型

症见上腹部胀痛,有时牵及胸胁及后背,嗳气,泛酸,食欲缺乏,遇精神刺激即发作或加重,大便有时不爽,舌苔薄白,脉弦。

治法:疏肝和胃。

方药:柴胡疏肝散加减。

柴胡12 g,枳壳10 g,白芍12 g,清半夏12 g,郁金10 g,玄胡10 g,制香附12 g,川楝子12 g,白术10 g,砂仁6 g,生麦芽12 g。

2. 肝胃郁热型

症见胃脘灼痛,痛势急迫,烦躁易怒,嘈杂吞酸,口干苦,大便干结,舌红苔黄,脉弦数。

治法:疏肝泄热和胃。

方药:化肝煎加减。

山栀10 g,丹皮12 g,白芍15 g,甘草10 g,佛手10 g,香橼皮10 g,清半夏12 g,川连3 g,吴茱萸2 g,乌贼骨15 g,沙参12 g,生大黄6 g。

3. 脾胃虚寒型

症见胃脘部隐隐作痛,痛则喜温喜按,空腹痛甚,得食则减,泛吐清水,食欲下降,神疲乏力,甚则手足不温,大便溏薄,舌淡胖,苔白,脉虚弱或迟缓。

治法:温中健脾。

方药:理中汤加味。

党参12 g,白术10 g,炙甘草12 g,白芍15 g,干姜12 g,熟附子10 g,清半夏10 g,茯苓10 g,陈皮10 g,砂仁6 g,焦三仙各15 g,乌贼骨15 g。

4. 寒凝气滞型

症见中脘突然牵急而剧痛,时泛清水,得热则痛减,受寒即发,嗳气,苔白滑,脉沉弦。

治法:温中散寒。

方药:良附丸加味。

高良姜12 g,制香附12 g,白芍20 g,炙甘草12 g,熟附子12 g。

5. 胃阴不足型

症见胃脘部灼热疼痛,嘈杂似饥,或饥而不欲食,口干,大便干结,舌红或光红无苔,脉弦细或细数。

治法:滋阴养胃。

方药:沙参麦冬汤合芍药甘草汤。

麦冬12 g,沙参12 g,石斛10 g,白芍15 g,甘草12 g,玉竹10 g,天花粉12 g,白扁豆10 g,乌贼骨15 g。

6. 饮食停滞型

症见胃痛,脘腹胀满,嗳腐吞酸,或吐不消化食物,吐食或矢气后痛减,或有大便不爽,苔厚腻,脉滑。

治法:消食导滞。

方药:保和丸加减。

山楂 12 g,神曲 10 g,炒莱菔子 20 g,清半夏 15 g,陈皮 10 g,茯苓 10 g,连翘 12 g,鸡内金 10 g,砂仁 6 g,乌贼骨 15 g。

7. 瘀血停滞型

胃脘疼痛,痛有定处而拒按,或痛如针刺,食后痛甚,或见吐血便血,舌质紫暗,脉涩。

治法:活血化瘀。

方药:失笑散合丹参饮加大黄、甘草。

五灵脂 15 g,蒲黄 10 g,丹参 15 g,檀香 10 g,砂仁 6 g,生大黄 15 g,甘草 10 g。

若呕血便血,面色萎黄,四肢不温,舌淡脉弱无力,为脾胃虚寒,脾不统血,治疗应用黄土汤。若失血日久,心悸气短,多梦少寐,体倦纳差,唇白舌淡,脉虚弱者,应健脾养心,益气补血,用归脾汤。

(二)中成药

1. 逍遥丸

每次 8 粒,每日 3 次。用于肝胃不和的脘胀纳差者。

2. 保和丸

每次 1 丸,每日 2 次。用于食滞中脘见腹胀吞酸,嗳腐食减者。

3. 附子理中丸

每次 1 丸,每日 2 次。用于脾胃虚寒,见脘痛隐隐,遇寒加重,得热则减,舌白脉虚者。

4. 开胸顺气丸

每次 6 g,每日 2 次。用于食滞中脘,大便不畅者。

5. 香砂六君丸

每次 6 g,每日 2 次。用于脾胃虚寒,症见腹胀纳差,舌淡苔白者。

(三)验方

1. 百合 20 g,乌药 10 g,白芍 15 g,甘草 10 g,制香附 12 g,木香 10 g,枳实 15 g,白术 15 g,苍术 12 g,清半夏 12 g,陈皮 10 g,干姜 10 g,黄连 6 g,乌贼骨 15 g,焦三仙各 15 g。每日 1 剂,水煎服。

2. 乌药、乌梅各 10 g,乌贼骨 20 g,百合、蒲公英各 15 g,川贝母 8 g,沙苑子 12 g,甘草 3 g。每日 1 剂,水煎服。用于慢性胃炎、胃窦炎。

3. 淮山药 100 g,生鸡内金 100 g,醋制半夏 60 g,浙贝母 40 g。研成细末,每次 3 g,用水吞服,每日 3 次。

4. 炒黄芪、蒲公英各 30 g,百合、白芍、丹参各 20 g,乌药、焦三仙各 15 g,甘草 6 g。每日 1 剂,水煎服。用于浅表性胃炎兼有胃部烧灼样感者。

5. 枸杞 20 g,每日分两次空腹时嚼服,2 个月为 1 个疗程,疗效较好。

6. 党参、茯苓、瓦楞子、代赭石、瓜蒌仁各 30 g,白术 20 g,肉桂、大黄、枳壳、川朴各 9 g,生山楂 45 g,苏子 6 g,甘草 3 g,生姜 3 片,大枣 5 枚。水煎服,每日 1 剂。用于各种慢性胃炎。

【调护】

1. 努力避免或去除可能导致胃黏膜慢性炎症的不利因素,如有效地防治急性胃炎。
2. 饮食有规律,寒温得当,饥饱适度,少食辛辣刺激和过于粗糙的食物,戒酒戒烟。
3. 调畅情志,保持愉快的心情,不要过分紧张和劳累。

(亓慧博)

第二节　消化性溃疡

消化性溃疡通常指胃和十二指肠溃疡,是最常见的消化系统疾病之一。本病可发生于任何年龄,十二指肠溃疡以青壮年为多,胃溃疡在 60 岁以上的老年人中多见。

老年人消化性溃疡病程长、并发症多,而且常因症状不典型而被误诊、漏诊,并由此而延误治疗造成不良预后。

中医没有消化性溃疡病名,但根据其临床表现类似于中医"胃痛""腹痛"等。胃痛,又称胃脘痛,是以上腹部胃脘处近心窝处经常发生疼痛为主的病证。《素问·六元正纪大论》说:"木郁之发,民病胃脘当心而痛。"《证治准绳·心痛胃脘痛》说:"或问丹溪言心痛即胃脘痛然乎? 曰心与胃各一脏,其病形不同,因胃脘痛处在心下,故有当心而痛之名,岂胃脘痛即心痛哉?"《医学正传·胃脘痛》也说:"古方九种心痛……详其所由。皆在胃脘,而实不在心也。"明确指出胃痛与心痛之间的差别,在临床治疗时不能不辨。

【病因病机】

胃痛的发生常与寒邪客胃,饮食伤胃,肝气犯胃,脾胃虚弱及瘀血内阻有关。

(一)寒邪客胃

寒为阴邪,易伤人阳气,寒性吸引,易引起血脉及肠胃挛急,故临床常见外感寒邪时疼痛猝然而发,痛势急迫,得热则痛缓。

(二)饮食伤胃

饮食不节,或不洁,过食辛辣刺激之物,或过饥过饱,均可损伤脾胃,所以《素问·举痛论》有"饮食自倍,肠胃乃伤"的说法。

(三)肝气犯胃

肝为刚脏,喜条达而主疏泄,胃的通降与肝的功能正常与否有密切关系,若肝失条达,则胃失和降,即可引起疼痛。与肝有关引起的胃痛常与情绪的变化有关。因怒则伤肝,肝失和降,横犯胃腑,则疼痛自生。

(四)脾胃虚弱

脾胃为五脏六腑、四肢百骸、水谷之大源,若久病伤及脾胃,日久必虚,或久病脾胃虚弱,均可引起水谷化源不足,所以临床上脾胃虚弱引起的胃痛除其病势绵绵不休外,多伴有脾胃及全身虚弱症状,尤其是年老体虚者临床上最为常见。

(五)瘀血内阻

由于各种原因引起脾胃不和,胃痛久而不愈,可伤及胃络,即所谓久痛入络之意。瘀血阻络则痛如针刺。固定不移,瘀血内阻,血脉不畅,若伤及较重,则血外溢而出血。

脾与胃同居腹内,以膜相连,一脏一腑,互为表里,脾升胃降,共同完成水谷消化吸收的功能。故胃病多涉于脾,脾病亦可及胃。若禀赋不足,后天失调,或饥饱失常,劳倦过度,以及久病正虚不复等,均能引起脾胃虚弱而为胃痛。脾阳不足,则寒自内生,致使胃失温养,而成虚寒疼痛。

【诊断】

(一)临床表现

本病一般具有上腹疼痛,常呈慢性周期性和节律性。其痛与饮食、劳累、寒冷和季节转变有关。疼痛可呈隐痛、钝痛、胀闷痛、灼痛、饥饿样痛、刺痛等。有时可仅感上腹不适与饥饿感不易区别。疼痛部位胃溃疡多在上腹正中或稍偏左,十二指肠溃疡多在上腹稍偏右。此外,伴嗳气、胃灼热、反酸、呕吐、便秘,甚至呕血、黑便,头晕,虚弱出冷汗,皮肤苍白,烦躁,血压下降等。

(二)老年人消化性溃疡的特点

老年人消化性溃疡常缺乏上述典型的临床表现,或症状不明显,临床上可有如下特点:

1. 发病率高

老年人胃的分泌功能异常以及保护胃肠黏膜屏障作用降低,所以易患消化性溃疡。老年人又以胃溃疡多见。

2. 症状不典型

老年人患消化性溃疡症状少而轻,常见的症状是上腹部隐隐作痛、食欲差、呕吐、嗳气、胃灼热。有的表现为食欲下降、厌食、体重减轻、全身健康状况下降等。此外,老年人胃溃疡多属高位溃疡,病变靠近贲门和胃体部。临床上可出现吞咽困难、胸骨下紧迫感和疼痛等易与食管疾病和心绞痛混淆。近半数患者并发出血、缺铁性贫血。经常规 X 线检查不易发现病变部位。

3. 病程长

据报道有 83.5% 的患者在 60 岁以前已有消化性溃疡征象。

4. 并发症多

合并幽门梗阻者大约为 10%。穿孔发生率占 13.8% ~ 26.4%。胃溃疡癌变率 4% ~ 5%。死亡率高,主要死于并发症大出血、穿孔和癌变。

5. 伴杂症多

病情复杂,老年人消化性溃疡多伴有心血管、脑、肺、肝、肾疾患及多器官功能衰竭。

(三)内镜检查

内镜检查是诊断消化性溃疡的重要方法,内镜窥视结合活检可确定溃疡的部位、形态、大小、数目及判断良恶性。

（四）X 线检查

溃疡的 X 线直接征象为龛影,胃小弯溃疡常可显示腔外龛影,十二指肠溃疡则龛影不易显示,常表现为球部变形、激惹和压痛,但球部炎症及溃疡愈合也可有此征象。应用气钡双重造影,阳性率可达 80%。

（五）胃液分析

十二指肠球部溃疡患者基础胃酸分泌量(BAO)、最大胃酸分泌量(MAO)多数增加,而胃溃疡则大多正常或偏低。

（六）粪便隐血检查

经食 3 天素食后,如粪便隐血试验阳性,提示溃疡有活动性,经正规治疗后,多在 1 ~ 2 周转阴。

【鉴别诊断】

本病应与胃神经症、慢性胃炎、胃泌素瘤、胃癌、胃黏膜脱垂症、胆囊炎和胆石症等相鉴别。

【治疗】

（一）辨证施治

消化性溃疡的治疗与胃炎的辨证治疗大体相同,但其又有特殊的一面,应在辨证治疗的同时加用促使溃疡愈合的药物,能使病情早日控制,促进溃疡早日愈合,提高临床治疗效果。溃疡的愈合一般较胃炎来得要慢,治疗时应采用辨证用药,不同阶段采用不同的方药,切不可疼痛消失即认为病愈,只有坚持治疗,才能使溃疡彻底愈合而达到病愈目的。治疗中还应注意,在治疗初期,用药数天后疼痛更加明显,这是由于溃疡周围水肿消失,溃疡充分暴露,食物及胃酸刺激所致,只有坚持治疗,才能在短期内使疼痛消失,不可言药无效。

1. 寒邪犯胃型

症见受寒后胃痛猝然而发,痛势急迫,恶寒喜暖,得温则痛减,得寒则加重。喜热饮而口不渴,舌苔薄白,脉弦紧或迟紧。

治法:温中散寒止痛。

方药:良附丸加味。

高良姜 12 g,制香附 12 g,熟附子 10 g,白术 15 g,白及 15 g,炙甘草 12 g,乌贼骨 15 g。

2. 饮食停滞型

原有胃溃疡病,又暴食不约,脘腹胀满而痛,嗳腐吞酸,或吐不消化食物,吐后胀减痛缓,大便恶臭不爽,苔厚腻,脉滑。

治法:消食导滞。

方药:保和丸加减。

焦三仙各 15 g,炒莱菔子 20 g,清半夏 10 g,陈皮 10 g,白术 15 g,苍术 12 g,川朴 12 g,连翘 10 g,乌贼骨 15 g,白及 15 g,甘草 12 g。

3. 肝气犯胃型

症见脘腹胀闷,腹胀作痛,脘痛连胁,嗳气频作,大便不畅,每因情志变化而加重,苔薄白,脉弦。

治法:疏肝理气。

方药:柴胡疏肝散加减。

柴胡12 g,川朴12 g,白芍15 g,甘草12 g,制香附12 g,川楝子12 g,木香10 g,清半夏12 g,陈皮10 g,郁金10 g,乌贼骨15 g,白及15 g。

4. 肝胃郁热型

症见胃脘灼热而痛,痛势较急,烦躁易怒,冒酸嘈杂,口干口苦,舌红苔黄,脉弦或弦数。

治法:疏肝泄热和胃。

方药:化肝煎加减。

丹皮12 g,生山栀10 g,黄连6 g,白芍15 g,甘草12 g,青皮10 g,蒲公英15 g,吴茱萸2 g,乌贼骨15 g,白及15 g。

5. 瘀血停滞型

症见胃脘疼痛有定处,痛如针刺,固定不移,痛则拒按,食后痛甚,或见呕血、便血,舌紫暗或有瘀斑,脉涩。

治法:活血化瘀。

方药:失笑散合丹参饮加味。

五灵脂12 g,蒲黄12 g,丹参12 g,檀香10 g,砂仁6 g,生大黄10 g,仙鹤草15 g,甘草12 g,乌贼骨15 g,白及15 g。

出血量大而有虚象者加用黄芪30 g,当归12 g,阿胶10 g(烊冲),云南白药6 g(分吞)。

6. 胃阴亏损型

症见胃痛隐隐,绵绵不休,口干舌燥,大便干结,舌红少津或光红无苔,脉细数。

治法:养阴益胃。

方药:一贯煎合芍药甘草汤加味。

生地12 g,麦冬12 g,沙参15 g,枸杞12 g,川楝子10 g,当归10 g,白芍15 g,炙甘草12 g,乌贼骨15 g,白及15 g。

7. 脾胃虚寒型

症见胃痛隐隐,喜温喜按,空腹痛甚,得食则减,泛吐清水,纳差,神疲乏力,大便溏薄,舌淡苔白,脉虚弱。

治法:温中健脾。

方药:理中汤加味。

党参12 g,白术15 g,干姜10 g,炙甘草12 g,熟附子10 g,乌贼骨15 g,白及15 g。

(二)中成药

1. 附子理中丸

每次1丸,每日2次。用于胃溃疡,脾虚中寒者。

2. 保和丸

每次 1 丸,每日 2 次。用于胃溃疡伴有食滞中焦者。

3. 香砂六君丸

每次 6 g,每日 2 次。用于胃溃疡,脾胃虚弱者。

4. 开胸顺气丸

每次 6 g,每日 2 次。用于胃溃疡伴有食滞中焦、大便不爽者。

5. 逍遥丸

每次 8 粒,每日 3 次。用于胃溃疡属肝气犯胃者。

6. 参苓白术散

每次 6 g,每日 2～3 次。用于胃溃疡属脾虚腹泻者。

(三)验方

1. 番茄汁、土豆汁各半杯,混合服下。早晚各 1 次。用于胃溃疡。

2. 瓜蒌、鸡内金各 30 g,乌贼骨 90 g,薤白 12 g,砂仁 15 g。共研细粉,每次 3～6 g,白开水冲服,用于胃溃疡。

3. 乌贼骨 30 g,象贝母 15 g。研细粉,每次 5 g,每日 3 次。用于胃溃疡。

4. 肉桂、当归各 30 g,吴茱萸 10 g,鸡内金 2 g,陈红曲 30 g。研粉蜜丸之,每丸 3 g,每次 2 丸,每日 2 次。用于十二指肠溃疡。

5. 荜茇、儿茶各 10 g。研细粉。每次 2 g,每日 3 次,连服 7 日。用于胃溃疡出血有奇效。

【预后】

消化性溃疡是一种具有反复发作倾向的慢性病,病程长者可 10～20 年,但随着内科治疗方法的进展,消化性溃疡的死亡率大大下降,30 岁以下患者的病死率几乎为 0。老年患者死亡的主要原因是大出血和急性穿孔等并发症。部分患者可转化为胃癌。

【调护】

1. 注意精神与饮食调摄,避免情绪激动和过度劳累,保证足够的休息和睡眠,生活有规律,劳逸结合。

2. 少食烟熏、油炸、辛辣、酸甜、粗糙多渣食物。

3. 按时进餐,进食不可过急、过快,养成细嚼慢咽的良好习惯,以减少对胃黏膜的机械性刺激。

4. 不食过冷、过热、过咸的食物。

5. 坚持合理用药,巩固治疗。

（亓慧博）

第三节 胃黏膜脱垂症

胃黏膜脱垂症是由于异常松弛的胃黏膜逆行突入食管或向前通过幽门管脱入十二指肠球部所致,临床上以后者多见。本病常多发于 30～60 岁,男性发病率为女性的 2 倍。本病多属中医"胃痛""呕吐""吐血""便血"的范畴。

【病因病机】

本病的发生多由于脾胃虚弱,纳运失司,胃失和降,脾不统血所致;或由于肝气郁结,横逆犯胃,胃失和降,气机阻滞所致。胃气上逆则呕吐;气机阻滞,不通则痛,而表现为胃痛;脾虚不能摄血,上溢而为吐血,下泄则为便血。

【诊断】

(一)临床表现

轻度脱垂可无症状。经常脱垂或出现部分黏膜不可复性脱垂者可有如下表现:

1. 不规则上腹痛,常伴有上腹饱胀、嗳气、恶心或呕吐等症状。进食可诱发或加重上腹痛,呕吐则可缓解;右侧卧位可使疼痛加剧,左侧卧位常可使之减轻;服用碱性药物有时可使疼痛缓解。

2. 幽门梗阻症状,出现持续性剧烈上腹痛,有明显的嗳气和呕吐。

3. 上消化道出血,由于脱垂的黏膜有糜烂、溃疡引起,也可因脱垂黏膜嵌顿引起。

查体可有消瘦、上腹压痛,严重脱垂者偶可在上腹部扪及柔软肿块。

(二)实验室及其他检查

胃黏膜脱垂主要依靠 X 线钡餐造影检查诊断,临床症状有不能解释的上消化道出血,无周期性及节律性的胃痛,无溃疡病史而发生幽门梗阻者,十二指肠溃疡的龛影愈合而症状顽固不退者,实验室检查,大便潜血可呈阳性,胃镜检查可见胃窦黏膜进入幽门或幽门口堵塞,此时可考虑有胃黏膜脱垂的可能。

【鉴别诊断】

本病需与消化性溃疡、慢性胃炎、有蒂胃息肉脱入幽门管、胃癌等相鉴别。

【治疗】

(一)辨证施治

1. 脾不统血型

症见脘腹隐痛,恶心、呕吐,吐血、便血,苔薄,舌淡红,脉细弱或细数。

治法:健脾摄血。

方药:黄土汤加减。

党参15 g,生地炭、附子(先煎)、阿胶(烊冲)、黄芩、白术各9 g,灶心土30 g(包煎),甘草6 g。

2. 肝郁气滞型

症见腹胀腹痛,嗳气泛酸,苔薄,脉弦细。

治法:疏肝和胃,理气止痛。

方药:柴胡疏肝散加减。

柴胡、枳壳、白芍、香附、川楝子、延胡索各9 g,川芎、甘草各6 g,煅瓦楞30 g(先煎)。

(二)验方

1. 莱菔子15 g,水煎,送服木香面4.5 g。治食积胃痛。

2. 丁香15 g,肉桂10 g。共研细末,分10次量,每日2次。治虚寒胃痛。

3. 胡椒7粒,全蝎1个(去头足及尾尖),共研细末,1次或分2次开水送服。治胃寒痛。

4. 乌梅60 g(去核),焦枣(去核)、桃仁各30 g。共捣烂为丸,如弹子大,每服1丸。治胃痛剧烈,坐卧不安。

5. 大茴香10 g。加酒煎服。用茴香捣末调砂糖吃。治胃气痛。

6. 川楝子5 g,玫瑰花10 g。共研细末,每次6 g,每日2次。治肝胃气痛。

7. 乌贝散,每次6 g,每日4次。适用于泛酸患者。

8. 党参、九香虫、刀豆子各10 g,丁香3 g,共研细末。每次3 g,每日3次。治脾胃虚弱兼气滞胃痛。

(三)针灸疗法

1. 体针

内关、足三里、中脘为主穴,脾俞、胃俞、章门、期门任选1～2穴,实证用泻法,虚证用补法,留针20分钟左右或用电针。

2. 艾灸

足三里、神阙、内关,适用于虚寒性胃痛。

3. 耳针

脾、胃、神门、交感、皮质下,取2～3穴,留针20～30分钟或埋针。

(亓慧博)

第四节　溃疡性结肠炎

溃疡性结肠炎是一种病因尚不十分清楚的直肠和结肠慢性非特异性炎症性疾病。病变主要限于大肠黏膜与黏膜下层;范围多累及远段结肠,病变可逆行向近段发展,甚至累及全结肠及末段回肠。临床表现为腹泻、黏液脓血便、腹痛。病情轻重不等,多呈反复发作的慢性病程。本病可发生在任何年龄,多见于 20～40 岁,亦可见于儿童或老年人。男女发病率无明显差别。本病在我国较欧美少见,且病情一般较轻,但近年患病率似有增加,重症也迭有报道。本病属中医学"泄泻""痢疾""肠风"范畴。

【病因病机】

本病的病变部位在脾胃与大小肠,主要因外感湿邪或过食生冷,损伤脾胃,脾失健运,致升降失调,传导失司,也可因脾胃虚弱,运化无权,水谷不化,清浊不分而引起。

【诊断】

(一)临床表现

急性期常有低热、中度发热;重症时可有高热、心率增快、全身衰弱、贫血等毒血症状。腹泻每日数次,重者 10～30 次,或腹泻、便秘交替出现,粪便呈糊状,伴里急后重,严重病例可有食欲下降、恶心、呕吐。

左下腹或全腹常有压痛,肠鸣音亢进,常可触及管状的结肠,直肠指检常有触痛。轻型或缓解期时可无体征。

(二)临床分型

按起病缓急和病情轻重分为三种类型:

1. 轻型

起病缓慢,症状轻,无全身症状,腹泻每日 3 次以下,可有少量便血。病变局限于直肠和乙状结肠,临床最多见。

2. 重型

有消化道和全身症状,常有肠外表现,腹泻每日 6 次以上,常有明显黏液脓血便。病变呈进行性,累及全结肠,较多出现并发症。

3. 暴发型

较少见。起病急,消化道和全身症状重,腹部症状明显,易并发中毒性结肠扩张和急性肠穿孔。

(三)实验室及其他检查

1. 粪便检查

黏液脓血便,镜检有红细胞、白细胞与巨噬细胞。

2. 血液检查

急性期白细胞计数增多,血沉加速,可有贫血,多因慢性失血或营养不良引起。血清白蛋白、钠、钾、氯降低。

3. 结肠镜检查

结肠镜检查是重要的诊断方法,对重症患者进行检查应慎防肠穿孔。镜检可见黏膜充血、水肿、糜烂或浅小溃疡。后期可见炎性息肉、肠壁强直、结肠袋消失。

4. X 线钡剂灌肠

可观察黏膜形态。后期纤维组织增生,肠腔变窄。重型或暴发型不宜做此项检查,防止诱发中毒性结肠扩张。

【鉴别诊断】

本病应与下列各病鉴别：

（一）细菌性痢疾

细菌性痢疾大便培养可找到痢疾杆菌。

（二）阿米巴痢疾

阿米巴痢疾新鲜粪便可发现溶组织阿米巴滋养体或包囊,用抗阿米巴药物治疗有效。

（三）血吸虫病

血吸虫病有与流行区疫水接触史,粪便可找到虫卵或孵化发现血吸虫毛蚴,直肠黏膜活检压片,可发现虫卵。此外还有肝脾肿大等体征。

（四）肠道易激综合征

肠道易激综合征系最常见的肠道功能性疾病。过去曾称为结肠过敏、结肠功能紊乱、痉挛性肠炎、黏液性结肠炎等,实际上结肠并无炎症,仅是结肠动力学及肌电活动易激性异常。发病因素有:①肠平滑肌反应性异常;②精神因素与自主神经功能紊乱;③饮食过分精细,纤维素不足引起肠动力学改变,常伴有其他神经症症状。粪便中可有黏液,但无脓血,显微镜检仅见少许白细胞。结肠镜、X线钡剂灌肠可发现结肠痉挛、袋形加深,但无器质性病变。

（五）结肠癌

通过X线钡剂灌肠、结肠镜检查及黏膜活检、直肠指检等可以鉴别。

（六）克罗恩病

一是症状不同,克罗恩病肠道病变为节段性的,其溃疡比较深,更容易出现肠穿孔、肠梗阻、肛瘘等并发症;二是病变部位不同,其波及的范围要大很多,整个消化道都有可能发生病变。

【治疗】

（一）辨证施治

1. 湿热内蕴型

症见腹痛、腹泻,粪便中夹血或脓血,里急后重,肛门灼热,小便短赤,发热口苦,苔黄腻,脉滑数。

治法:清热化湿,调气和血。

方药:白头翁汤加味。

白头翁15 g,秦皮、黄柏各9 g,川连6 g。

热重,加黄芩10 g,金银花20 g;湿重加厚朴、苍术各6 g。

2. 肝脾不和型

症见因情绪紧张或激动即发腹痛泄泻,泻后痛减,肠鸣腹胀,胸胁胀痛,苔薄,脉弦。

治法:疏肝理气,健脾和胃。

方药:痛泻要方加减。

白术15 g,白芍12 g,陈皮、防风各6 g。

泄泻不止加乌梅 5 枚,五味子 6 g;食欲缺乏,神疲,加党参 10 g,山药 15 g。

3. 脾胃虚弱型

症见大便稀薄,夹有黏液,腹痛绵绵,肢倦乏力,纳食减少,面色少华,舌淡苔白,脉细弱。

治法:健脾和胃。

方药:参苓白术散加减。

党参、白术、山药、薏苡仁各 15 g,茯苓、莲肉各 10 g,桔梗、砂仁各 6 g,甘草 3 g。

久泻气虚脱肛者,宜补中益气汤,以补提升气;食欲下降,加山楂 10 g,神曲 10 g,麦芽 15 g。

4. 瘀阻肠络型

症见少腹刺痛,以左侧为甚,按之痛甚,泻下不爽,常夹脓血,面色晦滞,舌边有瘀斑或质暗红,脉细弦或细涩。

治法:活血化瘀,行气止痛。

方药:少腹逐瘀汤加减。

当归、赤芍、五灵脂、蒲黄、延胡索各 9 g,川芎、茴香各 6 g,炮姜 45 g,地榆 15 g。

5. 脾肾阳虚型

症见畏寒肢冷,面色㿠白,腰膝酸软,五更泄泻,舌质淡,苔白滑,脉沉细无力。

治法:温肾固摄。

方药:四神丸加味。

补骨脂 15 g,吴茱萸 6 g,肉豆蔻 12 g,制附子、五味子各 6 g,党参 9 g。

泄泻日久滑脱不禁者,加赤石脂、禹余粮各 9 g。

6. 阴血亏虚型

症见便血黏稠量少,腹中隐痛,午后低热,头晕目眩,失眠盗汗,神疲乏力,舌红少苔,脉细数。

治法:养阴清肠。

方药:驻车丸加减。

当归、阿胶、白芍、墨旱莲、地榆炭各 9 g,石斛 12 g,甘草 6 g,炮姜、川连各 3 g。

(二)验方

1. 蜂房、儿茶、白及各 10 g,青黛 15 g。混匀研粉取 15 g 加温水 40℃ 左右稀释成 50 mL 以灌肠器将药液注入肠腔,每晚 1 次,灌后臀部垫高卧床 1 小时,疗程 4～12 周不等,有较好疗效。

2. 山药 150 g,诃子肉、石榴皮各 60 g。共为细末,每日 3 次,每次 4.5 g,空腹服用。本方有滋补脾胃,涩肠止泻之功。

3. 黄芪、薏苡仁、丹参各 30 g,党参、茯苓、山药、赤芍、川芎、丹皮各 15 g,白术 10 g。水煎服,每日 1 剂。本方有益气健脾,活血化瘀之功。适用于脾气虚弱,兼有血瘀患者。

4. 蒲公英、败酱草、红藤、穿心莲各 30 g,黄柏 15 g。加水煎至 150 mL,温度在 30～40℃ 时做保留灌肠。保留 8 小时以上疗效更佳。

5. 锡类散具有消炎、收缩血管及镇静止痛作用,用于治疗本病效果良好,一般以 0.3 g

口服。每日3次,同时每晚保留灌肠1次(0.6~0.9 g加入100 mL生理盐水中)。中国医科大学三院用其0.6 g加0.2%黄连素溶液保留灌肠治疗34例,100%病例缓解。

【调护】

1. 注意患者的心理调节和控制饮食。因本病病因不明,尚无具体预防措施,对于反复发作或持续发作的患者,应注意保持心情舒畅,饮食有节。对于腹痛、腹泻者,宜食少渣易消化、低脂肪、高蛋白饮食,对有或可疑不耐受食物如虾、鳖、牛奶、花生等尽量避免食用,同时应忌食辛辣、生冷食品,戒除烟酒。

2. 起居有常,避免劳累,预防肠道感染,对阻止复发和病情进展有一定作用。

（亓慧博）

第五节 肠易激综合征

肠易激综合征是以与排便相关的腹部不适或腹痛为主的功能性肠病,往往伴有排便习惯改变与大便性状异常,症状持续存在或反复发作,经检查排除可引起这些症状的器质性疾病。本病是最常见的一种功能性肠道疾病,在普通人群进行问卷调查,有肠易激综合征症状者欧美报道为10%~20%,我国北京一组报道为8.7%。患者以中青年居多,50岁以后首次发病少见。本病属于中医的"腹痛""便秘""泄泻"范畴。

【病因病机】

本病的发生与情志失调、思虑、劳倦最为密切。精神忧郁,肝气犯胃,脾胃运化失常而泄泻,饮食所伤及外感六淫之邪,损及肝脾,偶及肺肾。本病病初在脾在肝,久则脾虚及肾,脾肾两虚。

【诊断】

(一)临床表现

起病隐匿,症状反复发作或慢性迁延,病程可长达数年至数十年。患者常有腹痛、腹胀、肠鸣、腹泻和便秘等症状。

1. 腹痛

大部分患者都有不同程度的腹痛。部位不定,以下腹多见。多于排便或排气后缓解。极少睡眠中痛醒者。

2. 腹泻

一般每日3~5次,少数严重发作期可达十数次。大便多呈稀糊状,也可为成形软便或稀水样。多带有黏液,部分患者粪质少而黏液量很多,但绝无脓血。排便不干扰睡眠。部分患者腹泻与便秘交替发生。

3. 便秘

排便困难,粪便干结、量少,呈羊粪状或细杆状,表面可附黏液。

4. 其他消化道症状

多伴胀气或腹胀感,可有排便未尽感、排便窘迫感。部分患者同时有消化不良症状。

5. 全身症状

一部分患者可有失眠、焦虑、抑郁、头昏、头痛等精神症状。

6. 体征

无明显体征,可在相应部位有轻压痛,部分患者可触及腊肠样肠管,直肠指检可感到肛门痉挛、张力较高,可有触痛。

根据临床主导症状可分为腹泻型、便秘型和混合型或称腹泻便秘交替型。

(二)实验室及其他检查

1. 血、尿、粪便检查

除粪便有时可以见到黏液外,一般无特殊发现。

2. X 线检查

可见钡餐迅速充盈小肠和结肠,小肠通过迅速,时间显著缩短,结肠肝、脾曲可有多量积气,在便秘型患者,可见结肠袋加深或有局限性痉挛,严重病例可见降结肠以下结肠袋消失,结肠腔变细呈直管样索条征,或变细或(和)轻度扩张交替出现。但从无黏膜破坏、溃疡、固定性狭窄和充盈缺损之征象。

3. 纤维结肠镜检查

显示部分患者结肠运动亢进,无明显黏膜异常。组织学检查基本正常。

【鉴别诊断】

以上腹痛为主者应与消化性溃疡、胃炎、胃癌、胆囊炎、胆石症、胰腺癌等疾病鉴别;以脐周痛为主者应与肠道蛔虫症鉴别;以下腹痛为主者应与泌尿系统及妇科疾病鉴别;另外还需与血卟啉病、铅中毒等鉴别。以腹泻为主者主要应与感染性腹泻、炎症性肠病、吸收不良综合征及甲状腺功能亢进症等疾病鉴别,乳糖不耐受症是常见的腹泻原因,应重点鉴别。以便秘为主者应与习惯性及药物性便秘、结肠及直肠肿瘤鉴别。

【治疗】

(一)辨证施治

1. 肝旺脾虚型

症见腹痛、腹泻,常发生于抑郁、恼怒、情绪紧张之时,泻后痛减,胸胁胀闷,肠鸣,嗳气频作,纳谷欠佳,苔薄,脉弦。

治法:抑肝扶脾。

方药:痛泻要方加味。

白术、白芍、炒防风、党参各 9 g,陈皮、甘草各 6 g,茯苓 12 g,熟薏苡仁 15 g。

2. 气滞湿阻型

症见大便溏薄,圊后尤觉未尽,或粒状便与溏便混杂而下,便秘与腹泻交替,腹中胀痛,泛恶纳少,苔白腻,脉濡或弦。

治法:健脾化湿,顺气行滞。

方药:五磨饮子合胃苓汤加减。

乌药、木香、枳实、苍术各 9 g,厚朴、陈皮各 6 g,茯苓、泽泻 12 g,甘草 3 g。

3. 脾胃虚弱型

症见饮食稍有不慎,即便溏腹泻或完谷不化,腹部隐痛,面色不华,神疲乏力,舌淡,脉细弱。

治法:健脾益胃。

方药:参苓白术散。

党参、炒扁豆、熟薏苡仁、茯苓各 15 g,白术 10 g,莲子肉 9 g,陈皮 6 g,砂仁 3 g(研后下)。

4. 肾阳虚衰型

症见泄泻多于黎明之前,腹痛畏寒怕冷,面色㿠白,腰膝酸软,舌淡苔薄,脉沉细。

治法:温肾健脾。

方药:四神丸加味。

补骨脂、茯苓各 12 g,肉豆蔻、白术、附子(先煎)各 9 g,五味子、炙甘草、炮姜各 6 g,吴茱萸 3 g,党参 15 g。

(二)中成药

1. 香砂养胃丸

每次 3 g,每日 3 次,适用于脾虚气滞者。

2. 五仁丸

每次 1 丸,每日 2 次。

3. 润肠丸

每次 1 丸,每日 2 次。

4. 参苓白术丸

每次 9 g,每日 2 次。

5. 四君子丸

每次 6~9 g,每日 2 次。

6. 补中益气丸

每次 6 g,每日 2~3 次。

(三)验方

1. 方一:补骨脂、炒薏苡仁、山药各 12 g,荔核、乌药、巴戟天各 10 g,炒玉片、防风、赤芍、白芍各 9 g,炒二丑 4.5 g,小茴香 1.5 g,生甘草 3 g(第 1 剂加大黄 3 g,后下)。方二:党参 15 g,当归、白芍各 12 g,玉片、枳壳、莱菔子、车前子各 10 g,炒三仙各 45 g,木香、炙甘草各 6 g。服药方法:方一服 4 剂,方二服 3 剂为 1 个疗程。每次 1 剂,早、中、晚 3 次煎服。一般服 1~2 个疗程。文献报道用本法治疗肠易激综合征 37 例,临床痊愈 18 例,好转 13 例,无效 6 例,总有效率 83.78%。治愈率为 48.65%。

2. 方一:党参、茯苓、炒白术、车前子(包)各 20 g,炒扁豆、淮山药、炙黄芪各 30 g,陈皮、炒薏苡仁各 10 g,炙甘草、砂仁(后下)各 3 g。兼脾阳虚者加炮姜 4 g。每日 1 剂,水煎 2 次分服。适于脾虚型。方二:炒白术、炒白芍各 20 g,防风、陈皮、炒苍术、煨木香、炒枳壳各 10 g,若便秘加当归 30 g。每日 1 剂,水煎 2 次分服。适于肝郁型。据报道,应用本法治疗肠易激综合征 30 例,其中治愈 24 例(占 80.0%),好转 5 例(占 16.7%),无效 1 例(占 3.3%),总有效率 96.7%。疗程最短 5 日,最长 40 日,平均 20 日。

(四)饮食疗法

莲子粉粥:莲子去心及皮,研成粉,同米煮成粥。常食健脾止泻。

(五)针灸疗法

腹泻及黏液便者,可取长强、阴陵泉、天枢、阳陵泉等穴;腹痛、便秘者,取支沟、天枢为主穴,配足三里、阴陵泉、气海;脾虚泻者,也可取脾俞、天枢、足三里、大肠俞。耳针可取大肠、小肠、神门、交感等穴位。

【调护】

1. 注意精神调养,适当进行体育锻炼。
2. 解除顾虑,保证充分睡眠时间,以促进内脏功能恢复。
3. 避免进食刺激性饮食及浓烈的调味品。

(亓慧博)

第六节　肝硬化

肝硬化是一种由不同病因引起的慢性进行性弥漫性肝病。病理特点为广泛的肝细胞变性坏死、再生结节形成、结缔组织增生,致使正常肝小叶结构破坏和假小叶形成。临床可有多系统受累,主要表现为肝功能损害和门静脉高压,晚期出现消化道出血、肝性脑病、感染等严重并发症。

在我国,肝硬化是常见疾病和主要死因之一。本病占内科总住院人数的 4.3% ~ 14.2%。患者以青壮年男性多见,35 ~ 48 岁为发病高峰年龄,男女比例为(3.6 ~ 8):1。属中医文献中"积聚""癥瘕""鼓胀""单腹胀""肝水""黄疸"范畴。

祖国医学文献里,尚有水蛊、虫胀、腹胀、肝水、肿胀、蜘蛛胀、单腹胀等名称。按病机分类又有气鼓、水鼓、血鼓、虫鼓等记载。

【病因病机】

(一)肝气瘀滞

情志不调,肝气不疏,气机瘀滞,水湿不布,停而为邪,积于中焦,乃成鼓胀。

(二)嗜酒肥甘

嗜酒过度,饮食不节,酿成湿热,损伤脾胃,导致清气不升,浊气不降,清浊相混,壅滞中焦,而致鼓胀。

(三)脾虚食积

脾虚日久,健运失职,谷气难消,食积滞于胃脘,致脾胃损伤,积食、水湿交杂不化,可形成鼓胀。

(四)宿有癥块

血瘀凝滞于肝脾脉络,久则结块日渐增大,气机壅滞更甚,中阳不运,水湿停聚,遂成鼓胀。

(五)久病迁延

凡因病久损伤肝脾,导致疏泄健运功能障碍,则继发鼓胀。其他如癥积、疟母、久泻、久痢等,日久损伤肝脾,水湿内聚,亦可致鼓胀。

(六)水毒气结

因捕鱼、摸蟹或洗澡、于血吸虫疫区之河流中游泳,感染致病。系因感染水毒(血吸虫)后,迁延日久,脉络瘀阻,肝气不舒,脾气因之升降,水湿停着,积渐可成鼓胀。

(七)寒热内郁

风寒侵袭,伤人脾胃,导致运化功能失调,郁而不发,产生内热,脾胃受损,湿热互结,积渐成鼓胀。

(八)跌扑闪挫

血瘀日久,脾虚不运,水聚而渐成鼓胀。

综上所述,形成本病的病机,首先在于肝脾的功能失调。肝气郁遏日久,势必木郁克土,在证候上可出现气滞湿阻证,脾失健运,湿浊不化,阻滞气机,即可化热而出现湿热蕴结证,又可由于患者素体阳虚或久病湿从寒化而出现寒湿困脾证,肝脾俱病,肝气郁滞,血瘀凝聚,隧道壅塞,可见肝脾血瘀证。

脾运化失职,清阳不升,水谷之精微不能输布以奉养他脏,浊阴不降,水湿不能转输以排泄体外,病延日久,肝脾日虚,进而累及肾脏亦虚。肾阳虚,无以温脾土,使脾阳愈虚而成脾肾阳虚证。肾阴虚,肝木失其滋荣,或素体阴虚,亦可出现肝肾阴虚证。以上分型即为临床辨证论治的依据。鼓胀因肝、肾功能失调,终致气滞、血瘀、水停腹中。故本虚标实,虚实交错,为本病主要病机特点。

【诊断】

(一)临床表现

肝硬化的起病比较缓慢,其临床表现分为二期:肝功能代偿期和肝功能失代偿期。

1. 肝功能代偿期

因肝脏代偿功能好,故肝硬化早期症状多不明显或较轻,无特异性。常见症状为食欲减退,乏力,恶心、呕吐,腹胀、腹泻,厌油和上腹不适等。肝脾轻度肿大,质地中等偏硬。肝功能基本正常。

2. 肝功能失代偿期

随着肝损害的加重,肝脏失去代偿能力而出现肝功能减退和肝门静脉高压的表现。

1）肝功能减退的表现

（1）全身症状：主要为消瘦，乏力，不规则发热等。一般情况较差，面色黧黑，贫血，皮肤干燥。由于营养失调可有夜盲症，舌炎，口角炎，多发性神经炎和水肿等。

（2）消化道症状：由于胃肠道瘀血和水肿，引起食欲下降，恶心、呕吐，腹胀、腹泻或便秘等。

（3）出血倾向及贫血：肝功能减退影响凝血因子合成，脾功能亢进引起血小板减少，故有鼻、齿龈、胃肠道出血，皮肤紫癜和贫血。

（4）内分泌失调的表现：肝功能减退使在肝内代谢的激素功能紊乱，例如对雌激素的灭活减弱，出现蜘蛛痣和肝掌，男性乳房发育、睾丸萎缩、阴毛稀少和女性月经不调；醛固酮、抗利尿激素灭活减少，出现皮肤色素沉着、水肿和腹水等。

（5）黄疸：由于肝功能减退和肝内结缔组织增生，压迫胆管，使胆汁淤积而出现皮肤、巩膜黄染，约1/3肝硬化患者出现此症。

2）门脉高压症：可表现脾肿大，胃肠瘀血，侧支循环形成，如腹壁浅静脉曲张、痔静脉曲张、食管下端或胃底静脉曲张（破裂后可引起上消化道出血）、腹水。腹水主要为漏出液，是失代偿期标志之一，其形成下列因素有关：①血浆白蛋白的降低；②门静脉压力增高；③肝淋巴液的漏出；④醛固酮增加，钠水重吸收增多；⑤抗利尿激素增加，使水重吸收增加；⑥血容量减少，交感神经兴奋性增加，前列腺素及心钠素分泌减少、活性降低，使肾血流量减低，尿钠及水排泄减少。

（二）并发症

1. 上消化道出血

大部分由于食管胃底静脉曲张破裂所致，少部分可能是并发消化性溃疡及门脉高压性胃黏膜病变所致。

2. 感染

由于全身抵抗力低下，胃肠道菌群失调，细菌易进入门静脉系统或通过侧支循环进入体循环，导致肠道、胆道、泌尿道感染，也可造成败血症、原发性腹膜炎等。

3. 肝性脑病

肝性脑病系肝硬化晚期并发症之一，患者出现一系列诸如狂躁、嗜睡、昏迷及病理神经反射等精神神经症状。

4. 肝肾综合征

肝硬化大量腹水时，有效循环血量减少，肾血流量及肾小球滤过率下降，肾皮质血流明显减少，肝衰竭时出现的内毒素血症及水电解质平衡紊乱，进一步加重肾功能衰竭。

5. 原发性肝癌

患者短期腹水增加、肝区疼痛、肝脏进行性肿大，表面有结节、高低不平、质硬，全身发热等。应怀疑并发原发性肝癌，宜进一步检查。

6. 电解质紊乱及酸碱失衡

由于长期利尿，放腹水，钠丢失过多以及抗利尿激素、醛固酮增加，水过多造成稀释性低血钠症；恶心、呕吐、腹泻、利尿等使钾和氯离子的丢失，导致低氯性碱中毒，易诱发肝昏迷。

（三）实验室及其他检查

1. 血常规

脾功能亢进时，白细胞及血小板减少。

2. 尿常规

肾小管中毒时可出现血尿、蛋白尿及管型尿等。黄疸患者尿中可出现胆红素、尿胆原增加。

3. 肝功能检查

失代偿期白蛋白与球蛋白的比值降低或倒置。以丙氨酸氨基转移酶（SGPT）活力升高较显著；肝细胞严重坏死时，则天冬氨酸氨基转移酶（SGOT）活力常高于 SGPT；单胺氧化酶的活力往往升高。

4. 免疫学检查

血清 IgG、IgA、IgM 均可增高，一般以 IgG 增高最为显著。HBsAg 可呈阳性。

5. 凝血酶原时间

代偿期正常，失代偿期则呈不同程度延长。

6. 甲胎蛋白（AFP）

肝硬化时血中 AFP 也可增高，在活动性肝硬化时增高尤为显著。

7. 腹水检查

呈淡黄色漏出液。

8. B 超检查

显示脾静脉和门静脉增宽，有助于诊断，有腹水时可呈液性暗区。

9. 食管吞钡 X 线检查

食管静脉曲张时，食管吞钡 X 线检查可见虫蚀样或蚯蚓样充盈缺损，纵行黏膜皱襞增宽。胃底静脉曲张时，可见菊花样充盈缺损。

10. 放射性核素检查

可见肝脏摄取核素减少及分布不规则，脾脏摄取增加。

11. 内镜检查

可直接观察静脉曲张的部位和程度，有助于上消化道出血病因诊断并进行止血治疗。

12. 肝穿刺活组织检查

若见假小叶形成，可确诊为肝硬化。

13. 腹腔镜检查

可直接观察肝脏情况，有助于病因诊断且在腹腔镜直视下取活检做病理检查，诊断准确性高。

【鉴别诊断】

（一）水肿

水肿是指体内水液潴留，泛溢肌肤，引起头面、眼睑、四肢、腹背甚至全身浮肿，严重者可出现胸水、腹水，因此需与鼓胀鉴别。两者鉴别要点是，鼓胀为单腹胀大，腹部有青筋暴露，甚则脐突，上肢及头面一般不肿，晚期可见下肢肿胀。水肿则头面或四肢浮肿，亦可全身浮肿,若有腹部胀大,则绝无青筋暴露等体征。

（二）肠覃

肠覃为下腹部生长的肿块。两者鉴别要点是:鼓胀初起,腹部尚柔软,叩之如鼓,晚期腹部坚满,振动有水声;肠覃早期肿块局限于下腹部,大如鸡卵,以后逐渐增大,可如怀胎之状,按之坚硬,推之可移,无水液波动感。

【治疗】

（一）积聚的辨证论治

1. 肝气郁滞型

症见腹中气聚,攻窜腹痛,时聚时散,下午为甚,脘胁之间时或不适,苔薄白,脉弦。

治法:疏肝理气,行气消聚。

方药:逍遥丸加减。

柴胡 15 g,白芍 12 g,薄荷 10 g,白术 15 g,茯苓 12 g,甘草 10 g,制香附 12 g,丹参 12 g,枸杞 12 g。

2. 食滞痰阻型

症见腹胀或痛,便秘,食欲缺乏,腹胀痛时似有条块状物,按之痛甚,舌苔白腻,脉弦滑。

治法:理气化痰,导滞通便。

方药:六磨汤加味。

生大黄 8 g,枳实 12 g,槟榔 12 g,沉香 4 g,木香 10 g,乌药 12 g,清半夏 12 g,陈皮 10 g,焦三仙各 15 g,茯苓 10 g,丹参 15 g,皂刺 20 g。

3. 气血阻滞型

症见积块软而不坚,固定不移,胀痛不已,纳谷减少,舌薄白,脉弦。

治法:疏肝理气,活血消积。

方药:金铃子散合失笑散加味。

川楝子 12 g,玄胡 12 g,五灵脂 15 g,蒲黄 10 g,柴胡 12 g,赤芍 12 g,丹参 15 g,皂刺 20 g,白术 12 g,茯苓 12 g,焦三仙各 15 g,炒莱菔子 15 g,川朴 10 g。

4. 瘀血内结型

腹部肿块明显,硬痛不移,面黯消瘦,纳减乏力,时有寒热,舌苔薄、舌质紫暗,或有瘀斑,脉细涩。

治法:化瘀软坚,调补脾胃。

方药:膈下逐瘀汤加减。

当归 12 g,川芎 12 g,桃仁 10 g,红花 10 g,赤芍 12 g,五灵脂 12 g,丹皮 10 g,制香附 10 g,枳实 12 g,甘草 10 g,三棱 10 g,莪术 10 g,丹参 15 g,皂刺 15 g,白术 12 g,焦三仙各 15 g。

5. 正虚瘀结型

症见积块坚硬,疼痛绵绵不休,时轻时重,面色萎黄或黧黑,消瘦脱形,饮食大减,舌淡紫,舌光无苔,脉细数或弦细。

治法:气血双补,软坚化瘀。

方药:八珍汤合化积丸加减。

党参 15 g,白术 15 g,茯苓 12 g,甘草 10 g,当归 12 g,白芍 12 g,川芎 10 g,熟地 12 g,三棱 12 g,莪术 12 g,槟榔 15 g,五灵脂 12 g,丹参 12 g,皂刺 12 g,焦三仙各 15 g,生地12 g。

(二)鼓胀的辨证论治

1. 气滞湿阻型

症见腹胀按之不坚,胁下胀满或疼痛,饮食减少,食后腹胀,嗳气不适,小便短少,舌苔白腻,脉弦。

治法:疏肝理气,化湿行水。

方药:柴胡疏肝散合胃苓汤加减。

柴胡 12 g,白芍 15 g,枳实 12 g,陈皮 10 g,川芎 12 g,白术 15 g,苍术 12 g,川朴 12 g,黄芪 15 g,桂枝 10 g,花椒 10 g,白茅根 30 g。

2. 寒湿困脾型

症见腹大胀满,按之如囊裹水,甚则颜面浮肿,下肢浮肿,脘腹痞胀,得热稍舒,精神困倦,怯寒懒动,小便短少,大便溏,舌苔白腻,脉缓。

治法:温中健脾,行气利水。

方药:实脾饮加减。

熟附子 12 g,白术 20 g,干姜 10 g,甘草 10 g,大腹皮 12 g,木瓜 10 g,茯苓 12 g,川朴 12 g,木香 10 g,黄芪 15 g,桂枝 10 g,花椒 10 g,白茅根 30 g。

3. 湿热蕴结型

症见腹大坚满,脘腹胀急,烦热口苦,渴不欲饮,小便赤涩,大便秘结或溏垢,舌边光红,苔黄腻或灰黑,脉弦数。

治法:清热利湿,攻下逐水。

方药:中满分消丸合茵陈五苓汤加减。

茵陈 15 g,山栀 10 g,生大黄 10 g(后下),黄芩 10 g,知母 10 g,川朴 15 g,枳实 12 g,清半夏 15 g,陈皮 10 g,滑石 30 g,白茅根 30 g,木通 10 g,萹蓄 30 g。

4. 肝脾血瘀型

腹大坚满,脉络怒张,胁腹刺痛,面色黧黑,面颈胸臂有蜘蛛痣,手掌赤痕,唇色紫暗,口渴,大便色黑,舌质紫红或有紫斑,脉细涩或芤。

治法:活血化瘀,行气利水。

方药:调营饮加减。

当归 12 g,川芎 12 g,赤芍 12 g,莪术 10 g,生大黄 10 g(后下),槟榔 15 g,葶苈子15 g,茯苓 15 g,白茅根 30 g,黄芪 15 g,白术 15 g,桂枝 10 g,花椒 10 g,丹参 12 g。

5. 脾肾阳虚型

症见腹大胀满不舒,早宽暮急,面色萎黄,或面㿠白无华,脘腹闷而食欲缺乏,神倦肢冷,下肢浮肿,小便短少而不利,舌胖大而紫暗,脉沉弦无力。

治法:温补脾肾,化气行水。

方药:附子理中汤合五苓散加减。

熟附子12 g,党参15 g,白术15 g,茯苓15 g,甘草10 g,干姜10 g,陈皮10 g,桑白皮12 g,桂枝10 g,猪苓10 g,泽泻15 g,花椒10 g,丹参10 g。

6. 肝肾阴虚型

症见腹大胀满,或见腹壁青筋暴露,面色晦滞,唇紫,口燥,心烦失眠,牙齿出血,鼻时有衄血,小便短少,舌质红绛少苔,脉细数。

治法:滋养肝肾,凉血化瘀行水。

方药:知柏地黄丸加味。

知母12 g,黄柏12 g,熟地12 g,山药15 g,茯苓15 g,丹皮10 g,泽泻15 g,山萸肉10 g,丹参15 g,赤芍12 g,黄芪15 g,桂枝10 g,花椒10 g,白茅根30 g,紫草15 g。

(三)黄疸的辨证论治

1. 阳黄

(1)热重于湿:症见身目俱黄,黄色鲜明,发热口渴。或心中懊恼,腹部胀满,口干而苦,恶心欲吐,小便短少而黄赤,大便干结,舌苔黄腻,脉弦数。

治法:清热利湿,佐以通便。

方药:茵陈蒿汤加味。

茵陈100 g,山栀10 g,生大黄12 g(后下),白茅根50 g,黄柏12 g,猪苓12 g,茯苓12 g,清半夏10 g。

(2)湿重于热:症见身目俱黄,头重身困,胸脘痞满,食欲减退,恶心呕吐,腹胀纳差,大便溏,舌苔厚腻微黄,脉滑或濡缓。

治法:利水化湿,退黄。

方药:茵陈五苓散加味。

茵陈100 g,桂枝10 g,茯苓15 g,泽泻12 g,白术15 g,猪苓12 g,大枣5枚,清半夏10 g,陈皮10 g,焦三仙各15 g,炒莱菔子15 g。

2. 急黄

发病急骤,黄疸迅速加深;其色金黄,高热不退,烦渴欲饮,胁痛腹胀,神昏谵语,或见衄血、便血。或肌肤有瘀斑,舌质红绛,苔黄而燥,脉弦滑或细数。

治法:清热解毒,凉营开窍。

方药:犀角地黄汤加味。

犀角*粉6 g分吞,生地15 g,赤芍12 g,丹皮12 g,丹参12 g,黄连10 g,栀子10 g,茵陈60 g,白茅根60 g,生大黄12 g(后下)。

有神昏谵语者,用安宫牛黄丸或至宝丹,以凉血开窍。

3. 阴黄

身目俱黄,黄色晦暗,或如烟熏,纳少脘闷,或见腹胀,大便溏,神疲畏寒,口淡不渴,舌质淡苔腻,脉濡缓。

治法:健脾和胃,温化寒湿。

---

* 犀角:现已不用,以水牛角代替。

方药:茵陈术附汤加味。

茵陈 60 g,熟附子 10 g,干姜 10 g,白术 15 g,甘草 10 g,郁金 10 g,泽泻 10 g,茯苓 10 g,焦三仙各 15 g,白茅根 30 g。

(四)中成药

1. 香砂六君丸

每次 6 g,每日 3 次。用于肝硬化脾胃功能不健,症见腹胀纳差,饮食减少者。

2. 参苓白术散

每次 9 g,每日 2 次。用于肝硬化脾阳不升,症见纳差,腹泻,食少消瘦者。

3. 大黄䗪虫丸

每次 1 丸,每日 2 次。用于肝硬化瘀血明显者,亦可在肝硬化整个治疗过程中长期服用,因其可以软化肝脏的硬度,阻止或消除纤维增生,改善肝血流,促进肝脏功能的恢复。但对脾虚及体虚明显者应适当减量或改用其他药。

4. 复方丹参片

每次 4 片,每日 3 次。用于肝硬化治疗,可抑制纤维增生,改善肝脏功能。

5. 鳖甲煎丸

每次 1 丸,每日 2 次。有软化肝硬化程度,改善肝脏功能的作用。

6. 六味地黄丸

每次 1 丸,每日 2 次。对肝硬化属肝肾阴虚者有效。

7. 知柏地黄丸

每次 1 丸,每日 2 次。对肝硬化属肝肾阴虚,并见热象者,六味地黄类药物常规应用,可明显改善肝脏功能,使白蛋白升高,肝脏硬化程度减轻。

8. 逍遥丸

每次 8 粒,每日 3 次。用于肝硬化腹胀、纳差者。

9. 安宫牛黄丸

每次 1 丸,每日 2 次。用于肝硬化病情急剧变化出现亚急性重型肝炎,可使患者情况得到显著改善。

10. 归脾丸

每次 1 丸,每日 2 次。用于肝硬化患者出血后,身体虚弱,血再生缓慢者。

11. 云南白药

每次 1.5 g,每日 4 次。用于肝硬化有出血倾向者。

(五)验方

1. 茵陈 200 g,大枣 10 枚,白茅根 100 g。水煎当茶饮用。有利湿退黄的作用,用于肝硬化急黄者。

2. 茵陈 60 g,大枣 10 枚,白术 20 g,茯苓 15 g,猪苓 15 g。水煎当茶饮用,有健脾利湿退黄作用。用于肝硬化阴黄证。

3. 黄芪 15 g,白术 15 g,茯苓 15 g,猪苓 12 g,白茅根 30 g,丹参 15 g,桂枝 10 g,花椒 10 g。每日 1 剂,水煎服。有补气利水作用。用于肝硬化腹水各种证型。长期服用,可利水除胀,改善肝脏功能,提高白蛋白,实为利水良方。

4. 白术、黄芪、虎杖、平地木各 20 g，山药、生薏苡仁、扁豆、丹参各 30 g，归尾 15 g，焦三仙各 10 g。出血加白茅根、仙鹤草各 30 g，琥珀 3 g，蜜调服。肝硬化甚或肝大者有结节者加猪蹄甲、鳖甲各 10 g，另以蜈蚣尾 3 g，研末顿服，连服 1 周。每日 1 次，温开水送服。水煎服，每日 1 剂，一般服 3~6 个月。主治早、中期肝硬化。

5. 山药、扁豆、薏苡仁、丹参、赤芍各 30 g，神曲、谷芽、麦芽、生蒲黄各 10 g，三棱、莪术各 15~30 g。每日 1 剂，水煎服。适用于肝炎后肝硬化肝功能代偿期。

6. 地鳖虫、猪蹄甲各 100 g，水蛭 75 g，大黄 50 g。共研细末，水泛为丸，每服 5 g，每日服 2~3 次。适用于早期肝硬化。

7. 黑白丑粉，每次 1.5~3 g，每日 1~2 次；黑白丑 120 g，小茴香 30 g，共研细粉，每次服 1.5~3 g，每日 1~2 次。用于肝硬化腹水治疗。

【调护】

1. 防治病毒性肝炎是预防本病的关键。

2. 注意合理营养；避免饮酒；避免应用对肝脏有损害的药物；避免与血吸虫、疫水接触；加强劳动保健，避免工农业生产中的各种慢性中毒。

3. 定期体格检查，这些均为预防本病的关键措施。

4. 患者以卧床休息为主，腹水较多者可取半卧位，对厥逆、昏迷患者要进行特别护理，密切观察神志、血压、呼吸、脉搏、出血（尤其是吐血、便血）情况。

5. 饮食方面宜进低盐饮食。腹水较多，小便少者，宜忌盐。一般应食易消化、富于营养的食物及水果，饮食有节，进食不宜过快、过饱。禁食辛辣刺激、过硬、过热之物，戒烟酒。吐血者，暂禁饮食，湿热证患者可多吃西瓜，瘀血证患者可食鲜藕汁，寒湿证患者应忌生冷，阳虚证患者可予腹部热敷、葱熨法。

6. 每日记录出入量，并详细观察小便颜色及内容物，每周测量体重、腹围 1~2 次，以了解水湿消退情况，帮助判断病情，对患者呕吐物的颜色和数量亦需细致观察和记录。

7. 切勿劳累，安心静养，树立与疾病做斗争的信心，避免精神刺激，忌房事。

（亓慧博）

第四章　泌尿系统疾病

第一节 尿路感染

尿路感染是指细菌或其他病原微生物在泌尿道生长繁殖,并引起尿路炎症反应的疾病,包括尿道炎、膀胱炎及肾盂肾炎。

中医讲的"淋证"与本病类似,中医认为淋证是指小便频数短涩,滴沥刺痛,欲出未尽,小腹拘急,或痛引腰腹的病证。《金匮要略·消渴小便不利淋病脉证并治第十三》说:"淋之为病,小便如粟状,小腹弦急,痛引脐中。"说明淋病是以小便不爽,尿道刺痛为主症。《外台秘要》说:"集验论五淋者,石淋、气淋、膏淋、劳淋、热淋也。"现在临床仍沿用五淋之名,但五淋中少有差别,结合临床实际,又可分成气淋、血淋、热淋、膏淋、石淋、劳淋六种。

【病因病机】

淋证的病因,历代医家认为是热积膀胱,亦有气郁及肾虚而发者。如《景岳全书·淋浊》说:"淋之初病,则无不由乎热剧,无容辨矣……又有淋久不止,及痛涩皆去,而膏液不已,淋如白浊者,此惟中气下陷及命门不固之证也。"

(一)膀胱湿热

多食辛热肥甘之品,或嗜酒太过,酿成湿热,下注膀胱;或下阴不洁,秽浊之邪侵入膀胱,酿成湿热,发而为淋。小便灼热刺痛者为热淋。若湿热蕴炽,尿液受其煎熬,日积月累,尿中杂质结为砂石,则为石淋;若湿热蕴结于下,以致气化不利,无以分清别浊,脂液随小便而下,小便如脂如膏,则为膏淋。若热盛伤及血络,迫血妄行,小便涩痛有血,则为血淋。

(二)脾肾亏虚

久淋不愈,湿热之邪耗伤人之正气,老年,久病体弱,劳累过度,房事不节,均可导致脾肾亏虚。脾虚则中气下陷,肾虚则下元不固,因而小便则淋漓不止。遇劳即发者为劳淋;中气不足而下陷者,则为气淋;肾气亏虚,下元不固,不能制约脂液,脂液下泄,尿液浑浊者,为膏淋;肾阴亏虚,虚火灼络,尿中夹血,则为血淋。

(三)肝郁气滞

恼怒伤肝,肝气郁结,气郁则化火,或气火郁于下焦,影响膀胱的气化功能,就会少腹作胀,小便坚涩难行而疼痛,此为气淋之实证。

总之,淋证其病在膀胱及肾,又与脾有关。主要病机则是湿热蕴结膀胱,导致膀胱气化不利。《诸病源候论·淋病诸候》说:"诸淋者,由肾虚而膀胱热故也……肾虚则小便数,膀胱热则水下涩,数而且涩,则淋沥不宣,故谓之淋""热淋者,三焦有热,气搏于肾,流入于胞而成淋也。其状:小便赤涩""石淋者,淋而出石也,肾主水,水结则化为石,故肾客砂石。肾虚为热所乘,热则成淋,其病之状,小便则茎里痛,尿不能卒出,痛引少腹,膀胱里急,砂石从小便道出,甚者塞痛,令闷绝""膏淋者,淋而有肥,状似膏,故谓之膏淋,亦曰肉淋,此肾虚不能制于肥液,故与小便俱出也。"

【诊断】

(一)临床表现

典型表现可有发热、畏寒、腰部酸痛、尿频、尿急、尿道刺激痛、脓尿和菌尿等,如急性期未彻底控制症状,易转为慢性而反复发病。老年人有时症状常不典型,如只有尿频,无尿痛,肾盂肾炎时仅有低热等,临床上容易漏诊,应引起注意。如为尿路梗阻继发感染时,如不解除梗阻则症状难以缓解,有时可表现为脓尿,甚至出现高热等。

(二)实验室及其他检查

1. 尿液检查

尿中白细胞增加,可见白细胞管型和红细胞增加,尿蛋白一般量不多,尿细菌学检查一般认为菌落计数大于 $10^5/$ mL 为阳性,小于 $10^4/$ mL 为污染。目前有倾向认为对有膀胱刺激症状的患者,如清洁中段尿培养菌落计数大于 $10^4/$ mL 可作为诊断尿路感染的标准。对于球菌,由于该细菌分裂慢且有凝集趋向故在 $10^2 \sim 10^3/$mL 即有诊断意义。尿沉渣离心沉淀染色镜检,当尿中有大量细菌(大于 $10^5/$ mL)病例中 90% 可找到细菌。细菌大于 10 个/高倍视野可确诊。直接涂片可确定是革兰阳性或革兰阴性球菌或杆菌。药物敏感试验对治疗有指导意义。

2. 肾功能检查

急性期多无改变,慢性期可出现夜尿增多,尿浓缩功能减退,晚期可出现血尿素氮升高甚至发展为尿毒症。

3. 血清学检查

确定尿中细菌和血清型,若前后两次致病的细菌是同一血清型,则为复发;否则为重新感染。检查细菌表面有无抗体包裹,用荧光素标记的抗人球蛋白抗体处理尿,沉渣中的细菌,它们的表面有抗体包裹则属肾盂肾炎;无抗体包裹则为膀胱炎。

4. X 线检查

当尿路感染反复发作时或慢性期症状不易控制时,应进行 X 线检查。可做腹部 X 线摄片、静脉肾盂造影和排尿膀胱尿路造影。对肾影形态、肾盂有无瘢痕变形、肾盂积液可帮助诊断。同时对泌尿系畸形、结石、膀胱输尿管反流也有诊断意义。

【鉴别诊断】

急性尿路感染可根据全身表现、尿路症状及尿细菌检查阳性可确诊。当急性期症状迁延不愈,病期在半年以上,并有肾脏形态或功能改变时则已进入慢性期。对于无症状性细菌尿,则主要依靠尿细菌计数做出诊断。老年人泌尿系感染漏诊率较高,应引起注意。本病应与肾结核、慢性肾小球肾炎、高血压等相鉴别。

【治疗】

(一) 辨证施治

淋证的辨证,应先审其为何淋,再辨其虚实,才能下药有神。一般淋证初期,即疾病急性发作期属实,以膀胱湿热、砂石结聚、气滞不利为主,久病则多虚,以脾虚、肾虚及气阴两虚为多见。

其治疗原则为实则清利,虚则补益。徐灵胎评《临证指南医案·淋浊》说:"治淋之法,有通有塞,要当分类。有瘀血积塞住溺管者,宜先通。无瘀积而虚滑者,宜峻补。"《丹溪心法·淋》中告诫说:"最不可用补气之药,气得补而愈胀,血得补而愈涩,热得补而愈盛。"

1. 热淋型

症见小便短涩,尿道灼痛,小便淋漓,少腹拘急,腰痛拒按,可伴发热,恶寒或寒战,或尿中带血,大便秘结,苔黄腻,脉濡数或滑数。

治法:清利下焦湿热。

方药:八正散加减。

车前子15 g,滑石30 g,萹蓄15 g,瞿麦12 g,金银花15 g,连翘15 g,益母草12 g,丹皮12 g,木通6 g,生大黄10 g(后下),石韦15 g,山栀10 g,甘草梢3 g。

2. 石淋型

症见尿中时夹砂石、小便艰涩,或排尿时突然中断,尿道窘迫疼痛,少腹拘急,或腰腹绞痛难忍,尿中带血,舌红,苔薄黄,脉弦或弦数。若病久砂石不去,可伴见面色少华,精神委顿,少气乏力,舌淡边有齿印,脉细而无力,或腰痛隐隐,手足心热,舌红少苔,脉细带数。

治法:清热利湿,通淋排石。

方药:石韦散加减。

石韦30 g,冬葵子15 g,瞿麦12 g,滑石30 g,车前子12 g,白芍15 g,甘草10 g,海金砂15 g,金钱草20 g,鸡内金10 g。

石淋日久体虚者加黄芪、白术,阴液耗伤者用知柏地黄丸加味。

3. 气淋型

症见实证者,小便涩滞,淋漓不畅,少腹满痛,苔薄白,脉沉弦;虚证则少腹坠胀,尿有余沥,面色㿠白,舌质淡,脉虚细无力。

治法:实证者利气疏导;虚证者补中益气。

方药:实证用沉香散加味。

沉香10 g,橘皮10 g,当归10 g,白芍12 g,甘草10 g,石韦15 g,滑石20 g,赤芍10 g,丹皮10 g,白茅根30 g。

虚证用补中益气丸。

党参15 g,黄芪15 g,白术12 g,甘草10 g,当归12 g,陈皮10 g,升麻10 g,柴胡9 g,白茅根30 g,车前子10 g,鱼腥草15 g。

4. 血淋型

症见小便热涩刺痛,尿色深红,或夹有血块,疼痛腹满,或见心烦,苔黄,脉滑数。虚证者尿色淡红,尿痛涩滞不显著,腰酸膝软,神疲乏力,舌淡红,脉细数。

治法:实证治以清热通淋,凉血止血;虚证治以滋阴清热,补虚止血。

方药:实证用小蓟饮子和导赤散加减。

小蓟 25 g,生地 15 g,蒲黄 10 g,藕节 10 g,木通 10 g,竹叶 10 g,山栀 10 g,滑石 20 g,赤芍 12 g,甘草 10 g。

虚证用知柏地黄丸加减。

知母 15 g,生地 15 g,黄柏 12 g,山萸肉 10 g,山药 10 g,茯苓 12 g,丹皮 12 g,泽泻 10 g,旱莲草 20 g,小蓟 20 g。

5. 膏淋型

症见小便混浊如米泔水,置之沉淀如絮状,上浮有油脂物,或混有血液,尿道热涩疼痛,舌红,苔黄腻,脉濡数。

治法:实证宜清热利湿,分清泄浊;虚证宜补虚固涩。

方药:实证用程氏萆薢分清饮加减。

萆薢 30 g,石菖蒲 15 g,黄柏 12 g,车前子 12 g,白术 15 g,茯苓 10 g,丹参 10 g,小蓟 15 g,白茅根 30 g。

虚证用膏淋汤加减。

黄芪 20 g,党参 12 g,山药 12 g,熟地 12 g,芡实 12 g,煅龙骨 15 g,煅牡蛎 15 g,山萸肉 10 g,小蓟 15 g,白茅根 30 g。

6. 劳淋型

小便不甚涩痛,但淋漓不尽,时作时止,遇劳即发或加重,腰膝酸软,神疲乏力,舌质淡,脉虚弱。

治法:健脾益肾。

方药:无比山药丸加减。

山药 15 g,茯苓 12 g,泽泻 10 g,熟地 12 g,山萸肉 10 g,巴戟天 10 g,菟丝子 12 g,杜仲 12 g,怀牛膝 12 g,肉苁蓉 15 g,狗脊 15 g。

(二)中成药

1. 分清五淋丸

每次 1 袋,每日 2～3 次。具有清热利湿,利尿通淋之功效。

2. 八正散

每次 9 g,每日 2 次。具有利尿通淋止痛之功效。

3. 清淋剂

每次 1 袋,每日 2 次。具有利尿通淋功效。

4. 分清止淋丸

每次 6 g,每日 2 次。具有泻火通淋之功效。

5. 萆薢分清丸

口服,每次 6 g,每日 2 次。具有清利湿热,补肾行气之功效。

6. 导赤丹

口服,每次 1 丸,每日 2 次。具有清热泻火,利尿除烦之功效。

7. 知柏地黄丸

口服,每次1丸,每日2次。具有滋阴降火之功效。

8. 通关滋肾丸

口服,每次1丸,每日2次。具有滋阴泻火,通关功效。

9. 三妙丸

口服,每次9g,每日2次。具有清热利湿,解毒之功效。

10. 济生肾气丸

口服,每次1丸,每日2次。具有温补肾气,化气行水之功效。

11. 参苓白术丸

口服,每次6~9g,每日2次。具有健脾化湿之功效。

12. 桂枝茯苓丸

口服,每次1丸,每日2次。具有活血行气之功效。

13. 丹栀逍遥丸

口服,每次6g,每日2次。具有疏肝清热,健脾养血之功效。

(三)验方

1. 热淋者

服马齿苋汁,或白茅根煎水服。

2. 诸淋痛者

用海金沙15g,滑石30g,研末,每服1g。或用灯心草、木通、麦冬、甘草煎水,入蜜调服。

3. 石淋痛如割者

用滑石、石膏各3g,石韦、瞿麦、木通、蜀葵子各1.5g,研末,每服1.5g,以葱白两茎、灯心草1尾煎汤,空腹服用。

4. 气淋者

赤芍、槟榔各10g,或鸡肠草、石韦各10g,或淡豆豉15g,任选一组,水煎服,每日2次,或冬葵子为末,每次5g,每日3次;或醋浸白芷,焙干研末,每次3g,每日3次,木通、甘草适量煎水送下。

5. 血淋者

黄芩30g,紫草30g,棕榈皮30g,葵花根15g,川牛膝30g,大豆叶一把,苎麻根10根,任用1种,或芭蕉根、旱莲草各30g,或栀子、滑石各15g,水煎分3次服,每日1剂;或海金沙、茄叶、赤小豆,或白薇、赤芍各等量,或血余炭、蚕种烧灰,分别加人工麝香适量,任选1组,均为细末,每次3~5g,每日3次;或生地汁加鲜车前草汁各适量,每日3次。

6. 劳淋者

用菟丝子10g,水煎服,每日3次。

7. 膏淋者

用飞廉、荠菜花、糯稻根、芹菜根、水蜈蚣、向日葵茎(取中心梗子)、玉米须,任选1~2种,每日用30~60g,水煎服,每日3次;或鲜荸荠一握捣汁,加醋适量,每日3次服。或海金沙、六一散各30g,共研末,每次5g,麦冬煎汤送下,每日3次。

8. 其他验方

(1) 生山楂 60 g。水煎服。代茶饮,每日 1 剂。

(2) 香椿叶 120 g。水煎服,每日 1 剂。

(3) 黑芝麻 15 g。开水冲服。或用适量水煎,空腹服。

(4) 鲜马齿苋 100 ~ 200 g,鲜车前草 100 g。水煎代茶饮。对尿路感染伴血尿者疗效明显。

(5) 白糖 30 g,青嫩柳枝皮 120 g。水煎取液。每日 2 次分服,连服 1 周。可治小便淋漓,尿道疼痛。

(6) 竹叶 10 g,茶叶 5 g。用沸水冲泡,每日代茶饮。

(7) 生地榆 30 g,制大黄、白茅根、萆薢、瞿麦各 15 g,石榴皮 12 g,丹皮、石韦、黄柏、白槿花各 9 g,琥珀 6 g,甘草 5 g。血尿甚者加大蓟、小蓟、侧柏叶各 15 g;小腹胀加川楝子 9 g,乌药 9 g。用于急性尿路感染,平均服 3 ~ 4 剂,症即可消。

(8) 川黄柏 12 g,山药、蒲公英各 30 g,薏苡仁 50 g,苍术、白术、丹皮、赤芍、生地各 10 g,小蓟 15 g,天台乌药 9 g,益智仁 5 g。一般服药 2 ~ 4 剂后即可见效,5 ~ 11 剂诸症全消。可用于慢性泌尿系感染。

(9) 凤尾草、半枝莲、连翘各 15 ~ 20 g,萆薢、黄柏各 9 g。每日 1 剂,水煎服。

(10) 野菊花、蒲公英各 30 g。水煎服,每日 2 次。

(11) 鲜茅根 60 g,鲜芦根 30 g。水煎服,每日 2 次。

(12) 玉米须 50 g,车前子 25 g,甘草 10 g。水煎服,每日 1 剂。可治急慢性尿道炎、膀胱炎。

(13) 金钱草、车前子、白茅根、蒲公英、地丁、生地榆、生黄柏各 15 g。水煎服,治疗急性尿路感染,总有效率 93.9%。

(14) 粳米 60 g,绿豆 15 g,薏苡仁 20 g。同煮粥吃,食时可加入冰糖。

(四) 针灸治疗

取中极、太溪、膀胱俞、阴陵泉诸穴。血淋配血海、三阴交穴;石淋配委中、然谷穴,劳淋配肾俞,可灸关元穴等。

【调护】

1. 预防淋病应加强平素锻炼,增强体质,保持心情舒畅,防止情志内伤,不过分劳累。

2. 讲究卫生,保持外阴清洁,妇女应注意月经期和产后的卫生。

3. 消除各种产生湿热的因素,如过食辛热肥甘之品、嗜酒太过。免受风寒,避免诱发因素。

4. 淋病急性发作期经治疗症状消失后,不能立即停药,应坚持辨证服药 3 个月以上,以巩固疗效,防止复发。

5. 此外,适当参加体育锻炼,增强体质,有利于机体功能的恢复。

6. 石淋患者在可能的条件下了解结石晶体成分,可进行相应饮食治疗。含钙结石者,应避免过多饮用高钙饮料,如牛奶;草酸钙结石者,少食菠菜、西红柿、竹笋、红菜、可可菜;尿酸结石者,少食肉、鱼、鸡、肝、肾、脑,采用低蛋白饮食;磷酸盐结石者,禁食牛奶、蛋黄、虾皮、豆腐、芝麻酱,多食酸性食物。

(任永昊)

第二节 急性肾小球肾炎

急性肾小球肾炎(简称急性肾炎)是指起病较急,病程较短,常能于数周及数月内趋于自愈的那些肾小球肾炎,任何年龄均可发生。

本病属中医"水肿""血尿"等范畴。水肿中医是指体内水液潴留,泛滥肌肤,引起眼睑、头面、四肢、腹背甚至全身浮肿,严重者还可伴有胸水、腹水等。《灵枢·水胀》说:"水始起也,目窠上微肿,如新卧起之状,其颈脉动,时咳,阴股间寒,足胫肿,腹乃大,其水已成矣。以手按其腹,随手而起,如裹水之状,此其候也。"较详细地描述了水肿的症状。《黄帝内经》对其发病原因亦有论述"故其本在肾,其末在肺""诸湿肿满,皆属于脾"。《诸病源候论·水肿候》说:"肾者主水,脾胃俱主土,土性克水,脾与胃合,相为表里,胃为水谷之海,今胃虚不能传化水气,使水气渗溢经络,浸渍腑脏……故水气溢于皮肤而令肿也。"《丹溪心法·水肿》把本病分成阴水和阳水两类,如"若遍身肿,烦渴,小便赤涩,大便闭,此属阳水""若遍身肿,不烦渴,大便溏,小便少,不赤涩,此属阴水"。《医宗必读·水肿胀满》认为分辨水肿,应以虚实为纲,"阳证必热,热者多实;阴证必寒,寒则多虚"。对于治法,《素问·汤液醪醴论》说"平治于权衡,去宛陈莝……开鬼门,洁净府"的原则。《金匮要略·水气病》说:"诸有水者,腰以下肿,当利小便;腰以上肿,当发汗乃愈。"而《血证论》说:"瘀血化水,亦发水肿,是血病而兼水也。"临床上用活血化瘀法治疗水肿,能取得一定疗效。

【病因病机】

水肿的发病机制,是由于肺、脾、肾三脏功能失调,在水液代谢中,饮入于胃,激溢精气,上归于脾,脾气散精,上归于肺,通调水道,下注膀胱,水精四布,五经并行。在其中有肾的蒸腾气化,司膀胱的开合,只有肺、脾、肾三脏功能协调,才能使水液代谢正常。其三脏在水肿的发病中相互联系、相互影响。如《景岳全书·肿胀》说:"凡水肿等证,乃肺脾肾三脏相干之病,盖水为至阴,故其本在肾;水化于气,故其标在肺;水唯畏土,故其制在脾。今肺虚则气不化精而化水,脾虚则土不制水而反克,肾虚则水无所主而妄行。"水不自行,赖气的推动,故水肿一证,是全身气化功能障碍的一种表现,涉及的脏腑亦多,但其病本在肾。

风邪外袭,内舍于肺,肺失宣降,水道不通,以致风遏水阻,风水相搏,溢于肌肤,则发为水肿。

肌肤因痈疡疮毒,未能清解消透,疮毒内归脾肺,导致水液代谢受阻,溢于肌肤,亦成水肿。

久居湿地,或冒雨涉水,水湿之气内侵,或平素饮食不节,多食生冷,均可使脾为湿困,失其健运,水湿不运,泛于肌肤,而成为水肿。

湿热之邪久羁,或湿邪化热,中焦脾胃失去其升清降浊之功能,三焦因此壅塞,水道不通,发为水肿。

饮食不节,劳倦过度,脾气亏虚,运化失司,水湿停聚不行,溢于肌肤,而为水肿。久病肾虚,或房劳过度,肾精亏耗,不能化气行水,膀胱功能失常,开合不利,水液内停,发为水肿。

【诊断】

(一)临床表现

常在链球菌感染1~4周出现尿的改变、浮肿、高血压以及其他全身症状。尿的改变可有尿量减少、血尿、蛋白尿;浮肿以晨起时面部特别是眼睑处浮肿,重者数天内遍及全身。老年人最多见的表现可有水肿,呼吸困难,循环瘀血,感染和食欲减退,恶心,呕吐,腹泻与肌肉痛等。根据临床表现可分为出血性肾炎和肾病性肾炎。

(二)实验室及其他检查

1. 尿常规检查

出血性肾炎一般都有血尿,红细胞管型有诊断意义。肾病性肾炎比出血性肾炎有较多的蛋白尿。两种肾炎均可出现颗粒、透明及白细胞管型。

2. 肾功能检查

血尿素氮和肌酐可增高,内生肌酐值轻度降低。

3. 其他

患者可有贫血、血沉增快、低蛋白血症,轻重不一。抗链球菌溶血素"O"滴度往往增高。多数患者在急性期内血总补体浓度(CH_{50})、C3下降,随病情好转。

【鉴别诊断】

根据链球菌感染史及上述症状,诊断一般不难。临床症状不典型时,须连续多次查尿常规,必要时做肾穿活检。需与慢性肾小球肾炎急性发作、伴有反复血尿的局灶性肾炎、其他病因如系统性红斑狼疮或其他结缔组织病等引起的急性肾炎、肾盂肾炎、肾结石、肾结核等相鉴别。

【治疗】

(一)辨证施治

水肿初起,大都从眼睑开始,继则延及头面、四肢,以及全身。亦有从下身开始,然后及于全身的。如病势严重,可兼见腹满胸闷,气喘不能平卧等。在辨证上,仍以阴阳为纲,凡感受风邪、水气、湿毒、湿热诸邪,证见表、热、实证者,多按阳水论治;凡饮食劳倦,久病体虚,损伤正气,证见里、虚、寒诸证,多从阴水论治。在临床上阴水和阳水之间可以相互转化,如阳水久延不退,致使正气日衰,水邪日盛,可转为阴水;若阴水多感外邪,水肿增剧,标证占据主要地位时,当急则治其标,从阳水论治。治疗上以发汗、利尿、攻逐、健脾、温肾、活血化瘀等法治疗。

1. 风水泛滥型

眼睑浮肿,继则四肢及全身皆肿,来势迅速,多有恶寒,发热,肢节酸痛,小便不利。偏于风热者,伴咽喉红肿疼痛,舌质红,脉浮滑数。偏于风寒者,兼恶寒,咳喘,舌苔薄白,脉浮滑或紧。

治法:散风清热,宣肺行水。

方药:越婢加术汤加减。

麻黄 12 g,生石膏 20 g,白术 15 g,甘草 6 g,生姜 3 片,浮萍 10 g,泽泻 12 g,茯苓 15 g。

咽喉肿痛加玄参 15 g,射干 12 g,连翘 15 g;白茅根 30 g;风寒盛者去石膏,加苏叶 10 g,桂枝 10 g,防风 10 g。

2. 湿毒浸淫型

眼睑浮肿,延及全身,小便不利,身发疮痍,甚者溃烂,恶风发热,舌质红,苔薄黄,脉浮数或滑数。

治法:宣肺解毒,利湿消肿。

方药:麻黄连翘赤小豆汤合五味消毒饮。

麻黄 12 g,杏仁 10 g,桑白皮 15 g,连翘 15 g,赤小豆 30 g,金银花 15 g,野菊花 12 g,蒲公英 15 g,紫花地丁 12 g,天葵 10 g,白茅根 30 g。

3. 水湿浸渍型

症见全身水肿,按之没指,小便短少,身体困重,胸闷,食欲缺乏,泛恶,苔白腻,脉沉缓。一般起病慢,而病程较长。

治法:健脾化湿,通阳利水。

方药:五皮饮合胃苓汤加减。

桑白皮 15 g,陈皮 10 g,大腹皮 15 g,茯苓皮 12 g,生姜皮 10 g,白术 15 g,茯苓 10 g,苍术 12 g,川厚朴 12 g,猪苓 12 g,桂枝 10 g,花椒 10 g,黄芪 15 g。

4. 湿热壅盛型

症见遍体浮肿,皮肤绷急光亮,胸脘痞闷,烦热口渴,小便短赤,或大便干结,苔黄腻,脉沉数或濡数。

治法:分利湿热。

方药:疏凿饮子加减。

羌活 10 g,秦艽 10 g,大腹皮 12 g,茯苓皮 12 g,生姜皮 10 g,泽泻 10 g,木通 10 g,花椒 10 g,赤小豆 30 g,槟榔 15 g,商陆 3 g,生大黄 10 g。

有气粗喘满,倚息不得卧加葶苈子 15~30 g;阴伤者加生地 12 g,玄参 12 g。

5. 脾阳虚衰型

症见身肿,腰以下为甚,按之凹陷不易恢复,脘腹胀闷,纳减便溏,面色萎黄,神倦肢冷;小便短少,舌质淡,苔白腻或白滑,脉沉缓或沉弱。

治法:温运脾阳,利水。

方药:实脾饮加减。

熟附子 12 g,干姜 10 g,白术 15 g,茯苓 12 g,大枣 5 枚,大腹皮 12 g,川厚朴 12 g,黄芪

15 g,桂皮 10 g,花椒 10 g,白茅根 30 g。

6. 肾气衰微型

症见面浮身肿,腰以下尤甚,按之凹陷不起,心悸,气促,腰部冷痛酸重,尿量减少或增多,四肢厥冷,怯寒神疲,面色灰滞或㿠白,舌质淡胖,苔白,脉沉细或沉迟无力。

治法:温肾助阳利水。

方药:济生肾气丸合真武汤加减。

熟附子 12 g,肉桂 10 g,白术 15 g,泽泻 15 g,车前子 12 g,生姜 4 片,牛膝 12 g,生地 10 g,熟地 15 g,黄芪 15 g,白茅根 30 g,花椒 10 g。

(二)中成药

1. 六味地黄丸

每次 8 粒,每日 3 次。用于急慢性肾炎。

2. 知柏地黄丸

每次 8 粒,每日 3 次。用于急慢性肾炎阴虚内热者。

3. 金匮肾气丸

每次 8 粒,每日 3 次。用于急慢性肾炎阳虚者。

(三)验方

1. 白茅根 150 g,玉米须 60 g。水煎当茶饮用。

2. 菝葜、黄芪各 30 g,丹参 20 g。加水 500 mL,煎 30～50 分钟,浓缩至 100 mL,1 次服用,3 个月为 1 个疗程。该方有显著利尿、降压、改善肾功能、提高肾小球滤过率作用及减轻蛋白尿作用。

3. 女贞子、旱莲草各 10 g,白花蛇舌草、生侧柏、马鞭草各 15 g,大蓟、小蓟、益母草、白茅根、石韦各 30 g。水煎服,每日 1 剂。对各种肾小球肾炎伴有肉眼血尿或镜下血尿者效果较好。

4. 金银花、连翘各 9 g,生薏苡仁 12 g,芦根 30 g,茯苓 9 g,桃仁、红花各 3 g,玄参、石斛、六一散各 9 g。水煎服,每日 1 剂。治疗急性肾小球肾炎。

5. 鹿衔草 20 g,益母草 30 g,鱼腥草、白花蛇舌草、车前子、车前草各 15 g,苍术 12 g,麻黄 4 g。每日 1 剂,水煎服。可治疗急性肾小球肾炎。

6. 生麻黄 15 g,连翘 15 g,赤小豆 50 g,白茅根 30 g,刺猬皮 15 g。水煎服,每日 1 剂,对急慢性肾炎有较好疗效。

(四)饮食疗法

1. 蟋蟀、蝼蛄各 3 枚。上药研粉,用蝉衣、浮萍各 9 g,煎水冲服,或用鲤鱼焙干研粉,与三米(粳米、小米、薏苡仁)、四皮(陈皮、冬瓜皮、西瓜皮、萝卜皮)煮粥进食。可用于急性肾炎尿闭症。

2. 玉米须、冬瓜皮、赤小豆各适量。煮汤代茶饮用,用于水肿及急性肾小球肾炎的辅助治疗。

3. 黑鱼一条,剖腹去内脏,腹内加入茶叶 6 g,文火煮 1 小时,吃鱼饮汤。

4. 绿豆 90 g,熟附片 6 g。煮汁,空腹饮用。

5. 大冬瓜 1 个,一头切开,纳入大蒜 120 g,赤小豆 50 g。放锅上蒸熟,取汁饮用即可。

6. 胡萝卜缨 0.5 ~ 0.7 kg,蒸熟食用,第 1 天,服后尿量显著增加,连服 1 周水肿可消。

7. 生薏苡仁 100 g,白茅根 100 g,粳米 100 g。每日煮粥食用,对急性肾小球肾炎水肿有消除作用。

8. 鲫鱼 1 条(250 g),白茅根 100 g,茯苓 50 g,红枣 10 枚,生姜 15 g。鱼去鳃、鳞及内脏后与药一同煎煮,经调味后吃肉饮汤,对急性肾炎水肿有消除作用。

9. 山药 30 g,茯苓 30 g,生薏苡仁 30 g,粳米 100 g,红枣 10 枚。同煮粥食用。对急性肾炎体虚者,有补虚利水作用。

【预后】

绝大多数患者在 1 ~ 4 周出现肿消、血压恢复正常,尿常规随之好转。血清 C3 在 4 ~ 8 周恢复正常。镜下血尿和微量尿蛋白有时可迁延半年至一年,病理检查大部分恢复正常或仅遗留系膜细胞增生,仅有 <10% 的患者可因急性肾衰竭救治不当而死亡,且多为高龄患者。远期预后各家报道不一,但都认为多数患者预后良好,可以治愈。有 6% ~ 18% 的患者遗留尿异常和(或)高血压而转成慢性肾炎。一般认为老年患者,又有持续性高血压、大量蛋白尿或肾功能损害者预后较差;肾组织增生病变较重,伴大量新月体形成的患者预后差。

【调护】

1. 积极预防感冒,注意个人卫生,预防各种感染。

2. 急性起病后应卧床休息,需要 2 ~ 3 周,直至肉眼血尿消失、水肿消退、高血压和氮质血症消除。饮食上应给予富含维生素的高热量饮食,急性期应限盐、水和蛋白质的摄入,以防止水钠潴留。在水盐的入量上,有水肿和高血压的患者应控制食盐在每日 2.0 ~ 3.0 g。尿少者还应适应量限水,水入量 = 尿量 + 400 mL,并给予优质蛋白。少尿和肾衰竭者还应限制钾的摄入。肾功能正常者控制蛋白质在每日 40 ~ 70 g,因为过低的蛋白质摄入不利于肾脏的修复,过高则易促使肾脏硬化。

(任永昊)

第三节　慢性肾小球肾炎

慢性肾小球肾炎(简称慢性肾炎),是指因变态反应而使两侧肾脏弥漫性肾小球损害的一种慢性肾脏疾病。本病发展较慢,常伴有水肿、高血压及不同程度的肾功能减退。最后可导致肾功能衰竭。

中医没有慢性肾小球肾炎的病名,但根据其临床表现,属中医"水肿""腰痛"等范畴。《素问·水热穴论》说:"勇而劳甚则肾汗出,肾汗出逢于风,内不得入于藏府,外不得越于皮肤,客于玄府,行于皮里,传为胕肿,本之于肾,名曰风水。"《金匮要略·水气病》说:"风水,其脉自浮,外证骨节疼痛,恶风。皮水,其脉亦浮,外证胕肿,按之没指,不恶风,其腹如鼓,不渴,当发其汗。正水,其脉沉迟,外证自喘。石水,其脉自沉,外证腹满不喘。"指出了水肿的发病机制、临床脉证及部分治法。

【病因病机】

慢性肾小球肾炎,一般由急性肾小球肾炎迁延而来,其发病机制从中医角度讲,有相同之处,而又有不同之处。如慢性肾炎急性发作,其临床表现类似于急性肾炎,但其又有正虚一面。一般来讲,风邪、湿毒、过劳、久病本虚等在发病上均占一定地位。

风邪外袭,内舍于肺,肺失宣降,水道不通,以致风遏水阻,风水相搏,流溢肌肤,发为水肿。

肌肤因痈疡疮毒,未能消解,疮毒内归肺脾,导致水液代谢失常,溢于肌肤,成为水肿。

饮食及劳倦,损伤脾胃,脾气亏虚,水湿运化失司,水湿停聚,溢于肌肤而成水肿。

久病体虚,或久病损及脾肾,使脾肾功能低下,脾虚则水津不布,肾虚则固摄无权,气化不利,轻则水肿,重则精气外溢,久不得愈。所以慢性肾炎治疗中脾肾功能强健与否是治疗成败的关键。

本病的发生虽与肺、脾、肾三脏有关,其又相互关联,相互影响,但就慢性肾炎来说与脾肾关系更为密切。肾虚水泛,逆于肺,则肺气不降,失其通调水逆之职,使肾气更虚而加重水肿。若脾虚不能制水,水湿壅盛,必损其阳,久则导致肾亦衰;反之,肾阳衰不能温养脾土,脾肾俱虚,亦可使病情加重。在慢性肾炎中主要表现为蛋白尿久不消失,其病机与脾肾功能有关,脾则升清,脾的功能减弱则精气不能散布周身而下溢。肾主固摄,主气化,温煦脾阳,肾虚则精气不固而下溢,其气化、温煦作用减弱,则使脾虚更甚,可使脾肾两虚,临床见蛋白尿更难控制。

【诊断】

慢性肾炎可发生于任何年龄,老年人也常见,男性多见。多数起病缓慢、隐匿。临床表现呈多样性,蛋白尿、血尿、高血压、水肿为其基本临床表现,可有不同程度肾功能减退,病情时轻时重、迁延,渐进性发展为慢性肾衰竭。

(一)临床表现

1. 水肿

可有可无,可轻可重,慢性肾炎前几年水肿可持续存在,后期因肾功能显著减退,蛋白尿减少,水肿不如前期显著。

2. 高血压

一部分慢性肾炎患者会有高血压症状,血压可持续升高,也可间歇出现,以舒张压升高(高于90 mmHg)为特点,后期并发小动脉硬化后,血压可持续升高。

3. 肾功能不全

肾小球滤过率下降,内生肌酐清除率在正常的50%以上,血肌酐与血尿素氮在正常范围或仅轻度升高,稍后即有肾小管功能不全的表现,如夜尿、尿比重降低及酚红排泄率下降等。遇有应激状态如感染、创伤及应用肾毒药物等,使处于代偿阶段的肾功能急剧恶化发展成为尿毒症。

4. 中枢神经系统症状

可有头痛、头晕、疲乏、失眠等表现。

5. 全身症状

常有食欲下降,劳动耐力差,轻、中度贫血。

6. 并发症

常伴有呼吸道、泌尿道及皮肤感染。

7. 临床分型

根据临床表现可分以下几种亚型:

(1)普通型:少数患者起病可与急性肾炎相似,有明显的血尿、水肿、高血压等。以后病情暂时缓解或进行性恶化,几年后发展至尿毒症。大多数患者起病时可无症状,或在劳累感冒后有浮肿、腰酸、乏力等,经尿检查才发现本病。病程进行很慢,经历多年或数十年后,逐渐进入肾功能衰竭期。患者有蛋白尿(蛋白 + ~ + + +),尿沉渣查红细胞数每高倍镜视野大于 10 个,有不同程度管型尿;轻度至中度浮肿;血压升高(但非主要表现);一定程度的肾功能障碍,如肌酐清除率下降、酚红排泌试验降低、尿浓缩功能下降(比重在 1.015 以下)、氮质血症等。普通型是慢性肾炎中较多见的一种类型。

(2)肾病型:又称原发性肾病综合征 Ⅱ 型。其特点为大量蛋白尿,血浆蛋白降低,血胆固醇增高,明显水肿,不同程度的血尿和高血压。

(3)高血压型:多以血压升高为主要症状,常持续在 160 ~ 180/90 ~ 110 mmHg。伴头痛、眩晕、视力下降、贫血等。可因肾血管痉挛导致肾功能进一步恶化,多伴有眼底改变。

(4)混合型:临床上既有肾病型表现又有高血压型表现,同时多伴有不同程度肾功能减退征象。

(5)急性发作型:在病情相对稳定或持续进展过程中,由于细菌或病毒等感染或过劳等因素,经较短的潜伏期(多为 1 ~ 5 天),而出现类似急性肾炎的临床表现,经治疗和休息后可恢复原先稳定水平或病情恶化,逐渐发生尿毒症;或是反复发作多次后,肾功能急剧减退出现尿毒症一系列临床表现。

(二)实验室及其他检查

1. 尿常规

尿蛋白 ± ~ + + +,呈选择或非选择性蛋白尿。镜下血尿较为常见,可见颗粒管型和透明管型,晚期可有蜡样管型。一般尿蛋白多少对判断预后并无重要意义,尿中红细胞增多反映疾病处于活动期。

2. 肾功能检查

主要表现为肾小球滤过功能下降,内生肌酐清除率降低。疾病早期并不明显,但在后期内生肌酐清除率可降至正常的 50% 以下,血肌酐和尿素氮升高。肾小管功能也受到损害,出现夜尿增多,酚红排泄率下降,尿比重降低。晚期还可出现电解质紊乱和代谢性酸中毒。

3. 血常规

肾功能受损后出现贫血,呈正常细胞正色素性贫血。

4. X 线及超声检查

可见双肾影对称性缩小。

5. 肾活体组织检查

可确定病理类型,对选择治疗方案、判断病情和预后有重要价值。

凡有慢性肾炎的临床表现如血尿、蛋白尿、水肿和高血压均应注意本病的可能。要确立本病的诊断,首先必须排除继发性肾小球疾病如系统性红斑狼疮、糖尿病肾病和高血压肾损害等。

【鉴别诊断】

本病主要应与下列疾病鉴别。

(一)慢性肾盂肾炎

多有反复发作的尿路感染病史,尿细菌学检查常阳性,B超检查或静脉肾盂造影示双侧肾脏不对称缩小则更有诊断价值。

(二)狼疮性肾炎

好发于女性,有多系统和器官损害的表现,肾脏活检可见免疫复合物广泛沉积于肾小球的各部位,免疫病理检查呈"满堂亮"表现。

(三)急进型高血压

恶性高血压在病变早期就有全身小动脉病损,故眼底变化明显,同时有心脏受累及心力衰竭。

(四)肾病综合征

由多种肾小球疾病引起,可分为原发性和继发性两大类。原发性病因不十分清楚,与 T 淋巴细胞功能异常有关,多见于小儿及青少年。继发性见于过敏性紫癜、红斑狼疮、药物中毒等。临床以肾小球基底膜通透性增高为主症,出现大量蛋白尿(>3.5 g/d)、低蛋白血症(以白蛋白和 γ 球蛋白为主)、明显浮肿及高脂血症。原发性肾病综合征根据其临床表现又可分为 Ⅰ 型即单纯性肾病综合征,以及 Ⅱ 型即在一般症状的基础上伴不同程度的血尿、高血压、肾功能损害。

【治疗】

(一)辨证施治

慢性肾炎在急性发作时与急性肾炎有类似之处,一般以阳水治疗,在慢性持续不稳定的情况下,一般以阴水治疗;在慢性稳定期一般以补益脾肾,固摄等法治疗,有瘀血者可适当加入活血化瘀药物。但在慢性肾炎整个治疗过程中,时时应注意到脾肾功能,即提高脾肾固摄功能,控制蛋白尿。

1. 风水泛滥型

眼睑浮肿,继则四肢及全身皆肿,来势迅速,多有恶寒,发热,肢节酸楚,小便不利。偏于风热者,伴咽喉红肿疼痛,舌质红,脉浮滑数。偏于风寒者,兼恶寒、咳喘,舌质薄白,脉浮滑或紧。

治法:散风清热,宣肺行水。

方药:越婢加术汤加味。

麻黄 12 g,生石膏 20 g,白术 15 g,甘草 10 g,生姜 4 片,大枣 5 枚,黄芪 15 g,防己 12 g,桂枝 10 g,花椒 10 g,白茅根 30 g。

2. 湿毒浸淫型

症见眼睑水肿,延及全身,小便不利,身发疮痍,甚者溃烂,发热,舌质红,苔薄黄,脉浮数或滑数。

治法:宣肺清热,利湿消肿。

方药:麻黄连翘赤小豆汤合五味消毒饮加减。

生麻黄 10 g,连翘 15 g,赤小豆 30 g,白茅根 30 g,杏仁 10 g,桑白皮 15 g,金银花 15 g,野菊花 12 g,蒲公英 15 g,丹皮 10 g,赤芍 10 g。

3. 肺肾气虚型

症见面浮肢肿,面色㿠白,少气无力,腰膝酸痛,易感冒,舌淡,苔白润,舌胖有齿印,脉细弱。

治法:益肺补肾。

方药:经验方。

黄芪、党参各 15~30 g,山萸肉 15 g,猫爪草 15 g,山药 15 g,玉竹 15 g,仙茅 10 g,金樱子 10 g,白果 10 g,蝉蜕 10 g,桑白皮 10 g,沙参 12 g,百合 12 g,冬虫夏草 3 g。

4. 脾肾阳虚型

症见浮肿明显,面色㿠白,畏寒肢冷,腰脊酸痛,或胫酸腿软,足跟痛,神疲,食欲缺乏或便溏,性功能减退,舌嫩淡胖,有齿印,脉沉细或沉迟无力。

治法:健脾益肾。

方药:经验方。

仙灵脾 15 g,茯苓 12 g,芡实 10 g,仙茅 10 g,白术 15 g,金樱子 15 g,蝉蜕 20 g,黄芪 25 g,党参 15 g,白茅根30 g,桂枝 10 g,花椒 10 g。

5. 肝肾阴虚型

症见目干涩或视物模糊,头晕,耳鸣,五心烦热,口干咽燥,腰脊酸痛或梦遗或月经失调,舌红少苔,脉弦数或细数。

治法:滋养肝肾。

方药:经验方。

生地 15 g,玄参 15 g,山药 12 g,丹皮 10 g,赤芍 10 g,茯苓 10 g,泽泻 10 g,仙茅 10 g,金樱子 15 g,芡实 10 g,旱莲草 30 g,黄柏 15 g,黄芪 30 g,党参 15 g,桂枝 10 g,白茅根 30 g,花椒 10 g。

6. 气阴两虚型

症见面色无华,少气乏力或易感冒,多以腰以下浮肿为主,午后低热,或手足心热、口干咽燥,舌质偏红,脉弦细或细数。

治法:益气养阴利水。

方药:经验方。

沙参 15 g,麦冬 15 g,生地 12 g,枸杞 15 g,女贞子 12 g,金樱子 15 g,芡实 10 g,黄芪 20 g,党参 12 g,白术 15 g,茯苓 12 g,桂枝 10 g,花椒 10 g,白茅根 30 g。

(二)中成药

1. 六味地黄丸

每次 8 粒,每日 3 次。用于慢性肾炎阴虚型。可长期服用,有较稳定的疗效。

2. 知柏地黄丸

每次 8 粒,每日 3 次。用于慢性肾炎阴虚有火者。

3. 金匮肾气丸

每次 8 粒,每日 3 次。用于慢性肾炎阳虚肢冷腰酸者。

4. 补中益气丸

每次 1 丸,每日 2 次。用于慢性肾炎蛋白尿,只要没有明显的阴虚火旺症状,可长期服用。

(三)验方

1. 金樱子、菟丝子各 30 g,黄芪 60 g,补骨脂 15 g,山药、白花蛇舌草、菌灵芝、山萸肉、芡实、桑螵蛸各 30 g。每日 1 剂,水煎服,对慢性肾炎有较好的疗效。

2. 萱草根、马鞭草、乌桕叶各 60 g,葱白 7 根,生姜 6 片。共捣烂如泥状,和匀,分做两饼。一日 2 次敷腰部,包扎固定,局部热敷 30 分钟。如复发,再按上法用之。治疗水肿,疗效颇佳。

3. 白茅根 30 g,生薏苡仁 30 g,猪苓 30 g。水煎代茶饮用,治疗水肿和血尿。

4. 黄芪 60 g,茯苓 30 g,猪苓 20 g。水煎服,有利水消肿,消除蛋白尿作用。

5. 玉米须 20 g,决明子 10 g,菊花 6 g。开水冲茶饮用。可治疗慢性肾炎血压升高者。

6. 刺猬皮研粉,每次 3 g,每日 3 次。对慢性肾炎蛋白尿有较好控制作用。

(四)饮食疗法

1. 黑鱼 1 条去内脏,冬瓜皮 100 g,不加盐煮汤服用。连用 7 天,可消水肿。

2. 麦芽 95 g,赤小豆 60 g。煮成粥状,分食之,有利尿消肿作用。

3. 黄豆煮熟伴白糖,老陈醋一匙一起吃,可治疗水肿。

4. 霜打茄子 5 个,白糖 15 g,水煎服。可治疗慢性肾炎血尿。

5. 大冬瓜 1 个,将一头切开,纳入大蒜 120 g,红小豆 60 g,放锅中蒸熟,取汁饮用。可治疗慢性肾炎水肿。

6. 新鲜牛奶,每日饮 500~1 000 mL,有消除蛋白尿作用。

7. 黑芝麻、核桃仁各 500 g,研粉。每次 20 g,以温开水送服,服后嚼服大枣 7 枚,每日 3 次,药尽为 1 个疗程。一般 1 个疗程后蛋白尿消失。

8. 鲜芹菜 500 g,捣烂取汁,开水冲服,每日 1 剂。或芹菜根 60 g,水煎服。适用于慢性肾炎高血压型。

9. 新鲜车前草 30~90 g,葱白 1 根,粳米 50~100 g,煮粥食用,有利尿止血作用。

10. 白木耳或黑木耳 3 g,清水泡一夜,洗净后煎 1 小时,加白糖适量,于睡前服用,用于慢性肾炎高血压型。

【调护】

1. 急性肾炎患者要及早诊断,彻底治疗,避免迁延为慢性肾炎。
2. 加强心理护理,帮助慢性肾炎患者树立战胜疾病的信心。
3. 急性肾炎应注意的事项,慢性肾炎均要注意。
4. 慢性肾炎女性患者,不宜怀孕,已孕者应及早进行人工流产。

（任永昊）

第四节　肾病综合征

肾病综合征并非一单独疾病,而是很多病因引起的一种临床症候群。其特征为大量蛋白尿、低蛋白血症、高脂血症及明显的水肿。临床上可分为原发性与继发性肾病综合征。本文着重介绍原发性肾病综合征。原发性肾病综合征的病理类型有多种,其中于儿童及少年以微小病变型较多见;于中年以膜型肾病多见。从国内资料来看系膜增殖性病变应引起重视。本病属中医"水肿"的范畴。

【病因病机】

中医认为,其病因内可因脾、肾两脏阳虚,气虚,功能不足,外可因风寒湿邪侵袭而诱发。肾虚不能宣通水气,脾虚不能制水,故水气盈溢,渗液皮肤,流通四肢,故见通身肿也。脾主升清,肾主藏精,人体的精微物质(蛋白质等)只宜封固,不宜耗泄,若脾失升清,肾失固封,则精微物质随尿排出,日久则可见低蛋白血症。

【诊断】

(一)临床表现

常于感染(如咽炎、扁桃体炎等)后或受凉、劳累后起病,起病过程可急可缓。

1. 浮肿

明显凹陷性浮肿,初见眼睑,继遍及全身,膝关节、胸腹腔均可积液。但也有不少患者在病程的某一阶段可无水肿,甚至少数患者在全部病程中从未出现过水肿。

2. 全身症状

头晕,面色苍白,乏力,食欲下降,指(趾)甲可见横行白色条纹,可有下肢沉重,麻木及腹泻,易并发细菌感染,出现相应症状与体征。

3. 尿异常

大量蛋白尿是诊断肾病综合征的最主要条件。24小时尿蛋白常≥3.5 g,重者可为20~30 g,使尿液胶黏,尿液上面出现大量泡沫。

4. 高血压

一般认为高血压并非肾病综合征的重要临床表现，但有水、钠潴留，血容量过高时，血压升高多难避免，肾病Ⅰ型多非持续性，而肾病Ⅱ型多伴高血压且多为持续性。

5. 高脂血症

大部分患者血中总胆固醇、磷脂及甘油三酯升高，尤以甘油三酯升高为明显，血浆可呈乳白色。部分患者出现高胆固醇血症，胆固醇在7.74 mmol/L以上。高脂血症可使发生动脉硬化的危险性增大，甚至出现血栓形成或发生梗死。高脂血症的严重程度与患者的年龄、营养状态、肥胖程度、有无吸烟史和糖尿病等因素有关。

（二）实验室及其他检查

1. 一般有轻、中度贫血。

2. 血浆总蛋白及白蛋白明显下降，球蛋白比例升高。

3. 血清胆固醇、甘油三酯、磷脂明显增高。

4. 血沉加快。

5. 肾穿活检可帮助临床病理诊断分型。

6. 尿蛋白选择性测定，尿FDP及尿C3尿IgG等阳性可帮助病理分型及疾病的预后。

（三）并发症

1. 感染

由于蛋白质大量丢失，造成免疫球蛋白减少，同时应用激素治疗使机体抵抗力低下，所以易并发各种感染，如呼吸道、泌尿道、皮肤及原发性腹膜炎等。由于临床表现不明显（尤其应用糖皮质激素时），容易被忽略。

2. 血栓和栓塞

由于血浆白蛋白低，胶体渗透压下降，水分外渗，血液黏稠及肝脏代偿性合成蛋白质增加，引起机体凝血机制紊乱，此时血小板功能亢进，造成血液高凝状态，因而容易引起血栓形成。血栓脱落向远处运行，造成血管栓塞。常见肾静脉血栓、下肢静脉血栓、肺血管血栓或栓塞，甚至脑血管血栓、冠状血管血栓，危及生命。

3. 急性肾功能衰竭

低蛋白血症引起血浆胶体渗透压降低，水分外渗使有效血容量不足，肾血流量降低而诱发肾功能衰竭。另外，肾间质水肿、肾静脉血栓形成等因素也可加重肾损害。

4. 蛋白质及脂肪代谢紊乱

长期低蛋白血症可引起营养不良、小儿发育迟缓，由于蛋白质减少使与相应蛋白质结合的各种微量元素缺乏，并可引起内分泌紊乱等。高脂血症易并发心、脑血管疾病，如高血压、冠心病、脑血管疾病等。

【鉴别诊断】

主要与继发性肾病综合征鉴别：

（一）过敏性紫癜肾炎

好发于青少年，具有皮疹、关节痛与腹痛表现，伴有血尿及蛋白尿。肾外症状轻微或紫癜过后较长时间出现的肾病综合征,尤应注意询问病史及细致查体加以鉴别。

（二）狼疮性肾炎

多见于育龄期妇女,20%～50%呈肾病综合征表现,患者多有发热、皮疹、多关节痛,典型患者血中可找到狼疮细胞,抗核抗体及抗双链 DNA 抗体滴度升高、高 γ 球蛋白血症等可助诊断。

（三）糖尿病肾病

糖尿病病程较长者可发生肾病综合征,尤多见于胰岛素依赖型血糖未得到满意控制者,患肾病综合征后较快发生肾功能不全。病史、血糖测定及眼底检查出现微动脉瘤等利于诊断。

（四）遗传性肾炎

多见于青少年,呈家族性发病,肾病综合征伴神经性耳聋以及眼晶状体、色素膜、视网膜病变和进行性肾功能衰竭为特征。

（五）淀粉样变肾病

分为原发性与继发性二类,继发性淀粉样变多有慢性化脓性感染、结核、类风湿性关节炎,呈I型肾病综合征表现伴全身多器官损害,血 γ–球蛋白高,确诊赖于肾活体组织检查。

（六）其他

多发性骨髓瘤、严重右心衰竭以及缩窄性心包炎及肾静脉血栓形成等均可引起肾病综合征。

【治疗】

（一）辨证施治

1. 脾肾阳虚型

症见浮肿腰以下为甚,纳减乏力,形寒肢冷,腰酸膝软,面色㿠白或萎黄。舌淡胖有齿痕、苔白,脉沉细。

治法:治宜温阳利水。

方药:真武汤加减。

淡附片 5 g(先入),白术、白芍各 9 g,茯苓皮、猪苓各 15 g,福泽泻、陈葫芦、车前子各 30 g,仙茅、巴戟各 10 g(包),黑丑、白丑各 6 g。

2. 脾肾气虚型

症见面色萎黄,尿量略增,浮肿减轻,神疲纳差,舌淡苔薄,脉软。

治法:治益补气健脾。

方药:防己黄芪汤合参苓白术散。

黄芪 30 g,防己 5 g,党参、薏苡仁各 15 g,白术、山药、猪苓、茯苓、白莲须各 10 g,芡实 12 g,姜半夏 6 g。

3. 瘀水交阻型

症见面色黧黑,唇舌有瘀点,浮肿,血尿。舌质紫暗,脉弦或软。

治法:治宜先予活血化瘀利水,后以补益脾肾佐以活血。

方药:四物汤合五苓汤、补阳还五汤及左归丸加减。

归尾 10 g,赤芍、川芎各 9 g,丹参、猪苓、茯苓、泽泻各 15 g,益母草、茅根各 30 g。亦可选用黄芪 30 g,当归、山药、山萸肉、枸杞、牛膝、龟板胶、鹿角胶各 10 g,川芎 9 g,红花 6 g,生地、菟丝子各 15 g。

4. 阴虚湿热型

症见面红赤,满月脸,心烦热,盗汗,面部赤疖丛生,舌苔黄腻,质红,脉细数。

治法:治宜滋阴清热利湿。

方药:知柏地黄丸合龙胆泻肝汤加减。

知母、黄柏、龙胆各 9 g,生地、熟地、泽泻各 10 g,丹皮、柴胡各 6 g,龟板 15 g(先入),莲子心 3 g,薏苡仁 12 g,车前子 15 g(包),甘草 4.5 g。

(二)中成药

1. 金匮肾气丸

蜜丸每次 1 丸(或 9 g)。水蜜丸每次 6 g,均 1 日 2 次。用于脾肾阳虚型。

2. 济生肾气丸

蜜丸每次 1 丸(或 9 g),水蜜丸每次 6 g,均 1 日 2~3 次。用于脾肾两虚型。

3. 五苓散

每次 6~9 g,每日 2 次。用于脾肾阳虚型。

4. 胃苓丸

每次 6 g,每日 2 次。用于脾虚湿困之肢肿腹大,胸闷,食欲缺乏,大便溏薄,小便短少,舌淡苔腻等。

5. 参苓白术散

每次 6~9 g,每日 2~3 次。用治脾肾气虚,水湿逗留型。

6. 知柏地黄丸

蜜丸每次 1 丸(或 9 g),水蜜丸每次 6 g,均 1 日 2 次。用于阴虚而湿热内盛,溢于肌肤之面红肌肤水肿,尿少短涩,五心烦热等。

7. 大补阴丸

蜜丸每次 1 丸,水蜜丸每次 6 g,均 1 日 2~3 次。用于阴虚而有湿热之面红肢肿,怕热汗出,五心烦热,小便短涩等症。

8. 保肾康

每次 2~4 片,1 日 3 次。用于瘀血内阻,水湿不化之面色黧黑。肌肤色素沉重,尿少肢肿等。

9. 肾康宁

每次 5 片,1 日 3 次,1 个疗程为 3 个月。用于治面色黧黑,形寒怕冷,唇舌肌肤有瘀点,尿少浮肿等。

10. 失笑散

以布包煎服,每次 6~9 g,1 日 1~2 次。用于瘀血内阻水湿溢于肌肤尿少肢肿,腰部刺痛,面色黧黑,舌有瘀点等症。

11. 八珍丸

蜜丸每次 1 丸,水蜜丸每次 6 g,均 1 日 2 次。用于脾肾气两虚型。

12. 六味地黄丸

蜜丸每次 1 丸(或 9 g),水蜜丸每次 6 g,片剂每次 4 片,水丸每次 9 g,均 1 日 2 次。用于肝肾阴虚型。

13. 杞菊地黄丸

蜜丸每次 1 丸(或 9 g),水蜜丸每次 6 g,水丸每次 9 g,均 1 日 2 次。用于肝肾阴虚型。

14. 知柏地黄丸

蜜丸每次 1 丸(或 9 g),水蜜丸每次 6 g,均 1 日 2 次。用于阴虚火旺之腰膝酸软,头昏目花,失眠耳鸣,五心烦热,口干溲短等症。

15. 慢肾宝液

每次 5 mL,1 日 3 次。用于 Ⅱ 型肾病辨证属阴阳两虚型之腰膝酸软,乏力倦怠,头晕目眩等症。

16. 肾宝

每次 10 mL,1 日 3 次。用于久病肾阴阳两虚之腰腿酸痛,神倦乏力,夜尿频多,畏寒怕冷等症。

17. 龟龄集

每次 10 g,1 日 2 次。用于治疗肾病综合征以脾肾阳虚表现为主者,与激素有协同作用。

18. 昆明山海棠

每次 2～3 片,1 日 3 次。药理研究显示明显的抗炎作用,另外能抑制慢性炎症的肉芽组织增生,其作用与可的松相似。

19. 雷公藤

雷公藤合并糖皮质激素治疗可以提高疗效,能使一些难治性肾病缓解。目前用的雷公藤制剂有雷公藤多苷片,每次 10～20 mg,每日 3 次。副作用有白细胞减少或皮疹,一般停药后即可消失。

(三)验方

1. 丹皮、泽泻、茯苓各 6 g,山药、山萸肉各 12 g,熟地 24 g,莲子、芡实各 30 g。水煎服,每日 1 剂。平均服 50 剂,症状即可消失,无不良反应。

2. 生黄芪、半边莲、半枝莲、益母草各 15 g,丹参、生茜草、生蒲黄、焦山栀各 10 g,生大黄 6～10 g(后下)。水煎服,每日 1 剂。

3. 制苍术、川芎、六神曲各 5 g,生薏苡仁、制香附、广郁金、白芍、云茯苓各 9 g,合欢皮 24 g,法半夏、橘皮络各 6 g,糯根须 12 g,鲜芦根 60 g(去节)。水煎服,每日 1 剂。

4. 炮附子 6～12 g,肉桂粉 4 g,炙黄芪、茯苓、山药各 30 g,芡实、连须各 15 g,升麻 6 g。水煎服,每日 1 剂。

5. 人工虫草 9 g。每日 3 次,4 周为 1 个疗程。可降蛋白尿,提高细胞免疫功能,改善肾功能。

(四)饮食疗法

1. 芡实 30 g,白果 12 枚,糯米 50 g。每日 1 次,10 日为 1 个疗程。

2. 商陆 15 g,瘦猪肉 120 g。煮汤食肉,每日 1 次。

3. 黄芪 30 g,童子鸡 1 只,煮汤食肉。

4. 花生、红枣、赤豆、杜仲(包煎)、葫芦瓢(包煎)各 30 g。煮烂后去包煎之药渣后食用,每日 1 次。

5. 乌鲤鱼 250 g 重 1 条,加葱、姜、大蒜、醋,煎煮食鱼喝汤。

【调护】

1. 注意保暖,避免受凉或过度疲劳,积极防止外感。

2. 鼓励患者树立战胜疾病的信心,以利治疗。

3. 饮食宜富有营养而又易消化,禁食生冷、油腻之品。

4. 水肿严重者应食无盐饮食,水肿消退后可予低盐饮食。

5. 避免使用对肾功能有损害的药物。

(任永昊)

第五节 慢性肾衰竭

慢性肾衰竭是多种慢性肾脏病变逐渐发展至晚期,肾实质遭到严重破坏而引起的一种临床综合征。临床上以蛋白质代谢产物的积蓄、水与盐代谢紊乱、酸碱平衡失调以及内分泌功能障碍为其主要表现。

慢性肾衰竭属中医"关格""癃闭"等范畴。癃闭是指小便量少,点滴而出,甚则小便闭塞不通为主症的一种疾患。其中又以小便不利,点滴而短少,病势较缓者称为"癃",以小便闭塞,点滴不通,病势较急者称为"闭"。癃和闭虽然有区别,但都是指排尿困难,只有程度上的不同,因此一般合称癃闭。《类证治裁·闭癃遗溺》说:"闭者,小便不通;癃者,小便不利……闭为暴病,癃为久病。闭则点滴难通……癃为滴沥不爽。"

【病因病机】

慢性肾衰竭从中医角度讲,其发病机制较复杂多变,在其发展过程中常涉及诸多脏腑,临床表现虚实夹杂,寒热错杂,让初到临床者莫宗一是。从临床病例观察,本病多以脾肾虚衰,气血不足为本,浊毒潴留,瘀血阻络是其标。本病成因,多由邪毒不清,长期侵蚀人体正气而致使脾肾气血亏虚。脾虚不能升清降浊,化生气血,肾虚失却气化、固摄功能,以致精微物质不断流失而使正气益虚,水湿浊毒羁留体内则进一步损伤正气而使正虚更甚。

肾的气化功能,即水液代谢和分清泌浊的功能,是其主要气化功能之一,其功能低下则湿浊内潴留,清浊相混,继则或化热生毒,生风动血,或化寒成疾,蒙神闭窍,或浊瘀互结,变证多多。而水液代谢与肾密切相关,但并非其独主,而是全身诸多脏腑相互协调而完成的。如《素问·经脉别论》说："饮入于胃，激溢精气，上输于脾，脾气散精，上归于肺，通调水道，下输膀胱，水精四布，五经并行。"

朱丹溪认为小便不通有"气虚""血虚""有痰""风闭""实热"等多种不同的原因，而张景岳把癃闭的病因归纳为四个方面：因火邪结聚小肠膀胱者，此水泉干涸而气门热闭不通；有因热居肝肾者，则或以败精，或以槁血，阻塞水道而不通；有因真阳下竭，元海无根，气虚不化而闭者；有因肝强气逆，移碍膀胱，气实而闭的。其中他在《景岳全书·癃闭》中对气虚而闭的病理机转描述详尽："夫膀胱为藏水之府，而水之入也，由气以化水，故有气斯有水；水之出也，由水以达气，故有水始有溺，经曰气化则能出矣！盖有化而入，而后有化而出，无化而出，必其无化而入，是以其入其出皆由气化，此即本经气化之义，非单以出者言气化也。然则水中有气，气即水也，气中有水，水即气也。今凡病气虚而闭者，必以真阳下竭，元海无根，水火不交，阴阳否隔，所以气自气而气不化水，水自水而水蓄不行。气不化水，则水腑枯竭者有之，水蓄不行，则浸渍腐败者有之。气既无能化，而欲强为通利，果能行乎？阴中已无阳，而再用苦寒之剂，能无甚乎？"因此，他提出治气虚而闭者，必须要"得其化"，"当辨其脏气之寒热。若素无内热之气者，是必阳虚无疑也，或病未至甚。须常用左归、右归、六味、八味等汤丸，或壮水以分清，或益火以化气，随宜用之，自可渐杜其原。若病已至甚，则必用八味丸料或加减金匮肾气汤大剂煎服""若素禀阳脏内热，不堪温补，而小便闭绝者，此必真阴败绝。无阴则阳无以化，水亏证也，治宜补阴抑阳，以化阴煎之类主之。或偏于阳亢而水不制火者，如东垣之用滋肾丸亦可。"

《证治汇补·癃闭》认为："有热结下焦，壅塞胞内，而气道涩滞者；有肺中伏热，不能生水，而气化不施者……有久病多汗，津液枯耗者；有肝经忿怒，气闭不通者；有脾虚气弱，通调失宣者。"并较详细地提出了治法，"一身之气关于肺，肺清则气行，肺浊则气壅。故小便不通，由肺气不能宣布者居多，宜清金降气为主，并参他症治之。若肺燥不能生水，当滋肾涤热。夫滋肾涤热，名为正治。清金润燥，名为隔二之治。燥脾健胃，名为隔三之治。又有水液久渗大肠，小肠因而燥竭者，分利而已。有气滞不通，水道因而闭塞者，顺气为急。实热者，非咸寒则阳无以化。虚寒者，非温补则阴无以生。痰闭者，吐提可法。瘀血者，疏导兼行。脾虚气陷者，升提中气。下焦阳虚者，温补命门。"

中焦湿热不解，下注膀胱，或肾热移于膀胱。膀胱湿热阻滞，导致气化不利，小便不通，而成癃闭。正如《诸病源候论·小便病诸候》所说："小便不通，由膀胱与肾俱有热故也。"

肺为水之上源，热壅于肺，肺气不能肃降，津液输布失常，水道通调不利，不能下输膀胱，又因热气过盛，下移膀胱，以致上、下焦均为热气闭阻，而成癃闭。

脾气不升，劳倦伤脾，饮食不节，或久病体弱，致脾虚而清气不能上升，则浊阴不降，小便因之而不利。所以《灵枢·口问》说："中气不足，溲便为之变。"

肾元亏虚：年老体弱，或久病体虚，肾阳不足，命门火衰，所谓"无阳则阴无以生"，致膀胱气化无数，而溺不得出；或因下焦积热，日久不愈，津液耗损，导致肾阴不足，所谓"无阴则阳无以化"，也可产生癃闭。

七情内伤：肝气郁结，疏泄不足，从而影响三焦水液的运化及气化功能，致使水道的通调受阻，形成癃闭。

本病病位虽然在膀胱,但与三焦、肺、脾、肾关系最为密切。上焦之气不化,当责之于肺,肺失其职,则不能通调水道下输膀胱;中焦之气不化,当责之于脾,脾土虚弱,则不能升清降浊;下焦之气不化,当责之于肾,肾阳亏虚,气不化水,肾阴不足,湿热凝结,均可引起膀胱气化失常,而形成癃闭。肝脾气滞,使三焦气化不利,也会发生癃闭。

【诊断】

(一)临床表现

1. 氮质血症期

临床上可仅有原发肾脏病的表现,或仅有头痛,乏力,食欲不佳等症状。

2. 尿毒症期

(1)胃肠道表现:是本病最早突出的症状,表现为恶心,呕吐,厌食,口中常有尿臭味,甚至出现呕血、便血等。

(2)呼吸系统表现:酸中毒时呼吸深而长,晚期可有尿毒症性肺炎、支气管炎、胸膜炎。

(3)循环系统表现:常有高血压、心律失常、心力衰竭。可发生尿毒症性心肌病、心包炎、血管硬化等。

(4)神经系统表现:精神萎靡,头痛嗜睡,甚至可有癫痫样抽搐,意识障碍等。

(5)造血系统表现:严重贫血是突出的症状,晚期患者多有出血症状。

(6)皮肤表现:皮肤干燥、脱屑、奇痒,末期可出现紫癜或尿素霜沉着。

(7)代谢紊乱表现:可出现脱水或水肿、低钠血症、低钾血症、酸中毒等。

(二)实验室及其他检查

1. 尿常规检查

随原发病不同而有较大差异,可有明显异常或轻微变化,有时可完全正常。

2. 血常规检查

明显贫血,血小板减少。

3. 肾功能检查

血尿素氮、肌酐早期可不高、晚期明显升高。内生肌酐清除率、尿浓缩稀释试验均明显减退。诊断时应按肾功能损害的程度进行临床分期:

(1)肾功能不全代偿期:内生肌酐清除率降低至 50 mL/min,血尿素氮 7.1 ~ 8.9 mmol/L。血肌酐 132.6 ~ 176.0 μmol/L,可无肾功能损害的临床症状。

(2)肾功能不全失代偿期:内生肌酐清除率小于 50 mL/min,血尿素氮大于 8.9 mmol/L,血肌酐大于 176.0 μmol/L,可有轻度乏力、食欲减退和不同程度贫血症状。

(3)尿毒症期:内生肌酐清除率降至 25 mL/min 以下,血尿素氮大于 21.4 mmol/L,血肌酐大于 440 μmol/L,已有较明显的尿毒症临床症状。依内生肌酐清除率可分为:尿毒症早期:10 ~ 20 mL/min;尿毒症晚期:5 ~ 10 mL/min;尿毒症末期:≤5 mL/min。

4. 血生化检查

血浆蛋白降低,总蛋白 < 60 g/L,白蛋白降低更显著,常可在 30 g/L 以下。血钙偏低,而血磷高,血钾、血钠则随病情而定,可高、可低或正常。

5. 血液气体分析

提示代谢性酸中毒。

6. 其他检查

尿路 X 线片和造影、同位素肾图、肾扫描、肾穿刺活组织检查等,对病因诊断常有重要意义。

【鉴别诊断】

具有典型肾脏病史并兼有较典型症状者诊断不难。对于既往无肾脏病史者则有时容易误诊。凡遇有表情淡漠、嗜睡、有高血压及贫血、肤色萎黄、有失水征象而小便仍澄清色淡者,即应考虑本病;若同时有大而深的呼吸,则更应考虑慢性尿毒症伴代谢性酸中毒可能。尿毒症患者应注意和高血压脑病、糖尿病酮症酸中毒昏迷、肝昏迷等疾病鉴别。慢性肾衰竭确定后,要搞清楚以下问题:确定引起慢性肾衰竭的病因;判明肾衰竭的程度和病期;尽量找出有否引起肾衰竭恶化的诱因;了解肾衰竭造成的临床和各种代谢紊乱情况。

【治疗】

(一)辨证施治

1. 肺气虚型

症见小便涓滴不通,或点滴不爽,全身水肿,呕恶,咳嗽,呼吸短促,苔薄白,脉弦或细弦。

治法:宣肺益气,通调水道。

方药:麻黄加术汤加味。

生麻黄 15 g,桂枝 15 g,白术 15 g,杏仁 10 g,甘草 5 g,黄芪 30 g,党参 12 g,白茅根 30 g,花椒 10 g。

2. 脾气虚型

症见全身浮肿,少尿或无尿,咳嗽,咯痰,咯血,恶心、欲吐,腹胀便溏,食欲缺乏,乏力,气短,善太息,面色㿠白,舌胖边有齿印,苔腻脉濡。

治法:健脾益气,通调水道。

方药:人参养荣汤加减。

人参 10 g,黄芪 30 g,熟地 12 g,茯苓 15 g,山药 20 g,白术 20 g,当归 12 g,白芍 12 g,陈皮 10 g,肉桂 6 g,焦三仙各 15 g,泽泻 12 g,花椒 10 g,杏仁 10 g,麻黄 6 g。

3. 脾肾阳虚型

症见浮肿,食欲缺乏,恶心、呕吐,腹胀、腹泻,疲乏无力,腰膝酸软,畏寒肢冷,舌淡苔薄白,脉沉细。

治法:健脾益肾,升清降浊。

方药:真武汤加减。

熟附子 15 g,肉桂 12 g,干姜 10 g,黄芪 20 g,白术 15 g,茯苓 15 g,白芍 12 g,生地 12 g,生薏苡仁 20 g,山药 15 g,花椒 10 g。

4. 肝肾阴虚型

症见恶心、呕吐、头晕、目眩、耳鸣,腰膝酸软,足跟痛,尿少,下肢浮肿,或有两胁脘痛,肢体抽搐,舌红少津,或光红无苔,脉细或沉细而数。

治法:滋补肝肾。

方药:杞菊地黄丸合三甲复脉汤加减。

枸杞 15 g,菊花 12 g,熟地 15 g,山药 15 g,山萸肉 12 g,泽泻 12 g,茯苓 15 g,丹皮 12 g,龟板 12 g,鳖甲 15 g,生牡蛎 15 g,白茅根 30 g。

5. 瘀血阻络型

尿少,腰部胀痛或刺痛,两胁时有刺痛,腹胀,纳差,苔薄白或微腻,舌紫暗或有瘀斑。脉沉细而弦。

治法:化瘀利水。

方药:经验方。

黄芪 30 g,白术 15 g,茯苓 15 g,桂枝 10 g,花椒 10 g,丹参 15 g,赤芍 12 g,皂刺 15 g,水蛭 12 g,当归 12 g,桃仁 10 g,三棱 10 g,莪术 10 g,焦三仙各 15 g,枳实 12 g。

(二)中成药

1. 六味地黄丸

每次 8 粒,每日 3 次。用于肾阴虚型慢性肾衰竭。

2. 知柏地黄丸

每次 8 粒,每日 3 次。用于阴虚火旺型慢性肾衰竭。

3. 金匮肾气丸

每次 8 粒,每日 3 次。用于肾阳虚型慢性肾衰竭。

4. 杞菊地黄丸

每次 8 粒,每日 3 次。用于肝肾阴虚型肾衰竭。

5. 参苓白术散

每次 9 g,每日 2～3 次。用于脾虚型慢性肾衰竭。

(三)验方

1. 丹参 15 g,益母草 30 g,生山楂 12 g,生地 12 g,乌梅 10 g,山药 15 g,黄芪 15 g,白术 15 g。每日 1 剂,水煎服。用于慢性肾衰竭。

2. 黄芪 30 g,茯苓 20 g,生大黄 12 g,泽泻 12 g,清半夏 12 g,当归 12 g,山药 15 g,生薏苡仁 30 g,甘草 6 g,熟附子 10 g,白茅根 30 g。每日 1 剂,水煎服,用于慢性肾衰竭。

3. 党参 20 g,白术 15 g,麦冬 15 g,生牡蛎 20 g,丹参 12 g,赤芍 12 g,生麦芽 30 g,当归 10 g,生大黄 10 g,白术 15 g,泽泻 12 g,熟地 12 g。每日 1 剂,水煎服,用于慢性肾衰竭。

4. 熟附子 10 g,生大黄 15 g,牡蛎 20 g,一见喜 15 g。煎成 150～200 mL,灌肠,可改善消化道症状。一般 7 天内可见血尿素氮下降,若 7 天无效可停用。

5. 生大黄 12 g,开水浸泡 400～600 mL,一次口服,每日 3～5 次。保持大便呈稀糊状,有降低血肌酐、尿素氮作用。

6. 生大黄 30～60 g(后下用 10 g),煅牡蛎、蒲公英、槐花各 30 g,熟附子 10～30 g。

煎汤取汁 300~400 mL,维持药温 37~38℃保留灌汤,每日 1 次,病重者每日 2 次,5~10 天为 1 个疗程。

7. 番泻叶 5~10 g,加沸水 100~150 mL,浸泡 2 小时,去渣滤过分上下午两次服完。对早中期慢性肾衰竭有一定疗效。

(四)饮食疗法

1. 绿豆衣或绿豆煮汁服,有利尿解毒作用。

2. 红茶 15 g,鲫鱼 1 条(洗净,去鳃、鳞及内脏),红茶放鱼肚内,一起蒸煮,熟后吃鱼肉。

3. 黑木耳与白木耳各 15 g,泡发后共炖软烂后食用,加少量糖调味。

4. 白扁豆 30 g,山药 30 g,粳米 30 g,生薏苡仁 30 g。先将白扁豆及生薏苡仁泡 1 小时,再入其他 2 味,煮成粥食用。用于慢性肾衰竭脾虚湿盛,久泻食少者。

5. 鲜桑葚子 100 g(干品 50 g),蜂蜜 250 g。泡茶饮用,有养阴安神作用,用于慢性肾衰竭阴虚,失眠烦躁者。

【调护】

1. 早发现早治疗,控制病情发展。并积极治疗原发疾病或诱发因素。

2. 注意保暖,防止外感。保持口腔、皮肤清洁。

3. 卧床休息,避免劳累。

4. 控制盐和水的摄入,饮食不宜过咸。

5. 饮食宜低蛋白高热量,注意摄入含氨基酸多的动物蛋白。

6. 目前以麦淀粉为主的饮食疗法有一定效果。

7. 避免使用对肾脏有损害的药物。

8. 神昏、痉厥等症出现时,应加强护理,严密观察病情。

(任永昊)

第六节　肾结核

肾结核是结核分枝杆菌自肺部等结核病灶经血行播散至肾脏所引起的继发性感染。好发于青壮年,男性稍多于女性。90% 为单侧病变。以慢性膀胱炎和血尿为临床特征。本病属中医"血淋"的范畴。

【病因病机】

本病之成因主要是肾虚的基础上,为痨虫(结核分枝杆菌)所感染而发病。痨虫传于肾,耗伤肾阴,精液亏耗则阴虚火旺,故临床常表现为潮热,盗汗,消瘦,耳鸣,舌质红等阴虚内热征象,肾病累及膀胱,则见尿频、尿痛、尿血等膀胱湿热证候。延至后期,阴损及阳,出现阴阳两虚之证候,阳虚则脾失温煦,生化乏源,气血亏耗则可见精神困惫,纳少,头晕,腰酸、腰痛等症。

【诊断】

(一)临床表现

1. 膀胱刺激症状

尿频、尿急、尿痛是肾结核最常见的临床症状。发病时,尿频仅在夜间明显,随着病变进行性加剧,尿频也逐渐加重,严重时,一昼夜可排尿数十次。在排尿的同时并有尿道灼痛和耻骨上区的疼痛。尿频时常伴尿急感,当患者出现尿急时必须立即排尿。最终发生膀胱结核造成挛缩膀胱使膀胱容积缩小,以至于出现窘迫性尿失禁。

2. 血尿

多为终血尿,少数为全血尿。70%是肉眼血尿,尿呈洗肉颜色,可含血丝或血块。血尿多来自膀胱,少数来自患肾。血尿可作为肾结核的首先症状出现。有时血尿十分严重,需要紧急处理。

3. 脓尿

严重时尿液混浊,或尿中出现干酪样物质,查尿时脓细胞增多,多呈酸性同时含蛋白质。

4. 腰痛

早期肾结核少有腰痛。住院患者,45%有腰痛。一般为腰部钝痛,少数病例可因血块或脓块堵塞或通过输尿管时引起绞痛症状。

5. 全身症状

肾结核为全身性消耗性疾病,加上严重的膀胱刺激症状,患者得不到充分休息和睡眠,造成精神憔悴和身体虚弱,出现食欲减退,消瘦,乏力,低热,盗汗等。

(二)实验室及其他检查

1. 实验室检查

血常规检查常有贫血、白细胞计数增高、血沉增快;新鲜尿呈酸性反应;尿常规检查出现蛋白、红细胞、白细胞;24小时尿浓缩法涂片找抗酸杆菌50%~70%阳性;尿培养结核分枝杆菌80%~90%阳性。

2. 超声波检查

可了解有无肾积水。

3. 膀胱镜检查

可见膀胱黏膜充血、结核结节、结核性溃疡等病变。

4. X线检查

可确定肾结核的诊断,且明确病变部位和范围。X线可见钙化阴影位于肾实质,同时又呈斑点状的致密阴影。静脉肾盂造影(IVP)可见肾盏阴影的边缘呈虫蚀状,病情进展可见造影片上出现云朵状的不规则的空洞。

【鉴别诊断】

肾结核易于与下列疾病混淆。

(一)慢性尿路感染

将肾结核误诊为"慢性膀胱炎""慢性肾盂肾炎"并不少见。女性慢性膀胱炎作为一个独立的疾病并不多见;女性急性膀胱炎常有一定的诱因,如处女膜异常、尿道外口与阴道间距离小于1 cm者,在婚后可能发生急性膀胱炎。未婚女性或男性原发性急性膀胱炎者极少见,慢性膀胱炎更少。慢性肾盂肾炎引起的尿频、尿急、尿痛反复发作,时轻时重,极少有肉眼血尿。结核性膀胱炎的尿频呈持续性、进行性加重;如有终末血尿,更应考虑为肾结核,结核性膀胱炎不单独存在,由肾结核引起。尿培养阴性不能除外肾结核,因为60%的肾结核存在混合感染。

(二)男性生殖系结核遗漏肾结核的诊断

男性生殖结核中1/3的病例在诊断附睾结核时,尚未出现肾结核的临床症状。对男性生殖系结核,应检查3次晨间尿,如酸性尿中有红细胞和白细胞,应对肾脏做进一步检查。

(三)尿路结石

显微镜血尿患者,如在腹部平片上见不透X线的阴影而诊断为尿路结石,对尿频等症状用"结石"引起的感染解释,可能延误肾结核的诊断。尿路结石常与疼痛相联系。不透X线的阴影多由尿路结石引起,但在其他情况下也可出现,如有肠内容物或淋巴结钙化、肾结核及肾肿瘤等。在与尿频、血尿相联系时,更应警惕肾结核,需行进一步检查。

【治疗】

(一)辨证施治

1. 肾阴不足型

症见潮热盗汗,午后颧赤,腰部酸痛,尿频尿急,血尿,五心烦热,口干津少,舌红,脉沉细而数。

治法:治宜滋阴益肾。

方药:知柏地黄丸加减。

知母12 g,黄柏、生地、淮山药、旱莲草、丹皮、泽泻、阿胶(烊冲)各10 g,夏枯草30 g,女贞子、山萸肉各15 g。

尿痛明显,加琥珀粉冲服;尿血淋漓,加三七粉冲服,另加小蓟入方。

2. 膀胱湿热型

症见尿急、尿频、尿涩少而痛,尿黄赤混浊,或尿血或尿有砂石,可伴有发热腰痛,舌红,苔黄腻,脉数。

治法:治宜清热利湿。

方药:石韦散合甘露消毒丹加减。

石韦、冬葵子、瞿麦各15 g,小蓟草、黄柏各10 g,海金砂(包)、蚕豆花各30 g,琥珀末(吞)3 g。

3. 脾肾阳虚型

症见面色㿠白,畏冷自汗,腰酸背痛,疲乏无力,纳呆便溏,夜尿频数,尿痛,尿液混浊或带血,舌苔白腻,脉沉细无力。

治法:治宜温补脾肾。

方药:右归饮合四君子汤化裁。

党参、山萸肉各 15 g,白术 12 g,附子 5 g,茯苓、杜仲、枸杞、川朴、淮山药各 10 g,草薢 20 g,肉桂(冲服)3 g。

尿痛明显加琥珀粉冲服;尿急明显加石韦 15 g,瞿麦 10 g;血尿明显加藕节炭、仙鹤草各 15 g;腰酸痛重加续断、巴戟天各 10 g。

【调护】

1. 应用抗结核药物,定期复查肝、肾功能。
2. 控制感染,适当注意营养。

(任永昊)

第七节　尿石症

尿石症是指从肾脏至尿道的任一部位发生的结石的统称,其中以肾、输尿管结石多见,是泌尿外科常见病。

本病属中医"石淋""砂淋""腰痛""血淋"等范畴。中医认为淋证是指小便频数短涩,滴沥刺痛,欲出不尽,小腹拘急,或痛引腰腹的病证。《金匮要略·消渴小便不利淋病》说:"淋之为病,小便如粟状,小腹弦急,痛引脐中"之描述类似于石淋。《诸病源候论·淋病诸候》说:"石淋者,淋而出石也,肾主水,水结则化为石,故肾客砂石。肾为热所乘,热则成淋,其病之状,小便则茎里痛,溺不能卒出,痛引少腹,膀胱里急,砂石从小便道出,甚者塞痛,令闷绝。"

【病因病机】

淋证的病因,《金匮要略·五脏风寒积聚病》认为是"热在下焦"。《丹溪心法·淋》亦指出:"淋有五,皆属乎热。"《诸病源候论·淋病诸候》进一步提出:"诸淋者,由肾虚而膀胱热故也。"

膀胱湿热,多食辛热肥甘,或嗜酒太过,酿成湿热,下注膀胱;或下阴不洁,秽浊之邪侵入膀胱,酿成湿热,发而为淋。若小便灼热刺痛者为热淋。若湿热蕴积,尿液受其煎熬,日积月累,尿中杂质结为砂石,则为石淋。若热盛伤络,迫血妄行,或砂石形成刺伤血络,均可出现小便涩痛有血,则为血淋。

脾肾亏虚:年老体弱,久病体虚,以及劳累过度,房事不节,均可导致脾肾亏虚。脾虚则中气下陷。肾虚则下元不固,因而水津不布,反结为石而成石淋。

肝气郁滞:恼怒伤肝,气滞不宣,气郁化火,煎熬水湿为石而成为石淋。

【诊断】

(一)临床表现

部分患者可长期无症状。当结石突然阻塞尿路时,可有绞痛,如刀割样,疼痛沿输尿管向下腹部、外阴部和大腿内侧放射,同时伴面色苍白、出冷汗、恶心和呕吐等症状。半数患者可有钝性腰痛和腹痛。同时可伴有镜下或肉眼血尿。膀胱结石由于结石在膀胱内可自由滚动,到膀胱颈部位时可产生梗阻而表现出排尿过程突然尿线中断,改变体位后结石移开又可恢复排尿为其特点。尿道结石则主要表现为排尿受阻。有时输尿管结石降至输尿管末端时,常可同时出现尿频、尿急等膀胱刺激症状。重者可致肾积水和肾功能不良。

(二)实验室及其他检查

1. 实验室检查

尿常规大多以红细胞为主,若合并感染时也可见脓细胞。测定 24 小时尿磷、尿钙、尿酸,对尿结石诊断及确定结石性质有意义。

2. X 线检查

95% 尿路结石在 X 线平片上可以看到,静脉肾盂造影和逆行肾盂造影可以明确结石部位和肾功能情况。

3. B 超检查

大部分结石可以发现,并可了解肾盂积水的情况。

4. 核素肾图

可以诊断肾结石对肾功能及尿液排出的影响。

【鉴别诊断】

本病需与胆囊炎、胆石症、急性阑尾炎、胰腺炎、卵巢囊肿扭转所致疼痛相鉴别。

【治疗】

(一)辨证施治

1. 下焦湿热,蕴积成石

症见腰腹绞痛,连及小腹,或向阴部放射。尿频、尿急、尿痛、尿涩而余沥不尽,排尿时突有中断,尿中带血或尿中夹有结石,舌红苔黄或厚腻,脉弦数或滑数。

治法:清热利湿,通淋排石。

方药:排石汤加减。

海金沙、金钱草、鸡内金、石韦、冬葵子、车前子、滑石、通草、牛膝、白芍、生大黄、枳实。

2. 结石久停,气滞血瘀

症见腰酸痛而胀,小腹胀满隐痛,尿涩痛,滴沥不尽,血尿或见血块,舌质暗红或有瘀点,苔薄,脉弦滑。

治法:理气导滞,化瘀通络。

方药:小蓟饮子加减。

冬葵子、王不留行、牛膝、当归、赤芍、栀子、青皮、枳壳、厚朴、三棱、莪术、桃仁。

(二)中成药

1. 结石通

主要用治尿石症、血尿和尿路感染。亦用于钙性尿石复发的预防。每次5片,每日3次。

2. 石淋通

每次10片,每日3次口服。有清热利湿,通淋排石之功效。

3. 金钱草冲剂

每次1包,每日2次口服。有清热利湿,通淋排石之功效。

4. 补中益气丸

每次6 g,每日2次。

5. 参苓白术丸

每次6 g,每日服2次。治结石久停,脾肾两虚。

6. 分清五淋丸

每次9 g,每日2~3次。

7. 尿塞通

每次4~6片,每日3次。孕妇忌服。

8. 清淋剂

每次1袋,每日2次。体虚者、孕妇忌用。

(三)验方

1. 滑石60 g,海金沙、威灵仙各30 g。煎水频服,效验显著。

2. 黄芪、滑石、鸡内金各20 g,芒硝、大黄各10 g,金钱草50 g,泽泻、车前子、牛膝、山楂各15 g,威灵仙25 g,生薏苡仁30 g。每日1剂,水煎服。多饮水,做适当的活动。让患者取半卧位或健侧卧位、叩打肾区,每日2~3次,每次2~3分钟,疗效较好。

3. 金钱草、玉米须各50 g。水煎服,每日1剂。

4. 鹅不食草200 g,捣烂取汁加白糖、白酒少许,1次服完。每日1剂,连用5~7天。

5. 金钱草15 g,捣烂后用布包好,敷足底涌泉穴,每日1次,夜敷昼取。

(四)饮食疗法

1. 薏苡仁60 g,鸡内金粉9 g,红糖2匙。煮粥食之。

2. 核桃仁、冰糖各120 g。以香油炸酥核桃,共研为细末。每次用30~60 g,每日服3~4次,以温开水送下。

3. 芥菜1 kg,荸荠0.5 kg,水煮汤常饮。或芥菜1 kg,冬瓜皮60 g,水煮汤饮。

4. 木耳30 g,黄花菜120 g,白糖100 g。水煎服,每日分2次服,每日1料。可治尿道结石。

5. 鲜葫芦500 g,蜂蜜适量。将葫芦捣烂绞取汁,调以蜂蜜,每服半杯或1杯,每日2次。可治肾结石。

(五)针灸疗法

泌尿系结石伴肾绞痛时可用针刺双肾俞、三阴交、足三里、关元、腰俞、膀胱俞、京门及阿是等穴,1 次选 2~4 穴,留针 15~20 分钟,每日 1 次,10~15 次为 1 个疗程,亦可于上穴加电刺激。

(六)输尿管结石的总攻疗法

清晨服中药排石汤(金钱草 60 g,海金砂、冬葵子各 30 g,石韦 12 g,车前子、泽泻、厚朴、枳壳、王不留行各 9 g,牛膝 18 g,滑石 15 g)300 mL,顿服。稍停片刻,口服氢氯噻嗪 25~50 mg,饮水 1 500 mL,1 小时后再饮水 1 500 mL 少顷,皮下注射吗啡 10 mg。再过 2 小时针灸三阴交、肾俞、膀胱俞、曲骨、中极、关元或阿是穴,捻针至有针感,皮下注射新斯的明 0.5 mg。再过半小时后皮下注射阿托品 0.5 mg。还可适当活动,热水浴或肥皂水灌肠,最后用力排尿。总攻疗法对输尿管结石有较好疗效,每周总攻 2~3 次,每 2 周为 1 个疗程,直到结石排出。但年老体弱、心功能不良、青光眼患者,以及肾功能减退、严重结石梗阻的肾结石和过大的结石忌用总攻疗法。

【调护】

1. 增加饮水量,以利结石排出(每天要求 3 000 mL 以上)。

2. 改变尿液酸碱度,对磷酸盐和碳酸盐结石者,应多食酸性食物,对草酸盐结石者少食菠菜、番茄、苹果、咖啡。

3. 除去结石诱因,抑制尿路感染,去除尿路梗阻。

(任永昊)

第八节 尿 血

尿血是指小便中混有血液,甚或伴有血块的病证。随着出血量多少的不同和出血的时间不同而使小便呈淡红色、鲜红色或茶褐色。尿血不仅指肉眼血尿,亦包括不能用肉眼观察到而仅在显微镜下才能发现红细胞的"镜下血尿"。本病是内科常见病证。

引起尿血的原因很多,有泌尿系统疾病、全身性疾病、尿路邻近组织疾病和其他特发性血尿。其中以各类原发性肾小球疾病、继发性肾小球疾病以及泌尿系统炎症、结核、结石为多,成年男子和绝经后女性无症状镜下血尿 0.5%~12.5% 由恶性肿瘤等疾病引起。

《黄帝内经》称尿血为"溺血""溲血",认为其病机与热邪有关。如《素问·气厥论》曰:"胞移于膀胱,则癃,溺血。"《素问·痿论》亦说:"悲哀太甚则胞络绝,胞络绝则阳气内动,发为心下崩,数溲血也。"《灵枢·热病》:"热病七日八日,脉微小,病者溲血……"

【病因病机】

(一)感受外邪

以感受风、火、湿、热之邪多见。风火或湿热之邪侵袭,内传入里,致肺失宣降,脾失健运,化火化热或湿热壅盛,下移膀胱,灼伤血络为致尿血。

（二）情志失调

忧思恼怒惊恐,致心经郁热,下移小肠,遗热于膀胱,热灼脉络而致尿血;或肝失疏泄,五脏失调,郁热传于膀胱,热灼脉络而成尿血。

（三）饮食所伤

嗜食生冷或过饥过饱,损伤脾胃,水湿不运,湿邪蕴久化热;或嗜食肥甘厚味之品,或嗜酒太过,酿成湿热,湿热下注膀胱,灼伤脉络而致尿血。

（四）劳倦过度

房事不节、劳欲过度或久病,损伤正气,尤为脾气不足,失之统摄而血溢脉外或久病入络,气滞血瘀,瘀阻脉络,新血不能归经而外溢,发为尿血;肾阴亏损,虚火内生,灼伤血脉而致尿血。

（五）禀赋薄弱

胎中失养或孕育不足,水谷精气不充致禀赋不足,肾精不足,肾精不固,封藏失职,血随尿出而成血尿。

【诊断】

本病以尿中带血,甚或血块为特征。小便常规检查发现红细胞。

与尿浊相鉴别,见尿浊。

【治疗】

（一）辨证施治

1.热结膀胱型

尿血,色多鲜红,尿频或不畅,身热面赤,少腹胀热不舒,腰痛,乏力,舌红苔黄,脉数。

治法:清热利湿,凉血止血。

方药:小蓟饮子(《济生方》),加白茅根、通草。

加减:心烦不眠,口舌生疮,舌尖红,加莲子心、灯心草、大蓟;颜面浮肿,舌苔薄白,脉沉细,去甘草,加车前子,茯苓、防己、黄芪;大便秘结,加大黄、芒硝。

2.热蓄营血型

尿血,血色鲜红,头晕头痛,身热夜甚,或见高热,口干舌燥,心烦不寐,舌质红绛,脉细数。

治法:清热解毒,止血散瘀。

方药:犀角地黄汤(《千金要方》),加小蓟、三七粉。

加减:尿中夹有血块,加琥珀末、王不留行;高热不退,或见斑疹隐隐,合清营汤;兼见衄血,便血,酌加紫珠、槐花、仙鹤草、白及、血余炭。

3.瘀血阻络型

尿血色暗,夹瘀血块,口苦胁痛,少腹胀痛,舌质紫黯,或见瘀点、瘀斑,脉弦细或涩。

治法:行气化瘀,活血止血。

方药:血府逐瘀汤(《医林改错》)酌加郁金、琥珀、三七、生茜草。

加减:寒热往来,口苦咽干,舌边尖红,脉弦,去川芎,加龙胆、栀子、丹皮;目赤红肿,头晕目眩,舌红苔黄,酌加菊花、青葙子、决明子、钩藤、夏枯草;外伤或术后尿血,伴小腹刺痛,酌加仙鹤草、血余炭、花蕊石、生蒲黄、玄胡。

4. 肾阴亏虚型

尿血频发,头晕耳鸣,潮热盗汗,虚烦不寐,腰膝酸软,舌红少苔,脉细弱或数。

治法:滋阴补肾,敛血止血。

方药:六味地黄汤(《小儿药证直诀》)加女贞子、旱莲草、阿胶、蒲黄。

加减:虚热盗汗,口干咽痛,加知母、黄柏;低热不退,五心烦热,加银柴胡、地骨皮;小便频数,遗精遗尿,加桑螵蛸、金樱子、芡实、枸杞。

5. 脾不统血型

久病尿血,食欲下降,脘腹胀满,少气懒言,四肢倦怠,面色萎黄,或见浮肿,舌淡苔白,脉沉细。

治法:健脾益气,养血止血。

方药:归脾汤(《济生方》),加三七粉、海螵蛸、棕榈炭。

加减:失眠健忘,舌红少津,加丹参、阿胶、白芍。

6. 脾肾两虚型

尿血日久,夜尿频多,遗尿或失禁,形寒肢冷,疲倦无力,腰膝酸软,面浮肢肿,舌质淡嫩,苔白滑,脉沉或迟。

治法:健脾补肾,温阳摄血。

方药:无比山药丸(《和剂局方》),加白术、艾叶、仙鹤草。

加减:遗精,遗尿或尿频,余沥不尽,少腹虚冷,加益智仁、乌药、莲须;畏寒肢冷,尿少身肿,加车前子、薏苡仁、附子、肉桂,或合真武汤加减。

(二)验方

1. 鲜茅根 30 g,水 500 mL 煎取 250 mL,每日服 2 ~ 3 次。

2. 琥珀末,每服 6 g,灯心草、薄荷煎汤调下。

3. 益母草捣汁 1 L,煎服有效。

4. 发灰散,乱发烧灰 6 g,以米醋 2 mL,汤少许调服。

5. 鲜车前草汁 50 mL,空腹服。

6. 生地 30 g,地榆 6 g,蒸服。

7. 龙骨 30 g,酒调,服 5 g,每日 2 次。治疗妇人无故尿血。

8. 刘寄奴为末,清茶调服。治疗火毒迫血夹有血瘀之尿血。

9. 二草汤。车前草、旱莲草各 30 g,水煎服。阴虚火旺尿血者饮之。

10. 血见愁 30 g,煎汤代茶饮。

11. 藕节汤。藕节 30 g,仙鹤草 30 g,水煎服,每日 1 剂。

12. 五味饮。大小蓟各 15 g,六一散 30 g,炒黄柏 9 g,水煎服,每日 3 次。

13. 地榆汤。地榆 15 g,生地 20 g,白茅根 30 g,水煎服。清热止血,用于下焦热盛。

14. 大枣汤。赤小豆、薏苡仁、牡蛎各 30 g,甘草 9 g,玄参 12 g,大枣 2 枚,水煎服,治各型尿血。

【调护】

1. 起居有常,劳逸适度,避风寒及情志刺激。
2. 注意饮食有节,忌食肥甘厚味及辛辣刺激之品,忌嗜酒。
3. 一般尿血病程较长,难以速效,故临床上应坚持长期有效的治疗,树立治疗信心。

(任永昊)

第九节　遗　尿

凡因肾气虚,或形体发育不充,或病后元气不足,引起小便不能自行控制而排出,或睡中遗尿,醒后方知,称为遗尿。

《黄帝内经》曰:膀胱"不约为遗尿",又曰:"水泉不止者,是膀胱不藏也。"说明,遗尿为膀胱病,其特征是尿液不能约制而自行排出。临床有两种情况,一为小便频数,或滴沥不断,不能自禁,白昼多见,称为小便不禁;一是指睡眠中遗尿,醒后方知,可称为睡中遗尿。小便不禁,多见于老人,或病后体弱者,因肾气损伤,下元不固,膀胱约束失灵而致。睡中遗尿,多见于儿童,到成年尚未痊愈者,为肾气不足,膀胱气化不宣所致。

以上两种不同类型,统称为遗尿。

遗尿,在文献里还有遗溺、尿床、夜尿症等名称,应参照认识,更为完全。部分遗尿常继发于温病、中风、妇人产后等,治疗当以原发疾病为主。

【病因病机】

(一)五脏虚损

遗尿与上焦肺、中焦脾、下焦肾的功能有关。肺主气,能通调水道,下输膀胱,肺虚治节失司,则膀胱不约;脾主运化,职司转输水液,如脾气不足,中气下陷,水液无制而自遗;肾主水,其气下通于阴,肾虚下寒,不能温化水液而尿自遗;肝气不调,疏泄失司,均可导致尿自遗。此外,当气虚,或心肾不交之时,亦可发生遗尿。

五脏虚损的原因,主要有劳伤,忧思等,损伤肝脾肺,房劳伤肾,先天不足,病后气虚,老年肾亏,而其中肾与膀胱虚冷是致遗尿的重要原因。

(二)湿热下注

肺热郁结,宣降失常,影响膀胱开合之权;肝经湿热,下注膀胱,湿热蕴结膀胱,气化失常,以致引发遗尿。

(三)下焦蓄血

各种原因产生的瘀血,如虚劳内损,生产不顺,或接生不慎,或产后损伤,外伤等产生之瘀血,积于膀胱,阻于尿道,而致胪气不固,故尿自遗。

【诊断】

（一）病史

患者有尿道先天性异常、尿道感染、膀胱结石、脊椎裂、包茎、阴道炎等方面的病史，若发生在学龄儿童，常有白天游戏过度，精神疲劳，睡前多饮等原因。

（二）临床特征

多在梦中或睡眠中遗尿，醒后方知。

（三）辅助检查

肾盂静脉造影少数患者有尿道畸形。实验室检查一般无特殊。

【鉴别诊断】

（一）与尿失禁鉴别

尿失禁是指在清醒状态下不能控制排尿，而尿液自遗的病证，多见于老年人、妇女及病后，或脑发育不全、中风、脊柱裂等疾病，临床应注意区分。

（二）与膀胱咳鉴别

膀胱咳属于咳嗽的一种，以咳嗽为主，在剧烈咳嗽时小便自遗，咳嗽痊愈后，尿自遗即消失。临床上不难鉴别。

【治疗】

（一）辨证施治

1. 下元虚寒型

睡中遗尿，多则一夜数次，醒后方觉，神疲乏力，面色㿠白，形寒肢冷，下肢无力，腰腿酸软，智力较差，小便清长，舌质较淡。

治法：温补肾阳，固涩小便。

方药：菟丝子散。

本证因下元虚寒、肾阳不足皆所致。方中菟丝子、肉苁蓉、附子温补肾阳，以暖下元；五味子、牡蛎益肾固涩，以缩小便。本方主要用于虚寒较盛，面㿠肢冷者。

若伴有痰湿内蕴，困寐不醒者，加胆南星、半夏、菖蒲、远志，以化痰浊，开窍醒神；若纳差、便溏者，加党参、白术、茯苓、山楂，以健脾和中助运。

2. 脾肺气虚型

睡中遗尿，白天尿频，少气懒言，神软乏力，面色无华，食欲下降，大便溏薄，自汗出，苔薄嫩，脉无力。

治法：培元益气，固涩小便。

方药：补中益气汤合缩泉丸。

若困寐不醒者，加菖蒲清心醒神；若大便稀溏者，加炮姜温脾去寒。

3. 肝经湿热型

遗出之尿，尿量不多，但尿味腥臊，溲黄量少，平时性情急躁，或夜梦纷纭，手足心热，面赤唇红，苔黄，脉数有力。

治法:泻肝清热。

方药:龙胆泻肝汤。

若久病不愈,身体消瘦,虽有湿火内蕴,但已耗伤肾阴,舌质红者,可用知柏地黄丸治之,以滋阴降火。

对习惯性遗尿,除尿床外,别无其他任何症状,这种小孩遗尿的治疗,主要是教育,改善不良的习惯。

(二)中成药

1. 六味地黄丸

文献报道小儿夜尿症给予服用六味地黄丸,每日早晚各 1 次,每次约 20 粒,5 天后即有好转,连服 1 周,停药后有复发倾向,继取此药 2 年余,未见复发。

2. 补中益气丸

3~6 岁小儿每次 9 g,7~11 岁每次 6 g,12 岁以上每次 9 g,每日 3 次。

3. 缩泉丸

每次 3~6 g,每日 2 次。3 岁以下小儿酌减。

(三)验方

1. 桑螵蛸 3 g。炒焦研末,温水调服。

2. 蜂房焙干研末,每次 3 g,每日 2 次。

3. 党参、炙黄芪、益智仁、淮山药、炒白术、桑螵蛸、覆盆子、金樱子、菟丝子、山萸肉、赤石脂各 9 g,煅牡蛎 21 g,炙甘草 3 g,蚕茧 7 枚。水煎服,每日 1 剂。有一定疗效。

4. 龙骨 30 g,桑螵蛸 12 g。共研细末,每服 6 g,每日 1 次,盐汤送下。

5. 炙麻黄、五味子、益智仁各 10 g。先用适量清水浸泡 30 分钟,再煎煮 30 分钟,每剂煎 2 次,将 2 次煎出的药液混合,每日 1 剂,分 2 次温服。

6. 取生硫黄 3 g,葱白 1 节。将 2 药合捣如膏,睡前将药膏外敷脐上,用伤湿止痛膏固定,晨起取下。每晚 1 次,连用 3~5 次,治疗 20 余例,症状均控制。

7. 龟龄集。文献报告用龟龄集治疗各种遗尿均获满意效果,口服本品一般 3~4 岁者每次 0.4 g,5~7 岁每次 0.6 g,8 岁以上者每次 1.0 g,皆每日 2 次。服该药后能使患者肾气得充,固摄有力,膀胱开阖有节,使遗尿自愈。

8. 淮山药 120 g,炒黄研末,每次 6 g,开水送服,每日早晚各服 1 次。对肾气虚弱型的患者适宜。

9. 桂枝、白芍各 9 g,煅龙骨、煅牡蛎各 20 g,炒益智仁 8 g,台乌、甘草各 6 g,桑螵蛸 10 g,生姜 2 片,大枣 10 枚。文献报道治疗 2 例用中药及针灸、西药均未奏效的患儿,结果 1 例服半月,1 例服 1 月均愈。

10. 五倍子、何首乌各 3 g。研末,用醋调敷于脐部,后以纱布覆盖,每晚 1 次,连用 3~5次。

11. 补骨脂末,3~9 岁服 1.5 g,10~12 岁服 2.5 g,每晚 1 次。

12. 车前草 15 g,猪膀胱 1 个。洗净加水共煮熟。去药渣食用。

13. 生龙骨 30 g,鸡蛋适量。将生龙骨水煎,取煎汤煮荷包蛋,每晚吃 1 次。3 岁以下每次 1 个,3 岁以上每次 2 个。第 2 次生龙骨 30 g,加入第 1 次煮后的龙骨同煎,如此逐日加入常吃,3~6次收效。

14. 韭菜籽 10~15 g,面粉适量。将韭菜籽研成细粉,和面粉做饼蒸服用。

15. 白果炒熟备用,每晚吃 2~5 个;鸡蛋 1 个,白胡椒 7 粒。将鸡蛋一端敲破 1 个小孔,放入白胡椒,然后用纸糊堵小孔,蒸熟食蛋。适于肺脾气虚型。

16. 鲜猪脬 2 个,茯苓、桂圆肉各 30 g。将猪脬反复几次洗净,茯苓、桂圆肉研末,各取 15 g,装入猪脬内,放入瓷器,上笼蒸 2~3 时,睡前将猪脬同药一起吃尽,次日晚再吃 1 次,疗效满意。

17. 益智仁 10 g,醋炒研细末,分 3 次开水调服。

18. 鸡内金 1 只,猪脬 1 个,烘焦,研为末。每次 3 g,酒调下。

19. 益智仁 30 g,龙骨 12 g,牡蛎 15 g,川乌 15 g。炒至黄色后研末,酒煮和丸如梧桐子大。每服 50 丸,空心用川草薢煎汤送下。

(四)针灸治疗

主穴:关元、三阴交、维胞。

配穴:中极、阴陵泉、足三里。

治法:先针主穴,无效改用配穴。

针维胞时针感:男患者放射至龟头,女患者放射到会阴效显。体弱者针关元、足三里。三阴交埋针效果也好。

或用耳穴贴压,用王不留行籽,取穴膀胱、肾、脾、胃、心、神门、脑点,每日按压 3 次,每次 5 分钟,睡前必须按压 1 次,每天两耳交替贴压 1 次。

(五)推拿治疗

每天下午揉丹田 200 次;年龄较大儿童可用擦法,横擦肾俞、八髎穴,以热为度。适用于下元虚寒型。

(六)其他治疗

1. 耳穴贴压

取穴:肾、心、膀胱、皮质下、骶椎、脑点、兴奋点。食欲下降者加脾;尿路感染者加内分泌;尿频者加尿道;因睡眠过深、大脑自控功能失调者加耳尖。

操作:采用耳穴探测仪,在上述耳穴的相应区探找敏感点。耳郭局部用 75% 酒精消毒后,将王不留行籽或白芥子一粒,固定于 0.25 cm^2 大小方形胶布中央,贴于所取的耳穴上,用手指按压,使患者感到酸、热、胀、痛感。并嘱家长每日按压 4 次,每个穴位按压 20 下左右。两耳交替贴压,5 天更换 1 次,4 次为 1 个疗程。疗效较佳。

2. 耳穴电冲击

选穴:耳穴肾、膀胱、肺、脾、脑点、皮质下等。

操作:用中国经络诊疗器,先在耳穴上探查到与遗尿有关的穴位,然后用胶布将球状电极固定于所选的穴位上(双耳)。每穴电冲击 10~15 分钟,强度以患者能忍受为宜。每次取 6 个穴。每日 1 次,6 次为 1 个疗程。效果也佳。

【调护】

1. 对小儿遗尿,自幼儿期应开始培养其按时排尿及良好的生活习惯。对较大儿童,勿使其过度疲劳。

2. 积极治疗及预防引起遗尿的原发疾病。

3. 注意饮食合理,睡前尽量少服流质饮食,少喝水,如服汤药,尽量在白天服完,睡前应排空小便。

4. 长期遗尿,会影响身心健康,情志忧郁,故应当消除疑虑,锻炼身体,积极配合医生治疗,同时应建立战胜疾病的自信心。

(任永昊)

第五章　血液系统疾病

第一节　缺铁性贫血

缺铁性贫血是体内贮存铁缺乏,影响血红蛋白的合成所引起的贫血。不少报告指出,老年缺铁性贫血及隐性缺铁性贫血较为普遍。

缺铁性贫血属中医"虚劳""血虚""萎黄"等范畴。

【病因病机】

缺铁性贫血其发病机制最常见的有:饮食不节,损伤脾胃;大病久病,失于调理;慢性失血,失于调节等。

暴饮暴食,营养不良,嗜欲偏食,饮酒过度等原因,均会损伤脾胃,使其消化水谷,化生精微,滋养营血的功能受到影响。

大疾久病之后,精血损伤较重,或气受伤而血不能速生,或瘀血内结新血不生,或久病之后失于调理,使血不能速生而贫血。

【诊断】

(一)临床表现

多数患者发病缓慢,典型症状有疲乏无力、头晕、心慌、失眠、食欲缺乏,严重者可有视力障碍、异食癖、吞咽困难、易激动、烦躁不安、注意力不集中、皮肤干燥、面部及耳轮色泽苍白、毛发干枯无泽和脱落、口腔炎、舌炎、指甲扁平不光整且脆薄易裂或反甲、下肢浮肿等。

(二)实验室及其他检查

1. 血液检查

红细胞数及血红蛋白量降低,红细胞形态不一、大小不均而以小细胞占多数、染色过浅,即小红细胞低色素性贫血。平均血细胞比容、血红蛋白含量及浓度均低于正常。未经治疗者血清铁浓度多数降低,可低于 $9\ \mu mol/L$,血清铁结合力可高达 $89.5\ \mu mol/L$,血清铁和血清铁结合力比值 $<18\%$。血清铁蛋白少于 $9\ \mu mol/L$。血清铁蛋白(SF)可反映体内贮存铁的多少,诊断缺铁性贫血准确度较高,达 95%。缺铁性贫血时 SF 明显低于正常。

2. 骨髓检查

幼红细胞增生活跃,以中幼和晚幼红细胞为主,这些幼红细胞的核染质都很致密,胞质较少,血红蛋白形成差,边缘不整齐。粒细胞和巨核细胞无显著改变。骨髓铁染色示红细胞外铁缺乏,红细胞内铁颗粒减少。

3. 扫描电镜观察

可见红细胞较薄,中心凹陷增亮,内径大于正常,表面光滑,偶见疣状隆突及小凹陷,外形不规则。

【鉴别诊断】

根据病史、缺铁原因、临床表现和实验室及特殊检查,一般可做诊断。缺铁性贫血口服铁剂后效应良好,如补充铁剂后 5～10 天,网织细胞迅速上升;5～20 天血红蛋白量明显持续上升。本病需与慢性感染性贫血、铁粒幼细胞性贫血等相鉴别。

【治疗】

(一)辨证施治

1. 气血双亏型

症见面色萎黄,倦怠乏力,头晕,心悸,气短,少气懒言,食欲减低,失眠多梦,舌质淡,苔薄白,脉细。

治法:补气养血。

方药:归脾汤加减。

黄芪 15 g,党参 12 g,白术 15 g,茯苓 12 g,当归 12 g,甘草 10 g,熟地 12 g,白芍 10 g,桑葚子 18 g,阿胶 10 g(冲),枸杞 12 g。

2. 脾气虚型

症见饮食减少,面色萎黄,食后脘腹不舒,倦怠乏力,大便溏薄,舌淡苔薄,脉弱。

治法:补脾生血。

方药:四君子汤加味。

人参 10 g,黄芪 15 g,白术 12 g,茯苓 10 g,炙甘草 10 g,阿胶 10 g(冲),桑葚子 15 g,红枣 6 枚,当归 12 g。

3. 脾肾阳虚型

症见面色㿠白无华,形寒肢冷,唇甲淡白,周身浮肿,心悸气短,倦怠乏力,便溏或泄泻,小便清长,阳痿,舌淡胖边有齿印,苔白,脉沉细。

治法:温补脾肾。

方药:附子理中丸加味。

人参 10 g,白术 12 g,炙甘草 10 g,干姜 10 g,熟附子 12 g,黄芪 12 g,茯苓 10 g,山药 12 g,枸杞 12 g,当归 10 g,菟丝子 12 g,补骨脂 10 g,皂矾 1 g(冲)。

4. 肝肾阴虚型

症见面色萎黄,毛发指甲枯槁,反甲,眩晕耳鸣,腰膝酸软,低热盗汗,五心烦热,烦躁,失眠多梦,健忘,心悸气短,乏力,舌红少苔,或光红无苔,口舌生疮,脉细数。

治法:滋补肝肾,填精养血。

方药:杞菊地黄丸加味。

枸杞 12 g,菊花 10 g,熟地 12 g,山药 12 g,山萸肉 10 g,茯苓 10 g,丹皮 10 g,泽泻 10 g,桑葚子 15 g,黄精 15 g,何首乌 15 g。

(二)验方

1. 明绿矾、山药各 10 g,醋煅针砂 15 g,红枣 20 枚。前 3 味共研末,红枣煮烂后去核,与药末一起捣匀为丸如豆大。每服 1.5 g,每日 3 次。

2. 鸡血藤 15～30 g,党参 10～15 g,杏仁 10 g。水煎,分 2 次服。

3. 熟地、鸡血藤各 15 g,党参、白术、黄芪、陈皮、当归、远志、酸枣仁、丹参、茯苓、阿胶各 10 g,广木香、炙甘草各 6 g,每日 1 剂,水煎服。

4. 土大黄 30 g,丹参 15 g,鸡内金 10 g。水煎服,每日 1 剂,15 天为 1 个疗程,忌辛辣。

(三)饮食疗法

1. 黑木耳 30 g,红枣 30 枚。水煎服。

2. 猪血、菠菜各 250 g,煮汤食用。

3. 羊肝 250 g,切片煮熟,调味食之。

4. 牛肉 100 g,切薄片,与粳米 100 g 煮粥,调味后食用。

5. 红枣 20 枚,鸡蛋 1 个,红糖适量。红枣煮,去核,将鸡蛋打入,加入红糖煮食。有健脾补血作用。用于老年人贫血,有头晕、健忘、失眠者。

6. 乌鸡 1 只,红枣 100 g,黄芪 60 g,桑葚子 100 g。乌鸡及药物一起用文火炖透熟,食肉、饮汤、吃枣(可调味食用),每周 1 只。有补气养血作用。

7. 当归 10 g,红枣 10 枚,鲜鸡肉 100 g。用文火炖熟后,经调味后食用。有补气养血作用。

【调护】

1. 积极治疗病因,如防治钩虫病,控制和根治慢性失血,治疗慢性消化系疾患,治疗妇科疾病等。

2. 病重者应注意休息,保证充足的睡眠及心情愉快,劳逸结合。

3. 饮食上要有规律,忌偏食,平时应食含铁丰富的食物,如猪血、猪肝、瘦肉、蛋类、豆类、小麦、绿叶蔬菜等,忌食辛辣、生冷、不易消化的食物。

(张传彦)

第二节 巨幼红细胞贫血

巨幼红细胞贫血又称大细胞贫血,是由于维生素 B_{12}、叶酸缺乏或某些特殊原因,使细胞增殖基本条件的脱氧核糖核酸(DNA)合成障碍,细胞分裂不能顺利进行,在骨髓内出现形态、功能上异常的大量巨幼红细胞,最终导致贫血,称为巨幼红细胞贫血。其中因胃内因子缺乏,维生素 B_{12} 在肠道中不能被吸收,所引起的巨幼红细胞贫血,称恶性贫血。食欲减退、腹泻、营养不良或恶性肿瘤、偏食等,均可引发此类贫血。

本病类似于中医的"虚劳""血虚"等。

【病因病机】

饮食不节,损伤脾胃,暴饮暴食,营养不良,偏食,饮酒过度等,都会损伤脾胃,使其运化水谷的功能下降,精血化生不足。

大病久病之后,邪气过盛,脏气损伤;或热病日久,耗血伤阴;或寒病日久,伤及阳气,阳虚则血无以生;或瘀血内结,新血不生;或因病后失于调理,均会影响血的生成。

本病初起主要病在脾胃,日久失于治疗,则可累及肾肝。在脾胃则为化源不足,及肝肾则精血受损,使温煦脾胃的功能低下,脾胃功能更低下,使气血生化不足,形成恶性循环,使疾病难以恢复。

精血津液都属于阴的范围,但血虚与阴虚的区别在于:血虚主要表现血脉不充,失于濡养的症状,如面色不华,唇舌色淡,脉细弱等;阴虚则多表现为阴虚生内热的症状,如五心烦热,颧红,口干,舌红少津,脉细数等。气虚或阳虚可使精血的化生受到影响,而引起贫血。

【诊断】

(一)营养性巨幼红细胞贫血

起病缓慢,患者除一般贫血症状外,尚有舌炎、舌乳头萎缩、食欲下降、腹泻等消化道症状。少数患者伴有血浆蛋白低,发生营养不良性全身水肿等。

(二)恶性贫血

其症状以消化道和神经系统多见,如舌炎、胃酸缺乏、腹泻、黄疸、手足麻木、共济失调等。有少数患者同时伴有白细胞、血小板减少,轻度出血和感染,也可见肝大及心力衰竭。

(三)实验室及其他检查

1. 血常规检查

红细胞减少,平均红细胞容积大于正常,平均红细胞血红蛋白含量可增多,血红蛋白减少。中性多形粒细胞体积增大、分叶过多,部分病例有白细胞和血小板的减少。

2. 骨髓象检查

骨髓中有核细胞明显增多,以巨幼红细胞增生为主,为本病特征性表现。粒细胞系统有巨多分叶核现象,有巨晚幼粒细胞和巨带状核粒细胞。巨核细胞数可减少,也可正常或稍多,形态增大,核分叶过多,并常断裂。

3. 血清维生素 B_{12} 及叶酸测定

维生素 B_{12} < 59 pmol/L(正常值 81 ~ 590 pmol/L);叶酸 < 7 nmol/L(正常值 >7.5 nmol/L)。

4. 胃液检查

营养性巨幼红细胞性贫血胃游离酸多数存在;恶性贫血胃游离酸缺乏,注射组胺后仍无游离盐酸及胃蛋白酶。

5. 内因子及内因子抗体检查

正常人 1 小时分泌内因子 2 000 ~ 18 000 U,恶性贫血患者则在 200 U 以下;血清及胃液中内因子抗体检出率 60% 以上,胃壁细胞抗体高达 90%,但也有 16% 的正常人呈阳性结果。

6. 其他检查

营养性巨幼红细胞性贫血患者血浆蛋白总量多低于正常,组氨酸负荷试验阳性,红细胞内叶酸含量低于正常。恶性贫血尿中甲基丙二酸排出量增多 >9 mg/24 h。

【鉴别诊断】

根据病史、症状体征及实验室检查等;诊断并不困难,尤以血象及骨髓象为主要诊断依据,而血清维生素 B_{12}、叶酸测定具有特异性确诊意义。本病需与非维生素 B_{12} 或叶酸缺乏所致巨幼红细胞性贫血相鉴别,病情严重出现贫血同时有粒细胞和血小板减少,呈全血细胞减少时需与再生障碍性贫血相鉴别。

【治疗】

(一)辨证施治

《灵枢·决气》说:"血脱者,色白,夭然不泽,其脉空虚,此其候也。"《景岳全书·新方八略引》说:"补方之制,补其虚也。凡气虚者,宜补其上,人参黄芪之属是也。精虚者,宜补其下,熟地、枸杞之属是也。阳虚者,宜补而兼暖,桂、附、干姜之属是也。阴虚者,宜补而兼清,门冬、芍药、生地之属是也。此固阴阳之辨也。其有气因精而虚者,自当补精以化气;精因气而虚者,自当补气以生精。又有阳失阴而离者,不补阴,何以收散亡之气? 水失火而败者,不补火,何以甦垂寂之阴? 此又阴阳相济之妙用也。故善补阳者,必于阴中求阳,则阳得阴助而生化无穷;善补阴者,必于阳中求阴,则阴得阳以升而泉源不竭。"指出治疗某一虚损,应以阴阳气血互根互济,其损伤相互影响来指导治疗。

1. 气血双亏型

症见面色苍白,或萎黄,倦怠乏力,头晕眼花,腹胀不适,气短,毛发稀疏少泽,肌肤甲错,唇甲淡白,舌淡苔白,脉细弱。

治法:气血双补。

方药:八珍汤加减。

党参 15 g,黄芪 15 g,熟地 18 g,茯苓 12 g,川芎 10 g,白芍 12 g,当归 12 g,白术 12 g,陈皮 10 g,阿胶 10 g(冲),桑葚子 15 g。

2. 心脾两虚型

症见面色苍白,或萎黄,肢体倦怠,气短乏力,食少纳呆,腹胀便溏,心悸怔忡,失眠多梦,健忘,舌淡苔白,脉细弱。

治法:补益心脾。

方药:归脾汤加减。

党参 12 g,黄芪 15 g,茯苓 12 g,酸枣仁 12 g,当归 15 g,陈皮 10 g,焦三仙各 12 g,龙眼肉 10 g,白术 12 g,阿胶 12 g(冲),枸杞 10 g,桑葚子 15 g。

3. 肝肾阴虚型

症见两颧潮红,头晕耳鸣,两目干涩,视物不清,腰膝酸软,盗汗潮热,指甲枯脆,舌红,脉细数。

治法:滋补肝肾。

方药:左归丸加减。

熟地 15 g,山药 12 g,枸杞 15 g,怀牛膝 12 g,女贞子 10 g,旱莲草 15 g,当归 12 g,桑葚子 15 g,龟板 12 g,山萸肉 12 g,白芍 10 g。

4. 肾阳虚衰型

症见心悸气短,动则加剧,腰膝酸软,四肢不温,腹胀便溏或五更泄泻,畏寒倦卧,或下肢浮肿,舌质淡胖,苔薄白,脉细无力。

治法:温肾助阳,养血。

方药:济生肾气丸加减。

熟地 15 g,泽泻 8 g,车前子 10 g,山萸肉 12 g,怀牛膝 12 g,山药 12 g,熟附子 12 g,肉桂 10 g,桑葚子 15 g,何首乌 15 g,阿胶 10 g(冲),鹿角胶 10 g。

(二)验方

1. 龙眼肉 10 g,花生衣 15 g。水煎服。有一定生血作用。

2. 仙鹤草 90 g,红枣 10 枚。每日 1 剂,水煎服。

3. 桑葚子 30 g,枸杞 20 g,红枣 10 枚,当归 15 g,黄芪 20 g,薏苡仁 20 g,茯苓 10 g,炙甘草 10 g。每日 1 剂,水煎服。对气血双亏型贫血有效。

4. 胎盘粉、羊肝粉、桑葚子粉、蜂蜜适量。做成药丸 6 g/丸,每次 1 丸,每日 3 次。适用于各种贫血。

5. 小米糖 50 g,当归 15 g,桑葚子 15 g,黄芪 30 g。水煎服,每日 1 剂。

【调护】

1. 纠正偏食和不良烹调习惯。

2. 对高危人群可予适当干预措施,比如婴幼儿及时添加辅食。

3. 青少年和妊娠妇女需要多补充新鲜蔬菜,可以口服小剂量叶酸或维生素 B_{12} 预防。

4. 应用干扰核苷酸合成药物治疗的患者,应该同时让患者补充叶酸和维生素 B_{12}。

(张传彦)

第六章　内分泌系统疾病

第一节 糖尿病

糖尿病是由于人体内的胰岛素分泌不足,使胰岛功能失调而引起体内葡萄糖代谢紊乱的一种慢性疾病。主要表现为"三多一少",即多尿、多饮、多食、形体消瘦,以及尿有甜味为特征,可并发酮症酸中毒,非酮症高渗性昏迷,各种感染,动脉粥样硬化,神经、肾及视网膜病变。糖尿病是老年人最常见的疾病之一。

本病属中医"消渴"。消渴是以多饮、多食、多尿、身体消瘦,或尿浊、尿有甜味为特征的病证。《素问·奇病论》说:"此肥美之所发也,此人必数食甘美而多肥也,肥者令人内热,甘者令人中满,故其气上溢,转为消渴。"《灵枢·五变》说:"怒则气上逆,胸中蓄积,血气逆流……转而为热,热则消肌肤,故为消瘅。"《外台秘要·消中消渴肾消》引《古今录验》说:"渴而饮水多,小便数,有脂,似麸片甜者,皆是消渴病也",又说:"每发即小便至甜""焦枯消瘦"。《圣济总录·消渴门》指出:"消渴者……久不治,则经络壅涩,留于肌肉,变为痈疽。"《河间六书·宣明论方·消渴总论》说消渴一证"故可变为雀目或内障"。《儒门事亲·刘河间三消论》说:"夫消渴者,多变聋盲、疮癣、痤痱之类""或蒸热虚汗,肺痿劳嗽",提出了本病的主要症状及久病失治所引起的变证。后世医家在临床实践中,根据三多症状而将其分成上、中、下三消,如《证治准绳·消瘅》说:"渴而多饮为上消(经谓膈消);消谷善饥为中消(经谓消中);渴而便数有膏为下消(经谓肾消)。"对其临床治疗有一定指导意义。

【病因病机】

本病主要由于素体阴虚,饮食不节,多情志失调,劳欲过度所致。

长期过食肥甘,醇酒厚味,致使脾胃运化失职,积热内蕴,化燥耗津,发为消渴。《千金要方·消渴》说:"饮啖无度,咀嚼炸酱,不择酸咸,积年长夜,酣兴不懈,遂使三焦猛热,五脏干燥,木石犹且干枯,在人何能不渴?"《丹溪心法·消渴》说:"酒面无节,酷嗜炙煿……于是炎火上熏,腑脏生热,燥热炽盛,津液干焦,渴饮水浆而不能自禁。"均说明饮食不节与本病的密切关系。

长期精神刺激,导致气机郁结,进而化火,消烁肺胃阴津而发为消渴。《儒门事亲·河间三消论》说:"消渴者……耗乱精神,过违其度……之所成也。"《临证指南医案·三消》说:"心境愁郁,内火自然,乃消症大病。"说明五志过极,郁热伤津是消渴的重要病因。

素体阴虚,多因房事不节,劳欲过度,损耗阴精,导致阴虚火旺,上蒸肺、胃,而发为消渴。《备急千金要方·消渴》说:"凡人生放恣者众,盛壮之时,不自慎惜,快情纵欲,极意房中,稍至年长,肾气虚竭……此皆由房事不节之所致也。"《外台秘要·消渴消中门》论说:"房事过度,致令肾气虚耗故也,下焦生热,热则肾燥,肾燥则渴。"说明房事过度,肾精亏损而燥与本病有一定关系。

【诊断】

（一）临床表现

糖尿病往往起病缓慢，症状轻微，常无"三多"症状，只有乏力或口干的表现，或因并发症就医者多见，如非酮症高渗性糖尿病昏迷、泌尿道感染、低血糖及其引起的心肌梗死及脑血管意外、应激状态时发生酮症酸中毒等，应引起临床注意。老年糖尿病的慢性并发症与中年糖尿病相似，有心血管病变及神经病变、糖尿病肾病及视网膜病变、白内障、足部感染及坏疽、慢性痛性末梢神经炎及糖尿病性肌萎缩等。

确诊的依据是血糖异常升高，常伴有尿糖的增加；有些老年人，血糖很高而尿糖阴性，单凭尿糖检查容易漏诊；有些老年人血糖可能正常，但糖耐量试验异常，表明存在糖尿病或糖代谢异常。

（二）实验室及其他检查

1. 尿液检查

尿糖浓度可自微量至 10% 以上，一般在 0.5% ~ 5%。但早期轻症可仅见于餐后或有感染等应激情况下；部分老年人，由于肾糖阈升高，虽血糖浓度颇高而无糖尿。一般无并发症者无蛋白或偶有微量。少量者见于伴尿路感染、高血压、心力衰竭等情况；大量蛋白尿见于伴发肾脏病变者，特别是弥漫型肾小球硬化症。重症或饮食失调或因感染、高热等进食很少，或糖尿病性酮症酸中毒时可出现酮尿。

2. 血液检查

不论有无糖尿病典型症状，空腹血糖 2 次以上 ≥7.22 mmol/L 可确诊。空腹血糖正常，口服葡萄糖耐量试验（OGTT）：口服葡萄糖 75 g，于空腹（0 时）及服糖后 30 分钟、60 分钟、90 分钟、120 分钟抽取血标本测血糖。若 120 分钟血糖 ≥11.1 mmol/L 及 0 ~ 2 小时任何一个数值 ≥11.1 mmol/L 即可诊断为糖尿病。若服糖后 2 小时血糖 ≥11.1 mmol/L，重复 1 次 OGTT，2 小时血糖仍是 ≥11.1 mmol/L，也可诊为糖尿病。空腹血糖 < 7.8 mmol/L，2 小时血糖为 7.8 ~ 11.1 mmol/L 者为糖耐量减低（IGI）。若第 1 次服糖 2 小时血糖 ≥11.1 mmol/L，第 2 次服糖后 2 小时血糖 <11.1 mmol/L，则应密切随诊定期复查 OGTT。

血酮、电解质、酸碱度、二氧化碳结合力（CO_2 – CP）与尿素氮（BUN）等异常在糖尿病酮症酸中毒、糖尿病高渗性昏迷、糖尿病乳酸性酸中毒和并发肾脏病变时出现。

本病与其他疾病相鉴别时需除外肝脏疾病、肾脏疾病、应激状态、内分泌疾病等引起的继发性糖尿病。

【治疗】

本病以阴虚为本，燥热为标，病久则气阴两伤，阴阳俱虚，晚期则变证百出。并常与瘀血有关。《血证论·发渴》论说："瘀血发渴者，以津液之生，其根出于肾水……有瘀血，则气为血阻，不得上升，水津固不能随气上布"是为消渴。

在治疗上《医学心悟·三消》论说"治上消者宜润其肺，兼清其胃""治中消者，宜清其胃，兼滋其肾""治下消者，宜滋其肾，兼补其肺"，实为治疗消渴之大法。

（一）辨证施治

1. 肺热津伤型

症见烦渴多饮,口干舌燥,尿频量多,舌边尖红,苔薄黄,脉洪而数。

治法:清热润肺,生津止渴。

方药:消渴方加味。

天花粉30 g,黄连6 g,生地15 g,藕汁15 g,葛根15 g,麦冬15 g,黄芩12 g。

2. 胃热炽盛型

症见多食易饥,形体消瘦,大便干燥,苔黄,脉滑实有力。

治法:清胃泻火,养阴增液。

方药:玉女煎加黄连、山栀。

生石膏60 g,知母20 g,生地15 g,麦冬15 g,黄连8 g,栀子10 g,牛膝12 g,生大黄10 g。

3. 肾阴亏虚型

尿频量多,混浊如脂膏,或尿甜,口干唇燥,舌红,脉沉细数。

治法:滋阴固肾。

方药:六味地黄丸加味。

熟地15 g,山药12 g,山萸肉12 g,泽泻10 g,丹皮10 g,茯苓12 g,天花粉15 g,玄参15 g,肉桂4 g,黄柏12 g,地骨皮12 g。

4. 阴阳两虚型

症见小便频数,混浊如膏,甚至饮一溲一,面色黧黑,耳轮焦干,腰膝酸软,形寒畏冷,阳痿不举,舌淡苔白,脉沉细无力。

治法:温阳滋肾固摄。

方药:金匮肾气丸加味。

熟附子10 g,肉桂10 g,熟地15 g,山药12 g,山萸肉12 g,茯苓10 g,泽泻10 g,丹皮10 g,覆盆子15 g,金樱子15 g,仙灵脾15 g,仙茅12 g。

5. 瘀血内阻型

症见病程日久,或本病合并心脑血管病变,舌质暗,或有瘀斑、瘀点,脉细涩。

治法:活血化瘀。

方药:膈下逐瘀汤加减。

五灵脂15 g,当归12 g,川芎、桃仁各10 g,赤芍10 g,玄胡9 g,红花6 g,枳壳9 g,乌药6 g,生地15 g,麦冬12 g,沙参12 g,天花粉15 g,肉桂4 g。

（二）中成药

1. 消渴丸

每次6粒,每日3次。用于一般2型糖尿病。

2. 六味地黄丸

每次8粒,每日3次。有滋阴补肾作用,用于糖尿病阴虚者。

3. 知柏地黄丸

每次8粒,每日3次。有滋阴清热的作用,用于糖尿病阴虚内热者。

4. 金匮肾气丸

每次 8 粒,每日 3 次。有温阳补肾作用。用于糖尿病阴阳两虚者。

(三)验方

1. 生地、黄芪各 30 g,淮山药 90 g。每日 1 剂,水煎服。

2. 猪胰一只,低温干燥,研成粉末制蜜丸,每次 9 g,每日服 2 次,长期服用。

3. 玉米须、积雪草各 30 g,水煎代茶饮用。

4. 生地 20 g,山药 30 g,枸杞 15 g,黄芩、黄精各 10 g,山萸肉 12 g。每日 1 剂,水煎服。

5. 生黄芪 30 g,生山药 40 g,葛根、五味子、鸡内金各 10 g,花粉、知母各 15 g。多饮以肺热为主加人参 10 g,黄芩 12 g,芦根 30 g;多尿以肾虚为主加覆盆子 12 g,枸杞 10 g;多食以胃热为主加黄连 9 g,大贝母、藕节各 12 g。每日 1 剂,水煎服。

6. 山萸肉 30 g,五味子、乌梅、苍术各 20 g,加水 2 000 mL,煎至 1 000 mL,分早、中、晚 3 次饭前温服。连续治疗 3 个月。

7. 女贞子、丹皮、黄芪、生地各等份,研粉,每次 6 g,每日 4 次吞服。

8. 山药、天花粉各 30 g,水煎服,每日 1 剂。

9. 白茅根 60 ~ 90 g,天花粉 30 g。水煎当茶饮用,连续服用 10 余日,就可见到较好的疗效。

(四)饮食疗法

1. 鲜菠菜根 90 g,干鸡内金 15 g,水煎服,每日 2 ~ 3 次。

2. 鲜红薯叶 100 g,鲜冬瓜 200 g。水煎当茶饮用。

3. 西瓜皮 30 ~ 50 g。水煎后当茶每日饮用。

4. 山药 60 g。每日煮粥食用。

5. 鲜玉米须 60 ~ 120 g(干品减半),乌龟 1 ~ 2 只。将乌龟杀去内脏,与玉米须同用文火煲汤,调味后食用。用于糖尿病瘦弱,口渴神疲患者。

6. 红皮萝卜捣烂取汁,每次 100 ~ 150 mL,每日 2 ~ 3 次服用。

7. 南瓜煮熟当主食,每日 500 g 以上。

8. 鲜生姜 2 片,食盐 4.5 g,绿茶 6 g。3 味煎汤 500 mL,分次饮用。用于口渴多饮,烦躁居多的患者。

9. 黑木耳、扁豆各等份。将前 2 味晒干,共研成面,每次服 9 g,白开水送服。

(五)针灸疗法

主穴:胰俞、膈俞、足三里、三阴交、阴陵泉、曲池。

配穴:肺俞、胃俞、肾俞、太渊、少府、鱼际、内庭、列缺、照海、关元、然谷。

每次取 3 ~ 5 主穴,随证取 3 ~ 5 配穴,中等刺激,留针 20 ~ 30 分钟,每日 1 次,10 次为 1 个疗程。

也可选用耳针,取穴:胰、内分泌、肾、三焦、神门、肺。轻刺激,每次取 3 ~ 5 穴,留针 20 分钟,隔日 1 次,10 次为 1 个疗程。

【调护】

1. 开展群众性糖尿病防治知识教育。对糖尿病易感人群(有糖尿病家族史、肥胖、体力活动少、高血压、高血脂或早发冠心病等),通过改变和减少不利环境、行为因素(不吸烟、少饮酒、少吃盐、合理膳食、经常运动、防止肥胖等),最大限度地减少糖尿病的发生。

2. 通过血糖测定及 OGTT 及早检出无症状糖尿病及糖耐量减低者,并给予积极有效的干预、治疗。

3. 强化医护人员的糖尿病教育意识。认真抓好糖尿病教育,往往能够起到"事半功倍"的客观效果。克服患者麻痹思想,使他们认识到无症状慢性高血糖的危害性,积极配合治疗。

4. 强调患者在治疗中的作用,使他们认识到"治疗糖尿病有两位医生,一位是临床医师,一位就是他们本人。"

5. 让患者了解糖尿病的基础知识和治疗控制要求,学会测尿糖,学会观察病情,认真做好记录。

6. 掌握各种治疗方法及应急处理措施。生活应有规律,戒烟和烈性酒,注意个人卫生,预防各种感染。

(张传彦)

第二节　甲状腺功能亢进症

甲状腺功能亢进症(简称甲亢)是由于甲状腺激素分泌过多所致的内分泌疾病。

中医没有甲状腺功能亢进症病名,就其临床症状和体征与中医"瘿病"类似。瘿病是由于情志内伤,饮食及水土失宜,以致气滞、凝瘀、血瘀壅结颈前引起的,以颈前喉结两旁结块肿大为主要临床特征的一类疾病。《诸病源候论·瘿候》指出瘿病的病因主要是情志内伤及水土因素,说:"瘿者由忧恚气结所生,亦曰饮沙水,沙随气入于脉,搏颈下而成之""诸山水黑土中,出泉流者,不可久居,常食令人作瘿病,动气增患"。

【病因病机】

瘿病的病因主要是情志内伤和饮食及土水失宜,但也有与体质因素有关者。

由于长期愤郁恼怒,或忧郁思虑,使气机郁滞、肝气失于条达。津液的正常循环及输布,均有懒气的统帅。气机郁滞,则津液易于凝聚成痰。气滞痰凝,壅结颈前,则形成瘿病。其消长常与情志有关。痰气凝滞日久,使血液的运行亦受到障碍而产生血行瘀滞,则可致瘿肿较硬或有结节。正如《诸病源候论·瘿候》说:"瘿者由忧恚气结所生""动气增患"。《济生方·瘿瘤论》说:"夫瘿瘤者,多由喜怒不节,忧思过度,而成斯疾焉。大抵人之气血,循环一身,常欲无滞留之患,调摄失宜,气凝血滞,为瘿为瘤。"

饮食及水土失宜者,饮食失调,居住山地,一则影响脾胃的功能,使脾胃失其健运,不能运化水湿,聚而生痰;二则影响气血的正常运行,痰气瘀结颈前则发为瘿病。

妇女的生理特点与肝经气血有密切关系,遇情志、饮食等致病因素,常引起气郁痰结、气滞血瘀及肝郁化火等病理变化,故女性易患瘿病。另外,素体阴虚之人,痰气郁滞之后易于化火,更加伤阴,常使病情缠绵。

【诊断】

(一)临床表现

多见于女性,男女之比为 1:(4~6),各年龄组均可发病,以 20~40 岁多见。起病多缓慢,个别在精神刺激或感染等应激后发病。

1. T_3、T_4 分泌过多症群

(1)高代谢症群:如怕热、多汗、低热、皮肤温暖湿润、乏力、体重下降。

(2)消化系统:多食易饥、大便次数增多、形体消瘦。少数年迈患者因厌食,食欲反而减退。甚至有恶心、呕吐等症状。

(3)神经系统:表现为兴奋、易激动、烦躁紧张、失眠、多言多动、两手细颤等症状。

(4)心血管系统:可有心悸、胸闷、气促,活动后加剧,严重者可致甲亢性心脏病。体征可见:心动过速,心音增强,第一心音亢进,收缩期杂音,期前收缩及其他心律失常。

(5)运动系统:肌群可出现萎缩、软弱无力、行动困难。少数患者有周期性瘫痪,发作时血钾降低。

(6)生殖系统:女性月经减少、推迟,甚至闭经。男性多阳痿。两性生殖能力均下降。

(7)内分泌系统:除性腺外常影响垂体—肾上腺,早期可见血 ACTH、皮质醇及 24 小时尿中 17-羟升高,因受 T_3、T_4 抑制而 17-羟与 17-酮均下降。

(8)造血系统:周围血循环中淋巴细胞绝对值和百分比及单核细胞增多,但白细胞总数偏低,有时在 3×10^9/L 左右,血小板寿命缩短,有时出现紫癜。

2. 甲状腺肿大

甲状腺对称性弥漫性肿大,质地较软,随吞咽运动而上下移动,常有震颤和血管杂音。

3. 甲亢眼征

甲亢眼征表现为眼裂增宽,眼球突出,瞬目稀少,上眼睑挛缩或伴浮肿,不能随眼球下落,两眼向内侧聚合不良,向上看时前额皮肤不能皱起,可有眼球肌麻痹等。

4. 甲状腺危象

甲状腺危象为本病的最严重表现,病死率很高。多由于感染、应激刺激或 ^{131}I 治疗早期。表现为高热(39℃以上);心率快(每分钟 140 次),常有心律失常;神志焦虑、烦躁不安、大汗淋漓。还可伴有厌食、呕吐、腹泻等消化道症状。可因失明、心力衰竭、肺水肿而休克死亡。

5. 其他

甲状腺功能亢进症还可并发甲亢性心脏病、局限性黏液水肿等。

(二)实验室及其他检查

基础代谢率(BMR)在 +15% 以上。血清蛋白结合碘(PBI)> 551 nmol/L;甲状腺

吸^{131}I 试验 24 小时 >45%，高峰提前出现(2～6 小时出现)；血清总甲状腺素(T_4)增高 >180 nmol/L，血清总 T_3 增高。血清游离 T_4、T_3 增高。

目前临床上主要是做血清甲状腺激素的测定。以前做的基础代谢率、蛋白结合碘、甲状腺吸放射性碘试验等诊断甲亢的检查现在已被血清甲状腺激素测定所代替。甲亢时，一般 T_4、T_3 均升高。但有时测定结果也给诊断带来一些问题。临床实验证明，单就一项 T_3 低或不高，不能说明甲状腺功能状态，应同时测 T_4、T_3。必要时，可测促甲状腺激素(TSH)，TSH 低于正常，也是确诊甲亢的可靠指标。

【鉴别诊断】

需与神经症、冠心病、胃肠疾病及肝病相鉴别。

【治疗】

瘿病乃气滞痰凝结颈前是其基本病理变化，日久引起血脉瘀阻，以气、痰、瘀三者合而为患。部分病例，由于痰气郁结化火，火热耗伤阴精，而导致阴虚火旺，其中尤以肝、心两脏阴虚火旺的病变更为突出。

瘿病初起多实，病久则由实致虚，尤以阴虚、气虚为主，以致成为虚实夹杂之证。

治疗则应以理气化痰，消瘿散结为其基本治疗原则。

(一)辨证施治

1. 肝郁气滞型

症见精神紧张、情绪低落或易于激动，胸闷不舒，常喜太息，或乳部胀痛，每因多虑而失眠，舌红苔薄，脉弦。常见于甲亢初起时。

治法：疏肝理气，解郁。

方药：丹栀逍遥散加减。

丹皮 10 g，山栀 10 g，白芍 15 g，白术 10 g，茯苓 10 g，当归 12 g，柴胡 10 g，薄荷 10 g，生牡蛎 15 g，海藻 15 g。

2. 气阴两虚型

症见神疲乏力，形体消瘦，气促多汗，口干咽燥，五心烦热。舌红苔少，脉虚数；或脘闷腹胀，大便次频，呈糊状并夹有不消化食物残渣，舌淡而胖，边有齿印，苔白腻，脉虚无力。本证多见于久病体弱或老年甲亢患者。

治法：益气养阴。

方药：甲亢重方(经验方)。

黄芪 30～50 g，白芍 15 g，生地 15 g，香附 12 g，夏枯草 30 g，何首乌 18 g。

脾虚突出者去生地，加淮山药 15 g，白术 15 g，神曲 10 g。

3. 阴虚阳亢型

症见心悸不宁，心烦失眠，易惊健忘，消瘦乏力。腰膝酸软，耳鸣目涩，口干喜饮，或胁肋隐痛，或手指、舌体细颤，或颜面潮红，骨蒸劳热，舌红少苔，脉细数。常见于病程较长的甲亢患者。

治法：滋阴柔肝，养心安神。

方药:一贯煎合天王补心丹加减。

太子参10 g,天冬10 g,麦冬12 g,沙参15 g,玄参15 g,白芍10 g,生地15 g,酸枣仁10 g,夜交藤15 g,生牡蛎15 g,龟板10 g。

4. 痰瘀交阻型

症见颈前肿块较软而不痛,眼球突出,眼裂增宽。双目凝视,或呈惊恐状,苔薄腻,脉弦滑或弦数。

治法:祛痰化瘀,软坚散结。

方药:海藻玉壶汤加减。

海藻30 g,昆布30 g,海带15 g,法半夏12 g,陈皮10 g,青皮10 g,连翘12 g,川芎10 g,独活10 g,当归12 g,贝母12 g,甘草10 g,生牡蛎15 g,丹参15 g。

(二)验方

1. 黄药子6 g,龙胆3 g。水煎后,当茶饮用。

2. 玄参、玉竹、炙龟板、麦冬、白芍、女贞子、旱莲草、党参、枸杞、海藻、昆布、泽泻、牡蛎、制首乌、红枣各30 g,山药、生地、黄芪、茯苓、夏枯草各60 g,当归、丹皮各20 g,上药共研细粉,炼蜜为丸,每丸10 g重,早晚各服1丸。服1剂可见效,连服2~3剂,以巩固疗效。

3. 龙胆、栀子、柴胡、黄芩各12 g,夏枯草、麦冬、枣仁各15 g,生地、昆布、牡蛎、玄参各21 g。随证加减。四肢颤抖明显者加天麻、钩藤;腰膝酸软者加枸杞、山萸肉;大便溏泻者加炒山药、白术。每日1剂,水煎服。21剂为1个疗程,2个疗程后判断疗效。

4. 夏枯草15 g,生牡蛎15 g,玄参15 g,枳实12 g,贝母10 g,海藻15 g,天冬12 g,熟地12 g,丹皮10 g,地骨皮12 g。每日1剂水煎服。1个月1个疗程。

【调护】

1. 生活规律。
2. 做好妇女青春期、妊娠期和围产期的保健工作。
3. 积极锻炼身体,提高神经系统的调节能力。
4. 已患甲亢者应积极规律治疗,避免发生危象的诸多诱因。

(吕娟)

第七章　神经系统疾病

第一节　急性脑血管疾病

急性脑血管疾病又称脑中风或脑卒中,是由于供应脑部的血管发生病变引起的一种严重的疾病。本病多数发生在中老年,随着人类平均寿命的延长,急性脑血管疾病的发病率和死亡率也在明显上升,据我国流行病学调查,急性脑血管疾病每年新的发病率为79~188/10万,老年人为1 023/10万。因此,急性脑血管疾病严重威胁着老年人的身体健康。

急性脑血管疾病最重要的危险因素是高血压,国内外大量资料表明,血压愈高,发生脑卒中的危险性愈大。其次,心脏病(风湿性心脏病、冠心病、心律失常等)、糖尿病、高脂血症及吸烟和饮酒也是公认的危险因素,正确对待和防治这些危险因素,是预防急性脑血管疾病发生的关键。

急性脑血管疾病的共同特点为起病急骤,往往在短时间内脑部损害症状达到高峰。此外脑部受损的症状的局灶性与脑部血管血液供应的分布有密切联系。

脑血管病的分类和分型对于临床上准确诊断疾病、有针对性地精确选择治疗和预防措施具有重要实用价值,是脑血管疾病诊断和鉴别诊断及个体化治疗的基础,也是进行脑血管病流行病学研究和临床研究的基本需要。分类分型的规范和统一有利于各研究结果的比较和学术交流,对临床诊治具有重要意义。长期以来国内外分类分型方法较多,但尚无临床实用的统一标准,尤其缺乏适合我国临床实际并操作性好的分类标准。因此,国内中华医学会神经病学分会从约40年前(1978年)开始制定和发表脑血管病分类,迄今共有4个版本。现发表的《中国脑血管疾病分类2015》经过中华医学会神经病学分会及其脑血管病学组两届委员的努力,多次讨论达成共识。本版分类尽可能结合国际标准、我国国情,考虑既往使用经验和可操作性制定,暂未包括相应诊断要点或定义,但将在近期制定共识并发表。

中医文献中没有急性脑血管疾病病名,根据其临床症状及体征类似于中医的"中风""脑晕""头痛"等证候。中风,又名卒中。因本病起病急骤,证见多端、变化迅速,与风性善行数变的特征相似,故以中风名之。本病是以猝然昏仆,不省人事,伴口眼歪斜,半身不遂,语言不利,或不经昏仆而仅以歪僻不遂为主症的一种疾病。《灵枢·刺节真邪》论说:"虚邪偏客于身半,其入深,内居营卫,营卫稍衰,则真气去,邪气独留,发为偏枯。"《素问·生气通天论》说:"阳气者,大怒则形气绝,而血菀于上,使人薄厥。"《素问·调经论》又说:"血之与气,并走于上,则为大厥,厥则暴死,气复返则生,不返则死。"说明了中风的特点及其疾病的急暴性。

【病因病机】

中风的发生,主要因素在于患者平素气血亏虚,与心、肝、肾三脏阴阳失调,加之忧思恼怒,或饮酒饱食,或房室劳累,或外邪侵袭等诱因,以致气血运行受阻,肌肤筋脉失于濡养;或阴亏于下,肝阳暴张,阳化风动,血随气逆,挟痰挟火,横窜经隧,蒙蔽清窍,而形成上实下虚,阴阳互不维系的危急证候。

《素问玄机原病式·六气为病·火类》:"暴病暴死,火性疾速故也,斯由平日衣服饮食,安处动止,精魂神志,性情好恶,不循其宜,而失其常,久则气变兴衰而为病也。或心火暴盛而肾水衰弱,不能制之,热气怫郁,心神昏冒,则筋骨不用,卒倒而无所知,是为僵仆也。甚则水化制火,热盛而生涎,至极则死,微则发过如故,至微者,但眩瞑而已,俗云暗风。由火甚制金,不能平木,故风木自甚也。"《临证指南医案·中风》说:"精血衰耗,水不涵木……肝阳偏亢,内风时起。"其发病机制论述尤为透彻。

本病的发生与以下几种因素有关:

(一)积损正衰

年老体衰,肝肾阴虚,肝阳偏亢;或思虑烦劳过度,气血亏损,真气耗散,多因将息失宜,致使阴亏于下,肝阳鸱张,阳化风动,气血上逆,上蒙元神,突发本病。正如《景岳全书·非风》中说:"卒倒多由昏愦,本皆内伤积损颓败而然。"

(二)饮食不节

嗜酒肥甘,饥饱失宜,或形盛气弱,中气亏虚,脾失健运,聚湿生痰,痰郁化热,阻滞经络,蒙蔽清窍。或肝阳素旺,横逆犯脾,脾运失司,内生痰浊;或肝火内炽炼液成痰,以致肝风挟痰挟火,横穿经络,蒙蔽清窍,突然昏仆,歪僻不遂。此即《丹溪心法·中风》所谓:"湿土生痰,痰生热,热生风也。"以及《临证指南医案·中风》所云:"风木过动,中土受戕,不能御其所胜……饮食变痰……或风阳上潜,痰火阻窍,神识不清。"

(三)情志所伤

情志过极,心火暴盛,或素体阴虚,水不涵木,复因情志所伤,肝阳暴动,引动心火,风火相煽,气血上逆,心神昏冒,遂至卒倒无知。正如《素问玄机原病式·六气为病·火类》说:"多因喜怒思悲恐之五志有所过极而卒中者,由五志过极,皆为热甚故也。"

(四)气虚邪中

气血不足,脉络空虚,风邪乘虚入中经络,气血痹阻,肌肉筋脉失于濡养;或形盛气衰,痰湿素盛,外风引动痰湿,闭阻经络,而致歪僻不遂。如《诸病源候论·风偏枯候》说:"偏枯者,由血气偏虚,则腠理开,受于风湿,风湿客于身半,在分腠之间,使血气凝涩,不能润养,久不瘥,真气去,邪气独留,则成偏枯。"

中风之病机虽较复杂,但归纳起来不外虚(阴虚、气虚)、火(肝火、心火)、风(肝风)、痰(风痰、湿痰)、气(气逆)、血(血瘀)六端,其中以肝肾阴虚为其根本。此六端在一定条件下,互相影响,相互作用而突然发病。有外邪侵袭而引发者为外风,又称真中风或真中;无外邪侵袭而发者特为内风,又称类中风或类中。本病以内风引起者居多。

短暂性脑缺血发作

短暂性脑缺血发作(TIA)是指缺血引起的在24小时以内可以完全缓解的局灶性神经功能缺损。表现为突然发作的局灶性症状和体征,多数在数分钟至数小时内缓解,实际上,60% ~70% 的患者中 1 小时内即完全缓解。

通常认为 TIA 是脑梗死或出血的预警信号,据临床观察 TIA 患者的 1/3 在 5 年内发生中风,其死亡原因主要是心肌梗死或猝死。

【病因病机】

关于 TIA 的病因,目前尚无定论,多数学者认为其病因是动脉粥样硬化。本病发病通常有以下四种机制:栓塞、血栓、血流动力学异常或血管痉挛。

【诊断】

(一)临床表现

本病好发于 50 ~70 岁的中老年人,TIA 的临床表现依其缺血部位、范围而有不同表现。其共同特征:发作突然、迅速缓解、恢复完全、反复发作呈"刻板性"。熟悉每条血管供血区的结构及其功能,将有助于定位诊断。通常,临床上将 TIA 分为颈内动脉系统和椎基底动脉系统两大类,前者较后者多见,如发生在椎基底动脉系统的 TIA 几乎没有必要做颈动脉内膜切除术,其后中风的发生率低且病死率高,抗凝治疗疗效较好;而颈内动脉系统的 TIA 发生中风的机会较大,中风后病死率低而致残率高,抗血小板疗法及颈动脉内膜切除术有较好疗效。

1. 颈内动脉系统

大脑半球大部分为颈动脉供血,包括额叶、顶叶、颞叶的外侧部和基底节,发生在这一部位的 TIA 最常见的症状有对侧轻偏瘫、感觉障碍、偏盲、失语或构音障碍以及同侧短暂性单眼盲等。同侧短暂性单眼盲为颈内动脉系统 TIA 所独有的,这是因为病变侧分出于颈内动脉的眼动脉缺血所致。

2. 椎基底动脉系统

其供血范围包括脑干、小脑、丘脑、颞叶内侧部分和枕叶,发生 TIA 时通常表现为双侧、单侧、交叉性运动或感觉障碍、构音障碍、双侧完全性或不完全性视力障碍(皮质盲)、眩晕、复视、共济失调、吞咽困难、记忆力丧失、恶心和呕吐等。其眩晕很少伴有耳鸣。

(二)实验室及其他检查

即使患者在 TIA 后已完全恢复正常,仍需要进行详细的查体(包括神经系统检查),检查应该个体化,而且要根据临床需要逐项进行,并且对心血管系统应特别重视。

1. 一般检查

对老年 TIA 者要常规检查,全血黏度、血浆黏稠度,血细胞比容、红细胞聚集等,以及与动脉硬化有关的检查如血脂、血糖、血生化等。

2. 血管造影

脑血管造影仍是发现和判断脑血管病变以及评价侧支循环的最佳方法,对于老年人最重要的脑血管造影指征是明确动脉狭窄的程度和判断是否需做颈动脉内膜切除术,狭窄超过 70% 是选择手术的指征之一。

3. 超声检查

多普勒显像颅外颈动脉超声检查,对于发现和确定颅外血管病变,尤其是血管狭窄在

80%～90%的患者是非常有用的无创性普查措施。

4. 颅脑 CT

这是评价老年 TIA 患者的重要措施。许多表现为短暂性神经功能缺损的老年人,CT 常能发现非缺血性的病变。

5. MRI

在发现脑梗死或其他脑组织异常方面,尤其是对于脑干或大脑皮质下的病变,MRI 优于 CT。MRI 可用于证实腔隙性梗死、椎基底动脉系统的中风和 CT 上怀疑的病变。

6. 其他检查

其他显像技术如穿颅多普勒(TCD)、正电子发射断层扫描(PET)、单光子发射计算机断层照相(SPECT)等。

7. 心脏检查

由于冠心病与 TIA 之间的关系密切,对心脏应该进行全面检查。如心电图有异常表现或怀疑有栓塞时,有必要进一步检查,如超声心动图、动态心电图、运动试验、冠脉造影等。

【鉴别诊断】

由于 TIA 病程时间上的特点,60%以上的患者就诊时已无明显的症状和体征,详细而准确地采集病史及有提示意义的辅助检查,才能做出正确诊断。1986 年中华医学第二次全国脑血管病学术会议第三次修订了 TIA 的诊断要点:①为短暂的、可逆的、局部的脑血液循环障碍,可反复发作,少者 1～2 次,多者数十次,多与脑动脉硬化有关,也可以是脑梗死的前期发作;②可表现为颈内动脉系统的症状和体征;③每次发作持续时间常在数分钟至 1 小时,症状和体征在 24 小时内完全缓解。

本病需与局灶性癫痫、偏头痛发作、阿—斯综合征、低血糖、脑肿瘤、癔症、老年性慢性硬脑膜下血肿等相鉴别。

动脉硬化性脑梗死

动脉硬化性脑梗死即脑血栓形成,是脑部动脉粥样硬化和血栓形成,使血管腔变窄或闭塞,产生急性脑供血不足所引起的脑局部组织软化、坏死,引起急性或亚急性脑的局灶性神经功能障碍。本病占全部急性脑血管病的 50%～60%。

【病因病机】

一般认为动脉硬化性脑梗死是由动脉粥样硬化引起。高血压、高脂血症和糖尿病等均可促进动脉粥样硬化的形成与发展。颅内动脉粥样硬化好发于大脑中动脉、颈内动脉的虹吸部和椎基动脉的中下段。动脉内膜损伤破裂后,胆固醇沉积于内膜下层,引起血管壁脂肪透明变性,进一步纤维增生,动脉变硬弯曲,管壁增厚,血小板以及血液中其他有形成分、纤维素等附着于受损粗糙的内膜上,形成动脉壁血栓。血栓逐渐扩大,最终使动脉完全闭塞。急性梗死病灶其中央为坏死组织,周围绕以水肿区。坏死区神经元、轴索、髓质及胶质细胞均遭受破坏。后期坏死组织液化,被吸收后形成小腔。陈旧的血栓尚可机化及管腔再通。

【诊断】

(一)临床表现

多有动脉硬化、高血压、糖尿病等病史,有头痛、头昏的先兆症状,常在安静或睡眠状态下发病,1~3天达高峰。少数病情呈进行性加重,1~2周达到高峰。脑颅内压增高的症状不明显,常见各种类型的失语、偏瘫,意识多清楚,少数患者可有浅、中度昏迷,但为时不长,脑损害的症状和体征依受累血管而异。

1. 颈动脉系统

(1)颈内动脉:颈内动脉血栓形成的临床表现类似于大脑中动脉主干支闭塞,出现患侧单眼失明、对侧偏瘫和偏身感觉障碍。病情严重程度差异甚大,这与闭塞快慢、Willis动脉环血运是否正常、侧支循环是否健全有关。

(2)大脑中动脉:主干支及深支闭塞均可出现典型的三偏症:偏瘫、偏身感觉障碍和同向偏盲。累及主侧半球时可出现失语、失读、失写和失算等症状,辅侧半球受累出现失用、失认和体象障碍。皮质分支闭塞引起偏瘫、偏身感觉障碍,常不伴有视野改变。此类型临床多见。

(3)大脑前动脉:闭塞时主要引起额叶内侧、基底节和内囊前部血液供应障碍,产生以下肢为主的对侧肢体偏瘫,以小腿和足部明显,可伴有感觉和排尿障碍。部分患者出现精神症状和嗅觉障碍。深穿支闭塞引起内囊前支梗死时,出现对侧中枢性面瘫、舌瘫和上肢轻瘫。

2. 椎基底动脉系统

主要表现为枕叶、小脑和脑干损害,出现交叉性瘫痪、交叉性感觉障碍、多数脑神经麻痹和共济失调症状。

(1)脑桥梗死:在脑干梗死中最常见。临床表现为病侧展神经和面神经麻痹,对侧中枢性舌瘫和肢体瘫,瞳孔缩小呈针尖样,梗死累及双侧出现四肢瘫痪和昏迷。

(2)中脑梗死:出现 Weber 综合征,病灶侧动眼神经麻痹,对侧中枢性面瘫、舌瘫和肢体瘫,也可出现病灶侧动眼神经麻痹伴对侧肢体震颤或不自主运动。严重者意识障碍,瞳孔散大、光反应消失、四肢瘫痪。

(3)延脑梗死:在脑干梗死中少见。延髓脊外侧梗死出现眩晕、声哑、吞咽困难、构音不清、眼球震颤、霍纳综合征和共济失调,病侧面部、对侧面部和对侧肢体感觉障碍,称延髓外侧综合征。延髓内侧梗死出现病侧舌肌麻痹,以对侧上下肢为主的肢瘫和感觉障碍。

(4)小脑梗死:以眩晕、恶心、呕吐及平衡障碍为主诉。检查发现眼球震颤、小脑性共济失调、肌张力低下。小脑大面积梗死可因水肿压迫脑干出现昏迷和死亡。

(5)枕叶梗死:由大脑后动脉闭塞引起。表现为同向偏盲和中枢盲,有时发生严重遗忘症。

（二）实验室及其他检查

1. 腰穿查脑脊液

多数正常,压力不高,清晰。大面积梗死时压力升高。

2. CT 检查

发病 24~48 小时后可见到相应部位低密度梗死灶,梗死后 2~3 周脑软化坏死,CT 平扫呈等密度不易显示,需做增强扫描。后颅窝梗死病灶由于骨性伪影干扰 CT 影像显示欠佳。

3. MRI 检查

MRI 检查比 CT 具有一定优越性。梗死后任何时候都能显示病灶异常信号影,可以提供更多的切面影像,脑血管造影无骨性伪影干扰,并能显示颅后窝脑干内的较小病灶。

4. 血流变学指标

血流变学指标异常。

5. 脑电图

脑电图示病侧半球可呈广泛异常,对定侧定位具有价值。

6. 单光子发射型计算机断层摄影(SPECT)

发病后即可见病灶部位呈灌注减退区或缺损区。

7. 经颅多普勒超声(TCD)

根据收缩峰流速、平均流速、舒张期末流速及脉动指数等衡量颅内主要动脉血管的血流状况,梗死区常出现相应血管多普勒信号减弱或消失。

8. 脑血管造影

颈动脉或椎动脉造影可显示血栓形成部位及程度,在诊断上有决定意义。但因系创伤性检查,近年来,随着 CT、MRI、SPECT 及 TCD 等非创伤性检查的问世,其重要性已远远不如以前。

【鉴别诊断】

根据本病在安静或睡眠时发病的特点和多无明显头痛与呕吐;发病后 1~2 天意识清楚或仅有轻度意识改变;发病后 6 小时脑脊液一般不含血液;起病缓慢,常有脑动脉硬化及高脂血症;有颈内动脉系统或椎基底动脉系统各分支缺血的表现。结合实验室及特殊检查可确定诊断。初发动脉硬化性脑梗死应注意与脑栓塞、小量脑出血、蛛网膜下隙出血鉴别。复发性脑梗死,特别是合并有视力改变者应与多发性相硬化鉴别。进展型脑梗死与颅内血肿、肿瘤及脑脓肿相鉴别。

脑栓塞

脑栓塞系指脑动脉被进入血循环的栓子堵塞所引起的急性脑血管病,其总数高达卒中的 20%。

【病因病机】

脑栓塞根据栓子的来源分为:心源性脑栓塞、非心源性脑栓塞及来源不明的脑栓塞。

(一)心源性脑栓塞

占缺血性卒中总数15%左右,多发生于心脏病患者,如心房纤颤、急性心肌梗死、左心室室壁瘤、风湿性心脏病、感染性心内膜炎、心房黏液瘤等。

(二)非心源性脑栓塞

主动脉弓、颈动脉、椎基底动脉的动脉粥样硬化斑块和附着物可脱落,使其远端的颅内动脉发生栓塞,是引起短暂性脑缺血发作和脑栓塞的常见原因。脂肪栓子多来源于长骨骨折或手术;空气栓子常见于肺部创伤或手术、人工气胸等;感染性栓子常来自于细菌性心内膜炎、支气管扩张症、肺脓肿、肺炎、化脓性感染和脓毒血症等。另外,还有癌细胞、寄生虫或虫卵栓塞。

(三)来源不明的脑栓塞

部分脑栓塞病例不能发现栓子的来源,其原因可能忽略了颈动脉、锁骨下动脉、主动脉弓、椎动脉的血栓样物质。另一方面可能是目前的检查手段尚未臻完善。

栓子进行脑循环后,最后停留在能容栓子通过的动脉管内,使被阻塞的动脉所供应的区域发生脑梗死。通常左侧大脑中动脉最易发生栓塞,这可能因左侧颈总动脉较右无名动脉与主动脉升段更为平行有关。脑栓塞所导致的脑梗死与动脉硬化性脑梗死有共同之处。脑栓塞常伴有脾、肾和其他内脏及末梢动脉的栓塞。

【诊断】

(一)临床表现

患者常有心脏病或肺部外伤、手术或长骨骨折等病史,多无前驱症状,起病急骤,有头痛、呕吐,常有短暂昏迷、癫痫样发作。有时可出现多个脏器栓塞的症状和体征。带有细菌的栓子阻塞脑血管后,如发展为脑脓肿,则可有颅内压增高或化脓性脑炎、化脓性脑膜炎。空气栓塞,发病后即时面色苍白,然后发绀,迅速昏迷、抽搐、偏瘫和失明。

(二)实验室及其他检查

1. 脑脊液检查

压力不高,多无红细胞,常规化验正常。

2. CT检查

发病24~48小时CT可发现阻塞动脉供血区低密度影。

3. MRI检查

起病后数小时可见病灶区异常信号影,T_1W呈低信号,T_2W呈高信号。

4. SPECT检查

发病后即可见病灶部位出现灌注减退区或缺损区。

5. TCD检查

梗死区出现相应血管多普勒信号的减弱或者消失。

6. 颈动脉超声检查

可显示颈动脉及颈内、外动脉分叉处的血管情况及有无管壁粥样硬化斑及管腔狭窄等。

7. 心脏超声

能证实心源性栓子,但阴性者不能排除心源性栓塞。二维超声对左心室大型血栓比较敏感,对诊断心房血栓不可靠。

8. 动态心电图

可查出间歇性房颤,而房颤是诱发心源性脑栓塞的最常见原因。

【鉴别诊断】

本病特点为突然发病,多无前驱症状,可立即出现意识丧失和偏瘫、偏身感觉障碍、偏盲、失语等局灶症状,脑脊液检查正常。当发现有栓子来源的原发病如风湿性心脏病,尤其是伴有心房颤动者,诊断更易确定。本病应与脑出血、脑血栓形成、蛛网膜下隙出血等疾病鉴别。

脑 出 血

脑出血系指脑实质内出血。临床上常概括为损伤性和非损伤性两大类。非损伤性脑出血,又称原发性或自发性脑出血,多指脑内的动脉血管病变、坏死、破裂而引起出血。其中以高血压动脉硬化性脑出血最为常见(占70%~80%)。本病发病一般急骤,病情多在1小时至数小时发展到高峰,急性期死亡率高,经过抢救治疗度过了急性期的患者虽幸免死亡,但多数患者留下不同程度的瘫痪、失语等残疾。

【病因病机】

原发性脑出血病因以高血压动脉硬化为主,占脑出血的大多数。高血压和动脉硬化可使脑小动脉形成粟粒状动脉瘤,在血压骤升时,这些动脉瘤可能破裂出血。高血压脑出血80%以上发生于大脑壳核及其邻近内囊,其次是脑桥、小脑与大脑半球皮质下白质区,大多数脑出血起始于壳核,可形成血肿,同时可见脑室积血及蛛网膜下隙出血。可见脑向出血对侧移位及脑干扭曲或脑疝形成,常见的出血部位是脑干、内囊区,血液亦可随下行纤维流入中脑、脑桥。

【诊断】

(一)临床表现

多见于50岁以上的高血压患者,活动状态下起病,诱因多为情绪激动和过度劳累、饮酒、用力排便等。起病急骤,绝大多数患者出现不同程度的意识障碍,并伴有头痛、恶心、呕吐等急性颅内压增高症状。重症者迅速进入深昏迷,呕吐咖啡状胃内容物,面色潮红或苍白,双侧瞳孔不等或缩小,呼吸深沉,鼾声大作,大小便失禁或潴留。

根据出血部位可相应的出现神经系统症状和体征。

1. 内囊出血

临床最常见,常有三偏征,即偏身感觉障碍、偏身运动障碍、偏盲。

2. 脑桥出血

常有针尖样瞳孔,中枢性高热,深昏迷,病灶侧周围型面瘫,病灶对侧肢体偏瘫,严重者则双侧面瘫与四肢强直性瘫痪。

3. 小脑出血

暴发型者突然死亡。多数突感后枕部剧痛、眩晕、呕吐、复视、步态不稳、眼震,而无肢体瘫痪,病情常迅速恶化进入昏迷。后期因压迫脑干可有去大脑强直发作,或因颅内压急剧升高产生枕大孔疝而死亡。

4. 脑室内出血

昏迷加深,体温升高,瞳孔缩小,呼吸不规则,并常有上消化道出血。

(二)实验室及其他检查

1. 脑脊液检查

脑脊液压力升高,可呈血性。

2. 颅脑 CT 检查

新鲜血肿边缘清楚、密度均匀的高密度影,周围有低密度水肿带,可有占位效应。血肿破入脑室或蛛网膜下隙,可在相应区域产生高密度影。3～7 天边缘变模糊,1 个月后呈等密度或低密度,2 个月后形成与脑脊液等密度的囊腔。

【鉴别诊断】

根据病史及临床表现结合实验室检查等可做出诊断。小量脑出血应与脑梗死相鉴别。高血压脑出血应与蛛网膜下隙出血鉴别。脑出血昏迷应与肝昏迷、糖尿病昏迷、低血糖昏迷、尿毒症昏迷鉴别。

蛛网膜下隙出血

蛛网膜下隙出血(SAH)是指颅内血管破裂后,血液流入蛛网膜下隙所致的一种出血性脑血管疾病,发病率仅次于脑梗死和脑出血,临床上可分为损伤性和非损伤性(自发性)两类。损伤性 SAH 由颅脑外伤引起,自发性 SAH 又可分为原发性和继发性。原发性SAH 系由于脑表面血管破裂所致。继发性 SAH 是脑出血后血肿破入脑室或蛛网膜下隙所致。现主要讨论自发性蛛网膜下隙出血。本病在老年人中多见。

【病因病机】

SAH 的主要原因是高血压、脑动脉硬化,占 60% 左右。较少见的病因有颅内肿瘤、血液病、过敏性疾病及抗凝治疗不当等。情绪激动或用力过猛等也使血压增高是发病诱因。

先天性动脉瘤是因血管壁中层发育不良引起,常形成囊状黄豆或胡桃大。多发部位是大脑基底动脉环的大动脉分支处,环的前半部较多发。高血压及动脉硬化可引起梭形及粟粒状动脉瘤,常见于脑底部较大动脉的主干。脑血管畸形多位于大脑半球穹隆面的大脑中动脉分布区,当血管破裂或渗血液流入蛛网膜下隙后,大量积血或凝血块积聚于脑基底部,影响脑脊液循环,引起脑水肿及颅内压增高,从而压迫脑神经,尤其动眼神经;亦可刺激和压迫大脑皮质,引起癫痫样发作或肢体瘫痪。亦可伴发脑血管痉挛。脑血管痉挛是 SAH 的严重并发症,多发生在出血后 4~12 天,可产生脑水肿、局限神经功能障碍,甚至并发脑梗死和脑疝。

【诊断】

(一)临床表现

40% 患者发病前有警告信号,表现全头痛或局限性头痛、嗜睡、眼球运动障碍、三叉神经痛及颈背部疼痛等,主要为动脉瘤扩张或微量血流外渗引起。绝大多数为突然起病,活动时多见,70%~80% 有一定诱因,如情绪激动、用力解大便等。发病时可有剧烈头痛,以前额、枕部为重,也可遍及全头部,常伴有恶心、呕吐,除危重昏迷外,一般无意识障碍或仅有一过性轻度意识障碍。但老年人可因反应迟钝、疼痛阈高及脑沟裂增宽,头痛较轻或无头痛,应予注意。38%~43% 老年患者可出现定向障碍、表情淡漠、近事遗忘等精神症状,个别可出现躁动、幻觉、谵妄、反应迟钝与痴呆等。部分患者有脑神经损害的表现,对定位诊断有一定意义。一侧动眼神经麻痹常提示颅内动脉瘤。出血常并发脑动脉痉挛则可出现局灶性神经系统体征及意识障碍,一般可迅速消失,如 3 周后仍不缓解则可能造成了永久性闭塞。重度患者在剧烈头痛、呕吐之后,意识很快丧失或昏迷逐渐加深,并可出现去大脑强直、脉搏与呼吸变慢,甚至可突然呼吸停止而死亡。部分在治疗过程中可发生再出血,当患者在病情好转的情况下突然发生剧烈头痛、频繁呕吐、意识状态恶化、瞳孔不等大、眼底出血加重、脑脊液有新鲜血液、CT 发现新的高密度影,提示患者有再度出血,再度出血使 SAH 的病死率和致残率增高,易发生在首次出血的 4 周内,用力排便是最常见诱因。

检查所见以脑膜刺激征为主,以颈项强直多见,常在起病 1~2 天即出现,其次是克氏征。部分老年人和昏迷患者可不出现脑膜刺激征。眼底可有视盘水肿、视网膜或玻璃体下出血。部分患者可见脑神经(动眼神经、展神经多见)麻痹、单瘫、偏瘫或截瘫。

(二)实验室及其他检查

1. 脑脊液检查

脑脊液压力高,通常超过 1.96 kPa,呈均匀血性,数日后红细胞皱缩和溶解,脑脊液呈黄染。

2. 眼底检查

可见有玻璃体后片状出血,此征有特殊诊断意义。

3. CT 检查

可见蛛网膜下及脑池内因混有血液而密度增高,分布不均匀,增强检查可能发现呈高密度影的动脉瘤。

4. MRI 检查

出血早期检查缺乏特异性,如有血管瘤或血管畸形可显示出流空影像。

5. 脑血管造影

是发现血管瘤和血管畸形的最好办法,可显示其部位、大小、数量、形态、血管移位及侧支供应情况等,但至少要等出血完全控制1个月后进行检查。

6. 心电图

主要表现为心律失常,以窦性心动过速、期前收缩较多见,也可见传导异常等。

7. 其他

据统计35%的病例血白细胞增高,25.9%病例血糖增高,73.3%病例出现蛋白尿。

【鉴别诊断】

典型者根据病史、症状特点及结合实验室及特殊检查,诊断不难。本病应与脑出血、偏头痛、高血压脑病、脑炎、脑膜炎、硬膜外及硬膜下血肿、一氧化碳中毒、药物中毒、糖尿病昏迷、肝昏迷、尿毒症、败血症等相鉴别。

急性脑血管疾病的治疗

急性脑血管疾病一般包括短暂性脑缺血发作、动脉硬化性脑梗死、脑栓塞、脑出血、蛛网膜下隙出血等,其发病机制从中医辨证角度讲,有雷同之处,所以在中医治疗上一并加以论述,在实际临床治疗中,应根据西医诊断进行辨证与辨病相结合的方法进行操作,以期达到更好疗效。

中医对本病的辨证诊断及治疗,历代诸家有精致髓深的论述,为实际临床治疗操作能提供很好的参考,列于下供临床参考。

《医经溯泗集·中风辨》:"中风者,非外来风邪,乃本气自病也。凡人年逾四旬,气衰之际,或因忧喜忿怒,伤其气者,多有此疾。壮岁之时无有也,若肥盛则间有之,亦是形盛气衰而如此……殊不知因于风者,真中风也。因于火、因于气、因于湿者,类中风,而非中风也……辨之为风,则从昔人以治。辨之为火、气、湿,则从三子以治,如此,庶乎析理明而用法当矣。"

《丹溪心法》:"中风大率主血虚有痰,治痰为先,次养血行血,或属虚,挟火与湿,又须分气虚血虚。半身不遂,大率多痰,在左属死血瘀血,在右属痰有热,并气虚""案《内经》已下,皆谓外中风邪。然地有南北之殊,不可一途而论……东南之人,多是湿土生痰,痰生热,热生风也。"

《景岳全书·非风》:"非风一证,实时人所谓中风证也。此证多见卒倒,卒倒多由昏愦,本皆内伤积损颓败而然,原非外感风寒所致""人于中年之后,多有此证,其衰可知。经云:人年四十而阴气自半,正以阴虚为言也""非风麻木不仁等证,因其血气不至,所以不知痛痒,盖气虚则麻,血虚则木,麻木不已则偏枯痿废,渐至日增""凡非风口开眼闭,手撒遗尿,吐沫直视,声如鼾睡,昏沉不醒,肉脱筋痛之极,发直摇头上窜,面赤如妆。或头重面鼻山根青黑,汗缀如珠,痰声漉漉者,皆不治。非风之脉,迟缓可生,急数弦大者死。"

《张氏医通·中风门》"不治诸证:发直吐沫,摇头上窜,鱼口气粗,直视,眼小目瞪,喉声如锯,面赤如妆,汗出如珠,循衣摸床,神昏不语,头面手足爪甲青黑,大吐大泻,吐血下血,其脉坚急躁疾短涩者,皆不治。"

《临证指南医案·中风》华岫云按:"今叶氏发明内风,乃身中阳气之变动,肝为风脏,因精血衰耗,水不涵木,木少滋荣,故肝阳偏亢,内风时起,治以滋液熄风,濡养营经,补阴潜阳……或风阳上僭,痰火阻窍,神识不清,则有至宝丹芳香宣窍,或辛凉清上痰火……至于审证之法,有身体缓纵不收,耳聋目瞀,口开眼合,撒手遗尿,失音鼾睡,此本实先拨,阴阳枢纽不变,与暴脱无异,并非外中之风,乃纯虚证也。故先生急用大剂参附以回阳,恐纯刚难受,必佐阴药,以挽回万一。若肢体拘挛,半身不遂,口眼歪斜,舌强言謇,二便不爽,此本体先虚,风阳夹痰火壅塞,以致营卫脉络失和,治法急则先用开关,继则益气养血,佐以消痰清火,宣通经隧之药,气充血盈,脉络通利,则病可痊愈。"

(一)辨证施治

1. 经脉空虚,风邪入中型

症见肌肤不仁,手足麻木,突然口眼歪斜,语言不利,口角流涎,甚则半身不遂。或兼见恶寒,发热,肢体拘急,关节酸痛等症,苔薄白,脉浮数。

治法:祛风、养血、通络。

方药:大秦艽汤加减。

秦艽12 g,羌活10 g,防风10 g,白芷10 g,生地15 g,当归12 g,川芎12 g,赤芍15 g,白术12 g,僵蚕10 g,白附子12 g,全虫10 g,蝉蜕12 g,胆南星10 g。

2. 肝肾阴虚,风阳上扰型

症见平素头晕头痛,耳鸣目眩,少寐多梦,突然发生口眼歪斜、舌强语謇,或手足重滞,甚则半身不遂等症,舌质红或苔腻,脉弦细数或弦滑。

治法:滋阴潜阳,息风通络。

方药:镇肝息风汤加减。

天麻12 g,钩藤20 g,益母草15 g,丹参12 g,桑寄生15 g,川牛膝12 g,赤芍10 g,黄芩12 g,山栀10 g,杜仲10 g,茯苓10 g,生牡蛎20 g,桑叶10 g,菊花10 g。

3. 气虚血瘀型

症见多在休息或睡眠时发病,头痛头晕,肢体麻木,半身不遂,语言不清,舌质紫暗或舌体有瘀斑。脉细弱。

治法:益气活血,祛瘀通络。

方药:益气通络饮(经验方)。

党参12 g,黄芪20 g,威灵仙15 g,当归12 g,川芎12 g,白芍12 g,秦艽10 g,桃仁10 g,红花10 g,地龙15 g,丹参12 g,水蛭15 g,天麻10 g,生地12 g。

闭证的主要症状是突然昏仆,不省人事,牙关紧闭,口噤不开,两手握固,大小便闭,肢体强痉。根据有无热象,可分成阳闭与阴闭两种。

4. 阳闭证型

症见突然昏倒,不省人事,牙关紧闭,口噤不开,两手握固,二便闭塞,肢体拘挛,以及面赤身热,气粗口臭,躁扰不宁,舌苔黄腻,脉弦滑而数。

治法:辛凉开窍,清肝息风。

方药:羚角钩藤汤加减。

羚羊角粉 1 g(冲服),石决明 30 g,钩藤 18 g,生地 15 g,白芍 15 g,夏枯草 12 g,黄芩 12 g,僵蚕 10 g,菊花 10 g,渐贝母 10 g,蝉衣 15 g,龟板 15 g,胆南星 10 g。

用汤药前先灌服(或鼻饲)局方至宝丹,或安宫牛黄丸 1 粒,以辛凉透窍。

5. 阴闭证型

症见突然昏倒,不省人事,牙关紧闭,口噤不开,两手握固,二便闭塞,肢体拘挛,以及面白唇青,痰涎壅盛,四肢不温,静卧不烦,苔白腻,脉沉滑而缓。

治法:辛温开窍,除痰息风。

方药:涤痰汤加减。

清半夏 12 g,橘红 10 g,茯苓 12 g,竹茹 12 g,石菖蒲 12 g,胆南星 10 g,枳实 10 g,天麻 12 g,钩藤 30 g。苏合香丸温开水化开灌服,以温开透窍。

6. 脱证证型

症见突然昏倒,不省人事,目合口张,鼻鼾息微,手撒肢冷,汗多,大小便失禁,肢体软瘫,舌痿,脉细弱或脉微欲绝。

治法:益气回阳,救阴固脱。

方药:参附汤和生脉散。

人参 20 g,麦冬 30 g,五味子 10 g,熟附子 20 g(先煎)。汗多不止者加黄芪 30 g,煅龙骨 15 g,煅牡蛎 15 g,山萸肉 12 g。

中风经过救治,神志恢复后,多尚有后遗症,如半身不遂,言语不利,口眼歪斜等,应进行进一步治疗,促进恢复。

7. 半身不遂气虚型

由于气虚不能运血,气不能行,血不能荣,气血瘀滞,脉络痹阻,而致肢体废而不用。症见半身不遂,肢软无力。手足浮肿,语言謇涩,口眼歪斜,面色萎黄,或暗淡无华,苔薄白,舌淡紫,或舌体不正,脉细涩无力等。

治法:益气活血,通经活络。

方药:补阳还五汤加减。

黄芪 30 g,赤芍 15 g,桃仁 12 g,当归 15 g,地龙 20 g,全虫 10 g,蜈蚣 3 条,僵蚕 10 g,白附子 10 g,蝉蜕 15 g。

小便失禁者加桑螵蛸 10 g,山萸肉 12 g,肉桂 6 g,益智仁 12 g,五味子 10 g;下肢瘫软无力较甚者加桑寄生 15 g,鹿筋 12 g;上肢偏废甚者加桂枝 10 g,桑枝 15 g;患侧手足肿甚者,加茯苓 12 g,泽泻 10 g,薏苡仁 15 g,花椒 10 g;兼有语言不利者,加郁金 15 g,石菖蒲 10 g,远志 10 g;兼口服歪斜者,加重白附子、全虫、僵蚕用量;有肢体麻木者,加陈皮 10 g,清半夏 12 g,胆南星 10 g;大便秘结者加肉苁蓉 30 g,火麻仁 12 g。

8. 半身不遂,肝阳上亢型

症见肝阳上亢,火升风动,气血并逆于上,络破血溢,经络阻塞,而致半身不遂,患侧肢体僵硬拘挛,头痛头晕,面赤耳鸣,舌红绛,苔薄黄,脉弦硬有力。

治法:平肝潜阳,息风通络。

方药:镇肝息风汤加减。

怀牛膝 20 g,龙骨 15 g,生白芍 15 g,天冬 12 g,生麦芽 20 g,代赭石 30 g,生牡蛎 15 g,

玄参12 g,龟板15 g,丹参15 g,水蛭15 g,全虫10 g,地龙20 g,丹皮12 g,赤芍12 g。

9. 语言謇涩型

风痰上阻,经络不利,故舌强语涩、吞咽困难,苔白腻,脉弦滑。

治法:祛风除痰,宣窍通络。

方药:解语丹加减。

天麻10 g,全虫10 g,胆南星10 g,白附子10 g,石菖蒲12 g,丹参15 g,水蛭12 g,黄芪15 g,皂刺15 g,地龙20 g。

10. 语言謇涩肾亏型

肾之精气亏损,其精气不能上承,故言喑失语,吞咽困难,心悸、气短,腰膝酸软,舌红苔少,脉沉细而无力。

治法:滋阴补肾,利窍。

方药:地黄饮子加减。

生地15 g,巴戟天15 g,山萸肉12 g,石斛10 g,肉苁蓉15 g,五味子10 g,肉桂4 g,茯苓10 g,麦冬10 g,石菖蒲10 g,远志10 g,薄荷10 g,木蝴蝶12 g,丹参15 g,水蛭15 g。

11. 语言謇涩阳亢型

肝肾阴虚,肝阳上亢,挟痰阻络,则见语言不利,吞咽困难,手足麻木颤动,头痛头晕,面赤耳鸣,舌红苔少,脉弦无力。

治法:平肝潜阳,息风通络。

方药:天麻钩藤饮加减。

天麻12 g,钩藤30 g,桑叶15 g,菊花12 g,生石决明20 g,川牛膝12 g,桑寄生15 g,杜仲10 g,山栀10 g,黄芩10 g,生牡蛎15 g,丹参12 g,蝉蜕12 g,皂刺12 g,水蛭12 g。

(二)中成药

1. 安宫牛黄丸

每次1丸,每日2次。用于中风闭证。

2. 至宝丹

每次1丸,每日2次。用于中风闭证。

3. 华佗再造丸

每次1丸,每日2次。用于中风后遗症见半身不遂者。

4. 大黄蛰虫丸

每次1丸,每日2次。用于中风后遗症见半身不遂,瘀血明显者。

5. 知柏地黄丸

每次1丸,每日2~3次。用于中风后遗症见半身不遂,兼有阴虚阳亢至高血压者。

(三)验方

1. 生黄芪15 g,水蛭10 g,虻虫0.1 g,葛根21 g,桃仁6 g,胆南星6 g,赤芍9 g,地龙12 g,酒大黄5 g,红花9 g,毛橘红9 g,通草0.5 g,红糖15 g,以葱白1根为引。每日1剂,水煎服。有益气活血化瘀,通经活络开窍的作用。适用于气虚血瘀,经气内阻,痰湿内聚,上蒙清窍者。

2. 丹参12 g,玉竹12 g,女贞子12 g,钩藤12 g,竹茹12 g,生牡蛎15 g,白芍15 g,茯

苓 10 g,柏子仁 10 g,麦冬 10 g,知母 10 g,远志 6 g,石菖蒲 10 g,甘草 3 g,每日 1 剂,水煎服。用于本病证属阴虚阳亢,肝阳化风,风痰阻窍者。

（四）饮食疗法

1. 珍珠母 50 g,生牡蛎 60 g,煮水 500 mL(去渣),用粳米 100 g,煮粥食用,每日 2 次。用于阴虚阳亢之中风患者。

2. 胡椒根 50 g,蛇肉 250 g。共煲汤,调味后食用。或煲汤后,用另外炖过的蛇胆冲服,疗效更佳。用于中风气虚血瘀,脉络闭阻者。

3. 天麻 10 g,猪脑 1 个。文火炖至脑烂熟食用。有祛头风,镇静止痛作用。用于脑血管意外急性期后,见半身不遂,脑动脉硬化,头晕者。

4. 黄芪 60 g,当归 15 g,粳米 100 g。先煮前 2 味,去渣后下粳米煮粥食用。有益气、活血、补血作用。用于中风后遗症,有手足麻木,头晕,体倦乏力者。

5. 天麻 10 g,鲜鱼头 200 g,生姜少许。文火炖汤,经调味后食用。有祛头风,通经络,止头痛作用。用于中风后遗症,见头痛头晕,肢体麻木者。

6. 甲鱼 1 只,枸杞 30 g,山萸肉 15 g。共用文火炖汤,经调味后食用。有滋补肝肾,增液舒筋的作用。用于中风后遗症肝肾阴虚,症见肢体萎软无力,口干咽燥,潮热盗汗,头晕者。

【调护】

1. 冬季注意防寒保暖,避免严寒刺激,气温骤降时要注意及时添加衣服。

2. 坚持体育锻炼,提高耐寒的能力。

3. 饮食要低盐、低脂肪、低胆固醇,常吃新鲜蔬菜,多食含有植物蛋白丰富的豆类制品。

4. 慢性病患者需要遵医嘱服药,切忌随意停药或者减量。

5. 调整情绪,保持情绪稳定,谨防过度疲劳,切忌狂喜暴怒、忧郁、悲伤、恐惧和受惊。

6. 保持作息规律,保证睡眠时间充足。

7. 定期进行健康检查,发现危险因素需要及时避免。

（吕娟）

第二节　震颤性麻痹

震颤性麻痹又称帕金森病,是 1817 年一位英国医师詹姆斯·帕金森描述的一种进行性疾病,以后全世界都把这种类型的病称为帕金森病。本病是老年人常见的神经系统疾病,是一种退行性疾病。据统计,本病 50 岁以上的发病率为 500/10 万,60 岁以上则明显增加为 1 000/10 万,近 10 年来,随着神经生理、生化和药物学的进展,本病的诊治状况大为改观。

中医文献中没有震颤性麻痹的病名，但就其临床表现，应属于中医"痉证"范畴。如《景岳全书·痉证》说："凡属阴虚血少之辈，不能营养筋脉，以致搐挛僵仆者，皆是此证。如中风之有此者，必以年人衰残，阴之败也；产妇之有此者，必以去血过多，冲任竭也；疮家之有此者，必以血随脓出，营气涸也……凡此之类，总属阴虚之证。"

【病因病机】

震颤性麻痹是脑部神经一种退行性病变，其病常发于 50 岁之上，中医认为肾主骨生髓，脑为髓之海，肾脏功能正常，则脑髓充满，神情饱满；肾亏则髓海空虚，虚风内动则手足震颤拘挛。《素问·上古天真论》说："女子五七，阳明脉衰，面始焦，发始堕。六七，三阳脉衰于上，面皆焦，发始白。七七，任脉虚，太冲脉衰少，天癸竭，地道不通，故形坏而无子也。丈夫五八，肾气衰，发堕齿槁。六八，阳气衰竭于上，面焦，发鬓斑白。七八，肝气衰，筋不能动，天癸竭，精少，肾藏衰，形体皆极。八八，则齿发去。"说明肾藏精气的盛衰对人体生长发育及衰老起着决定性作用。脾为后天之本，气血生化之源，脾虚则肾无以养，所以本病的发生与脾及气血亏虚亦有关。

【诊断】

(一)临床表现

本病起病隐匿，缓慢进展。半数以上的患者以震颤为首发症状。

1. 震颤

患者常于静止时，也就是静坐或静卧时出现手部或足部抖动，称为静止性震颤。静止性震颤多自一侧手部开始，然后逐渐累及其他肢体，最后累及下颌、口唇、舌及头部、上肢比下肢重。手指的节律性震颤形成所谓"搓丸样动作"。这种静止性震颤是帕金森病特征性的，常于情绪激动时加重，睡眠时消失。

2. 肌强直

可发生在震颤之前，当四肢被动运动时，可感到均匀的阻抗力，称为"铅管样强直"。因震颤的关系，可见到由震颤引起的阻力节律性时断时续现象，称"齿轮样强直"。强直以指腕关节最早出现，面部表情肌强直，往往使面部缺乏表情，瞬目减少，造成"面具脸"。舌肌及咽喉肌强直，引起发音低沉，语言缓慢，语调缺乏抑扬顿挫。

3. 运动减少

动作缓慢，面容呆板，精细动作差，书写困难，行走时手臂正常摆动消失，步态变小而前冲，不能及时转弯止步(慌张步态)。

4. 自主神经症状

常伴唾液分泌增多，顽固性便秘、多汗，皮脂溢出增多，高龄老人可有情绪波动和痴呆等。

(二)实验室及其他检查

进行必要的特殊检查，如脑 CT 除外症状性帕金森综合征。

【鉴别诊断】

根据临床过程和典型症状,本病诊断并不困难,但需注意与肝豆状核变性、享廷顿舞蹈病等鉴别。

此两种疾病均为遗传性疾病,有阳性家族史,肝豆状核变性有角膜 K－F 氏环,血清铜蓝蛋白降低。

【治疗】

震颤性麻痹的发生与肾、脾及气血精气有关,即由于脾肾功能减退,气血精气不足,不能濡养筋脉所致,所以在辨证治疗上应注意到脾肾功能的恢复在本病中的治疗作用。

(一)辨证施治

1. 肝肾阴虚型

症见肢体强硬,筋脉拘紧,抖动不已,大便干结,腰膝酸软,头昏目眩,失眠多梦,舌暗红,少苔,脉沉弦或细弦。

治法:滋补肝肾,养血息风。

方药:大补阴丸加味。

熟地 15 g,龟板 15 g,钩藤 15 g,鸡血藤 20 g,知母 10 g,黄柏 10 g,山萸肉 10 g,杜仲 12 g,生牡蛎 15 g,当归 12 g,何首乌 15 g。

2. 气血两虚型

症见病久而重,面白无华或萎黄,头晕目花,四肢乏力,精神倦怠,肢体抖动,舌质淡胖有齿印,脉细弱。

治法:益气养血,息风通络。

方药:八珍汤加减。

党参 12 g,黄芪 15 g,白术 12 g,当归 12 g,川芎 10 g,熟地 12 g,白芍 10 g,地龙 12 g,天麻 10 g,枸杞 12 g,炙甘草 10 g。

3. 气滞痰阻型

症见四肢震颤笨拙,活动不便,两手强直,不能握拳,不能书写,头痛失眠,咽喉不利,胸胁苦满,舌质红,苔少,脉细弦。

治法:行气导滞,化痰通络。

方药:半夏厚朴汤加减。

清半夏 12 g,厚朴 10 g,茯苓 10 g,柴胡 9 g,白芍 10 g,枳壳 10 g,川芎 10 g,白术 15 g,全虫 10 g,蜈蚣 2 条,地龙 15 g,生牡蛎 15 g。

4. 气滞血瘀型

症见手足震颤,躯干肢体疼痛,伴有胁痛,烦躁易怒,胸闷,舌质紫暗,或有瘀斑,脉细涩。

治法:活血化瘀,补益肝肾。

方药:身痛逐瘀汤加减。

桃仁 10 g,赤芍 10 g,五灵脂 12 g,炮山甲 9 g,秦艽 9 g,红花 6 g,当归 12 g,熟地 15 g,

枸杞 12 g,川芎 10 g,牛膝 10 g,生牡蛎 15 g。

（二）验方

1. 当归、生地、龟板、钩藤各 9 g,白芍 15 g,川芎 3 g,阿胶 12 g,牛膝 6 g,甘草 6 g,龙骨 24 g,生牡蛎 24 g,生石决明 24 g。每日 1 剂,水煎服。治疗震颤性麻痹以强直为主者。

2. 柴胡 15 g,黄芩 12 g,清半夏 12 g,炙甘草 10 g,生姜 4 片,大枣 5 枚,防风 12 g,钩藤 15 g,每日 1 剂,水煎服。治疗震颤性麻痹头部摇摆不能自主者。

【调护】

1. 消除各种致病因素

如果疾病是由于长期用药引起,可以减少或停止用药。因脑部疾患所致者,应及时治疗脑部疾患或其他并发病。此外,还要减少或避免接触某些生物化学物品。

2. 保持生活环境安静

做到思想放松,心情舒畅,精神愉快,避免紧张、激动、恐惧、忧伤等不良刺激,防止干扰,经常听些轻松、优美的音乐,参加适宜的娱乐活动。

3. 戒除烟酒

坚决戒除烟酒,少饮茶水及咖啡之类的兴奋剂,以保护大脑的神经细胞。

4. 注意饮食营养

在主食方面,常吃八宝粥、龙眼粥、海参粥、山药粥等;多食补精血之品,如猪肉、猪肝、牛肉、鱼肉、蛋类;蔬菜方面则以清淡为宜,如西红柿、白菜、胡萝卜、豆芽、紫菜等,忌咸辣之品;平时常饮用甘泉水、各种水果汁、蜂蜜或牛奶等。

5. 加强体育锻炼

疾病早期,多做主动运动,锻炼四肢;常沐日光浴、空气浴或温泉水浴,以增强体质,促使症状缓解,坚持散步和医疗健身操锻炼。

6. 防止继发他病

外出时,要防止摔跤骨折。对晚期卧床不起的患者,应做到勤翻身,作被动运动,以防压疮和肺炎的发生。

（吕娟）

第三节　癫　痫

癫痫是一组以在病程中有反复发作的神经元异常放电所致的暂时性中枢神经功能失常为特征的综合征。

中医认为痫证是一种发作性神志异常的疾病,又名"癫痫"或"羊痫风"。其特征为发作性精神恍惚,甚则突然仆倒,昏不知人,口吐涎沫,两目上视,四肢抽搐,或口中如做猪羊叫声,移时苏醒。医家多认为本证系各种因素导致"脏气不平""痰涎壅塞"所致。如《三因极一病证方论·癫痫叙论》说："夫癫痫病,皆由惊动,使脏气不平,郁而生涎,闭塞诸经,厥而乃成。或在母胎中受惊,或少小感风寒暑湿,或饮食不节,逆于脏气。"《丹溪心法·痫》也指出:"非无痰涎壅塞,迷闷孔窍。"

【病因病机】

本病之形成,大多由于七情失调,先天因素,脑部外伤,饮食不节,劳累过度,或患他病之后,造成脏腑失调,痰浊阻滞,气机逆乱,风阳内动所致,而尤以痰邪作祟最为重要。

（一）七情失调

七情失调主要责之于惊恐。《素问·举痛论》说"恐则气下""惊则气乱",由于实受大惊大恐,造成气机逆乱,进而损伤脏腑,肝肾受损,则易致阴不敛阳而生热生风。脾胃受损,则易致精微不布,痰浊内聚,经久失调,一遇诱因,痰浊或随气逆,或随火炎,或随风动,蒙闭心神清窍,是以痫证作矣。

（二）脑部外伤

由于跌仆撞击,导致颅脑受伤,神志逆乱,昏不知人,气血瘀阻,则脉络不和,肢体抽搐,遂发癫痫。

（三）年老体虚

肝脾肾损伤或素虚,司令失职,风阳痰浊,蒙闷心窍,流窜经络而发为痫。

【诊断】

（一）临床表现

癫痫发作时,具有间歇性、短时性、刻板性3个特点。

癫痫多以大发作为多见,约占53.5%,或合并有精神运动性发作;其次为局限性发作,约占29.3%,或合并局限型全身性发作。单纯精神运动性发作较少,约占3.4%。部分患者可出现癫痫持续状态,即有部分性发作也有全身性发作。

癫痫的发作常与原发病有关,如脑血管性癫痫,大部分为局限性发作,且与脑组织直接受损部位相关。

（二）实验室及其他检查

1. 脑电图检查

脑电图是最有效的检查工具,至少可在80%的癫痫患者中发现异常,脑电图检查的目的在于:区别发作类型;检测有无继发性或占位性病变。

2. CT检查

对颅内压升高、发作难以控制或疑为硬膜下血肿者应进行此项检查。

患者即使体检和脑电图检测均未发现异常,也还不能完全排除症状性癫痫,尚需随访复查,必要时做其他检查。

【鉴别诊断】

癫痫的诊断,首先应确定是否是癫痫发作;其次找出诱致发作的原发疾病。最后还需确定致痫灶的位置。诊断时应重视病史采集和临床检查,力求详细、准确、结合实验室检查,多数情况下是不难做出诊断的。但有时需与癔症、偏头痛、精神病等相鉴别。

【治疗】

癫痫的治疗宜分标本虚实。频繁发作时,以治标为主,着重豁痰顺气,息风开窍定痫。平时以治本为重,宜健脾化痰,补益肝肾,养心安神。而调摄精神,注意饮食,避免劳逸无度,亦属重要。

(一)辨证施治

1. 风痰闭阻型

症见在发作前常有眩晕、胸闷、乏力等症(亦有无明显先兆者)。发则突然跌倒,神志不清,抽搐吐涎,或伴尖叫与二便失禁。也有短暂神志不清,或精神恍惚而无抽搐者,舌苔白腻,脉弦滑。

治法:涤痰息风,开窍定痫。

方药:定痫丸加减。

竹沥 10 mL(另服),石菖蒲 12 g,胆南星 10 g,清半夏 10 g,天麻 10 g,全虫 8 g,僵蚕 6 g,蝉蜕 20 g,琥珀 2 g,远志 10 g,生牡蛎 15 g。

2. 痰火内盛型

症见发作时昏仆抽搐吐涎,或有吼叫,平日情绪急躁,心烦失眠,咯痰不爽,口苦而干,便秘,舌红苔黄腻,脉弦滑数。

治法:清肝泻火,化痰开窍。

方药:龙胆泻肝汤合涤痰汤加减。

龙胆 10 g,木通 10 g,生地 10 g,清半夏 10 g,胆南星 10 g,枳实 10 g,石菖蒲 12 g,钩藤 15 g,石决明 15 g,生大黄 9 g(后下)。

3. 心肾亏虚型

症见癫痫发作日久,健忘,心悸,头晕目眩,腰膝酸软,神疲乏力,苔薄腻,脉细弱。

治法:补益心肾,健脾化痰。

方药:大补元煎合六君子汤加减。

熟地 12 g,山药 12 g,山萸肉 10 g,枸杞 10 g,当归 12 g,杜仲 10 g,人参 10 g,茯苓 12 g,白术 10 g,石菖蒲 15 g,远志 10 g。

(二)验方

1. 柴胡 15 g,黄芩 12 g,白芍 12 g,甘草 10 g,清半夏 10 g,党参 10 g,生姜 4 片,大枣 5 枚,生龙骨 15 g,生牡蛎 15 g。每日 1 剂水煎服。对癫痫大小发作均有效,但用于小发作优于大发作者。

2. 全虫、蜈蚣、蝉蜕,用 1:1:3 的量,研粉制片重 0.5 g,每次 2~3 片,每日 3 次。对癫痫大小发作均有效。

3. 巴豆 5 g,杏仁 20 g,赤石脂、代赭石各 50 g,巴豆去皮,压挤去油,制成巴豆霜。取诸药共研细末,制成大豆大小蜜丸,每次 3 粒,每日 3 次,1~2 个月 1 个疗程。

4. 胆南星、全虫各 20 g,法夏、陈皮、浙贝、石菖蒲、远志、茯神、僵蚕、郁金各 30 g,钩藤、丹参各 60 g。研粉,另用姜汁、竹沥各 30 g,甘草 60 g 煎水与上药和丸,每丸重 10 g。

发作时间开水化药丸 2 粒,灌服。也可于发作前有预兆时服药丸 2 粒。

(三)饮食疗法

1. 猪心 1 个,朱砂、川贝母各 15 g。将猪心用黄泥裹好,焙干,去泥研末。另取朱砂、川贝捣碎,研末。共拌匀。每次服 15 g,开水送下。

2. 羊脑 1 副,枸杞 30 g,酱油、味精适量。加清水与调料,以文火炖煮,饮汤食脑,每日 1 料。

3. 珍珠母 30 g,姜汁 30 g,猪脑 1 个。用文火炖至熟透,经调味后,分多次食用,对癫痫有一定控制作用。

(四)针灸疗法

对癫痫急性发作时,可选。

主穴:人中、涌泉。

配穴:内关、足三里。

治法:先针人中,而后针涌泉。片刻即可苏醒。有恶心、全身无力者,次日可针内关、足三里。

耳针:可取胃、皮质下、神门、枕、心等穴。每次用 3 ~ 5 穴,留针 20 ~ 30 分钟,或埋针 3 ~ 7 天。

埋线:取大椎、腰奇、鸠尾穴,备用翳明、神门穴。每次用 2 ~ 3 穴,埋入医用羊肠线,隔 20 天 1 次,常用穴和备用穴轮换使用。

割治:第 1 次用大椎、癫痫、腰奇,第 2 次用陶道、膈俞(双)、命门;第 3 次用身柱、肝俞(双)、阳关。割长约 0.5 cm 切口,将皮下纤维组织挑净,然后在穴位上拔玻璃火罐,半小时后取下,每周割 1 次,3 次为 1 个疗程。

挑治:取穴以仁、督二经穴为主,用消毒三棱针挑刺,使局部出血 2 ~ 3 滴,如绿豆大,起初每周 1 次,随发作间距的延长,可半月或 1 个月 1 次。

针灸治疗癫痫近年来以针刺方法居多,灸法应用渐少,在选穴上多选督脉、任脉穴位。如以针刺任督二脉穴位为主治疗癫痫,可主穴身柱、神道及两穴之间的第 4 椎下,直刺 3 ~ 4 cm,每穴灸 3 ~ 5 壮;鸠尾穴斜刺 2 ~ 4 cm,如发作时针刺人中、太冲、长强,隔日 1 次,12 次 1 个疗程,间隔 7 天,一般治疗 1 ~ 4 个疗程,收效明显。

对运动性癫痫,也可用长针和头针为主治疗,采用大椎透灵台、至阳透筋缩、臀中透命门、腰奇透长强、神庭透囟会、百会透后顶、璇玑透膻中、鸠尾透中脘、内关、丰隆、太冲及双侧顶颞前线,凡任督二脉穴位用 26 号 10 ~ 17 cm 毫针强捻转 1 分钟,头部用 28 号 5 ~ 8 cm 毫针小幅度快提插手法,而四肢穴位用电针选用断续或疏密波,每次治疗 30 ~ 45 分钟,隔日 1 次,10 次为 1 个疗程,疗程间隔 3 ~ 5 日。有较好疗效。

对久治不效的癫痫患者,可选用头针胸腔区、运动区、晕听区、制癫区、舞蹈震颤区等,均双侧取穴,隔日 1 次,10 次为 1 个疗程,多能收效。也可选用头针取穴结合电针,对大小发作取运动区,伴有精神症状者取情感区,对侧有头痛、肢体疼痛、麻木等感觉异常的取感觉区,全部使用 ZX - 5 型综合治疗机,用 26 号毫针刺入后通电,脉冲频率为每分钟 150 ~ 200 次,治疗时间 30 分钟,15 天 1 个疗程,休息 7 天,一般治疗 2 ~ 3 个疗程,有较好疗效。

【调护】

1. 制定良好的生活习惯,忌烟忌酒,忌食辛辣刺激的食物,多注意休息,避免过度劳累、紧张等,不宜从事高空作业及精力高度紧张的工作。另外要坚持适当的锻炼,帮助提高抗病能力。

2. 平时的生活中,不要过度兴奋,也不要过度悲伤,保持稳定的心情有利于预防癫痫的发生。

3. 避免各种创伤性脑损伤的原因。及时预防和治疗原发病引起的癫痫,如颅内感染、脑寄生虫病。加强宣传,减轻患者的精神负担,增强自信心,配合治疗,避免过度劳累、情绪冲动、酗酒等诱发因素,以减少癫痫发作。有癫痫家族史的原发性癫痫患者,在控制症状时可允许结婚,但不适合生育。老年人应注意保健和预防高血压、动脉硬化,避免脑血管意外、脑血管疾病引起的继发性癫痫。糖尿病患者必须坚持长期治疗。

(崔淑兰)

第四节　面神经炎

面神经炎也称贝耳麻痹,是茎乳突孔内急性非化脓性的面神经炎,主要临床表现是病侧面部肌肉瘫痪即面瘫。任何年龄均可发病。

面神经炎中医称"中风"。即由风痰阻于经络,气血运行不畅所致。

【病因病机】

本病常因面部被冷风所吹,或汗出受凉等使风痰入于络脉,络脉受阻,气血不畅,则口眼突然歪斜。

【诊断】

发病突然,每于晨起出现一侧面部板滞,麻木瘫痪,蹙额、皱眉、露齿、鼓颊等功能障碍。额纹消失,患侧鼻唇沟变浅或消失,口眼歪斜或口歪斜,眼不能合,流涎,进食时常留食物于口角内,露眼流泪。少数因受损的位置较高,还可出现病侧舌前半部味觉障碍和听觉过敏现象。多数患者发病后1~2个月有不同程度的恢复。若半年至1年以上面瘫不能恢复,就进入后遗症期,出现面肌痉挛,口角反牵向病侧,瞬目时病侧上唇颤动,露齿时眼睛闭合,在激动和紧张时更加明显。

【鉴别诊断】

根据起病形式和临床症状可做诊断。但需与能引起周围性面神经麻痹的其他疾病如急性感染性多发性神经根炎、腮腺炎或腮腺肿瘤、大脑半球肿瘤、脑血管意外等相鉴别。

【治疗】

(一)辨证施治

本病多在气血不足时,面部遭受风寒的侵袭,使经络阻滞,口眼突然歪斜不遂。

治法:宜祛风通络。

方药:牵正散加减。

僵蚕 10 g,全虫 12 g,白附子 10 g。风热型加菊花 12 g,桑叶 12 g,黄芩 10 g,秦艽 10 g;风寒型加羌活 10 g,白芷 12 g,川芎 12 g。

(二)验方

1. 蝉蜕 200 g,研细末,每次 7 g,每日 3～4 次,连服 6～7 天。

2. 蜈蚣 1 条(去头足),地龙、当归各 12 g,赤芍 10 g,鸡血藤 15 g,羌活、防风、白芷各 10 g,川芎 9 g。水煎服,每日 1 剂。

3. 马钱子粉 1 g,樟脑粉 0.3 g,膏药脂 4 g。将上药加热调匀后涂于 7 cm×7 cm 膏药布上备用。用时将膏药烘软后贴在患侧耳垂前面神经干区域,4 天换药 1 次。马钱子有大毒,切忌入口。

4. 马钱子适量,湿润后切成薄片(18～24 片,约重 3.6 g),排列于橡皮膏上,敷贴于患侧面部,7～10 天换 1 张,至恢复正常为止。一般轻症贴 2 次即可痊愈。

5. 鹅不食草、冰片,按 10∶1 配备,共捣成泥状装入瓶中备用,用时取 2 层消毒纱布包裹药膏塞入病侧鼻孔内,24 小时更换 1 次。一般用药 2～3 次即愈。

(三)针灸疗法

闭眼不全,额纹消失时,针阳白透上眼睑。口角偏斜时针颧髎地仓透颊车、翳风、牵正,强刺激后留针 10 分钟。也可用电针强提拉法治疗,收效良好。

方法:取地仓、颊车、阳白、合谷等穴通电 5～10 分钟,通电量以患者感到舒适、面部肌肉跳动为宜。

(四)磁电疗法

取风池、阳白、攒竹、四白、下关、颊车、地仓、合谷等穴,每次选 3～6 穴,各穴交替使用。用高磁块两块作为一对磁极,一面按触于皮肤穴位上,另一面与脉冲电极的导线接通,通电 20～30 分钟,每天或隔日 1 次。

(五)其他理疗

急性期茎乳突孔附近部位给予热敷,或给予红外线照射,或短波透热,有利于改善局部血液循环,消除水肿,并能减轻局部疼痛症状,恢复期可给予碘离子透入治疗。

(六)穴位注射

用维生素 B_1 或维生素 B_{12} 等药物穴位注射。

取穴:患侧下关、颊车、地仓及健侧合谷。

每穴 0.2～0.5 mL,每周 2 次,6 次为 1 个疗程。

【调护】

增强体质,寒冷季节注意颜面及耳后部位保暖,同时患者要采取积极的保健措施配合治疗,如面部防寒保暖,外出戴围巾、口罩,避免风直吹面部,少吃或不吃冰冻饮料或食物等。重要的一点是每天饮水要足量。

（崔淑兰）

第五节　三叉神经痛

三叉神经痛是指三叉神经分布区域内有反复发作的阵发性烧灼样剧痛,伴有面部抽搐、流泪、流涕等,老年女性多见。

【病因病机】

三叉神经痛其病因一般与风、火（热）、肾虚有关。

风者善行而数变,易侵犯人之上部,火性急暴而炎上,风火（热）相挟,阻于面部经络,气血闭塞不通,故疼痛猝然而发,因其风火之特性临床表现亦见突然发作,急暴而剧烈,去之如常人。

久病体虚,或年老体虚,气血不足,久之则肾无以养,肾精不足,阳气衰微,不能温养面部脉络,脉络失养,则空虚而痛,痛势绵绵,反复发作,遇风寒及劳累后常加重,或导致复发。

【诊断】

（一）临床表现

突发闪电样、刀割样、钻刺样、烧灼样剧痛,严格限三叉神经感觉支配区内,伴有面部抽搐,又称"痛性抽搐",每次发作持续数秒钟至 1～2 分钟即骤然停止,间歇期无任何疼痛。在疲劳或紧张时发作较频。舌质红、苔黄,脉弦滑。

（二）实验室及其他检查

目前任何实验室及特殊检查对本病均无辅助诊断意义。颅后窝手术探查中,60% 三叉神经痛患者有受压原因,除听神经瘤、胆脂瘤、骨瘤、血管瘤、动脉瘤和粘连外,最常见的为动脉分支或静脉的压迫。

【鉴别诊断】

典型的原发性三叉神经痛,根据疼痛发作部位、性质、触发点的存在,检查时无阳性体征,结合起病年龄可做诊断。本病初发须注意与牙痛区别。若出现感觉和运动障碍（如面部麻木、同侧角膜反射消失、咀嚼肌萎缩、张口时下颌偏斜于患侧）多为继发性三叉神经痛,常见于鼻咽癌颅底转移、听神经瘤、颅后窝血管瘤等。

【治疗】

(一)辨证施治

1. 风火亢盛型

症见颜面疼痛似火灼难忍,突然发作,发作时或有面肌痉挛,发作停止后如常人,烦躁易怒,失眠多梦,口干欲饮,舌红,苔黄,脉弦。

治法:清肝泻火。

方药:龙胆泻肝汤加减。

龙胆12 g,黄芩15 g,山栀10 g,泽泻10 g,木通10 g,车前子10 g,柴胡15 g,当归6 g,白芍20 g,生甘草15 g,白茅根30 g。

2. 肾虚感寒型

症见头脑空痛,惧怕冷风吹袭,遇冷风则剧痛,常兼眩晕,腰膝酸软,遗精带下,耳鸣少寐,舌胖,脉细无力。

治法:温肾散寒。

方药:地黄饮子加减。

生地15 g,山萸肉12 g,肉苁蓉20 g,僵蚕10 g,白芷9 g,麦冬10 g,牛膝10 g,地龙15 g,川芎12 g,熟附子12 g,肉桂10 g,细辛4 g,甘草15 g。

(二)验方

1. 全虫、地龙、甘草各10 g。共研细末,每服3 g,早晚各1次。

2. 白芷30 g,冰片1 g。研粉,每用少许吸入鼻内,即可止牙痛。

3. 薄荷、白芷、郁金各18 g,生石膏30 g,芒硝10 g。共研细末,用纱布包塞入鼻腔内,每天2次。

4. 大黄、芒硝各30 g。研细粉,调开水贴两太阳穴。

5. 川乌、草乌各12 g,川椒、生麻黄、生半夏、生南星各15 g,姜黄30 g。共研碎,用酒精浸泡7日后,用棉签蘸酒精药水涂患处,疼痛发作时连续使用,缓解后每日涂抹3次即可。

(三)针灸疗法

常用穴位:第1支(眼支)取太阳、攒竹、阳白、至阳。第2支(上颌支)取四白、迎香、听会、内庭。第3支(下颌支)取合谷、下关、颊车。也可用针刺和穴位注射治疗,可取得较好疗效。

方法:

主穴:第1支取阳白透鱼腰;第2支取四白;第3支取下关、夹承浆。

配穴:第1支配太阳、风池;第2支配颧髎、人中;第3支配颊车、合谷。用28号3~7 cm毫针,进针得气后快速提插刺激1分钟,然后留针30分钟,每隔10分钟运针1次,每日1次,10次为1个疗程,疗程间休息1周。穴位注射取穴同上,取5 mL注射器,用牙科5号长针头,维生素 B$_1$ 注射液100 mg,维生素 B$_{12}$ 注射液100 μg混合备用。每次取2~4穴,每穴0.8~1.0 mL,得气后抽无回血再注射药液,隔日1次,10次为1个疗程,疗程间休息 1 周。

此外,也可用针后加艾灸、电针、磁疗、水针、点刺放血等方法治疗。

【调护】

1. 饮食要有规律,宜选择质软、易嚼食物,因咀嚼诱发疼痛的患者,则要进食流食,切不可吃油炸食物、刺激性食物、海鲜产品以及热性食物等;饮食要营养丰富,平时应多吃些含维生素丰富,以及有清热解毒作用的食品;多食新鲜水果、蔬菜以及豆制品,少食肥肉,多食瘦肉,食品以清淡为宜。

2. 饭后漱口、说话、刷牙、洗脸动作宜轻柔,不宜食用刺激性食物,以免诱发扳机点而引起三叉神经痛。

3. 注意头、面部保暖,避免局部受冻、受潮,不用太冷、太热的水洗面。

4. 保持精神愉快,避免精神刺激;尽量避免触及触发点;起居规律,室内环境应安静、整洁,空气新鲜。

5. 适当参加体育运动,锻炼身体,增强体质。

(崔淑兰)

第八章　皮肤科疾病

第一节　神经性皮炎

神经性皮炎是临床比较常见的一种慢性的皮肤炎症。又称慢性单纯性苔藓。以局部瘙痒、皮肤增厚、苔藓样变、范围不定为特征。本病与中医的"牛皮癣""摄领疮"等相类似。

【病因病机】

1. 初起多因风湿热之邪阻滞肌肤,或衣着硬领的机械刺激所引起。
2. 病久耗伤阴液,营血不足,血虚生风生燥,皮肤失去濡养而成。
3. 血虚肝旺,情绪波动不安,过度紧张,忧愁烦恼者,更易发病,往往反复发作。

【诊断】

皮损初起为有聚集倾向的多角形扁平丘疹,皮色正常或呈淡褐色,表面光亮。日久皮疹融合成片,逐渐增大,皮肤增厚干燥,形成席纹状,可稍有脱屑。常有抓痕、血痂。自觉阵发性剧痒,入夜更甚,搔之不知痛楚,情绪波动时,瘙痒加剧。因搔抓极易形成苔藓化,更使患者感到剧痒,以致越搔越痒,皮损加重,而形成恶性循环。好发于颈部及肘窝、腘窝、上眼睑、会阴、大腿内侧等部位。但大多数在项部,称局限型,少数多处发病者,称播散型。病程缠绵,常迁延数年之久,虽经治愈,容易复发。

【鉴别诊断】

(一)慢性湿疮

皮损也苔藓化,但仍有丘疹、小水疱、点状糜烂、流滋等,多在屈侧。

(二)原发性皮肤淀粉样变

皮肤为高粱米大小的圆顶丘疹,紫褐色,质地硬,密集成片角化粗糙。多发在于背部和小腿伸侧。

(三)风瘙痒

先瘙痒后有皮损,主要为抓痕、血痂、脱屑,苔藓边界不清。

【治疗】

(一)辨证施治

1. 风湿热型

局部除有成片丘疹肥厚外,并伴有部分皮损潮红、糜烂、湿润和血痂,苔薄黄或黄腻,脉濡数。

治法:散风清热利湿。

方药:桑菊银翘饮加减。

桑叶、黄菊花、金银花、黄芩、生山栀、连翘、赤芍、苍耳草各9 g,苦参片12 g,生甘草3 g。每日1剂,水煎服。

2. 血虚风燥型

病程较长,局部干燥、肥厚、脱屑,状如牛领之皮,苔薄,脉濡细。

治法:养血祛风润燥。

方药:当归胡麻饮加减。

当归、白芍、肥小竹、小胡麻、秦艽各9 g,大生地、制首乌、苦参片各12 g,徐长卿30 g,炙甘草3 g。每日1剂。水煎服。

凡情绪波动,病情加剧者,以上二方中均可加入珍珠母(先煎)、代赭石(先煎)、生牡蛎(先煎)、夜交藤各30 g,五味子4.5 g。

(二)中成药

1. 肤疾宁或皮炎硬膏

外贴患处。

2. 10%黑豆馏油软膏

外涂患处。

3. 皮炎平

外涂患处。

4. 丹栀逍遥丸

具有舒肝解郁,清热调经之功效。用于肝郁不舒而致的神经性皮炎,可兼见五心烦热,目赤口干,便秘溲赤等。每服1丸,每日2次。

5. 左金丸

由黄连、吴茱萸组成。具有疏肝解郁,降逆止呕之功效。用于肝失调达,郁而化火而致的神经性皮炎,兼见胃脘不适、泄泻等。每次3~6 g,每日2~3次。

6. 防风通圣丸

具有解表通里,清热除湿解毒之功。用于表里俱实之神经性皮炎,兼见头痛、咽干、便秘等症。每次9 g,每日2次。

7. 五虎追风散

具有搜风、镇痉解毒之功效。主治久治不愈的神经性皮炎、结节性痒疹等。每次9 g,每日2次。

(三)验方

1. 硫黄、明矾、冰片依次按3∶2∶1的剂量研成粉末,加适量凡士林混匀成软膏,早晚涂患处并包扎,10天为1个疗程,两疗程其间休息3天,多有效验。

2. 苍术、黄柏、苦参、防风各9 g,大枫子、白鲜皮各30 g,松香、鹤虱草各12 g,五倍子15 g,研粗末,黄草纸卷,点燃以烟熏患处,距离以感温热不痛为度,每日1次。对局部神经性皮炎有较好效果。

3. 陈醋500 mL,苦参200 g,将上两味浸5天。先将患处用温水洗净,然后搽药,早晚各1次。

4. 取大蒜适量,捣烂,以纱布包裹,外敷患处。另用艾条隔蒜灸患处感到疼痛为止。隔日 1 次。

5. 用新鲜丝瓜叶适量,洗净,搓碎后在患处搽皮肤使发红为止。每 7 天为 1 次,2 次为 1 个疗程,1~2 个疗程可获近期疗效。

(四)针灸疗法

1. 体针

常用穴:曲池、血海。对泛发性神经性皮炎可加用风池、天柱、天突、委中、足三里等穴;对局限性神经性皮炎可在皮损周围沿皮下进针,每日 1 次,每次 20 分钟。

2. 头针

双侧感觉区上 2/5 或敏感区,每日或隔日 1 次。

3. 梅花针

先叩刺病变区的脊椎两侧,中等度刺激,再叩刺病灶局部及其周围,用重刺激,以有少许出血为度。

4. 灸法

对小块肥厚性皮损用艾卷直接灸或隔姜灸,每次 15~30 分钟,每日 1~2 次。

5. 穴位埋线

在病灶基底部做"＋"字贯穿或环形埋植羊肠线,半月埋针 1 次。

【调护】

说服患者共同协作与疾病做斗争,生活应有规律,避免劳累过度和精神紧张,禁食酒精、咖啡、浓茶,避免摩擦、搔抓和外用强烈刺激性药物。

(王莎莎)

第二节　皮肤瘙痒症

皮肤瘙痒症是指无原发性皮肤损害,而以瘙痒为主要症状的皮肤感觉异常的皮肤病。亦称风瘙痒、痒风。

【病因病机】

禀性不耐,血热内蕴,外感之邪侵袭,则易血热生风而致痒;或因病久年老体弱,气血亏虚,风邪乘虚外袭,血虚则易生风,体肤失养,而致本病;或饮食不节,过食辛辣炙煿、油腻、酒类,损伤脾胃,湿热内生,化热生风,内不得疏泄,外不得透达,怫郁于皮肤腠理,而发本病。

【诊断】

本病好发于老年及青壮年,多见于冬季,少数也有夏季发作者。瘙痒为本病的主要症状,每因饮酒、情绪变化、遇热及搔抓摩擦后,瘙痒发作或加重。无原发性皮肤损害。由于连续、反复搔抓,可引起条状表皮剥脱和血痂,也可见湿疹样变、苔藓样变及色素沉着等继发性皮损。患者常因瘙痒而致失眠或夜寐不安,白天精神不振,甚至影响食欲。发生在秋末及冬季,因气温骤冷所诱发者,称为冬季瘙痒症,一般春暖可愈,发于夏季,由温热所诱发者,称为夏季瘙痒症,入冬则轻。

【治疗】

(一)辨证施治

1. 风热血热型

青年患者多见,病属新起,症见皮肤瘙痒剧烈,遇热更甚,皮肤抓破后有血痂。可伴心烦,口干,小便黄,大便干结,舌淡红,苔薄黄,脉浮数。

治法:疏风清热凉血。

方药:消风散合四物汤加减。

血热盛者,加丹皮、紫草;风盛者,加全蝎、防风;夜间痒甚者,加蝉衣、牡蛎。

2. 湿热蕴结型

瘙痒不止,抓破后脂水淋漓,可伴口干口苦,胸肋闷胀,小便黄赤,大便秘结,舌红,苔黄腻,脉滑数。

治法:清热利湿止痒。

方药:龙胆泻肝汤加减。

3. 血虚肝旺型

以老年人为多见,病程较久,皮肤干燥,抓破后血痕累累,可伴头晕眼花,失眠多梦,舌红,苔薄,脉细数或弦数。

治法:养血润燥,祛风止痒。

方药:地黄饮子合当归饮子加减。

年老体弱者,重用黄芪、党参;瘙痒甚者,加全蝎、地骨皮;皮肤肥厚脱屑者,加阿胶、丹参。

(二)中成药

1. 龙胆泻肝丸

用于肝胆湿热所致之皮肤瘙痒症,兼见头晕目赤,耳鸣耳聋,牙肿疼痛,胁痛口苦,尿赤涩痛,脉弦或洪数,舌质红苔黄。每服6～9g,每日服3次。

2. 导赤丸

具有清热泻火,利尿通便的作用。用于心火亢盛型皮肤瘙痒症,兼见口舌生疮,心胸烦热,小便短赤,大便秘结等。每次服1丸,每日2次。

3. 防风通圣丸

具有解表通里,清热解毒之功效。用于外寒内热,表里俱实之皮肤瘙痒症,兼见头痛咽干,小便短赤,大便干结。每服 6 g,每日 2 次。

4. 乌蛇止痒丸

由乌梢蛇、蛇床子、牛黄、当归、丹皮、参须、防风、苍术等组成。具有养血祛风,化湿止痒的功效。用于皮肤瘙痒症,日久皮损肥厚,剧痒难忍。每服 10 粒,每日 3 次。

(三)验方

1. 荆芥、防风、苦参、蝉蜕、蛇床子、白鲜皮、苍术、金银花、当归、川椒、黄芩、黄芪各 30 g。皲裂加杏仁、火麻仁。用法,每日 1 剂,水煎外洗 3 次以上,每次洗 10 分钟,10 日为 1 个疗程。

2. 生地、当归、赤芍、白芍、金银花、大青叶、白鲜皮、地肤子各 12 g,白术、野菊花、防风、甘草各 10 g,黄芪、白蒺藜、丹参各 20 g。每日 1 剂,水煎 2 次分服,连服 3~6 剂,水煎 3 剂外洗局部,治瘙痒症,效果更佳。

3. 苍耳草、艾叶各 50 g,蜂房、白鲜皮、苦参、地肤子、川槿皮各 30 g,川椒、白矾各 20 g。每日 1 剂,水煎滤渣,集药液,趁热洗浴,日 1~2 次,每日搓擦 15~20 分钟,7 日 1 个疗程。2~3 周即效。

4. 硫黄 40 g,轻粉、雄黄、大枫子仁各 25 g,黄连、苦参各 15 g,冰片 5 g,凡士林 250 g。先将硫黄、雄黄、轻粉、苦参、黄连各研成细末,大枫子仁蒸后捣如泥,再把凡士林隔水加热溶化,加入上药粉搅拌均匀,待凡士林稍凉后再加入冰片拌匀备用。先将患处清洁,涂药于患处,用手揉搓 5~10 分钟。一般用药后 1 日即可止痒,3~7 日见效,最多 15 日即可痊愈。

5. 生地、晚蚕沙、何首乌、白鲜皮各 15 g,乌梢蛇、僵蚕、徐长卿、地肤子各 12 g,乌梅、白芍、当归、甘草各 10 g。煎水内服,每日 3 次。临床经验,对于慢性皮肤瘙痒症,患者服上药 6 剂可治愈。

6. 生地 25 g,白芍、制首乌各 20 g,当归、金银花、连翘、火麻仁各 15 g,黄柏、丹皮各 18 g,荆芥、蝉蜕各 10 g,地肤子 12 g,砂仁、陈皮各 3 g。水煎服,每日 3 次,10 剂 1 个疗程,效好。

7. 苦参 60 g,地肤子、鹤虱各 30 g,白鲜皮、蛇床子各 40 g,大枫子、川军各 20 g,生杏仁、枯矾、黄柏、蜂房各 15 g。上药水煎 1 000~2 000 mL,外洗患部。每日 1 次,每次 1 小时,每剂用 3~4 次。洗后避风,必要时可续用 1 剂。

【调护】

1. 避免外界刺激,忌食辛辣腥发食物,控制烟、酒、浓茶、咖啡等服用量。
2. 有慢性病灶感染者应积极治疗。
3. 内衣应宽松柔软,宜棉织品或丝织品,而不宜用毛织品。
4. 忌用热水烫或碱性大的肥皂洗浴。
5. 生活规律,精神放松,进行适当的体育锻炼。

(王莎莎)

第九章　外科疾病

第一节　颈椎病

颈椎病是指颈椎间盘退行性变及其继发性椎间关节退行性变,刺激或压迫颈神经根、脊髓、椎动脉、交感神经,引起相应的症状和体征。亦称颈椎退行性关节炎、颈椎骨关节炎、颈椎综合征。根据受累组织的临床表现不同,颈椎病常分为四型:即神经根型颈椎病、脊髓型颈椎病、交感神经型颈椎病、椎动脉型颈椎病。本病常在中老年以后发病,在40岁以上之患者可占80%。男性多于女性,约为3∶1。颈椎病散见于中医"痹证""痿证""头痛""眩晕""项强""颈筋急""颈肩痛"等条目之下。

祖国医学对本病早有认识,医籍中称之为"脖颈伤筋",并认为此病的发生主要是由于颈部伤筋后复感风寒邪气,即致"痹证"。明·张潞在《张氏医通》中说:"肾气不循故道,气逆挟脊而上,致肩背痛……或观书对弈久坐致脊背痛。"指出了类似颈椎病的形成原因,同时他还详细地记载了肩背臂痛的辨证施治,为后世治疗颈椎病提供了宝贵的经验。

【病因病机】

中医认为它的形成主要为风寒湿邪侵犯肌表、经络,阻遏气血,经脉不畅,导致筋骨、肌肉、关节等酸楚,疼痛、重着,麻木、肿胀、活动不利等。

（一）风寒湿邪外袭

颈项强急之症,多由邪客之阳经,寒搏则筋急,风搏则筋弛,经络阻遏,气血不畅。

（二）劳役所伤

劳力之人辛苦过度,劳则耗气,气虚血运不畅,劳伤筋络,或痉或弛,均失其能。

（三）体质虚弱

肝血亏虚,肾精不足,肌肉、筋脉、骨骼失于濡养,导致骨质增生,软组织退变而发病。

【诊断】

多见于中、老年人,因长期低头工作颈部劳损而发病。

本病主要症状是颈部不适及肩背疼痛、感觉异常、上肢麻木和（或）乏力、共济失调、头晕等。

（一）脊髓型

临床上有脊髓压迫表现,轻则丧失部分生活能力,重则四肢瘫痪、卧床不起。检查可发现下肢肌肉痉挛、反射亢进。颈部活动受限。X线检查可见颈椎椎间盘狭窄和骨赘形成,最常见于颈椎第5、第6平面,也可同时累及几个平面。出现上肢神经根型的症状和体征。

（二）神经根型

此型最为常见，发病率高（占60%～70%）。有较典型的神经根性症状如上肢麻木疼痛等，且其范围与颈脊神经所支配的范围相一致。压颈试验或上肢牵拉试验阳性。X线摄片显示颈椎曲度改变，或骨刺形成。

（三）交感神经型

由于颈椎骨质增生刺激交感神经节，出现交感神经受刺激的症状。如眼睑下垂，流泪，一侧瞳孔稍大，一侧面部发红发热，头、颈及面部麻木，多汗等异常现象。

（四）椎动脉型

常由于颈椎间盘损害、骨质增生、颈横突孔变窄，而压迫椎动脉，引起一侧头部脑血流供血不足。常在头转动到某一位置时即感头晕、恶心、呕吐，改变此位置即可缓解。X线摄片显示椎间关节失稳或钩状关节骨质增生。

（五）颈型

可有头痛、颈及肩痛等异常感觉并伴有相应的压痛点。X线摄片颈椎显示曲度改变，或椎间关节不稳，具有"双边""双突""切凹"或"增生"。

（六）其他型

可有食管压迫型及混合型等。

根据病史、体检，特别是神经系统检查，以及X线片（正侧位、左右斜位、前屈后伸位）改变进行诊断。必要时可辅以脊髓造影、椎动脉造影、CT和MRI等影像检查。仅有X线改变而无临床表现者，不能诊断为颈椎病，只可视为颈椎退行性改变。

【鉴别诊断】

（一）风湿性及慢性损伤性疾病

包括肩周炎、颈肩部肌筋膜炎，均可有颈肩部的疼痛，但无神经根症状。痛点普鲁卡因封闭后，症状明显减轻或消失。

（二）脊髓肿瘤

症状与颈椎病之脊髓压迫症状有类似的地方，但肿瘤的脊髓压迫症状逐渐加重，而颈椎病所致者为间歇性时好时坏现象，在初期尤为明显。X线颈椎平片和脊髓造影可起到鉴别诊断作用。

（三）脊髓空洞症

本病好发于青年人，以痛温觉与触觉分离为特征，尤以温觉减退或消失为突出。脊髓造影通畅、MRI检查可见颈膨大部有空洞形成。

（四）梅尼埃综合征

本病又称发作性眩晕，发作有规律性，与颈部活动无关，伴有水平性眼球震颤，缓解后可毫无症状，神经系统检查无异常发现，但前庭功能试验有异常改变。

（五）心绞痛

颈椎病侵犯颈神经根时，可引起胸大肌的痉挛性疼痛，或在该肌部位压痛，若用普鲁卡因局封压痛点，则疼痛消失，称为假性心绞痛。真性心绞痛局部封闭后症状不减，而且心电图有改变，口服硝酸甘油脂类药物症状可缓解。

（六）腕管综合征

疼痛麻木主要发生于桡侧手掌和拇、中、示指（正中神经支配区），指压腕横带近侧缘，保持腕关节背伸位可使上述症状发作或加剧，腕管封闭后症状明显消退。

（七）胸廓出口综合征

如颈肋等，有血管受压症状、桡动脉搏动减弱或消失。X线检查可见颈肋，血管造影可见锁骨部或喙突下有血管受压。

（八）进行性脊髓性肌萎缩

多见上肢的肌力和肌张力减弱，手内在肌萎缩。腱反射减弱或消失，无感觉障碍和颈神经根刺激症状。

（九）后纵韧带骨化症

是由于后纵韧带骨化，颈椎管矢状径变小，可影响脊髓血运而出现脊髓受压症状。表现为颈僵、颈痛、上肢麻木无力、下肢痉挛性瘫痪等类似髓型颈椎病的症状，但颈椎侧位X线片可看到典型的后纵韧带骨化影像。

（十）第四脑室肿瘤或颅后窝肿瘤

患者转头时突发眩晕、头痛、呕吐等颅内压增高征。颅脑CT显示颅内占位性病变。

（十一）神经症

患者症状繁多，表现为一系列大脑皮质功能减退的症状。但无神经根及脊髓受压的体征，其症状的波动与情绪变化有密切关系，药物治疗有一定的疗效。

【治疗】

（一）手法治疗

1. 准备手法

用点压、拿捏、弹拨、按摩等舒筋活血、和络止痛的手法，使肌肉放松，利于治疗手法的实施。

2. 治疗手法

即颈项旋扳法，患者取稍低坐位，术者站于患者的侧后，以同侧肘弯托住患者下颌，另一手托其后枕部，嘱患者颈部放松，术者将患者头部向头顶方向牵引，尔后向本侧旋转，当接近限度时，再以适当的力量使其继续旋转5°～10°，可闻及轻微的关节弹响声，之后再行另一侧旋扳。在施治中，需注意患者的颈部肌肉必须放松，在旋转过程中始终保持头部的上提力量，最后旋转5°～10°时不可用暴力，以免发生危险。

3. 放松手法

与准备手法相同，意在缓解治疗手法引起的疼痛不适。

（二）辨证施治

1. 气血不足型

症见颈项强直，酸楚，头部及上臂麻木，舌苔薄白，脉虚。

治法：补气血，调营卫。

方药：黄芪桂枝五物汤加味。

黄芪30 g，桂枝12 g，白芍30 g，甘草15 g，生姜10 g，大枣5枚，羌活12 g，独活12 g，

葛根 20 g,徐长青 15 g,当归 15 g。

2. 气虚寒湿型

症见颈项背部强直而酸痛,晨起面部浮肿,手臂酸楚麻木或胀麻,舌苔白,脉虚。

治法:补气温阳,活营。

方药:桂枝加附子汤加味。

熟附子 12 g,桂枝 10 g,白芍 20 g,甘草 15 g,生姜 10 g,大枣 6 枚,茯苓 12 g,白术 12 g,葛根 20 g,桑枝 12 g,桑寄生 15 g,狗脊 15 g。

3. 肾虚型

症见头晕目眩,视物不清,颈项酸重而痛,以酸痛为主,劳累后加重,偏阳虚者伴有面色㿠白,手足不温,少气乏力,舌淡,脉沉细。偏阴虚者,有心烦失眠,口干咽燥,面色潮红,手足心热,舌红少苔,脉细数。

治法:偏阳虚者温补肾阳,活血壮骨;偏阴虚者滋补肾阴,活血壮骨。

方药:偏阳虚者用右归丸加减。

熟地 15 g,枸杞 15 g,山萸肉 10 g,山药 12 g,杜仲 12 g,当归 12 g,桑寄生 15 g,狗脊 15 g,仙灵脾 15 g,葛根 20 g,熟附子 12 g,桂枝 10 g,桑枝 12 g。

偏阴虚者用左归丸加减。

熟地 15 g,枸杞 12 g,山药 15 g,山萸肉 15 g,龟板 15 g,鳖甲 12 g,桑寄生 12 g,狗脊 15 g,杜仲 12 g,牛膝 12 g,鹿角胶 10 g,知母 10 g,黄柏 12 g,当归 12 g,葛根 20 g。

4. 气滞血瘀型

症见颈项强直而疼痛,枕部尤为明显,按之疼痛加重或出现头晕,头皮麻木,上臂及肩酸痛麻木,舌质紫暗或有瘀斑,脉涩。

治法:理气活血。

方药:颈椎汤(经验方)。

白芍 30 g,甘草 15 g,葛根 20 g,丹参 20 g,皂刺 20 g,黄芪 15 g,当归 15 g,川芎 12 g,红花 12 g,桃仁 12 g,威灵仙 12 g,防风 10 g。

(三)中成药

1. 骨刺片

本品由熟地、威灵仙、肉苁蓉、淫羊藿、骨碎补、鸡血藤、鹿衔草、莱菔子 8 味中草药配伍组成,具有补肾活血,祛风软坚的作用,对缓解骨质增生病的症状有较好的疗效。每日 3 次,每次 5 片,饭后服用。2~3 个月为 1 个疗程。总有效率为 87%。

2. 伤湿止痛膏

本品由川乌、草乌、骨碎补、山柰、干姜、荆芥、防风、白芷、五加皮、透骨草、老鹳草、红花、马钱子、白胶香、樟脑、冰片、黑老虎等组成。先将皮肤用温水洗净擦干,撕去硬膏,贴于患处,手掌将膏药按摩,使其粘牢皮肤。具有祛风散寒,除湿通络,活血止痛之功效。用治寒湿阻络之颈椎病。

3. 骨刺消痛液

本品由川乌、威灵仙、怀牛膝、桂枝、木瓜等组成。每次服用 12~16 片,每日服 3 次,温开水或淡盐水送服。具有散寒祛风,通络止痛之功效。用治风寒久羁,客阻经络所致颈部沉重麻木、痛有定处或游走不定等病证。

4. 疏风活络丸

本品由马钱子(炒)、麻黄、虎杖、菝葜、桂枝、木瓜、甘草、防风、秦艽、桑寄生组成。具有疏风散寒,祛湿活络之功效。每服1丸,每日2次,空腹,温开水送服。用治风寒湿痹阻所致之四肢麻木,疼痛等病证。孕妇忌服。

5. 骨友灵搽剂

本品由红花、鸡血藤、川乌、威灵仙、防风、蛇蜕、延胡索、首乌、续断、冰片、陈醋、白酒组成。具有活血化瘀,消肿止痛之功效。外用,用时先取毛刷蘸取药酒直接涂于患处,然后用湿毛巾盖在患处,并把热水袋放在湿毛巾上热敷(即加热保温20～30分钟)每次2～5 mL,每日2～3次。14日为1个疗程,间隔1周。一般用药2个疗程,或遵医嘱。用治因颈部韧带钙化,骨质增生引起一侧肩臂、手麻木疼痛,颈部活动受限、僵硬等病证。切忌与金属器接触,勿入口眼。

6. 骨友灵贴膏

本品由骨友灵搽剂成分去白酒加樟脑、薄荷脑、冬青油、颠茄流浸膏组成。具有活血化瘀,消肿止痛之功效。外用,将皮肤洗净揩干,贴于患处。每日更换1次。用治因受暴力或慢性劳损等造成的一侧肩臂手指麻木疼痛,颈部活动受限,僵硬等病证。

7. 抗骨质增生丸

本品由熟地、盐狗脊、肉苁蓉、盐女贞子、骨碎补、牛膝、鸡血藤、淫羊藿、莱菔子组成。具有补肝肾,强筋骨养血活血之功效。每次1～2丸,每日2～3次。用治肝肾不足型颈椎病之关节酸楚疼痛,腰膝软弱无力,过劳则加重,肢体酸痛麻木,甚或有头晕,心律失常,头晕眼花等病证。孕妇禁用。

8. 杞蓉补酒

本品由枸杞、何首乌、麦冬、当归、肉苁蓉、补骨脂、茯苓、栀子、怀牛膝、红花、冰糖、神曲、白酒组成。具有补肝肾、强筋骨、养血祛风之功效。每次10～15 mL,每日2次。用治肝肾两虚型颈椎病之头昏目眩,精神倦怠,腰酸耳鸣,健忘少寐,自汗盗汗等病证。孕妇忌服。

9. 天麻祛风丸

本品由炒苍术、麻黄、羌活、防风、细辛、制川乌、川芎、石斛、天麻、当归、甘草、荆芥、制何首乌、雄黄、制黄乌、全蝎(去钩)组成。具有祛风散寒除湿,活血止痛之功效。每次1～2丸。每日2次。用治风寒邪痹湿痹阻所致之四肢麻木、疼痛等病证。孕妇忌服。

10. 伸筋丹胶囊

由乳香、没药、马钱子、红花、地龙、骨碎补、防己、五加皮组成。具有活血化瘀,通行经络之功效。每次5粒,每日3次,饭后服用。用治气滞血瘀所致颈肩疼痛及上肢疼痛等病证。

11. 参桂再造丸

本品由红参、肉桂、麻黄、熟地、甘草、大黄、防风、片姜黄、独活、草蔻、乌梢蛇等38味药物组成。具有补气血,滋肝肾,健脾胃,祛风镇痉,舒筋活血通络之功效。每日1丸,分早晚2次。用治肝肾不足型颈椎病之肢体麻木,疲倦气短,手足不温,小便失约,大便溏或干,脉细弱等症。

12. 颈复康冲剂

1 包,每日 2 次,15 天为 1 个疗程。

(四)验方

1. 威灵仙 24 g,木瓜 15 g,白芍 30 g,当归 15 g,五加片、狗脊、透骨草各 9 g,地鳖虫、甘草各 6 g。水煎服,每日服 1 剂,服 7 剂后,一般症状减轻,再续服 5 剂,有些患者症状可消失。

2. 白芍 240 g,甘草 30 g,伸筋草 90 g,葛根、乳香、没药、桃仁、红花各 60 g,制成细粉压片,每片 0.5 g,含生药 0.3 g。每次 5 片,每日 3 次,1 个月为 1 个疗程,一般需服 1~2 个疗程。本方对消除神经根型颈椎病引起的肢痛、麻木疗效甚佳。与其他非手术疗法合用,疗效更为满意。

3. 全蝎 9 g,蜈蚣 2 条,鹿衔草 30 g,乌蛇、当归、川芎、自然铜各 15 g。每日 1 剂,水煎分 2 次服。上肢麻木疼痛较重者加桑枝;颈部强直疼痛重者加葛根;眩晕、昏仆者加地龙、钩藤、泽泻;气候变化剧痛者加汉防己、秦艽。

(五)饮食疗法

1. 天麻 10 g,猪脑 1 个。洗净猪脑,与天麻放炖盅内,加清水适量,隔水炖。每日 1 次,连服 3~4 次可见效。

2. 海蜇头、荸荠各 30 g。海蜇头用清水漂淡,荸荠去皮洗净,供煲汤服用。可常服。

3. 千斤拔、粉葛根各 30 g,猪脊骨 500 g。千斤拔洗净,粉葛根去皮切片,猪脊骨切段,共放锅内,加清水 6 碗,煲成汤 1~2 碗,饮汤食肉,常服有效。

4. 老桑枝 60 g,母鸡 1 只(约 500 g),食盐少许。将鸡去毛、内脏,洗净、切块,与老桑枝同煲,煲汤,食盐调味,饮汤食鸡肉。

(六)枕颌带牵引

枕颌带牵引又称颈椎牵引。牵引可以缓解肌肉痉挛,扩大椎间隙,流畅气血,缓解症状。主要是对神经根型效果较好,而对脊髓型效果较差,有的患者甚至可使症状加重,对椎动脉或交感神经型宜采用轻重量牵引,若有不良反应,则应立即停止牵引。

牵引可取坐位或卧位,一般宜取头微前倾,颈微屈曲位,可根据牵引时症状减轻的情况来调整牵引力线,对椎体后缘形成骨赘而压迫脊髓的病例,可做直线牵引,但在颈过伸位牵引常可使症状加重。按牵引时间的不同可分为间断性牵引和持续性牵引,症状较轻者可采用间断性牵引,症状较重者可用持续牵引,持续牵引宜采用卧位。牵引重量为 2~6 kg,可视患者体重及病情而定,初牵时轻一些,以后逐渐加重,2~4 周为 1 个疗程。

(七)颈领或颈托固定

患者佩带颈领或颈托,其作用在于保护颈椎,限制颈椎的活动,促进水肿的消退和炎症的吸收,并可用于纠正颈椎的畸形,防止错位的复发和植骨块的压缩和脱位,因而对于促进恢复,巩固疗效,防止复发具有重要的作用。主要用于各型颈椎病急性发作期、颈椎错位手法治疗后易复发者和颈椎病术后。但不宜长期佩戴,以免引起肌肉萎缩、关节僵硬,不利于对颈椎病的恢复和形成对围领的依赖性。长期使用围领和颈托,突然解除后往往使症状加重。一般白天使用,夜里取下或放松固定,可连续应用 1~2 周。颈椎病术后应适当延长。

（八）针灸疗法

1. 体针疗法

取穴：颈部夹脊穴（骨质增生相应椎体），大椎、天柱、肩井。

配穴：太阳经输不利者加风池、大杼、肩髃、曲池、外关、合谷，痹阻型者加颈部阿是穴、肩髃、臂臑、手三里、支沟、合谷，气滞血瘀者加膈俞、肩髃、曲池、阳陵泉、外关，痰瘀交阻者加丰隆、尺泽、肺俞、脾俞、肩髃、曲池、外关、合谷，肝肾不足者加百会、四关、三阴交、肾俞、腰阳关。

方法：实证用泻法，虚证用补法，得气后留针 15～30 分钟，每日 1 次，15 次为 1 个疗程，疗程间隔为 5 天。

2. 电针疗法

取穴：同体针疗法。

方法：每次 6～8 穴，用连续波，用较高频率，强度以患者能耐受为度。每次 15～30 分钟，每日 1 次，15 次为 1 个疗程，疗程间隔 4～5 天。

（九）物理治疗

可酌情选用直流感应电陈醋离子导入治疗神经根型颈椎病；He－Ne 激光穴位照射治疗椎动脉型颈椎病等。

（十）手术治疗

对反复发作、症状严重、经长期非手术治疗无效者，可考虑手术治疗。但年老体衰，有严重内脏疾病；或病程过长或病情严重，四肢有广泛性肌萎缩，并估计脊髓损害障碍不能恢复者；或有严重神经衰弱或精神病者不适合手术治疗。手术方法多采用颈前路或颈后路减压术。

【调护】

1. 颈椎病的发生与日常的工作、生活习惯有密切关系，故必须予以注意，才可延缓和防止其发展。

2. 长期低头工作者必须定时活动头颈部，消除颈项部的软组织过度劳累，恢复颈椎的正常状态。

3. 睡眠时要选同合适的枕头，仰卧时宜低，侧卧时与肩等宽。千万不可过高，以防由于这种长期不良姿势而发病。

4. 同时要注意保暖，避免风寒侵袭，如在淋雨后要及时擦干，防止受寒。

5. 此外，还应避免外伤，因为各种颈部外伤均可导致颈椎不稳，日久发生颈椎病。

（姜慧杰）

第二节　肩关节周围炎

肩关节周围炎,简称肩周炎,或"五十肩",是肩周肌、肌腱、滑液囊及关节囊的慢性非化脓性炎症。以关节内、外粘连,肩部疼痛、肩关节活动受限为特征。

【病因病机】

五旬之人,年老体弱,气血不足,肝肾亏损,以致关节失于滑利,筋失濡养,若肩部露卧受凉,风寒湿邪乘虚侵入,致使寒凝筋膜,经络阻滞,气血运行不畅,筋脉拘急,加之肩部长期劳累,引起局部疼痛及活动功能障碍。

少数患者因上肢骨折、脱位(如肱骨外科颈骨折、肩关节脱位等),固定时间太长或固定期间不注意肩关节的活动功能锻炼,也可致经络阻滞,气血运行不畅,痰浊瘀阻,肩部筋肉发生粘连和挛缩而造成本病,引起局部疼痛及活动功能障碍。

【诊断】

(一)临床表现

诱因多为创伤、劳损或外感风寒湿邪,年龄多在 50 岁左右。单侧发病为多,肩部疼痛,活动不灵,手臂向上举及向背后旋转时疼痛加剧,疼痛可向颈、耳、前壁和手放射。病程较长,逐渐加重。严重时影响正常生活,如穿衣、脱衣、提裤、梳头、洗脸等均感困难。拖延日久,局部肌肉可出现失用性萎缩,尤以三角肌明显。

(二)实验室及其他检查

1. 血常规、血沉

化验结果正常。

2. X 线检查

骨与关节无明显异常改变,关节造影可见关节囊有粘连现象。

【鉴别诊断】

(一)颈椎病

颈椎病虽有肩臂放射痛,但在肩部无明显的压痛点,有颈部疼痛和活动障碍,有神经根刺激的症状和定位体征。肩部活动尚好。

(二)冈上肌肌腱炎

肩部的外侧疼痛,常局限于三角肌附丽点附近,上肢外展在中间范围(60°～120°)感觉疼痛。这个"疼痛弧"是冈上肌肌腱炎的明显特征。

(三)肱二头肌长头肌腱炎

肩前部疼痛,肱二头肌长头肌腱处压痛明显,肱二头肌抗阻力试验阳性。肩关节活动除上臂外上举再向后伸做反弓时疼痛外,其他方向活动多不疼痛。

【治疗】

(一)手法治疗

可以改善局部血液循环,促进代谢,缓解粘连,扩大关节活动范围,疗效较高。

1. 双手提拿肩法

患者取坐位,患肢置于头部。术者双手置于患肢前后,以胸大肌和背部肌肉开始向上反复提拿。也可用足蹬腋窝法使肩部和上臂各组肌肉粘连松解,促进血液循环。

2. 抬肩法

患者取坐位,术者立于患肢侧,略下蹲,将患肢伸直搭于自己肩上。术者双手抱于病肩,两手拇指按于腋下部,其余手指相交于肩上,来回旋转揉转三角肌、腋下诸肌、大圆肌、胸大肌、胸小肌外侧端,并慢慢上抬患臂。每次按揉3~5分钟。

3. 摇肩法

患者取坐位。术者立于后侧,左手按压患肩,右手握住患肢前臂,用力使肘关节屈曲,由外向上,越过头顶摸健侧耳朵,然后再使患肢经胸前向对侧肩部拉动。重复数遍。

4. 按肩旋后法

患者取坐位。术者双手握住患侧前臂,用力向上抖动。而后,一手握患肢从胸前向下、向后旋转,上提患肢,越向上越好,但避免粗暴;另一手按住患肩,按摩痛点处,重复,8~12次。

5. 旋肩法

患者取坐位。术者立于后侧,一手按压患肩,另一手握住患肢前壁,将患肢做顺时针和逆时针画圆圈运动,画圈幅度由小到大,逐渐达到最大范围。

6. 肩部揉捏法

患者取坐位。术者立于患侧,一手托其肘部,另一手自肘部沿肱二头肌、肱三头肌向肩部按揉数遍。

7. 爬墙运动法

面对墙壁,让患者双手或患手沿墙壁徐缓向上爬动,使上肢尽量高举,然后再缓慢向下回到原处,反复进行。

(二)辨证施治

中老年后,肝肾亏损,气血虚衰,筋肉肌腱失于濡养,兼操劳伤损,风寒湿邪侵袭,导致血不荣筋,痰浊瘀阻经脉及关节。

治法:活血祛风,舒筋通络为主。

方药:防风、当归、白芍、续断、桑枝各9 g,羌活、姜黄、木瓜各6 g,乳香、红花各3 g。病久未愈加黄芪12 g,白术9 g。每日1剂,煎服2次。也可服用大活络丹。

(三)验方

1. 川乌、樟脑各10 g,共研为细末,用醋调成糊状,均匀地摊铺在纱布块上,涂药约5 mm厚,贴敷于疼痛部位,同时用热水袋热敷30分钟,每日换药1次。效果良好。

2. 威灵仙12 g,汉防己9 g,水煎服,每日1剂。

3. 丁香、肉桂、细辛、樟脑各 50 g,前 3 味共研细末、密封。临用时取樟脑 5 g,加酒精使湿润,研磨,加入上述药粉 15 g,混匀后,装瓶,作为 1 份发给患者,嘱将粉适量(1 ~ 1.5 g)放入胶布或伤湿膏中央,外敷肩部最痛点,一日一换。效验显著。

(四)饮食疗法

1. 胡椒根 30 g,瘦猪肉 60 g。水煎,饮汤食肉,每日 1 次,连服 7 天为 1 个疗程。用于急性期患者。

2. 入地金牛根 15 g,鸡蛋 1 个。加水 2 碗同煮,蛋熟去壳再煮片刻,煮成 1 碗,饮汤食蛋。每日 1 次。用于慢性期患者。

3. 老生姜 50 g,葱白 30 g,白酒 15 g。共捣烂,炒热敷痛处,冷后加热再敷,每天数次。

(五)针灸疗法

常用穴:肩髃、肩髎、肩贞、肩前、肩后、三角肌压痛点等。

或主穴:肩髃、曲池、合谷、肺俞。

配穴:支沟、后溪、尺泽、曲泽、天井、肩髎等。

(六)物理治疗

无论早期或晚期,均可给予超短波、红外线等理疗,增加局部血运,促进恢复。

(七)刮痧治疗

后颈部:天柱穴至胸椎。肩上:颈侧至胸椎。肩胛:魄户、膏肓、天髎、天宗。肩前:中府。三角肌:肩髃、压痛点。

【预防与调护】

1. 鼓励患者积极坚持进行各方向的活动锻炼,避免重体力劳动。

2. 急性期可用三角巾兜住患肢,使患肩充分静止,内服镇痛药,湿热敷或外敷镇痛膏等。

(姜慧杰)

第十章 妇产科疾病

第一节 月经病

月经病是以月经的周期、经期、经量、经色、经质发生异常,或伴随月经周期出现的症状为特征的一类疾病。常见的有:月经先期、月经后期、月经先后无定期、痛经、闭经、崩漏及月经前后、绝经前后等诸证。

月经病是妇科最常见的疾病,月经的正常来潮,是妇女健康的表现,而月经的异常往往是机体受病的反映。

中医学认为,月经病的主要原因是七情所伤或外感六淫,或先天肾气不足,多产房劳,劳倦过度等。七情所伤尤以忧、思、怒、恐影响较著,如郁怒伤肝,肝气拂郁,失于调畅,可致月经先期、月经后期、月经先后不定期、痛经、闭经、月经前后诸证等。若思虑过度,则劳伤心脾,脾气虚弱,化源不足,可致闭经;脾虚气陷又可致月经先期、崩漏等;惊恐伤肾,肾失闭藏,冲任不固导致崩漏。六淫中对月经影响较大的是寒、热之邪,寒邪入血,血被寒凝,瘀阻冲任,致月经后期、痛经等。热邪入血,热伏冲任,迫血妄行,又可导致月经先期、崩漏等。若素体虚弱,肾气不足,或多产房劳重伤于肾,或过度劳倦,损伤脾气,均可致脾肾功能失常,气血失调,冲任二脉损伤,发为月经疾病。

上述各种因素均是月经病的发病条件,但不是决定因素。"邪之所凑,其气必虚",体质的强弱才是决定因素,即所谓"正气存内,邪不可干""精神内守,病安从来",所以加强锻炼增强体质,增强抗病能力,才是防御月经病发生的主要方法。

月经先期

月经周期提前 7 日以上。即月经周期不足 21 日,连续 2 个周期以上者,称"月经先期"。古称"先期经行""经早""一月经再行""不及期而经先行"等。相当于西医学月经失调中的月经过频。

中医早在《金匮要略·妇人杂病脉证并治》中即有"经一月再见"的记载,而"先期"之名,则首见于宋代陈自明撰著的《妇人大全良方》,书中率先提出:"阳太过则先期而至"的病机认识(《调经门·王子亨方论》)。《普济本事方》在此基础上进一步阐述"阳气乘阴则血流散溢⋯⋯故令乍多而在月前"。后世医家亦多宗"先期属热"之说,如元代朱丹溪有"经水不及期而来者,血热也"的见解,赵养葵亦有"经水如不及期而来者有火也"之论。奠立了本病"血热"的病因病机观。

明代医籍《万氏女科》率先将"不及期而先行""经过期后行""一月而经再行""数月而经一行"等划分成不同病证逐一论治,突破了既往将月经先期、月经后期、月经先后无定期、经期延长、月经过少合称"月经不调"的惯例,有利于对各病证进行细微、深入的研讨。《景岳全书》不仅明确划分"血热有火者""微火阴虚而经早者"等血热虚实之异,同时提出了"亦有无火而先期者""若脉证无火而经早不及期者,乃其心脾气虚,不能固摄而然"的气虚不摄病机,从而形成了月经先期"血热""气虚"的主体病因病机说。

【病因病机】

景岳云:"血动之由……惟火惟气耳",经血内动不及期而潮,亦多由气虚和血热所致。然气虚又有体质素弱或饮食失节或劳倦或思虑过度以致脾虚气弱,或青年肾气未充,或绝经前肾气渐衰,或多产房劳损伤,或大病久病穷而及肾,肾气不固之异。血热亦有素体阳盛,或过食辛辣燥热之品,或过服、误服辛热暖宫药物,或外感热邪,或抑郁恚怒木火妄动等归属阳盛血热及素体阴虚,或失血伤阴,或精血亏耗,终致阴虚内热之分。此外,尚有经期产后,余血未尽或为寒热所伤或因气郁血滞,瘀血阻滞冲任,新血妄走而见经水先期而潮者。

中医认为,月经先期主要机理是冲任不固,经血失于制约,月经提前而至。常见的分型有气虚和血热。

(一)气虚

可分为脾气虚和肾气虚。

1. 脾气虚

素体虚弱,或劳倦思虑过度,饮食失节,损伤脾气,脾伤则中气虚弱,冲任不固,不能统摄经血,故月经提前而至。

2. 肾气虚

多产房劳,或久病伤肾,肾气虚弱,冲任不固,不能制约经血,遂致月经提前而至。

(二)血热

可分阴虚血热、阳盛血热和肝郁化热。

1. 阴虚血热

素体阴虚,或因久病阴亏或失血伤阴,或多产房劳,耗损精血,或思虑过度,营阴暗耗,阴血虚少,虚热内生,热扰冲任,冲任不固,不能制约经血,以致月经提前而至。

2. 阳盛血热

素体阳盛,或过食辛燥助阳之品,或感受热邪,热扰冲任,迫血下行,以致月经提前而至。

3. 肝郁化热

素体抑郁,或情志内伤,肝气郁结,郁久化热,热扰冲任,迫血下行,以致月经提前而至。

【诊断】

(一)病史

既往月经正常,有情志内伤史或盆腔炎病史。

(二)症状

月经提早7日以上,周期不足21日,经期基本正常者。可伴有月经过多。

（三）检查

1. 妇科检查

盆腔无明显器质性病变者,多属排卵型黄体不健之功能失调性子宫出血病;有盆腔炎症体征者,应属盆腔炎症引起的月经先期。

2. 卵巢功能检查

因黄体功能不健而月经先期者,基础体温(BBT)呈双相型,但黄体期少于 12 日,或 BBT 上升缓慢;月经来潮 6 小时内诊刮子宫内膜活组织检查呈分泌不良象。

【鉴别诊断】

与经间期出血的鉴别,经间期出血常发生在月经周期的第 12～16 日,出血量较少,或表现为透明黏稠的白带中夹有血丝,出血持续数小时以至 2～7 日自行停止。经间期出血与月经期出血形成出血量一次少、一次多相间的现象,结合 BBT 测定,若出血发生在排卵期,即可确诊;月经先期则每次出血量大致相同,且出血时间不在排卵期内。

【治疗】

（一）辨证施治

常见的病因有脾气虚弱、肾气不固、肝经郁热、阴虚血热、阳盛血热、血瘀六种。宜结合量、色、质及全身证候进行辨证。患者形盛体壮,面红口渴,血下量多,深红或紫而有块,气秽者,属实热,颧红口干,血下量少,质稠,色紫为虚热,血下色淡,质清稀为气虚;经行不爽,经血有凝块,为瘀血内停;经血紫红、质稠,胸腹胀满,脉弦数,为郁热。

治疗原则:治疗月经先期,补虚、清热是其常法,而补虚又有健脾益气,补肾固冲之异;清热则首当"察其阴气之虚实",或清热凉血或滋阴清热;少数因血瘀而致者,当活血化瘀。为调整月经周期使之复常,又须重视经间期调治。基于黄体不健所致月经先期临床并非鲜见的实际情况,诊治月经先期,特别是病史资料中有早期流产、习惯性流产、不孕史的患者,尤须借助相关检查,了解黄体功能,注意辨病与辨证相结合,方为不误。

1. 脾气虚弱型

月经提前,或兼量多,色淡红,神疲肢倦,倦怠嗜卧,气短懒言,或脘腹胀闷,食欲下降,小腹空坠,便溏,舌淡红,苔薄白,脉虚缓无力。

治法:补脾益气。

方药:补中益气汤。

心悸失眠者,加炒枣仁、远志;下血量多者,加乌贼骨、茜草;腹痛者,加白芍。

2. 肾气不固型

经期提前,量少,色淡黯,腰酸腿软,头晕耳鸣,小便频数,舌淡黯,苔薄白,脉沉细。

治法:补肾益气,固冲调经。

方药:归肾丸。

血多者,加乌贼骨;不眠者,加珍珠母。

3. 肝经郁热型

经期超前,量多或少,经色紫红,质稠,头晕目眩,胸胁胀满,少腹胀痛,精神抑郁,心烦易怒,口苦咽干,喜叹息,舌黯红,苔黄,脉弦滑数。

治法:疏肝解郁,凉血调经。

方药:丹栀逍遥散。

4. 阴虚血热型

经期提前,量少,色红质稠,形体消瘦,皮肤干燥,头晕目眩,心烦咽干,手足心热,或颧红潮热。舌体瘦小,色红,少苔或无苔,脉细数。

治法:养阴清热调经。

方药:两地汤。

头晕目眩,潮热耳鸣者,加龟板、鳖甲、沙蒺藜;经血量多者,加女贞子、旱莲草;便秘者,加紫菀、知母。

5. 阳盛血热型

经期提前,量多,色紫红,质稠有块,面赤口渴,心烦,喜冷饮,便秘尿赤,舌红,苔黄,脉滑数或洪滑。

治法:清热泻火,凉血调经。

方药:清经散。

经血量多者,加地榆、马齿苋、槐花,去茯苓;心烦,尿黄者,加木通、黄连。

6. 血瘀型

月经先期,量多有块,伴小腹疼痛,块下痛缓,面色黯,舌有瘀点、瘀斑,脉涩或沉弦。

治法:活血化瘀调经。

方药:桃红四物汤加益母草。

血量多者,加三七粉、茜草、炒蒲黄;腹胀痛者,加乌药、香附;寒者,加肉桂;热者,加丹皮。

(二)其他疗法

1. 针法

(1)取穴:曲池、中极、血海、水泉。

刺法:以泻为主,不宜灸。

(2)取穴:足三里、三阴交、气海、关元、脾俞。

刺法:针刺行补法,并施灸。适用于脾气虚弱证。

(3)取穴:肾俞、关元、中极、阴谷、太溪。

刺法:针刺行补法,可灸。适用于肾气不固证。

(4)取穴:气海、三阴交、地机、气冲、冲门、隐白。

刺法:针刺行泻法,可灸。适用于血瘀证。气滞血瘀者,加太冲、期门。因寒凝致瘀,重用灸法。

(5)耳针:卵巢、肾、内分泌、子宫。

(6)头针:双侧生殖区。适用于脾气虚弱及肾气不固证。

2. 灸法

(1)温针泻法:关元、血海、三阴交。三穴用2~2.5寸毫针行提插、捻转、呼吸3种手法的复式泻法后,于针柄上置艾条半寸许,点燃后急吹其火,令其速燃熄灭,待针体稍凉,即可加施开阖补泻之泻法,摇大其孔,不闭其穴。行间穴可同前法,复溜穴行补法后,在针柄上置寸许艾条,点燃后自燃勿吹,待其自灭。

(2)隔物灸:切鲜姜一片约 2 mm 厚,将如绿豆大小艾炷置于姜片上,共同放在上述诸穴上,点着火后急吹之,令其快速燃烧,取其清热辛散之意。适用于血热证。

(3)艾条灸或艾炷灸:令患者先仰卧,灸气海、关元、足三里穴。艾炷以黄豆粒大小为宜,以穴位局部皮肤潮红为度,每穴可灸 5 ~ 10 壮。再换俯卧位,灸脾俞穴。此穴可灸 10 ~ 15 壮,艾炷同前大小或稍大些均可。

(4)艾条灸:患者按医嘱可以在经行前 5 日即开始用上述穴位,每穴 15 分钟左右,方法同上。

3. 推拿按摩

(1)取穴:主穴关元、血海、三阴交等穴。

(2)配穴:气虚型月经先期配气海、足三里等穴,血热型月经先期配太溪、然谷等穴,血瘀型月经先期配膈俞、脾俞、次髎等穴,肾虚型月经先期配肾俞、命门、腰阳关等穴。

(3)方法:先按关元穴 5 分钟,然后用拇指揉按血海、三阴交等穴各 3 分钟;后辨证按摩,气虚者加揉气海、足三里等穴各 5 分钟,血热者加按太溪、然谷等穴各 3 分钟,血瘀者加揉按膈俞、脾俞、次髎等穴各 10 分钟,肾虚者加按肾俞、命门、腰阳关等穴各 5 分钟。从经前开始,每日 1 次,直至月经正常为止。

(4)功效:益气健脾,清热凉血,调理冲任。适用于阴虚血热型月经先期。

4. 敷贴疗法

(1)组方:当归 30 g,川芎 15 g,白芍 9 g,五灵脂 9 g,玄胡 9 g,肉苁蓉 9 g,苍术 9 g,白术 9 g,乌药 9 g,小茴香 9 g,陈皮 9 g,半夏 9 g,白芷 9 g,柴胡 6 g,黄芩 6 g,地骨皮 6 g,黄连同吴茱萸炒各 3 g。

制法及用法:将以上各味烘干,研为细末,贮瓶备用。每于月经临行前 1 周开始用药。用时取药粉 2 g,以黄酒或米醋调成稠膏,纱布包裹,敷脐部,每次 30 分钟,每日换 2 次。

功效:清热凉血。适用于血热型月经先期。

(2)组方:乳香 15 g,没药 15 g,白芍 15 g,牛膝 15 g,丹参 15 g,山楂 15 g,广木香 15 g,红花 15 g,冰片 1 g。

制法及用法:将以上前 8 味研为极细末和匀,再加入冰片末和匀,装瓶备用。使用时,取药末 20 g,以生姜汁或黄酒适量,调成膏糊状,分别敷贴于脐部、子宫穴上,外用塑料薄膜、纱布、胶布封固。从经前数天开始,每 2 日换贴 1 次,直至月经消失为止,可连用 2 ~ 3 个月经周期。

功效:活血化瘀,养血调经。适用于血瘀血虚型月经先期。

(3)组方:党参 12 g,黄芪 12 g,白术 12 g,干姜 6 g,甘草 6 g。

制法及用法:将以上各味和匀研为细末敷脐,外用纱布覆盖,胶布固定。3 日换药 1 次,直至月经正常为止。

功效:益气健脾。适用于气虚型月经先期。

5. 刮痧疗法

(1)取穴:气海、关元、子宫、血海、三阴交、肝俞、脾俞、次髎、曲池、水泉、太溪、肾俞、地机、太冲、足三里、隐白等穴。

（2）方法：患者仰卧，刮拭气海、关元、子宫、血海、三阴交等穴。俯卧位，刮拭肝俞、次髎等穴。视病情的虚实，分别施以不同的补泻刮法。实热者加刮曲池、水泉等穴，虚热者加刮太溪、肾俞等穴，肝郁者加刮地机、太冲等穴，气虚者加刮足三里、隐白、脾俞等穴。

（三）验方

1. 生地 30 g，生白芍 12 g，太子参 12 g，地骨皮 10 g，白薇 10 g，丹皮 9 g，当归 9 g，黄芩 9 g，知母 9 g，麦冬 9 g，阿胶（烊冲）9 g。将以上药物加清水早晚各煎 1 次，取汁。每日 1 剂。早晚各 1 次，温热口服。滋阴清热调经。适用于虚热型月经先期。

2. 生地 15 g，丹皮 10 g，白术 10 g，旱莲草 10 g，生山栀 9 g，当归 9 g，白芍 12 g，炙甘草 3 g，柴胡 9 g，郁金 9 g。将以上药物加清水早晚各煎 1 次，取汁。每日 1 剂。早晚各 1 次，温热口服。清肝解郁调经。适用于肝热型月经先期。

3. 丹皮 9 g，青蒿 9 g，冰糖 15 g，绿茶 3 g。将丹皮与青蒿洗净后，与绿茶一同放入茶杯中，用开水浸泡 15 ~ 20 分钟，再加入冰糖溶化。不拘时代茶频饮。连服 7 日。清热凉血止血。适用于血热型月经先期。

4. 新鲜丹皮 15 g，鲜藕 140 g。将丹皮洗净，加入适量水煎汁；鲜藕洗净，切碎绞汁，与丹皮汁相合，然后加入适量白糖，煨煮成羹。每日 1 剂，顿服，连服 3 ~ 5 日。凉血止血。适用于血热型月经先期。

5. 白茅根 10 g，茶叶适量，红糖适量。煮取 1 碗白茅根、茶叶泡浓汁，去渣，放入红糖溶化后服饮，每日分 2 次服用。清热调经，凉血止血。适用于血热型月经先期。

（四）饮食疗法

1. 黄芪 30 g，桂圆肉 10 g，吉林参 6 g，鸡肉 150 g，陈皮 5 g，大枣 5 枚。将鸡肉洗净，斩成小块；其余用料洗净。将全部用料放入锅内，加入适量清水，用小火煨煮 1.5 小时，加入精盐调味即成。饮汤吃肉，1 日之内服完。补气健脾，摄血调经。适用于脾虚之月经先期。

2. 干地黄 20 g，紫草 15 g，地骨皮 15 g，活鳖 1 只（重约 200 g），陈皮 5 g，大枣 5 枚。将活鳖宰杀，去其内脏，洗净，其余用料洗净。将全部用料放入锅内，加入适量清水，用小火煮 1.5 ~ 2 小时，加入精盐调味即成。饮汤吃肉，1 日之内服完。清热凉血调经。适用于月经先期属于阳盛血热，迫血妄行者。

3. 黑豆 30 g，党参 9 g，红糖 30 g。将黑豆、党参一同放入锅中，加入适量清水，炖汤至黑豆熟透，加入红糖溶化即成。吃豆饮汤，每日 1 剂，连服 6 ~ 7 日。补气养血。适用于气虚型月经先期。

【调护】

1. 日常生活中要保持心情舒畅，情绪稳定。

2. 注意经期卫生，经期要注意保暖。

3. 平时要防止房劳过度，经期绝对禁止性生活。

4. 经期要注意饮食调理，月经量多者，不宜食用辛辣香燥之物，以免热迫血行，出血更甚。注意别滥用药；宜多食新鲜水果和蔬菜，如茼蒿菜、黄瓜、芹菜、生藕、苦瓜、茄子、柿子、梨、柚子、绿豆、甲鱼等有清热凉血作用,实热证者可以适当选用;乌骨鸡、海参、淡菜、莲子、榛子等,有补气益肾固下作用,体弱者可以适当选用。

5. 月经前期和行经中不宜参加繁重的劳动和剧烈的运动。

月经后期

月经周期延后 7 日以上,甚至 40～50 日一至,已连续 2 个周期以上者,称"月经后期"。又称"月经错后""经行后期""经迟""经水过期"。若偶尔延后 1 次,或每月仅延后 3～5 日,且无不适者,属正常。在青春期初潮后 1～2 年内或进入更年期者,月经时有延后,且无其他证候者,亦不作病论。

月经后期的记载,最早见于汉代《金匮要略·妇人杂病脉症并治》。张仲景称本病为"至期不来",采用温经汤治疗。以后历代医家对月经后期都有论述,如唐代《备急千金要方》有月经"隔月不来"的证治。宋代王子亨首先提出"阴不及则后期而至"(《校注妇人良方·调经门·王子亨方论》)的论点,这就为后世认识阴精亏虚,血虚不足导致月经后期奠定了理论基础。到了明代,如《普济本事方·妇人诸疾》谓:"阴气乘阳则胞寒气冷,血不运行……故令乍少而在月后",指出了外寒伤阳,胞寒气冷,血不运行则可致月经后期。张景岳亦认同"血寒者经必后期而至",但同时指出所以血寒,"亦惟阳气不足,则寒从中生,而生化失期,是即所谓寒也"(《景岳全书·妇人规》),阐明了血寒既可由"阴寒由外而入"所致,亦可因"阳虚生内寒"。张景岳还认为血热不仅可以导致月经先期,亦可为月经后期的致病机制。《万病回春》则补充了"经水过期而来"的病机尚有"气郁血滞"。吴崑总结了这一时期对月经后期实证之因的认识谓:"为寒、为郁、为气、为痰,为月经后期实证之因"(《医方考》)。治疗方面,这一时期的治法方药也很丰富,如张景岳主张血少燥涩者治宜"清火滋阴",无火之证治宜"温养血气",寒则多滞,宜在温养血气方中"加姜、桂、吴茱萸、荜茇之类"。另外,薛己、万全等医家对月经后期尚有补脾养血、滋水涵木、开郁行气、导痰行气等治法。到了清代,如《医宗金鉴·妇科心法》《女科辑要》《妇科玉尺》等著作,对月经后期的理论和辨证论治进行了整理,有的医家结合自己的经验还有所发挥,使月经后期在病因病机、辨证论治方面渐臻完善。

【病因病机】

主要发病机制是精血不足或邪气阻滞,血海不能按时满溢,遂致月经后期。常见的分型有肾虚、血虚、血寒、气滞和痰湿。

(一)肾虚

先天肾气不足,或房劳多产,损伤肾气,肾虚精亏血少,冲任不足,血海不能按时满溢,遂致经行错后。

(二)血虚

数伤于血,或产多乳众,病后体虚,饮食减少,化源不足,营血亏虚,冲任不足,血海不能按时满溢,遂致经行错后。

（三）血寒

素体阳虚，或久病伤阳，阳虚内寒，脏腑失于温养，生化失期，气虚血少，冲任不足，血海不能按时满溢，遂致经行错后，为虚寒；经产之时，感受寒邪，或过服寒凉，寒邪搏于冲任，血为寒凝，胞脉不畅，血行迟滞，血海不能按时满溢，遂致经行错后，为实寒。

（四）气滞血瘀

素多抑郁，情志不遂，气机不宣，血为气滞，运行不畅，冲任阻滞，气血运行迟滞，血海不能按时满溢，遂致经行错后。

（五）痰湿

素体肥胖，痰湿内盛，或劳逸过度，饮食不节，损伤脾气，脾失健运，痰湿内生。痰湿下注冲任，壅滞胞脉，气血运行缓慢，血海不能按时满溢，遂致经行错后。

【诊断】

月经周期延后，较正常月经周期迟至超过 7 日，并已连续 2 个周期以上。

【鉴别诊断】

（一）"并月"与"居月"

"并月"，是月经惯常 2 个月一行。"居经"，是月经周期基本为 3 个月。都属个别的特殊情况，经常如此，且无其他证候。若青春期月经初潮后 1～2 年内，月经偶有 2 个月或 3 个月一行，无其他证候者，乃肾气未稳定之故，俟肾气充足后，月经便可准期来潮，不属本病范畴。

（二）胎漏

早孕后 40～50 日，突有阴道流血者，应通过各种检查方法诊断鉴别其是否早孕胎漏、胎动不安。

【治疗】

（一）辨证施治
治法应分别以虚者补之，实者泻之，寒者温之，湿者运之，痰者化之，瘀者祛之，疏通经脉以调经。

1. 血虚型
月经延后，经血量少色淡，经行少腹绵绵而痛，面色㿠白或萎黄，体倦乏力，食少，头晕眼花，心悸少寐，舌淡红，苔白，脉细弱无力。
治法：补气养血调经。
方药：补中汤。

2. 肾虚型
经行错后，血量少，色黯，质稠，潮热心烦，腰膝酸软，头晕耳鸣，咽干口燥，便秘，舌红，少苔或花剥苔，脉沉细数。
治法：滋阴清热，养血调经。
方药：二阴煎。

心烦者,加龟板胶;多汗不眠者,加枣仁、五味子;血少者,加当归、丹参;潮热者,加地骨皮、银柴胡;便秘者,加知母、玄参。

3. 血寒型

月经延后,经血量少,色黯有块,经行腰腹冷痛,肢冷喜热,面色苍白,便溏,尿清长,舌淡黯,苔白,脉沉迟。

治法:扶阳散寒调经。

方药:当归四逆汤。

4. 痰湿型

经期错后,色淡或赤白夹杂,经行前后带下清稀或黏液,形体肥胖,眩晕心悸,脘闷呕恶,咳吐痰涎,舌胖,有齿痕,苔白腻,脉滑利。

治法:健脾化痰,利水调经。

方药:六君子汤加香附、当归。

5. 气滞血瘀型

经行后期有块,色紫黯,腹胀痛,块下痛减,肌肤不润,舌紫黯,有瘀斑,脉弦或沉涩。

治法:活血化瘀,调经止痛。

方药:过期饮。

(二)其他疗法

1. 针灸治疗

(1)针灸:取任脉、足三阴经穴为主,针灸并用。选气海、三阴交、血海为主穴。寒实加配穴归来、天枢;虚寒加配穴命门、太溪;血虚加配穴脾俞、膈俞、足三里;气滞加蠡沟;小腹冷痛加灸关元、命门;肝郁明显加太冲、期门;小腹胀痛加中极。

(2)耳针:可取子宫、内分泌、卵巢、肾、皮质下等穴,取 2～3 穴,中强刺激,留针 15～20 分钟,隔日 1 次。也可耳穴埋针。

2. 推拿疗法

1)基本手法

(1)患者俯卧,以双掌相叠按揉八髎穴部位 3～5 分钟,在患者能耐受情况下,加重按揉力度。

(2)以滚法在脊柱两旁肌肉往返操作 3～5 分钟,重点在肝俞、脾俞、肾俞穴上。

(3)双手拇指点按命门穴各 1 分钟,使之有沉胀感,并向小腹传导。

(4)患者仰卧,医者以拇指置股上部外侧,其余四指置股内侧,自股内上方阴廉、足五里穴向下拿揉,经阴包。血海穴至阴陵泉穴止,操作 3～5 分钟。

(5)往返推擦大腿内侧,以热为度。

(6)点按、弹拨三阴交穴 1 分钟。

(7)以气海穴为圆心,做单掌环形摩法 3～5 分钟。

2)随证加减

(1)量少寒凝型以基本手法加:①推擦小腹两侧及腹股沟处,以热为度;②双掌指捏、拿肩井穴处肌肉 5～10 次,力量稍重;③沿脐以掌分推腹、腰一周,以热为度。

(2)量少气滞型以基本手法加:①点按膻中穴 1 分钟;②双掌从腋下向下推擦至髂腰

部 15～20 次;③双掌前后交替推擦胸、腹部 10～15 次。

3. 拔罐疗法

(1)取穴:关元、肾俞、腰阳关、命门等穴。患者仰卧,用适合口径的玻璃罐在关元穴闪火后留罐 5 分钟;再令患者俯卧,同法在腰骶部闪罐,以罐热而不会灼伤皮肤为度;最后将热罐留在肾俞、腰阳关、命门穴处,留罐 5 分钟。隔日 1 次。补肾活血适用于虚寒型月经后期。

(2)取穴:一组,关元、水道穴。二组,中极、归来穴。三组,神阙、天枢穴。四组,三阴交、气海穴。

方法:采用单纯拔罐法。每次任选用 1 组穴,留罐 15～20 分钟;或随证用针刺后拔罐法、刺络拔罐法或罐后加温灸法。每日 1 次,于经前进行调养,连续 4～5 日。

功效:化痰祛湿。适用于痰湿所致月经后期。

4. 敷贴疗法

(1)组方:乳香 15 g,没药 15 g,血竭 15 g,沉香 15 g,丁香 15 g,青盐 18 g,五灵脂 18 g,二头尖 18 g,麝香 1 g。

除麝香外,以上各药研为细末和匀备用。取麝香 0.2 g,置于脐眼,再取药末 15 g,放于麝香上,盖以预先穿有一小孔的槐树皮,穴位周围再以适量面粉围住,艾绒捏成艾炷,放于槐树皮小孔上,点燃灸之。每日 1 次,月经前可连用 4～5 次,直至月经来潮。

功效:活血化瘀止痛。适用于血瘀型月经后期。

(2)组方:续断 20 g,牛膝 20 g,杜仲 20 g,香附 20 g,陈皮 20 g,丹皮 20 g,白术 20 g,当归 24 g,川芎 30 g,熟地 12 g,甘草 12 g。

将以上药物放入砂锅中炒热,装入厚布袋中备用。用时将药袋放于锅内蒸热后敷于脐上,待布袋内的药物冷却以后,再蒸热敷熨。每天敷熨 30 分钟,直至月经正常为止。如果月经量多则经期停敷,经后继续敷熨。

功效:温补脾肾,养血调经。适用于血寒型月经后期。

(三)验方

1. 阿胶 9 g(烊化冲服),艾叶 3 g,川芎 6 g,鸡血藤 12 g,当归 12 g,熟地 12 g,白芍 10 g,淫羊藿 10 g,山茱萸 9 g。大便溏薄者:去当归,加丹参 12 g。近月经期者:加莪术 12 g,红花 9 g,香附 12 g。伴气虚者:加黄芪 15 g,白术 10 g。腰酸者:加菟丝子 10 g。将以是药物加清水早晚各煎 1 次,取汁。每日 1 剂。早晚各 1 次,温热口服。补血调经。适用于血虚所致的月经后期。

2. 川续断 10 g,白芍 10 g,黄芪 10 g,熟地 10 g,制香附 9 g,川芎 6 g,艾叶 6 g,肉桂 3 g。头晕者:加淫羊藿 9 g,菟丝子 10 g。近经期者:加红花 3 g。将以上药物加清水早晚各煎 1 次,取汁。每日 1 剂。早晚各 1 次,温热口服。温阳祛寒调经。适用于虚寒所致的月经后期。

(四)饮食疗法

1. 黑豆 100 g,苏木 10 g,红糖适量。黑豆、苏木加水适量炖至黑豆熟透,去苏木,加红糖溶化后即成。1 日分 2 次服,食豆饮汤。适用于肾虚血瘀证。

2. 山楂 50 g,红糖 30 g。将山楂煎水去渣,冲红糖温服,每日 2 次。适用于血寒瘀滞证。

3. 乌药 12 g,香附 10 g,当归 10 g,川芎 6 g,大枣 6 枚,猪肉 150 g,生姜 10 g。将猪肉洗净,切块;其余用料洗净;生姜拍烂。将全部用料放入锅内,加入适量清水,加入少许黄酒,用小火煮 2 小时,加入精盐调味即成。饮汤吃肉。理气调经。适用于月经后期属于气机郁滞者。

【调护】

1. 根据气候环境变化,适当增减衣被,不要过凉,以免招致外邪,损伤血气,引起月经疾病。

2. 注意饮食,应定时定量,不宜暴饮暴食或者过食肥甘油腻、生冷寒凉、辛辣香燥之品,以免损伤脾胃而至生化不足,或聚湿生痰或凉血引起月经不调。

3. 保持心情舒畅,避免忧思郁怒,损伤肝脾,或者七情过极,五志化火,扰及冲任而为月经疾病。

4. 积极从事体力劳动与脑力劳动,但不宜过度劳累和剧烈运动,过则易伤脾气,可导致统摄失职或生化不足而引起月经疾病。

5. 重视节制生育和节欲防病,避免生育或者人流过多过频及经期交合,否则损伤冲任、精血、肾气,导致月经疾病。

6. 经期要注意多食清淡而富有营养的食品,如果出现月经异常要及时调养。

月经先后无定期

月经周期时而提前,时而错后,达 7 日以上者,称"月经先后无定期"。也称"月经愆期""经行或前或后""经乱"。

本病首见于《备急千金要方·月经不调》云:"妇人月经一月再来或隔月不来"。《圣济总录·妇人血气门》则称为"经水不定"。《万氏女科》始提出"经行或前或后"的病名,《景岳全书·妇人规·经脉类》则将本病称为"经乱",认为"凡女人血虚者,或迟或早;经多不调""凡欲念不遂,沉思积郁,心脾气积,致伤冲任之源而肾气日消,轻则或早或迟,重则渐成枯闭",并提出了相应的治法和方药,告诫后人,对血虚之证不可妄行克削及寒凉等剂,再伤肾脾以伐生气,肾虚者宜兼治心脾,当慎于房事,不可纵欲,认为思郁不解致病者非得"情欲愿遂",多难取效。《医宗金鉴》称本病为"愆期",认为月经提前为有热,月经延后属血滞,血滞之中又有气虚血少、涩滞不足和气实血多、瘀滞有余之别,进一步阐明本病并非"悉然属虚",尚有属实者。《傅青主女科·调经》将本病称为"经水先后无定期",认为"经来或前或后无定期"为肝气郁结,由肝及肾所致。傅青主在景岳"心脾气积""肾气不守"的基础上有了更进一步的发展,认为本病在肝肾之郁,重在肝郁,由肝郁而至肾郁,强调肝气郁结为经水先后无定的重要病理,为后世认识本病病机重在肝失疏泄,气血失调提供了理论依据,至今在临床上具有十分重要的指导意义。

【病因病机】

主要病机是冲任气血不调,血海蓄溢失常。其病因多为肾虚、脾虚和肝郁。

(一)肾虚

少年肾气未充,更年期肾气渐衰,或素体肾气不足,多产房劳,久病大病,伤肾,肾气不充,开合不利,冲任失调,血海蓄溢失常,遂致经行先后无定期。

(二)脾虚

素体脾虚,饮食失节,或思虑过度,损伤脾气,脾虚统摄无权及生化不足,冲任气血失调,血海蓄溢失常,以致经行先后无定期。

(三)肝郁

素性抑郁,或愤怒过度,以致肝气逆乱,气乱血乱,冲任失司,血海蓄溢失常,遂致月经先后无定期。

【诊断】

是以月经周期的异常,或先或后 7 日以上,更迭不定,即可诊断,但其月经持续时间一般正常。

【鉴别诊断】

(一)月经先期

是月经周期缩短,其周期缩短时间不一,但无月经周期的延后。

(二)月经后期

是月经周期延后,超过正常周期 7 日以上,后延时间可有长短之异,但不会短于正常周期。

【治疗】

(一)辨证施治

治疗本病,当视其在肝、在肾、在脾的不同而分别施以疏肝理气,补肾固肾,健脾益气,调理冲任。傅青主认为肝气郁结是乱经的主要病因,疏肝理气,调畅情怀,恢复肝之正常疏泄功能,月经自可如期而至。但妇女经、孕、产、乳屡伤精血,血虚不能养肝、柔肝,又可加重肝气之郁。且疏泄之品,其性常偏温而燥,过用则克伐精血,反过来可加重肝气之郁,故对此型者,在运用疏肝理气药时,注意不要过于香燥,同时遵循肝肾同源,精血互生,益精以生血,养血以柔肝,标本兼治的治疗原则。

1. 脾虚型

经行或先或后,色淡质稀,量多,神倦无力,气短懒言,心悸失眠,食欲缺乏,便溏。舌淡,苔白,脉缓弱无力,

治法:健脾强胃,补气调经。

方药:温胃饮。

便溏者,去当归,加茯苓;心悸失眠者,加炒枣仁;血多者,加艾叶炭、乌贼骨、茜草。

2. 肾虚型

经行或先或后,色淡黯,质清稀,兼腰膝酸冷,四末不温,小便清长,夜尿频多,或头晕耳鸣,腰骶酸痛,舌淡,苔白,脉沉细。

治法:补肾调经。

方药:固阴煎。

腰冷痛者,加肉桂、巴戟天;腰酸痛者,加枸杞、杜仲、重用熟地;经血量少者,加当归、鸡血藤;经血量多者,加乌贼骨、茜草。

3. 肝郁型

经行时先时后,经量或多或少,色黯红有块,血行不畅,胸胁、乳房、少腹胀痛,情志不舒,心烦易怒,嗳气食少,喜叹息,脉沉弦。

治法:疏肝解郁,和血调经。

方药:逍遥散。

心烦口苦者,加丹皮、栀子;血行有块,下行不畅者,加丹参、泽兰;少腹冷痛者,加小茴香、香附;头晕目眩者,加石决明、菊花、钩藤;腹胀食少者,加陈皮、厚朴。

月经先后无定期为月经周期紊乱,若疏于调护治疗,致病势加重,转化为闭经或经漏,可引起不孕。及时调治,可望治愈。

(二)其他疗法

1. 针灸疗法

1)针法

(1)气海、三阴交、肾俞、交信、脾俞、足三里。一般多在行经前3~5日开始针刺,连针3~5日,至下次月经来潮前再针。针刺气海应先排空小便,针尖略斜向会阴部,直刺1~1.5寸[*],使针感放散至小腹和会阴部或大腿内侧。针刺肾俞、脾俞应向脊柱方向直刺0.5~1寸。脾俞穴针感可向肋间扩散;肾俞穴针感可放散至腰臀。于四肢穴位针尖略偏于上,针感可向上传导。有了针感后均留针,并间歇捻转,使针感持续。针感宜稍弱。针灸并用为好。针刺加灸用悬灸,使热感深透于内。

(2)肝俞、期门、中极、太冲、三阴交。取俞募配穴法,更有肝之原太冲善疏理肝气;中极当任脉上,位置少腹正中,临近胞宫;佐三阴交会穴,养肝之阴而顺肝之性,令其肝气条达,疏泄有权而月经自可定期而下。诸穴配合,有疏肝解郁,理气调经的功效。适用于月经先后无定期属肝郁气滞者。

(3)温针泻法:毫针刺肝俞后复改仰卧位后再刺期门和中极穴,此二穴行呼吸补泻之泻法后,取艾条寸许置于针柄,急点吹火令其速燃,毕则摇大其孔,不闭其穴。三阴交用随迎随补法,令针感沿胫骨内缘向阴股方向放散。亦可用耳针、头针治疗,或体针、耳针、头针配合运用,疗效更佳。

2)灸法

(1)艾条雀啄灸:关元、肾俞、太溪、三阴交、水泉,每穴灸10分钟。诸穴配合,有滋水涵木、调养精血的功效。适用于月经先后无定期属肾气不足者。

　＊　寸:指同身寸。

(2)艾条悬灸:关元、肾俞均可以艾条温灸,每穴 20 分钟左右。太溪、三阴交、水泉各穴灸 10~15 分钟即可。每日 2 次,连灸 3~5 日。

(3)温针灸:肾俞以 2 寸毫针进针后行呼吸补法,再切 2 cm 左右艾条置于针柄上,慢慢烧灼,烧毕待针凉再紧闭其穴,勿令气泄,将针取出。其余诸穴亦可用此法。中极可以连灸 2~3 次,其余穴位 1~2 次,此法亦可连用数日。若在月经与预期该至之时前 3 日施治效果更佳。

2. 按摩法

取气海、关元、中极、三阴交等穴。先施拇指揉按法于双侧三阴交穴各 5 分钟,再施揉摩法于关元、气海、中极等穴,每穴各 10 分钟,肾虚或脾虚者,加推脊背膀胱经 20~30 分钟,以皮肤潮红为度;肝郁者,加按双侧肝俞、行间、太冲等穴各 2 分钟;血瘀者,加推按双侧膈俞穴。经前开始,每日 1 次,直至月经准时为止。具有疏肝补气,调理冲任气血。适用于各型月经先后无定期。

3. 刮痧法

取关元、子宫、血海、三阴交、公孙、中极、蠡沟、太冲、肝俞、次髎、气海、交信、太溪、命门、肾俞等穴。患者仰卧位,取关元、子宫、血海、三阴交、公孙等穴处进行刮拭。肝郁者,仰卧位,刮拭中极、蠡沟、太冲穴,俯卧位加刮肝俞、次髎穴。肾虚者,仰卧位,刮拭气海、交信、太溪穴,俯卧位加刮命门、肾俞穴。疏肝补肾。适用于各型月经先后无定期。

(三)验方

1. 白芍 10 g,炒白术 10 g,云茯苓 10 g,川楝子 10 g,柴胡 9 g,当归 9 g,淫羊藿 9 g,炙甘草 3 g,薄荷 3 g(后下),煨姜 5 g。肝郁化热而经量多舌红干者去煨姜、淫羊藿,加枸杞 9 g,黄芩 9 g,生山栀 9 g。将以上药物加清水早晚各煎 1 次,取汁。每日 1 剂。早晚各 1 次,温热口服。疏肝调经。适用于肝郁型月经先后无定期,症见月经周期或先或后,经行量少,经色淡黯,质稀薄,伴腰骶酸痛,头晕耳鸣。

2. 熟地 10 g,淮山药 10 g,山茱萸 9 g,枸杞 10 g,菟丝子 10 g,党参 12 g,当归 9 g,炒白芍 10 g,怀牛膝 10 g。如见经前乳胀胁痛者,加柴胡 9 g,炒荆芥 6 g;少眠多梦者,加五味子 6 g,远志肉 9 g。将以上药物加清水早晚各煎 1 次,取汁。每日 1 剂。早晚各 1 次,温热口服。补肾调经。适用于肾虚型月经先后无定期,症见月经周期或先或后,经量有时多,有时少,色紫红,下行不畅。

3. 柴胡 300 g,香附 250 g,乌药 200 g,合欢花 150 g,川芎 100 g,木香 50 g。取以上药物烘干后,研为粗末,装入枕芯中。解郁调经。适用于肝郁型月经先后无定期。

【调护】

1. 患者应保持心情舒畅,尽量避免不良情志的刺激,以防加重病情。

2. 注意节制房事与病后调养。注意节欲,做好计划生育。

3. 注意经期卫生保健,如避免淋雨,注意保暖等。

4. 患者应注意劳逸结合,生活要有规律,不要起早落晚。

月经过多

月经血量较常量明显增多,月经周期、持续时间基本正常者,称"月经过多",又称"经多""经水过多"。常与周期、经期异常同时发生,如先期量多、后期量多,经期延长合并月经过多。故治疗时,应参考有关合并症综合施治。本病可见于有排卵型功能失调性子宫出血病所致的月经过多及子宫肥大等。

月经过多,最早见于《金匮要略》,称"月水来过多"。《丹溪心法》将月经过多的病机分为血热、痰多、血虚,奠定了月经过多辨证论治的基础。明清医家对本病的论述较多,各有卓见,丰富和发展了月经过多的诊治理论与经验。《证治准绳·女科》认为"经水过多,为虚热,为气虚不能摄血",可谓抓住了两大纲领。《医宗金鉴·妇科心法要诀》根据经血的质、色、量、气味及带下特点,辨别月经过多的寒热虚实,则更为周详确当。

【病因病机】

主要病机是冲任不固,经血失于制约而致经血量多。常见的分型有气虚、血热和血瘀。

(一)气虚

素体虚弱,或饮食失节,劳倦过度,大病久病,损伤脾气,致使中气不足,冲任不固,血失统摄,以致经行量多。

(二)血热

素体阳盛,或过食辛燥动血之品,感受热邪,七情过极,郁而化热,热扰冲任,迫血妄行,以致经行量多。

(三)血瘀

素多抑郁,或愤怒过度,气滞而致血瘀;或经期产后余血未尽,感受外邪或不禁房事,瘀血内停。瘀阻冲任,血不归经,以致经行量多。

【诊断】

主要症状是经期血量明显增多。月经周期基本正常,持续时间多在 3 ~ 7 日。月经过多作为症状还可见于月经先期、后期,痛经等疾病,应参考有关病证辨证施治。若人流、安放宫内节育器后最初几个月内,出现月经血量增多者,可按月经过多施治。

【鉴别诊断】

(一)崩中

月经过多每为连续发生,每月血量都增多,持续 3 ~ 7 日自止。血崩则多在非经期,往往不能自止,崩漏交替,月经周期紊乱。若既往月经血量正常,突然下血量多如注,不能自止者,则属崩中。

(二)流产

早期自然流产者,尤其是孕后不久而流产,称"暗产"。其下血量较以往增多,且伴有腹痛,经检查有胚胎组织流出。

（三）辨证施治

月经过多的治疗,重在止血固经,因其病因病机不同而辨证论治。气虚者,治宜补气摄血固冲。血热者凉血清热止血。血瘀者,宜活血化瘀止血。虚寒者,宜温经摄血。在此基础上,选加相应止血药,有助于减少出血。如有的医者主张,凡血热量多,在经期用药时加入马齿苋、益母草炭均能缩短经期,减少出血量。因为马齿苋和益母草均有较强的促使子宫收缩作用,服后由于子宫收缩增强,使子宫内膜迅速脱落,小血管闭塞,所以经期缩短、出血减少。《本草纲目》云:"马齿苋散血消肿,利肠滑胎,解毒通淋,治产后虚汗。"现代药理研究证实,马齿苋有收缩子宫作用,对血管有显著的收缩性,此种收缩作用兼有中枢及末梢性。

1. 气虚型

经行量多,色淡红,质清稀,神疲肢倦,伴面色㿠白,气短乏力,小腹绵绵作痛。舌淡,苔薄白,脉细弱。

治法:补气摄血,养血调经。

方药:举元煎。

血多如注者,加阿胶、乌贼骨、茜草;心悸者,加珍珠母、枣仁;小腹冷者,加艾叶、炮姜;腰痛者,加补骨脂、杜仲、赤石脂。

2. 血热型

经行量多,色鲜红或深红,质黏稠,或有小血块,伴心烦口渴,身热面赤,大便干结,小便黄赤或有灼热感。舌红绛,苔黄,脉数。

治法:清热凉血,止血调经。

方药:保阴煎。

大便秘结者,加知母;血多如注者,加地榆、旱莲草;口燥咽干者,加沙参、麦冬。

3. 血瘀型

经行量多,色紫黯有血块,经行腹痛,肌肤不泽,腰酸腹痛,舌紫黯,有瘀斑点,脉沉涩或沉弦。

治法:活血化瘀,调经止血。

方药:失笑散。

（四）其他疗法

1. 针灸疗法

（1）针灸:选断红穴,先针后灸,留针20分钟,可减少血量。针神阙、隐白,艾灸20分钟,血量即可减少。艾灸大敦或隐白悬灸20分钟可减少出血。

（2）耳针:选子宫、内分泌、皮质下针刺留针15~20分钟可减少出血。

2. 按摩疗法

取八髎、足三里、三阴交、隐白、通里等穴。先以按揉法按八髎穴5分钟,再用指按法按足三里、三阴交每穴各5分钟,最后用推法分别按隐白、通里,每穴各2分钟。气虚型月经过多者,加揉按脾俞、肾俞各5分钟;血虚型月经过多者,加按行间、太冲等穴各5分钟,加按曲池穴3分钟;血瘀型月经过多者,加按合谷、血海、膈俞等穴各5分钟;痰湿型月经过多者,加推丰隆穴5分钟。从经前5~7日开始,每日1次,直到月经来潮为止。调理冲任,摄血止血。适用于各型月经过多。

3. 刮痧疗法

取曲池、行间、血海等穴。用泻法从下到上刮拭双侧行间、血海穴各10次,自上而下刮拭双侧曲池穴各10次。经前7日开始调养,每日1次,月经来潮即停止。清热凉血。适用于血热型月经过多。

4. 中成药

宫血宁胶囊:每次2粒,每日3次;或益宫宁血口服液、经血宁胶囊、龙血竭胶囊、生三七胶囊任选一种,按照说明书用法用量单独口服,或配合中药汤剂使用。

(五)验方

1. 黄芪30 g,煅牡蛎30 g(先煎),当归身12 g,炒白芍12 g,党参12 g,炒白术10 g,茯苓10 g,熟地12 g,仙鹤草30 g,黄精12 g,旱莲草15 g,阿胶9 g(烊冲)。出血不多者,加生蒲黄12 g(包煎),大蓟草30 g;大便溏薄者,加炮姜炭9 g,艾叶炭6 g;懒言少气者,加升麻3 g,柴胡6 g。将以上药物加清水早晚各煎1次,取汁。每日1剂。早晚各1次,温热口服。补气摄血,调经止血。适用于气虚之月经过多。

2. 黄芩12 g,黄柏10 g,生地20 g,牡丹皮15 g,白芍15 g,地榆15 g,茜根15 g,沙参15 g,败酱草30 g,益母草30 g,大黄9 g,枳壳12 g。经色暗红夹血块加蒲黄10 g,五灵脂10 g,以祛瘀止血;下腹痛甚加香附12 g,延胡索12 g,以理气止痛。每剂煎2次,滤去药渣,得药液约500 mL。分早晚2次服。7日为1个疗程。清热凉血,安冲止血。适用于血热型月经量多。

3. 生地榆30 g,侧柏叶15 g,生地15 g,炒白芍10 g,丹皮10 g,生山栀12 g,制大黄9 g,茜草12 g,当归10 g,生甘草5 g。小便热赤者,加泽泻12 g,木通9 g;月经先期者,加白薇10 g;量多者,加荆芥炭9 g,旱莲草15 g。将以上药物加清水早晚各煎1次,取汁。每日1剂。早晚各1次,温热口服。清热凉血,调经止血。适用于实热之月经过多。

(六)饮食疗法

1. 鲜益母草3 g,鲜荠菜30 g,菜油适量。将鲜益母草、鲜荠菜洗净切断。把铁锅放在旺火上,倒入菜油烧热,放入鲜益母草和鲜荠菜,炒熟即成。1日两次,用至血止。活血、破血、调经。适用于血瘀型月经过多。

2. 鲤鱼1尾,黑木耳、芹菜、生姜、蒜末、食盐、味精、植物油各适量。将黑木耳水发胀,鲤鱼剖腹去鳞、鳃、肠,洗净;芹菜洗净,切细;生姜、大蒜切末。将炒锅置火上加热,加入植物油,待发出爆裂声时倒入木耳、生姜、蒜末等调料,炒至木耳熟即盛起留以备用。再将植物油倒入炒锅烧热,放入鲤鱼煎炸至熟,加食盐、清水少许,焖至鱼熟透之后,再将炒熟的木耳芹菜等料加入拌炒即成。每日午、晚餐均可以做菜佐食。补气养心,凉血、止血。适用于健忘失眠,月经过多等。

3. 玉米须30 g,瘦猪肉120 g,食盐适量,味精少许。将瘦猪肉切块,与玉米须一起放入陶罐内,加入水500 mL,上蒸笼加盖清蒸至肉熟,加食盐、味精。趁热佐餐食用。凉血止血,补血。适用于血热型月经过多。

【调护】

1. 积极从事劳动(体力和脑力劳动),不宜过度劳累和剧烈运动。

2. 节欲防病,避免生育(含人流)过多及经期交合,否则损伤冲任、精血、肾气,导致月经疾病。

3. 根据气候环境变化,适当增减衣被,不要过冷,以免招致外邪,损伤血气,引起月经疾病。

4. 注意饮食应定时定量,不宜暴饮暴食或者过食肥甘油腻、生冷寒凉、辛辣香燥之品以免损伤脾胃而致生化不足。

5. 保持心情舒畅,避免忧思郁怒,损伤肝脾。

月经过少

经行血量明显减少,或点滴即净,经行持续时间不足 3 日,称"月经过少",又称"经水少""经水涩少""经行微少""经量过少"等。临床可见于幼稚子宫、子宫发育过小、反复流产、子宫内膜结核、子宫内膜粘连等。月经过少,周期一般正常,但可与月经后期、先期、先后不定期并见。

西医学中子宫发育不良、性腺功能低下等疾病及计划生育手术后导致的月经过少可参照本病治疗。

月经过少早在晋代王叔和《脉经·平妊娠胎动血分水分吐下腹痛证》中有"经水少"的记载,认为其病机为"亡其津液"。金代《素问病机气宜保命集·妇人胎产论》以"四物四两加熟地、当归各一两",治疗"妇人经水少血色和者"。明代万全《万氏妇人科·调经章》根据体质虚实,提出"瘦人经水来少者,责其血虚少也,四物人参汤主之""肥人经水来少者,责其痰碍经隧也,用二陈加芎归汤主之。"李梴《医学入门·妇人门》认为因寒因热均可导致月经过少,处理也有差别,如"来少色和者,四物汤。点滴欲闭,潮烦脉数者,四物汤去芎、地,加泽兰叶三倍,甘草少许……内寒血涩来少……四物汤加桃仁、红花、牡丹皮、葵花"。《证治准绳·女科·调经门》指出:"经水涩少,为虚为涩,虚则补之,涩则濡之"。以上诸家论述,从病因病机、治法、方药方面,提出了不同的见解,丰富了月经过少的内容。

【病因病机】

主要机制是精亏血少,冲任气血不足,或寒凝瘀阻,冲任气血不畅,血海满溢不多而致。常见的分型有肾虚、血虚、血寒和血瘀。

(一)肾虚

禀赋素弱,或房劳久病伤肾,或屡次堕胎,伤精耗气,肾精亏损,肾气不足,冲任亏虚,血海满溢不多,遂致月经量少。

(二)血虚

数伤于血,大病久病伤血,或饮食劳倦,思虑过度,损伤脾气,脾虚化源不足,冲任气血亏虚,血海满溢不多,致经行量少。

（三）血寒

经期产后,感受寒邪,或过食生冷,寒邪伏于冲任,血行不畅,血海满溢不多,致经行量少。

（四）血瘀

经期产后,余血未净之际,七情内伤,气滞血瘀,或感受邪气,邪与血结,瘀滞冲任,血行不畅,血海满溢不多,致经行量少。

【诊断】

以月经血量明显减少为主要特征,甚或点滴即净。持续时间长短不定。

【鉴别诊断】

激经:指受孕早期,月经仍按月来潮,一般血量较未孕前明显减少,且多伴有早孕反应。尿妊娠试验或子宫 B 超检查有助于鉴别。

【治疗】

（一）辨证施治

月经过少应从月经的色、质、有无腹痛,结合全身症状及舌脉以辨虚实。属虚者一般经色淡,质清稀,小腹无胀痛。肾虚者大多经量素少,伴腰膝酸软,头晕耳鸣等;血虚者大多经量渐少,伴头晕眼花、心悸怔忡等。属实者经色多紫黯、有块或质黏,小腹胀痛或满闷不适,且多突见经量减少。血瘀者伴见腹痛,舌质紫黯等;痰湿者多见形体肥胖、带下量多黏稠等。并应结合病史综合分析。

本病治疗,虚者重在补肾滋肾,或濡养精血以调经,不可妄行攻破,以免重伤精血;实者宜活血通利,佐以温经、行气、祛痰,中病即止,不可过量久用。虚实错杂者,攻补兼施。

1. 肾虚型

经来量少,不日即净,质稀,腰骶酸冷,小腹冷,夜尿多,或外阴发育差,宫体小,月经初潮迟,舌体瘦薄,色淡红,苔薄白,脉沉细缓。

治法:补肾益精,养血调经。

方药:归肾丸或乌鸡白凤丸。

2. 血虚型

经来量少,或由常量而逐渐减少,或点滴即止,经色淡红,质稀,经行小腹绵绵作痛,面色萎黄,头晕眼花,心悸怔忡,爪甲苍白无华,舌淡,苔白薄,脉细弱无力。

治法:补气养血调经。

方药:滋血汤。

3. 血寒型

经来量少,色黯红,排出不畅,畏寒肢冷,小腹冷痛,得热痛减,小便清长,舌黯淡,苔白,脉沉紧。

治法:温经散寒,活血通经。

方药:艾附暖宫丸。

4. 血瘀型

经血量少,下而不畅,色紫黯,夹有血块,胸胁满闷,小腹胀痛或阵痛,舌紫黯,有瘀斑、瘀点,脉沉弦涩。

治法:理气化瘀,活血调经。

方药:柴胡疏肝散加当归、桃仁、红花、柴胡、枳壳、香附、川芎、白芍、甘草、陈皮。

5. 痰湿型

经行量少,色淡红,质稀或黏稠,形体肥胖,倦怠乏力,胸脘满闷,四肢肿胀,舌胖,边有齿痕,苔白滑或白腻,脉弦滑。

治法:健脾化痰,养血调经。

方药:二陈加芎归汤。

若月经过少合并月经后期、稀发者,调治失误或不及时,可转为闭经、不孕。服用避孕药期间血量过少者,停药后多可恢复正常。若因贫血等原因所致者,治愈原发病后,经量也可逐渐恢复正常。

(二)其他疗法

1. 针灸疗法

(1)针灸:取任脉、背俞穴为主,针灸并用。选关元、肝俞、肾俞、膈俞、脾俞、足三里,三阴交。若纳少泄泻者,加天枢、中脘;见心悸者,加内关;对气滞血瘀者,取任脉、足太阴经穴为主,针刺用泻法并灸,选中极、地机、合谷、太冲、三阴交、丰隆;见胸胁胀满者,加期门、支沟;小腹胀满,加气海、四满。

(2)耳针:取子宫、内分泌、肝、肾、脾、神门、皮质下、卵巢穴,每次2~3穴,中等刺激,隔日1次,10次为1个疗程,也可耳穴埋针法。

2. 按摩疗法

主穴取三阴交、血海、膈俞等穴。血虚型月经过少加足三里、脾俞、胃俞等穴;肾虚型月经过少加肾俞、命门、气海等穴;血寒型月经过少加关元、命门、八髎等穴;气滞型月经过少加行间、太冲、期门等穴;痰阻型月经过少加足三里、丰隆、阴陵泉等穴。

先按摩主穴,以指法按三阴交穴5分钟,再以拇指按法分别按血海、膈俞各3分钟,接着行辨证按摩。血虚者,加按足三里穴5分钟,以拇指揉按脾俞、胃俞穴各3分钟;肾虚者,加按肾俞、命门、气海等穴各5分钟;血寒者,加揉关元、命门、八髎等穴各3~5分钟,以透热为度;气滞者,加推按行间、太冲、期门等穴各3分钟;痰阻者,加揉按足三里、丰隆、阴陵泉等穴各3分钟。在月经前,每日1次,可连用数天。补气活血,温经散寒,调理冲任。适用于各型月经过少。

3. 拔罐疗法

取肝俞、肾俞、关元、三阴交等穴。患者仰卧,用适合口径的玻璃罐在关元穴闪火后留罐2分钟,小口径抽气罐在三阴交穴留罐5分钟;再令患者俯卧,腰骶部先闪火3分钟,再以红花油或者香油作介质,沿督脉、华佗夹脊穴走罐3~5遍,最后在肾俞、肝俞穴处留罐3~5分钟。养血和宫,调经。适用于血虚型月经过少。

也可取太冲、血海、气海等穴。患者仰卧,以适合口径的玻璃罐在血海、气海穴闪火后留罐 2 分钟;以三棱针点刺双侧太冲穴后留小口径抽气罐 2 分钟。活血化瘀,调经通络。适用于血瘀型月经过少。

（三）验方

1. 白茯苓 12 g,丹参 12 g,法半夏 10 g,胆南星 10 g,陈皮 6 g,炙甘草 3 g,苍术 9 g,香附 9 g,枳壳 9 g,六神曲 9 g。苔白腻,脘闷者,去甘草,加木香 9 g,砂仁 3 g(后下);经期者,加没药 9 g,路路通 10 g,益母草 15 g,去甘草;肾虚者,加锁阳 10 g,熟附片 9 g 或紫石英 15 g。将以上药物加清水早晚各煎 1 次,取汁。每日 1 剂。早晚各 1 次,温热口服。燥湿豁痰通络。适用于痰湿所致月经量少。

2. 黄芪 25 g。将黄芪清水煮沸 5 分钟。代茶饮。月经前每日 1 剂,连用 5 剂。温补肾阳,活血调经。适用于肾虚型月经过少。

3. 茯苓粉 10 g,牛乳 200 g。将茯苓粉用少量凉开水化开,再将煮沸的牛奶冲入即成。早晨代茶饮。月经前每日 1 剂,连用 5 剂。补肾活血调经。适用于肾虚所致月经过少。

4. 当归 60 g,川芎 10 g,益母草 45 g。将以上 3 味加水煎汤,去渣取汁即成。代茶饮。月经前每日 1 剂,连用 5 剂。补血调经,活血和血,行气止痛。适用于血虚所致月经过少。

5. 菟丝子 12 g,枸杞 12 g,杜仲 10 g,山茱萸 9 g,当归 9 g,熟地 10 g,淮山药 12 g,白茯苓 10 g,巴戟天 10 g,淫羊藿 10 g,补骨脂 9 g。畏寒肢冷者,加桂枝 6 g,熟附片 9 g,乌药 9 g;经期,加莪术 12 g,香附 9 g。将以上药物加清水早晚各煎 1 次,取汁。每日 1 剂。早晚各 1 次,温热口服。补肾养血调经。适用于肾虚所致的月经过少。

（四）饮食疗法

1. 羊腿肉 1 000 g,枸杞 50 g,清汤 2 000 mL,葱、姜、调料适量。先把整块羊肉清洗干净,加入开水煮透后,放入冷水中洗净血沫,然后再将羊肉切块。锅中加入少许油,待油热时下羊肉、姜片煸炒,烹入料酒焓锅,翻炒后倒入枸杞、清汤、盐、葱、姜,烧开,去浮沫,文火炖约 1.5 小时。待羊肉熟烂,去葱、姜,出锅即成。食肉喝汤,补肾养血。适用于肾阳亏虚和月经过少。

2. 猪瘦肉 250 g,黄芪 10 g,油菜心 5 棵,精盐 2 g,味精 1 g,黄酒 5 g,葱、姜适量。先将猪瘦肉切成方块焯水洗净,黄芪用温水洗净,油菜心洗净,用沸水烫至碧绿色过凉,葱、姜拍松备用。然后炒锅上火,注入鲜汤,放入猪瘦肉、黄芪、葱、姜、黄酒、精盐,大火烧沸打去血沫后,移至小火炖至猪瘦肉熟烂后,去除葱、姜,将猪瘦肉捞入锅中,摆上菜心,原汤加入味精调味后,倒入汤盆中,上笼蒸 10 分钟取出,再淋入麻油即成。佐餐,在 2 日内吃完。活血调经,温补肾阳。适用于肾阳虚之月经过少。

【调护】

1. 要做好避孕工作,避免多次人流。

2. 适应环境变化。女性月经受复杂的神经内分泌系统调节,主要由中枢神经系统、垂体、卵巢及子宫共同完成,其中任何一个环节出问题都会使月经周期和月经量发生变化。因此,如果女性所处环境发生改变,应当及时调整情绪,如果服用了药物影响月经,可以在医生指导下通过饮食或者日常护理等方法调理身体,使月经恢复正常。

3. 月经来潮前一周左右,女性要忌食生冷、辛辣刺激性食物,要多饮水,摄取富含纤维素的食物,保持大便通畅。月经期间可以通过喝红糖水调理身体。

4. 如果身体过度劳累,身体器官的功能就会受到影响,新陈代谢也会受到不良的影响。因此,月经期间女性要避免激烈和长时间运动,注意休息,保证睡眠,生活作息规律,避免熬夜。

5. 除了不要进食生冷食物外,月经量少的女性最好少接触冷水,尤其是在经期时不要洗冷水澡。平时在空调房内久坐的话最好能披一条薄毯,注意保暖避免受凉。

6. 女性日常要注意外生殖器的清洁卫生,尤其是在经期更要注意及时清洁阴部,防止感染。要选择柔软、棉质、通风透气性能良好的内裤,勤洗勤换,换洗的内裤要放在阳光下晒干。

经期延长

月经周期基本正常,经行持续时间达 7 日以上,甚至淋漓半月始净者,称"经期延长"。又称"月水不断""月水不绝""经事延长"。

本病始见于《诸病源候论》云:"妇人月水不断者……劳伤经脉,冲任之气虚损,故不能制其经血,故令月水不断也。"

本病月经周期多正常,若伴见量多则为经期延长伴月经过多;若正常行经超过半月仍淋漓不净者,则致经漏。

西医学排卵型功能失调性子宫出血的黄体萎缩延长者、盆腔炎症、子宫内膜炎等引起的经期延长,宫内节育器和输卵管结扎术后引起的经期延长,均可参照本病辨证治疗。

【病因病机】

病机主要是冲任不固,经血失于制约。常见的病因有气虚、虚热和血瘀。

(一)气虚

素体虚弱,或饮食、劳倦思虑过度,伤脾,中气不足,冲任不固,不能制约经血,以致经期延长。

(二)虚热

素体阴虚,或病久伤阴,或多产房劳致阴血亏耗,阴虚内热,热扰冲任,冲任不固,不能制约经血以致经期延长。

(三)血瘀

素性抑郁,或大怒伤肝,肝气郁结,气滞血瘀;或经期交合阴阳,以致外邪客于胞内,邪与血相搏成瘀,瘀阻冲任,经血妄行。

【诊断】

以经行时间超过 7 日,甚至淋漓达半个多月始净,周期基本正常,血量正常或增多。

【鉴别诊断】

（一）漏下

周期紊乱，持续时间无规律，常与崩交替出现。经期延长则月经周期正常，持续时间延长而能自止，每月反复，有规律可循，或兼经行前后诸症。

（二）赤带

月经持续时间正常，经净后流出似血非血的赤色带下，自觉阴中灼热，检查可见阴道或宫颈充血、糜烂。

【治疗】

（一）辨证施治

临床辨证须根据血量，色、质的不同，结合全身兼症及体征综合分析。若经血量多，色淡，质清稀，多属气虚或脾肾阳虚；血少质稠，鲜红或黯红，多属虚热。若色黯如败酱夹杂黏液，阴中灼热，多为湿热；血块多而色黑，多为瘀血。月经期的治疗重在止血，分别以清热、利湿、补气、化瘀等随证施治。

1. 气虚型

经行逾期 7 日不止，每月反复，量多，血色淡，质清稀，疲倦乏力，动则头晕眼花汗多，腹满食少，舌淡，苔薄白，脉细弱。

治法：补气固冲，正血调经。

方药：归脾汤加乌贼骨、茜草、棕榈炭。或举元煎加艾叶炭、炮姜炭、茜草、乌贼骨。

2. 脾肾阳虚型

经行延长 7 日以上，兼下腹冷痛，神疲体倦，气短，食欲缺乏，腰膝酸冷，大便溏，小便频，舌淡胖，脉沉细，或沉缓。

治法：健脾补肾，温经止血。

方药：禹余粮丸。

腰冷痛者，加杜仲、菟丝子；小便频者，加益智仁、桑螵蛸；气短者，加黄芪；浮肿便溏者，加泽泻。

3. 阴虚内热型

经行持续时间延长，量不多，色鲜红或黯红，质稠，形体消瘦，颧红，潮热心烦，咽干口燥，舌红而干，少苔或无苔，脉细数。

治法：滋阴清热，调经止血。

方药：固经丸加生地、旱莲草。

潮热者，加地骨皮；口渴者，加麦冬；血多者，加地榆。

4. 湿热蕴结型

经血淋漓，多日不净，色黯如酱，经血与黏液混杂，气味秽臭，身热起伏，腰腹胀痛，疲乏懒言，平时带下量多，色黄，臭秽，舌红胖，苔黄腻，脉濡数。

治法：清热利湿，止血调经。

方药：四妙散加败酱草、地榆、茵陈、银花藤。

5. 气滞血瘀型

经期延长十余日始净,色黯有块,伴小腹疼痛拒按,面色晦暗。唇舌紫黯,有瘀斑,脉沉弦或沉涩。

治法:活血化瘀,止血调经。

方药:桃红四物汤。

腹痛不止,加失笑散;经血多,加茜草、乌贼骨、牡蛎;血少淋漓,佐以清补,加旱莲草、蒲黄;经行初血少,侧重于温补调经,加艾叶、香附炭、益母草。

(二)验方

1. 荠菜花 15 g 或蚕豆花 15 g,煎水服。

2. 小蓟 30 g,蒲公英 30 g,煎水服。治血热月经不断者效果较好。

3. 花蕊石 10 g,炒蒲黄 10 g,桃仁 5 g,当归 5 g,田七粉 3 g,花茶 5 g。将花蕊石加水约 550 mL,煮沸 15 分钟,再加入蒲黄、桃仁、当归共煮 15 分钟,取沸汤冲泡花茶。分 2 次用温汤各冲服田七粉 1.5 g,每日 1 剂。活血、止血、调经。适用于瘀滞胞宫型经期延长,量少,色暗有块,小腹疼痛拒按,舌质紫暗等。

4. 仙鹤草 30 g,党参 30 g,大枣 50 g。水煎,代茶饮。健脾益气。适用于脾虚之经期延长。

(三)饮食疗法

1. 兔肉 150 g,三七片 10 g,岗稔根 30 g,当归尾 6 g,生姜 10 g,大枣 6 枚。将兔肉洗净,切成小块,其余用料洗净,生姜拍烂。将全部用料放入锅内,加入适量清水,用小火煮 2 小时,加入精盐调味即成,饮汤吃肉。化瘀止血。适用于经期延长属血瘀者。

2. 乌龟肉 100 g,干地黄 30 g,玄参 15 g,白芍 15 g,陈皮 3 g,生姜 5 g,大枣 3 枚。将乌龟肉洗净,切成小块,其余用料洗净,生姜拍烂,陈皮浸泡去白。将全部用料放入锅内,加入适量清水,用小火煮 2.5 小时,加入精盐调味即成,饮汤吃肉。养阴清热止血。适用于经期延长属阴虚血热者。

【调护】

1. 改善生活环境,调节精神生活,使精神舒畅愉快,心情平和,则经候如常。

2. 饮食有节,不可恣食生冷,行经期尤宜谨慎。血热经多者忌食辛辣、刺激之物。

3. 避免劳倦过度,损伤气血,避免房劳多产,耗损肾气。

4. 月经血量过多、腹痛较重者应卧床休息。形寒腹凉者给予热水袋热敷。

经间期出血

两次月经中间,即氤氲时,出现周期性的少量阴道出血者,称为经间期出血。

古医籍中对本病无专篇记载,《证治准绳·女科·胎前门》云:"天地生物,必有氤氲之时。万物化生,必有乐育之时……此天地之节候,生化之真机也……丹溪云:一月止有一日,一日止有一时。凡妇人一月经行一度,必有一日氤氲之候,于一时辰间气蒸而热,昏而闷,有欲交接不可忍之状,此的候也。于此时逆而取之则成丹,顺而施之则成胎矣。"可见在明代以前,已认识月经周期中有一日是受孕的"的候",即现今所称之"排卵期"。关于此时期出血,前人虽无专论,但可参考月经先期、经漏、赤白带下等有关文献。罗元恺主编的五版教材《中医妇科学》把这一常见妇科病收入教材中。

西医学排卵期出血可参照本病治疗,若出血量增多,出血期延长、失治误治则常可发展为崩漏。

【病因病机】

月经中期又称氤氲期,是冲任阴精充实,阳气渐长,由阴盛向阳盛转化的生理阶段,若肾阴不足,脾气虚弱,湿热扰动或瘀血阻遏,使阴阳转化不协调,遂发生本病。常由肾阴虚、脾气虚、湿热和血瘀等因素所致。

(一)肾阴虚

肾阴素虚,房事不节,产多乳众,精血耗伤,阴虚内热,热伏冲任,于氤氲之时,阳气内动,阳气乘阴,迫血妄行,以致经间期出血;血出之后,阳气外泄,阴阳又趋平衡,故出血停止。

(二)脾气虚

素体脾虚,或劳倦过度,或饮食不节,损伤脾气,以致中气不足,冲任不固,于氤氲之时,阳气内动,阳气动血,血失统摄,以致经间期出血;阴随血泄,阴阳又趋平衡,故出血停止。

(三)湿热

外感湿热之邪,或情志所伤,肝郁犯脾,水湿内生,蕴久化热,湿热互结,蕴于冲任,于氤氲之时,阳气内动,引动湿热,迫血妄行,遂致经间期出血;湿热随血外泄,冲任复宁,出血停止。

(四)血瘀

经期产后,余血未尽之际,感受外邪,邪与血结;或情志所伤,气滞血瘀,瘀阻冲任,于氤氲之时,阳气内动,引动瘀血,血不循经,遂致经间期出血;瘀随血泄,冲任暂宁,出血停止。

【诊断】

(一)病史

素禀不足,劳力过度,或有盆腔炎症病史。

(二)症状

子宫出血有规律地发生在氤氲期间,一般出血少于正常月经量,或于少量出血的同时伴有透明黏液样白带流出,常持续 2~7 日,出血自行停止。部分患者可伴有一侧少腹部轻微疼痛。

(三)检查

基础体温呈双相型,出血大多发生在高、低温相交替时,一般 BTT 升高后出血停止,也有 BBT 升高后继续出血者。

【鉴别诊断】

（一）月经先期

经间期出血发生在 BBT 由低相转高相的交替时期,出血量较月经量少,与正常月经形成一次出血量少、一次出血量多相间隔的表现;而月经先期的出血时间不在 BBT 低高温相交替的时候,出血量与平时正常月经量相同。

（二）赤带

经间期出血有明显的规律性,在 1 个月经周期内只发生 1 次出血,多能自然停止;而赤带的排除无规律性,持续的时间较长,或反复发作,且其排泄物是夹血之黏液。可有接触性出血史,或检查见阴道、宫颈、宫腔有炎症性或器质性病变。

（三）月经过少

月经过少者月经周期基本正常,其出血发生在 BBT 高温相下降时,两次出血的间隔时间常在 23～35 日。

【治疗】

（一）辨证施治

本病以发生在氤氲期有周期性的少量子宫出血为诊断要点,辨证时需结合量、色、质进行分析,明辨脏腑、气血,虚实寒热。治疗以调摄冲任阴阳平衡为大法,随证选用滋肾阴、补脾气、利湿热或消瘀血之方药治之。

1. 肾阴虚型

经间期出血,量少,色鲜红,质稠,头晕耳鸣,腰腿酸软,手足心热,夜寐不宁,舌红,苔少,脉细数。

治法:滋肾益阴,固冲止血。

方药:加减一阴煎。

若头晕耳鸣者,酌加珍珠母、生牡蛎;夜寐不宁者,酌加远志、夜交藤;出血期,酌加旱莲草、炒地榆、三七。

2. 脾气虚型

经间期出血,量少,色淡,质稀,神疲体倦,气短懒言,食少腹胀,舌淡,苔薄,脉缓弱。

治法:补肾健脾,固冲摄血。

方药:归脾汤。

3. 血瘀证型

经间期出血量少或多少不一,色紫黑或有血块,少腹两侧或一侧胀痛或刺痛;情志抑郁,胸闷烦躁;舌质紫或有紫斑,脉细弦。

治法:化瘀止血。

方药:逐瘀止血汤。

若出血偏多时,宜去赤芍、当归,加失笑散;少腹痛甚则加延胡索、香附;夹湿热者,加薏苡仁、红藤、败酱草、延胡索;兼脾虚去生地、桃仁、大黄,加木香、陈皮、砂仁;兼肾虚加川续断、寄生、山药、菟丝子。

4. 湿热证型

两次月经中间,阴道出血量稍多,色深红,质黏腻,无血块。平时带下量多色黄,小腹时痛;神疲乏力,骨节酸楚,胸闷烦躁,口苦咽干,食欲缺乏,腹胀,小便短赤;舌质红,苔黄腻,脉细弦或滑数。

治法:清利湿热,固冲止血。

方药:清肝止淋汤去阿胶、红枣,加小蓟、茯苓。

出血多时,宜去牛膝、当归,加侧柏叶、荆芥炭;带下多则加马齿苋、椿根皮;湿盛加薏苡仁、苍术等。

(二)其他疗法

1. 针灸疗法

取关元、三阴交、血海、行间穴。

用平补平泻手法,留针 20 分钟;留针期间可用 TDP 照射少腹部,感温热为度。宜于每次月经干净时针刺,隔日 1 次,10 次为 1 个疗程。

2. 推拿疗法

取关元、三阴交、足三里、肾俞、肝俞。

行穴位按摩疗法,每穴按摩 3~5 分钟,每日 1 次,10 次为 1 个疗程。

3. 外治法

经间期出血腹痛,可用热水袋或热敷灵、寒痛宁熨疗袋等外敷、外熨下腹部,以缓解疼痛。

(三)饮食疗法

1. 猪皮 1 000 g,白糖 250 g。将猪皮去毛、洗净、切碎、浓煎,加黄酒、白糖调匀,冷却备用。每次用 20 g,以开水冲化温服。适用于阴虚证。

2. 乌梅肉 15 g,红糖适量。将乌梅肉、红糖放入瓦罐内,加水 500 mL,煎至 300 mL,去渣分 2 次服,每日 2 次。适用于肝经郁火证。

【调护】

1. 普及宣教相应的月经生理知识和卫生知识,解除顾虑,需要治疗者应及时就医。

2. 彻底治愈湿热、瘀血等宿疾;体虚不足者,及时培补。

3. 患者出血期间应避免过度劳累,注意休息;保持外阴局部清洁,防止感染;腹痛重时,可给予热敷;保持情绪稳定。排卵期前后禁食辛辣香燥助热生火之品。

崩　漏

崩漏是指经血非时暴下不止或淋漓不尽,前者称崩中,后者称漏下。崩与漏虽不同,但两者常交替出现,互相转化,故概称崩漏。

西医所称的功能不良性子宫出血,简称功血,可分无排卵与有排卵两型。其中无排卵功血,其临床表现与崩漏相同者,归本病论治。

崩,始见于《黄帝内经》。《素问·阴阳别论》云:"阴虚阳搏谓之崩。"漏,始见于《金匮要略方论》。该书"卷下"云:"妇人有漏下者,有半产后因续下血都不绝者,有妊娠下血者。"

一般突然出血,来势急,血量多的叫崩;淋漓下血,来势缓,血量少的叫漏。崩与漏的出血情况虽不相同,但其发病机制是一致的,而且在疾病发展过程中常相互转化,如血崩日久,气血耗伤,可变成漏;久漏不止,病势日进,也能成崩。所以临床上常常崩漏并称。正如《济生方·卷六》说:"崩漏之病,本乎一证。轻者谓之漏下,甚者谓之崩中。"本病属常见病,常因崩与漏交替,因果相干,致使病变缠绵难愈,成为妇科的疑难重症。

【病因病机】

崩漏的主要病因是虚(脾、肾)、热、瘀,三者可单独或复合成因为病,又互为因果;崩漏的病机主要是冲任损伤,不能制约经血。崩漏病本在肾,病位在冲任、胞宫,变化在气血,表现为子宫非时下血,藏泻无度。大量出血可危及生命,故崩漏为危急重症。

(一)肾虚

先天肾气不足,或少女肾气稚弱,更年期肾气渐衰,或早婚多产,房事不节,损伤肾气。若耗伤精血,则肾阴虚损,阴虚内热,热伏冲任,迫血妄行,以致经血非时而下;或命门火衰,肾阳虚损,封藏失职,冲任不固,不能制约经血,亦致经血非时而下,遂成崩漏。

(二)脾虚

素体脾虚,忧思过度,饮食不节,损伤脾气,中气下陷,冲任不固,血失统摄,非时而下,遂致崩漏。

(三)血热

素体阳盛,或情志不遂,肝郁化火,或感受热邪,或过食辛辣助阳之品,火热内盛,热伤冲任,迫血妄行,非时而下,发为崩漏。

(四)血瘀

七情内伤,气滞血瘀;或感受寒、热之邪,寒凝或热灼致瘀,瘀阻冲任,血不归经,非时而下,发为崩漏。

【诊断】

(一)临床表现

1. 病史

注意患者的月经史、精神创伤史、孕产史,尤须询问有无生殖器炎症和生殖器肿瘤病史,有无使用避孕药物、宫内节育器及输卵管结扎术史。

2. 症状

月经周期紊乱,出血时间长短不定,有时持续数日以致数十日不等,血量时多时少,出血常发生在短期停经之后,或伴白带增多、不孕、癥瘕等。

3. 妇科检查

功能失调性子宫出血患者,无明显器质性病变发现;生殖器炎症者,可有炎症体征;妇科肿瘤者,可有子宫体增大,质硬或形态的改变,或附件有囊性或实性包块。

(二)实验室及其他检查

卵巢功能测定对功能失调性子宫出血的诊断有参考意义;甲胎蛋白、碱性磷酸酶、血沉等测定对卵巢恶性病变的诊断有帮助。

盆腔 B 超扫描对子宫及附件的器质性病变有诊断意义,子宫颈赘生物、宫颈刮片查癌细胞以及子宫内膜活组织检查有助于宫颈息肉、生殖道炎症或肿瘤的诊断。

【鉴别诊断】

崩漏应与月经不调、经间期出血、赤带、胎产出血、生殖器炎症、肿瘤出血、外阴阴道外伤性出血以及出血性内科疾病相鉴别。

(一)月经先期、月经过多、经期延长

月经先期是周期缩短,月经过多是经量过多,经期延长是行经时间延长。这种周期、经期、经量的各自改变与崩漏的周期、经期、经量的同时严重失调易混淆,但上述各病各自有一定的周期、经期和经量可作鉴别。

(二)月经先后无定期

主要是周期或先或后,即提前或推后 7 日以上 2 周以内,经期、经量基本正常。

(三)经间期出血

崩漏与经间期出血都是非时而下,但经间期出血发生在两次月经中间,颇有规律,且出血时间仅 2~3 日,不超过 7 日左右自然停止。而崩漏是周期、经期、经量的严重失调,出血不能自止。

(四)赤带

赤带与漏下的鉴别要询问病史和进行检查,赤带以带中有血丝为特点,月经正常。

(五)胎漏

胎漏与漏下都有阴道少量出血,但胎漏者有早孕反应,妊娠试验阳性,B 超检查可见宫内孕囊、胎芽、胎心搏动;而漏下则无上述妊娠征象。

(六)异位妊娠

异位妊娠有早孕反应,妊娠试验阳性,或有停经后少腹部疼痛的病史;B 超检查可见孕囊在子宫腔以外部位,有盆腔内出血时,后穹隆穿刺呈阳性;崩漏则无上述阳性情况。

(七)堕胎、小产

堕胎、小产者是妊娠类疾病,月经停闭一段时间后出现阴道出血,应与崩漏相鉴别。堕胎、小产者有过早孕反应,妊娠试验阳性,出血伴有小腹部阵发性疼痛,有胚胎物的排出;崩漏则无上述改变。

(八)外阴、阴道外伤出血

外阴、阴道的损伤出血,应有外阴、阴道的创伤史或粗暴性交史,妇科检查可见外阴、阴道哆开的伤口,有活动性出血,宫颈口未见有血液自宫腔内流出,与崩漏的非时子宫出血不难鉴别。

(九)内科血证

心血管疾患、肝脏疾病和血液病等导致的不正常子宫出血,通过详细的病史询问、体格检查、妇科检查、血液分析、肝功能以及凝血因子的测定、骨髓细胞分析等,不难与崩漏相鉴别。

【治疗】

(一)辨证施治

1. 暴崩致脱型

血崩日久不止,量多,色淡质稀,头晕无力,肢冷汗多,气息微弱,面色、唇甲苍白,血压有下降趋势,舌淡胖,脉细微欲绝。

治法:益气摄血,回阳救脱。

方药:参附龙牡汤加味。

舌红伤阴,阴阳俱虚者,加麦冬、五味子。

2. 气血虚弱型

骤然暴崩下血,色淡质稀,形寒自汗,面色苍白,神怠气短,舌淡,脉细弱。

治法:补血益气,摄血止血。

方药:胶艾四物汤合补中益气汤加减。

出血量多不止者,加云南白药 2 g,4 ~ 6 小时 1 次;心悸者,加远志。

3. 脾肾两虚型

经血非时而下,量多如崩,色淡质稀,头晕耳鸣,心悸气短,面肢浮肿,腰膝酸软,食欲缺乏,便溏,舌淡,苔薄,脉细弱而沉。

治法:健脾益肾,固冲止血。

方药:健固汤加减。

4. 肝肾阴虚型

经血非时而下,量多或淋漓日久,血色红,潮热口干,手足心热,头晕腰酸,舌红,脉细数。

治法:育阴滋肾,固冲止血。

方药:六味地黄丸合二至丸加减。

5. 血热妄行型

经血暴崩或淋漓,色深而稠,烦热口渴,下腹胀痛,面赤烦躁,便秘溲黄,舌红,苔黄糙,脉弦数或滑数。

治法:清热凉血,调冲止血。

方药:先期汤加减。

伴腹痛,有血块者,加生蒲黄(包)、赤石脂;便秘者,加制大黄(后下)10 g;烦躁者,加栀子、龙胆。

6. 气滞血瘀型

崩漏日久,色暗有块,下腹胀痛拒按,血下痛减,或伴盆腔癥瘕,舌紫暗,边有瘀斑、瘀点,脉弦。

治法:疏肝理气,祛瘀止血。

方药:膈下逐瘀汤加减。

(二)急救处理

1. 暴崩出现四肢厥冷,冷汗出,心悸气短,甚至昏厥者,急服:①独参汤,药用吉林参或红参或别直参 3 ~ 5 g,浓煎灌饮。②参附汤,药用吉林参 15 g,制附子 12 g,浓煎频服。③党参 30 g,黄芪 30 g,仙鹤草 20 g,浓煎服;加参三七末 4 g,分 2 次吞服。

2. 血崩不减者,立即给氧、输血、补液和综合治疗。

(三) 中成药

1. 左归丸

用治肾阴虚之崩漏,腰痛,头晕等。每次 9 g,每日 2 ~ 3 次。

2. 右归丸

用治肾阳不足,命门火衰之腰酸腿软,崩漏下血等。每次 1 丸,每日 2 次。

3. 女宝

用治肾阳亏虚,崩漏带下,腰痛不孕等。每次 3 粒,每日 3 次。

4. 云南白药(胶囊)

有人用治功血、月经过多、过频等。每次 0.4 ~ 0.5 g,每日 3 ~ 4 次,连服 3 ~ 4 周。

5. 断血流片

具有凉血止血,固冲之功效。用治月经过多,崩漏等。每次 2 ~ 3 片,每日 3 次。

6. 益母草流浸膏

用治血瘀之崩漏,经血淋漓不尽等。每次 5 ~ 10 mL,每日 3 次。

7. 血见愁片

用治功血,月经过多及一切失血症。每次 6 ~ 8 片,每日 2 ~ 3 次。

8. 宫血宁胶囊

具有清热化瘀止血之功效。用治瘀热之崩漏下血等。每次 1 ~ 2 粒,每日 3 次。

9. 妇宝片

用治虚寒之月经不调、崩漏、痛经等。每次 4 片,每日 2 ~ 3 次。

10. 失笑散

与四物丸合用,治疗血瘀之崩漏、痛经等。每次 5 ~ 9 g,每日 2 次。

11. 少腹逐瘀丸

用治寒凝血瘀之崩漏、痛经等。每次 1 丸,每日 1 ~ 2 次。

12. 妇康宁片

用治气滞血瘀之痛经、闭经、崩漏、产后恶露不绝等。每日 4 次,每日 2 ~ 3 次。

13. 益母草冲剂

用治血瘀之崩漏、月经不调等。每次 1 袋,每日 2 ~ 3 次。

(四) 验方

1. 鹿角片、龟板、当归、白芍各 10 g。肾阳虚者,加仙茅、仙灵脾各 10 g;肾阴虚者,加知母、丹皮各 10 g。水煎服,日 1 剂。本方对无排卵性功血效佳。

2. 黄芪 30 g,白术 15 g,海螵蛸、牡蛎各 20 g,生地炭 30 g,汉三七 5 g,柴胡 10 g,菟丝子 20 g。每日 1 剂,水煎服。本方治疗更年期功血,一般服用 3 ~ 6 剂中药可治愈。

3. 贯众炭、乌贼骨各 30 g。共为末,分 10 包。每早晚服 1 包,温开水下。可治崩漏。

4. 艾叶炭 3 ~ 10 g。研末,米汤冲服,每日 2 次。可治血崩。

（五）饮食疗法

1. 鸡蛋 6 枚,龙骨 10 g。将龙骨研末,分作 6 份,每个鸡蛋内放 1 份,面粉糊口蒸熟。每日早晨空腹服 1 枚。连服 6 枚。可治崩漏日久、淋漓不断。

2. 豆浆 1 碗,韭菜 250 g。韭菜洗净,捣烂取汁,兑入豆浆。空腹时 1 次饮下。可治气虚型崩漏。

3. 乌梅 9 g,红糖适量。将乌梅、红糖加清水一大碗,煎至半碗,去渣饮用,每日 2 次,温热饮服。可治崩漏。

（六）针灸疗法

温针:断红穴(2、3 掌骨远端下 3 cm),灸 2 壮,作用良好。灸神阙、隐白穴,根据报道止血效果颇佳。

（七）其他治疗

1. 手术治疗

对于生育期和更年期久治不愈的顽固性崩漏,或已经诊刮子宫内膜送病理检查,提示有恶变倾向者,宜手术治疗,手术方法分别选择诊刮术、宫内膜切除术或全子宫切除术。

2. 促绝经法

对于年龄超过 55 周岁仍未绝经,崩漏反复发作又无须手术者,可选用中药或西药促其绝经。

【调护】

1. 崩漏是可以预防的,重视经期卫生,尽量避免或减少宫腔手术;早期治疗月经过多、经期延长、月经先期等出血倾向的月经病,以防发展成崩漏。崩漏一旦发生,必须及早治愈,并加强锻炼,以防复发。

2. 崩漏调摄首重个人卫生,防感染,次调饮食增加营养,再适劳逸畅情怀。

3. 平时要多吃含蛋白质丰富的食物以及蔬菜和水果以增加营养。在生活上要劳逸结合,不参加重体力劳动,尽量少做剧烈运动,保持充足的睡眠和精神的愉悦,不要在思想上产生不必要的压力。

4. 应用药物进行止血。药物止血的方法有两种:一种是使子宫内膜脱落干净,可注射黄体酮;另一种是使子宫内膜生长,可注射苯甲酸雌二醇。再用些止血药物,如云南白药、卡巴克洛、维生素 K、氨甲苯酸和酚磺乙胺等。

5. 恢复卵巢功能,调节月经周期。一般连续服用己烯雌酚等药物,每日 0.5 ~ 1 g,连用 20 日,用药最后 5 日每日要增加注射黄体酮 20 mg。一般青春期功能性子宫出血,随着年龄的增长与合理的调养,可以很快痊愈。对于有排卵性功能性子宫出血,在排卵前期注射绒毛膜促性腺激素,一般可以调节月经周期。

<h1 style="text-align:center">闭 经</h1>

女子年逾 16 周岁,月经尚未来潮,或月经来潮后又中断 6 个月以上者,称为"闭经"。前者称原发性闭经,后者称继发性闭经,古称"女子不月""月事不来""经水不通""经闭"

等。妊娠期、哺乳期或更年期的月经停闭属生理现象,不作闭经论,有的少女初潮2年内偶尔出现月经停闭现象,可不予治疗。

闭经一病的记载,首见于《素问·阴阳别论》之"女子不月""月事不来"。该书所载第一首妇科处方"四乌鲗骨一藘茹丸"即为"血枯"经闭而设。闭经既为症,又为病,历代医家多从辨病角度出发,对本病的病因病机及治疗进行阐述,为后人辨治本病提供了依据和线索。纵观各家所述,本病不外虚实两端,如《金匮要略》概其原因为"因虚、积冷、结气",《医学入门》把闭经分为"血枯""血滞"两大类,《景岳全书》以"血枯""血隔"论治。因于虚者,古籍文献的记载有"醉以入房……劳伤过度""先经唾血及吐血、下血"(《诸病源候论》),"脾胃久虚"或"形羸气血俱衰"(《兰室秘藏》),"真阴之枯竭"(《景岳全书·妇人规》),"肾水既乏"(《傅青主女科》);实者,有因"血脉瘀滞"(《备急千金要方》),"躯脂满,经闭"(《丹溪心法》),"痰湿与脂膜壅塞"(《女科切要》),"忧愁思虑、恼怒怨恨,气郁血滞而经不行"(《万氏女科》);另有虚实夹杂的"妇人经闭腹大……此必虫证"(《医学入门》)。关于治疗,本病虽有血滞之由,但不可妄行攻破,辨属虚者,当补而充之,即如《景岳全书·妇人规》所言:"欲其不枯,无如养营,欲以通之,无如充之,但使雪消则春水自来,血盈则经脉自至,源泉混混,有孰有能阻之者?"以上认识,至今符合临床实际。

闭经以经血当潮而未潮为标症,以生殖内分泌功能失调或低下为本质。因此,本病常常与不孕、围绝经期综合征、带下量少、阴中干涩等病证并见。

【病因病机】

病因病机主要是冲任气血失调,可分虚、实两端。虚者多因冲任亏败,源断其流;实者常由邪气阻隔冲任,经血不通。导致闭经的病因复杂,有先天因素,也有后天获得;也可由月经不调发展而来,也有因他病致闭经者。常见的分型有肾虚、脾虚、血虚、气滞血瘀、寒凝血瘀和痰湿阻滞。

(一)肾虚

先天禀赋不足,精气未充,精气未盛,或房劳多产,久病伤肾以致肾精亏损,冲任气血不足,血海不能满溢,遂致月经停闭。

(二)脾虚

饮食不节,忧虑或劳倦过度,损伤脾气,气血生化之源不足,冲任气血不充,血海不能满溢,遂致月经停闭。

(三)血虚

素体血虚,或数伤于血,或大病久病,营血亏虚,冲任血少,血海不能满溢,遂致月经停闭。

(四)气滞血瘀

七情所伤,素性抑郁,或愤怒过度,气滞血瘀,瘀阻冲任,血行受阻,血海不能满溢,遂致月经停闭。

(五)寒凝血瘀

经产之时,血室正开,过食生冷,或涉水感寒,寒邪乘虚客于冲任,血为寒凝成瘀,滞于冲任,气血运行阻隔,血海不能满溢,遂致月经停闭。

（六）痰湿阻滞

素体肥胖，痰湿内盛，或脾虚运化失司，痰湿内生，痰湿、脂膜壅塞冲任，气血运行受阻，血海不能满溢，遂致月经停闭。

【诊断】

1. 停经6个月以上，或年逾16周岁月经尚未初潮，可作为本病的诊断依据。

2. 诊断时应排除生理性的停经，尤其是与早孕作鉴别。进行妇科检查或辅以尿妊娠试验，便可明确诊断。

3. 确诊闭经后，应详细了解病史，并作有关检查，尽量找出闭经的原因及病位。由于各自的医疗设备条件不同，有些检查可能是无法做到的。但除妇科检查外，还可先检查双乳头有无溢乳。如有自动溢乳或挤压后溢乳，则可诊断为闭经—溢乳综合征，为辨证提供了可靠的临床资料，并可简化检查手段。

【鉴别诊断】

与胎死不下的鉴别：胎死腹中者，除月经停闭外，尚应有妊娠的征象，但子宫的增大可能小于停经月份，也有与停经月份相符者。B超检查，宫腔内可见孕囊、胚芽或胎体，但无胎心搏动。

【治疗】

（一）辨证施治

本病辨证应根据发病原因、妇科证候、全身症状，并结合月经史及胎产史等以辨虚实。一般而论，年逾16周岁尚未行经，或已行经而月经逐渐稀发、量少，继而停闭，并伴腰膝酸软，头晕眼花，面色萎黄，五心烦热，或畏寒肢冷，舌淡脉弱等虚象者，多属虚证；若以往月经尚正常，而骤然停闭，又伴形体肥胖，胸胁胀满，小腹疼痛，或脘闷痰多，脉多有力等实象者，多属实证。

闭经的治疗原则，根据病证，虚证者补而通之，或补肾滋肾，或补脾益气，或补血益阴，以滋养经血之源；实证者泻而通之，或理气活血，或温经通脉，或祛邪行滞，以疏通冲任经脉；虚实夹杂者当补中有通，攻中有养。切不可不分虚实，滥用攻破之法，或一味峻补，误犯虚虚实实之戒。若因他病而致经闭者，又当先治他病，或治病调经并用。

1. 肾气不足型

多为年逾16周岁尚未行经，或初潮偏晚而常有停闭，或已潮月经时而不调，时而又停闭3个月以上者。体质纤弱，第二性征发育不良，腰膝酸软，小便频数，苔薄白，脉沉弱。也有青年女子仅见月经不潮而无其他征象者。

治法：补肾益精，调理冲任。

方药：通脉大生片加减。

连服20剂经不行而脉滑数者，可改服3~5剂养血活血通经方药，如四物汤加牛膝、王不留行、赤芍。症见口干、潮热、心烦，舌红，苔薄黄，脉细数者，上方去艾叶、鹿角霜、砂仁、车前子，加生地、丹皮、地骨皮；若体弱恶寒，加仙茅、仙灵脾。

2. 肝肾虚损型

既往月经正常,由于堕胎、小产、分娩后,或大病久病后月经逐渐减少、延后以至停闭。或腰腿酸软,头晕耳鸣,或怔忡健忘,或心烦潮热,或畏寒怕冷,停闭日久,或阴道干涩,子宫渐萎。甚者形体瘦弱,面色无华,肌肤不润,阴毛、腋毛脱落,牙齿失泽,性欲淡漠,生殖器官萎缩,舌黯淡,苔薄白或黄,脉沉弱或细数无力。

治法:补肾养肝,调理冲任。

方药:育阴灵。

重用熟地、白芍、山萸肉、龟板以补肝肾益精血。本方具有诱发排卵的作用。若有产时大出血史,加紫河车、肉苁蓉、鹿角片。

3. 阴虚血燥型

月经量少或后期或淋漓不断,经色紫黯质稠渐至停闭,潮热或五心烦热,颧红唇干,盗汗甚则骨蒸劳热,形体消瘦,咳嗽咯血,舌红,苔少,脉细数。

治法:滋阴益精,养血调冲。

方药:秦艽鳖甲汤。

阴虚肺燥咳嗽,加川贝、麦冬;咯血者,加阿胶、白茅根、百合、白及;若为痨瘵所致(确诊为结核性)则又须抗痨(抗结核)治疗;阴虚肝旺症见头痛、失眠、易怒者,加夜交藤、五味子、牡蛎、牛膝;阴中干涩灼热者,可配合外洗方,如大黄,青蒿、玄参、桃仁、甘草煎水坐浴。

4. 气血虚弱型

月经周期后延、量少、经色淡而质薄,继而停闭不行,或有头晕眼花,气短心悸,食差,面色萎黄,神疲,毛发不泽或早见白发,舌淡,苔白薄,脉沉缓或虚数。

治法:养血益气,调补冲任。

方药:归脾汤。

产后大失血所致的经闭,症见气血虚弱,终至肾气虚惫,可按肝肾虚损证处理。因虫疾至血虚闭经,应先治虫,继以扶脾胃,补气血。心悸怔忡者,加生脉散、石菖蒲。

5. 血瘀气滞型

月经停闭数月不行,伴情志抑郁易怒,胁痛或少腹胀痛拒按。舌黯或有瘀斑,苔正常或薄黄,脉没弦或紧。

治法:活血化瘀,调理冲任。

方药:膈下逐瘀汤。

郁而化热者,去五灵脂,加生地、栀子、黄芩;寒凝血瘀气滞者,去丹皮、赤芍,加艾叶、仙茅。

6. 痰湿、脂膜壅塞型

形体肥胖,双臂腰臀尤甚,经量渐少,经期停闭,体重日增,则神疲倦怠少食,或痰多浮肿,胸胁满闷,月经不行,或带下量多色白,舌淡质黏腻,苔白腻多津,脉沉滑。

治法:豁痰除湿,减肥消脂,温运活血,调理冲任。

方药:二陈汤。

痰湿化热,舌苔黄腻者,加黄连、黄芩、麦芽;胸胁脘闷,呕恶者,加厚朴、竹茹、生姜。

（二）其他疗法

1. 针灸疗法

1）针灸

（1）肾俞、志室、气海、三阴交、太溪。上穴分成两组交替使用,针用补法,三阴交穴或用泻法。留针 20 分钟,隔日治疗一次。适用于肾气不足证。

（2）肾俞、命门、关元、气海、归来。上穴可分两组交替使用,归来针用补法或平补平泻,余穴针用补法,并加艾灸。适用于肾气不足证。

（3）足三里、三阴交、气海、归来、脾俞、胃俞,三阴交、归来可用平补平泻法,余穴针用补法。适用于气血虚弱证。

（4）合谷、三阴交、地机、血海、气冲。合谷针用补法,余穴针用泻法,留针 20 分钟,间歇行针。适用于血瘀气滞证。

（5）脾俞、三焦俞、次髎、中极、三阴交、丰隆。上穴可分两组,交替使用,针用平补平泻或泻法,或酌加艾灸。适用于痰湿阻滞证。

2）耳针:取子宫、内分泌、卵巢、皮质下、神门、交感等穴,交替使用。留针 15 ～ 30 分钟,留针时捻转 2 次。

2. 按摩疗法

取穴:中脘、天枢、气海、关元等穴。患者仰卧,术者双手掌相叠,右手掌在上,在整个腹部由上至下摩擦约 5 分钟。然后以拇指点揉中脘、天枢、气海、关元等穴,每穴 2 分钟。最后,患者取坐位,施术者以手掌根部从上到下推背部督脉(脊柱正中)约 5 分钟。理气活血,通经。适用于气滞血瘀型闭经。

3. 刮痧疗法

取穴:关元、水道、中极、子宫、血海、三阴交、次髎、中都、交信、水泉、太冲、肝俞、肾俞、中脘、气海、足三里、太白、膏肓、心俞、脾俞、支沟、合谷、地机、膈俞、水分、阴陵泉、丰隆、商丘等穴。患者取仰卧位,刮拭关元、水道、中极、子宫、血海、三阴交穴。然后俯卧位刮拭次髎穴,根据病情虚实,分别施以不同的补泻手法。肝肾不足者,仰卧位补法加刮中都、交信、水泉、太冲穴,俯卧位补法加刮肝俞、肾俞穴。气血虚弱者,仰卧位补法加刮中脘、气海、足三里、太白穴,俯卧位补法加刮膏肓、心俞、脾俞穴。气滞血瘀者,于仰卧位加刮支沟、合谷、曲泉、地机穴,俯卧位加刮膈俞、肝俞穴。痰湿阻滞者,仰卧位加刮水分、阴陵泉、丰隆、商丘穴,俯卧位加刮脾俞、三焦俞穴。益气补血,调理冲任,散结通经。适用于各型闭经。

（三）中成药

1. 女宝

每次 4 粒,每日 3 次,用于肾阳虚衰,冲任不足所致闭经。

2. 紫河车粉

用于精血不足所致的闭经。每次 1 袋,每日 2 次。

3. 当归红枣冲剂

由当归、红枣、蔗糖组成。每次 1 袋,每日 2 ～ 3 次,用于脾虚血亏所致闭经。

4. 补血宁神片

每次 5 片,每日 3 次,用于血虚所致闭经。

5. 活血调经丸

每次 1 丸,每日 3 次,用于气滞血瘀所致月经闭经。

6. 少腹逐瘀丸

每次 1 丸,每日 2 次,用于血瘀少腹所致月经闭止。

7. 天喜调经丸

每次 9~15 g,每日 3 次。用于肾阳不足,气血虚衰所致闭经。

8. 女青春

每次 5~6 片,每日 3 次,用于气血虚弱,肾气耗损兼血瘀所致闭经。

9. 妇科养坤丸

具有养血疏肝调经之功效。每次 1 丸,每日 2 次,用于气血不足型闭经。

10. 妇科通经丸

每次 5~10 粒,每日 2 次,用于气滞血瘀所致的闭经。

(四)验方

1. 薏米根 30 g,以水煎服,数次即通经。

2. 桑葚 15 g,红花 3 g,鸡血藤 12 g,加黄酒和水煎,每日 2 次温服有效。

3. 芍药根 30 g(切片),白酒 500 g,浸 7 日,过滤,每服 10~15 mL,每日服 3 次。治闭经伴腹痛。

4. 枸杞 30 g,女贞子 24 g,红花 10 g,水煎服,每日 2 次。用于肝肾不足者。

5. 益母草 30 g,红糖 60 g,酒 60 mL,加水适量共煎,每晚睡前服,可连续服用。

6. 胎盘 1 个,洗净后于瓦上焙干研末,每次 10 g,每日 2 次,用开水或酒送服。

7. 山楂、鸡内金各 9 g,共研细末,每日早、晚各服 9 g,用开水冲服。

8. 丹参 20 g,红糖 15 g,加水适量煎汤。每日 2 次,饭后服用,连服数日。

9. 制半夏 12 g,香附 10 g,苍术 10 g,陈皮 6 g,茯苓 15 g,川芎 6 g,丹参 15 g,红花 6 g,石菖蒲 9 g,皂角刺 9 g。基础体温单相者,加锁阳 9 g,肉桂 3 g(后下),蛇床子 10 g,淫羊藿 9 g;肥胖浮肿者,加猪苓 15 g,泽泻 12 g,薏苡仁 10 g;夹瘀者,加莪术 12 g,三棱 10 g,猪蹄甲 10 g。将以上药物加清水早晚各煎 1 次,取汁。每日 1 剂。早晚 1 次,温热口服。豁痰除湿通经。适用于痰湿阻滞之闭经。

10. 乌药 10 g,当归 9 g,川芎 9 g,赤芍 12 g,桃仁 9 g,红花 9 g,枳壳 12 g,延胡索 12 g,丹皮 9 g,炙甘草 5 g,制香附 9 g。腹胀坠者,加木香 9 g,小茴香 6 g。将以上药物加清水早晚各煎 1 次,取汁。每日 1 剂。早晚 1 次,温热口服。理气活血通经。适用于气滞血瘀之闭经。

(五)饮食疗法

1. 鳖(甲鱼)1 只,猪瘦肉 500 g,黄酒适量。先将活甲鱼宰杀,去头、足、血,洗净放入砂锅内,加入猪瘦肉、黄酒,再加入适量清水,先用武火煮沸,再用文火煨至烂熟即成。分多次吃完,须连吃数只鳖方有效。补气血,养冲任。适用于冲任不足(子宫发育不良)、气血不足所致闭经。

2. 老母鸡1只，黄芪30 g，木耳30 g，人参6 g，当归20 g，香附20 g，葱、生姜、食盐及其他调味品适量。将老母鸡宰杀，去毛及内脏后洗净；木耳泡发洗净待用；黄芪、当归、香附用纱布包好，和人参、木耳一起装入鸡腹内缝好，放入锅中加水炖熟，加入葱、生姜、食盐及其他调味品即成。食肉喝汤，2日食完，连用5剂。补气养血。适用于气血虚弱所致的闭经。

3. 川牛膝15 g，猪蹄2只。将猪蹄刮净去毛，剖开两边后切成数小块，与牛膝一起放入大炖盅内，加500 mL清水，隔水炖至猪蹄熟烂即成。去牛膝，余下猪蹄肉和汤食用。活血通经，养颜美肤。适用于妇女气滞血瘀型闭经。

4. 墨鱼1条（重200～300 g），桃仁6 g。将墨鱼洗净切块，同桃仁共煮汤服食。每日或隔日一次，每月连服5～6次。适用于气血虚弱证。

5. 鸡血藤30 g，白砂糖20 g，鸡蛋2枚。鸡血藤、鸡蛋二味同煮至蛋熟，去渣及蛋壳，放入白砂糖溶化即成。每日1次，连服数日。适用于气血虚弱证。

6. 益母草50～100 g，橙子30 g，红糖50 g，水煎服。每日1剂，每月连服5～7剂。适用于血瘀气滞证。

【调护】

1. 积极治疗月经后期、月经量少等疾病，防止病情进一步发展，导致闭经的发生。

2. 保持心情舒畅，避免精神过度紧张，减少精神刺激。治疗中亦应注意精神调理，解除顾虑，促进痊愈。

3. 调节饮食，避免过分节食。经行之际，忌食过于寒凉酸冷之物，以免阴寒内盛，凝滞气血。

4. 积极治疗慢性消耗性疾病及寄生虫病，避免继发闭经。

痛　经

痛经是指伴随月经周期而出现的下腹部胀痛的一系列症状，严重者伴呕吐、恶心、出冷汗、手足冰冷，甚至剧痛晕厥者。本病有原发性和继发性痛经之分，腹痛可发生在经前、经期和经后。

有关痛经的记载，首见于《金匮要略·妇人杂病脉证并治》："带下，经水不利，少腹满痛，经一月再见者，土瓜根散主之。"指出瘀血内阻而致经行不畅，少腹胀痛，经一个月后周期性再出现的痛经特点，并用活血化瘀的土瓜根散治之。《诸病源候论》首立"月水来腹痛候"，认为"妇人月水来腹痛者，由劳伤血气，以致体虚，受风冷之气客于胞络，损冲、任之脉"。为研究痛经的病因病机奠立了理论基础。宋代《妇人大全良方》认为痛经有因于寒者，有气郁者，有血结者。病因不同，治法各异。所创良方温经汤治实寒有瘀之痛经至今常用。明代《景岳全书·妇人规》所云："经行腹痛，证有虚实。实者或因寒滞，或因血滞，或因气滞，或因热滞；虚者有因血虚，有因气虚。然实痛者，多痛于未行之前，经通而痛自减；虚痛者，于既行之后，血去而痛未止，或血去而痛益甚。大都可按可揉者为虚，拒按拒揉者为实。"不仅较为详细地归纳了本病的常见病因，且提出了据疼痛时间、性质、程度辨虚实的见解,对后世临证多有启迪。其后《傅青主女科》《医宗金鉴·妇科心法要诀》又进一步补充了肝郁化火、寒湿、肝肾亏损为患的病因病机,以及宣郁通经汤、温脐化湿汤、调肝汤、当归建中汤等治疗方药。

【病因病机】

本病表现为痛证,变化在气血,病位胞宫、冲任,多由气血运行不畅,"不通则痛"或"不荣则痛"所致。实证多因经期或产后感受风寒,或经期冒寒涉水,或经期饮冷,逐致寒凝胞宫,血运不通而致;亦有因情志不畅,气滞血瘀致病。虚证因气血精亏,经脉失养而痛者。

(一)气滞血瘀

素多抑郁,复伤情志,肝郁则气滞,气滞则血亦滞,血海气机不利,经血运行不畅,发为痛经。

(二)寒湿凝滞

经前经期间感寒饮或冒雨涉水,或久居湿地,以致寒湿或寒邪客于冲任、胞中、经血凝滞不畅,发为痛经。

(三)湿热瘀阻

经期、产后(包括堕胎、小产、人工流产)感受湿热之邪;或宿有湿热内蕴,流注冲任,蕴积胞中,于经行间阻碍经水运行,因而发为痛经。

(四)气血虚弱

脾胃素虚,化源不足或大病久病后气血俱虚或大失血后,冲任气血虚少,行经后血海气血愈虚,不能濡养冲任胞宫;兼之气虚无力流通血气,因而发为痛经。

(五)肝肾亏损

禀赋素弱,或多产房劳,损及肝肾,冲任精血不足,行经之后血海空虚,冲任胞宫失于濡养,发为痛经。

【诊断】

1. 下腹痛随月经周期而发生,一般经前一日或经行第一第二日腹痛较剧烈。
2. 初潮即开始痛经者,称原发性痛经;由于盆腔疾病等引起的痛经,称继发性痛经。行经时内膜排出而引起剧烈腹痛者,称膜样痛经。
3. 妇科检查、B 超及其他检查,可以了解生殖器官的情况。

【鉴别诊断】

鉴别是原发性痛经,还是继发性痛经。继发性痛经中又属哪一类。可通过病史、体征、妇科检查、B 超等作鉴别。

痛经伴月经后期者需与卵巢肿瘤扭转腹痛、宫外孕腹痛、慢性盆腔炎腹痛等鉴别。

【治疗】

（一）辨证施治

痛经的辨证，须根据痛经发生的时间、部位、疼痛的性质及程度，结合月经的情况、全身证候与患者素体情况等，辨其虚实、寒热，在气、在血。一般而言，痛在小腹正中多为胞宫瘀滞；痛在少腹一侧或两侧，病多在肝；痛连腰骶，病多在肾。经前或经行之初疼痛者多属实，月经将净或经后疼痛者多属虚。掣痛、绞痛、灼痛、刺痛、拒按多属实；隐痛、坠痛、喜揉喜按多属虚。绞痛、冷痛，得热痛减多属寒；灼痛，得热痛剧多属热。胀甚于痛，时痛时止多属气滞；痛甚于胀，持续作痛多属血瘀。

痛经的治疗原则，以调理冲任气血为主，须根据不同的证候，或行气，或活血，或散寒，或清热，或补虚，或泻实。治法分两步：经期调血止痛以治标，迅速缓解，消除疼痛，须注意适时用药：若经前或正值行经时疼痛发作者，当于经前 3 ~ 5 日开始服药，痛止停服；若经净后疼痛发作者，可于痛前 3 ~ 5 日开始服药。平时应辨证求因以治本。一般需治疗 2 ~ 5 个月经周期。本病实证居多，虚证较少，"夹虚者多，全实者少"，处方用药应以通调气血为主，兼顾标本虚实。

1. 气滞血瘀型

经前或经期下腹胀痛拒按，经血量少，行而不畅或有血块，舌紫暗或有瘀斑，苔薄，脉弦。

治法：理气活血，调经止痛。

方药：少腹逐瘀汤加减。

若因经期剥脱的子宫内膜堵塞颈管或颈口而引起剧烈痛经。中医认为系血块瘀滞胞宫或子门所致。

治法：为祛瘀化膜止痛。

方药：蒲黄（包）、五灵脂、三棱、青皮、延胡索、血竭末、莪术、川牛膝、炙甘草。

2. 血瘀夹热型

经前或经行少腹胀紧而痛，拒按，经量多或少，色紫黯，有块，身热口干，溲赤便秘，苔黄腻，脉弦数。

治法：活血化瘀，清热止痛。

方药：清热调血汤。

瘀阻不下，腹痛拒按者，加失笑散（包）；热重者，加炒栀子、蒲公英；大便干结者，加生大黄（后下）。

3. 寒凝胞宫型

经前或经期少腹冷痛拒按，喜暖，经血量少，色暗黏腻，大便不实，舌黯，苔薄白，脉弦紧。

治法：温经散寒，调经止痛。

方药：温经散寒汤。

腹痛喜暖喜按者，加紫石英、胡芦巴；大便溏薄者，加炮姜、山楂炭；经血不畅者，肉桂改用桂枝、吴茱萸。

4. 肝肾亏损型

经后下腹绵绵作痛或空痛感,经血量少色淡,腰骶酸痛,头晕耳鸣,舌淡,苔薄,脉沉弱。

治法:温肾暖宫,调经止痛。

方药:温肾暖宫方。

当归、熟地、炒白芍、山药、菟丝子、紫石英、胡芦巴、香附、泽兰叶、乌药。

兼气血虚弱者,加党参、黄芪、阿胶、肉苁蓉,去胡芦巴、紫石英;肝肾阴亏者,去紫石英、胡芦巴,加枸杞、山茱萸、川楝子。

(二)其他疗法

1. 针灸疗法

(1)体针:取穴关元、中极、次髎、地机、足三里(双)、三阴交(双)。实证用泻法,留针15～20分钟。

(2)耳针:取子宫、内分泌、交感、肾穴,每次选2～4穴,用中、强刺激,留针15～20分钟,或用耳穴埋针。

(3)穴位敷贴痛经药:痛经膏,主药为丁香、白芷、生草乌、生川乌、川椒、川芎、麝香等加入皮肤渗透剂。有活血止痛,温经散寒,祛瘀开窍等作用。于月经来潮时或经前腹痛时,进行穴位(气海、子宫、三阴交)敷贴。

2. 按摩法

取穴:鱼际、关元、气海、肾俞、命门穴、三阴交、足三里等穴。首先将两手搓热,然后在小腹部按顺时针方向抚摩150次。以手掌的小鱼际部位,揉关元、气海穴,约2分钟。双手搓热,交替搓擦肾俞、命门穴。待发热后1分钟,移至骶部搓擦2分钟。以食指点揉三阴交、足三里穴,各1分钟。仰卧,双脚蹬空,动作像骑自行车一样,约2分钟。仰卧,屈腿,挺腹抬臀,上提肛门,约2分钟。仰卧,伸直双腿并抬高,坚持数秒钟,然后放松,放下。反复做10次。调整、顺畅呼吸,结束。理气活血,补益肝肾,调经止痛。适用于各型痛经。

3. 刮痧法

取穴:关元、中极、子宫、血海、三阴交、次髎、期门、归来、内关、地机、光明、阳辅、气海、水道、阴市、命门、中脘、足三里、心俞、肝俞、脾俞、肾俞、太冲、太溪等穴。患者取仰卧位,刮拭关元、中极、子宫、血海、三阴交穴。患者取俯卧位,刮拭肝俞、次髎穴,视病情虚实,分别施用不同的补泻刮法。气滞血瘀者,仰卧位加刮期门、归来、内关、地机、光明、阳辅穴。寒湿凝滞者,仰卧位加刮气海、水道、阴市穴。俯卧位加刮命门穴。气血虚弱者,仰卧位补法加刮中脘、气海、足三里穴,俯卧位补法加刮心俞、脾俞穴。肝肾不足者,仰卧位补法加刮太冲、太溪穴,俯卧位加刮肾俞穴。活血散瘀,温经和营,补血调经。适用于各型痛经。

(三)中成药

1. 玄胡止痛片

具有行气活血止痛之功效。用治气滞或气滞血瘀之痛经。每次4～6片,每日3次。

2. 复方延胡止痛片

具有舒肝行气,活血止痛之功效。用治气滞血瘀之子宫内膜异位症,痛经等。每次3 g,每日2～3次。

3. 血府逐瘀丸

具有活血逐瘀,行气止痛之功效。用治血瘀气滞之痛经。每次 1~2 丸,每日 2 次。

4. 妇女痛经丸

具有理气活血,化瘀止痛之功效。用治气滞血瘀之痛经。每次 30 粒,每日 2 次。

5. 调经活血片

具有舒肝解郁,利气行血,调经止痛之功效。用治肝郁气滞之痛经。每次 5 片,每日 3 次。

6. 痛经丸

具有行气活血,散寒止痛之功效。用治气滞寒凝之痛经。每次 6~9 g,每日 2 次。

7. 按摩乳

具有温通血脉,散寒止痛之功效。用治经脉瘀滞之痛经。适量外用。每日 1~2 次。

8. 乌鸡白凤丸

具有补气养血调经之功效。用治体弱血虚之痛经。每次 1 丸,每日 2 次。

9. 女宝

具有温宫散寒,调经止带之功效。用治肾阳亏虚之痛经。每次 3 粒,每日 3 次。

10. 当归调经丸

用治气血两虚,冲任虚寒之痛经,每次 1 丸,每日 2 次。

(四)验方

1. 益母草 30 g,艾叶 18 g,红糖适量。水煎服。

2. 当归、熟地、香附、玄胡各 12 g,川芎 6 g,白芍、桃仁、红花、灵脂各 10 g,肉桂 3 g。用法:于行经前 4 日起,每日服 1 剂。一般连服 4 日,经至药停。

3. 小茴香、干姜、肉桂、吴茱萸、细辛各 6 g,玄胡、五灵脂、当归、蒲黄、赤芍、乌药各 12 g,乳香、没药、半夏各 9 g。水煎服。经前 7 日开始服用,共 7 剂。连服 3 个月经周期为 1 个疗程。

4. 丹参 30 g,乌药、枳壳、桃仁、红花各 10 g,香附 12 g。水煎服,每日 1 剂,每次月经前服。有热者方中丹参改为丹皮 10 g,效果甚验。

5. 炒茴香 7 粒,炒干姜 0.6 g,延胡索、肉桂各 3 g,赤芍、炒五灵脂各 6 g,蒲黄、当归各 10 g。水煎服,每日 1 剂。

6. 败酱草 30 g,当归 12 g,川楝子 12 g,桃仁 9 g,川芎 6 g,赤芍 10 g,五灵脂 10 g,红藤 15 g,丹皮 9 g。瘀血不下,腹痛拒按者:加入失笑散 15 g(包煎),莪术 9 g。大便干结者:加入生大黄 5 g(后下)。热重者:加入炒山栀 9 g,蒲公英 15 g。将以上药物加清水早晚各煎 1 次,取汁。每日 1 剂。早晚各 1 次,温热口服。清热除湿,化瘀止痛。适用于寒凝、血瘀之痛经。

7. 制香附 15 g,延胡索 12 g,乌药 10 g,砂仁 3 g(后下),木香 10 g,郁金 10 g,失笑散 10 g(包煎),艾叶 3 g,枳壳 10 g。如果见呕吐黄水者,加入吴萸 5 g,川连 2.5 g,生姜 3 片;肝郁化热者,去艾叶,加栀子 10 g,夏枯草 9 g,益母草 15 g;夹瘀者,加桃仁 9 g,红花 9 g,当归 9 g,赤芍 10 g。将以上药物加清水早晚各煎 1 次,取汁。每日 1 剂。早晚各 1 次,温热口服。疏肝理气,调经止痛。适用于气滞之痛经。

8. 当归 15 g,大枣 5 枚,白糖 20 g,大米 50 g。将当归用温水浸泡片刻,加入 200 mL 清水,先煎取浓汁 100 mL,去渣取汁,与淘洗干净的大米、大枣和白糖一同加入适量的水,煮至粥即成。每日早、晚温热服用,10 日为 1 个疗程。补血调经,活血止痛,润肠通便。适用于血瘀及气血虚弱型痛经。

9. 吴茱萸 2 g,生姜 2 片,葱白 2 茎,大米 50 g。将吴茱萸研为细末备用;将淘洗干净的大米入锅,加入 500 mL 清水,用大火烧开,再转用小火熬煮至米熟,加入吴茱萸末及生姜、葱白,共煮为粥即成。每日服 1 剂,3~5 日为 1 个疗程。温中散寒,补脾暖肾,止痛止吐。适用于虚寒性痛经等。

10. 红花 5 g,檀香 5 g,红糖 25 g,绿茶 1 g。将 4 味以开水冲泡或以水煎。代茶饮。活血通经,散瘀止痛。适用于血瘀型痛经。

11. 山楂 50 g,生姜 15 g,大枣 15 枚。将以上药物水煎。每日 1 剂,分 2 次服。活血化瘀,温经止痛,行气导滞。适用于血瘀型痛经。

(五)饮食疗法

1. 鲜姜 3 片(切碎),红糖适量,用滚开水沏,顿饮,或煮沸后饮之,热服。

2. 阿胶 6 g,黄酒 50 mL。将阿胶用蛤粉炒,研细末,用黄酒对温开水送服。

3. 当归 10 g,肝 60 g,同煮食。

4. 益母草 30~60 g,玄胡 20 g,鸡蛋 2 个,加水煮熟后去壳取蛋,再煮片刻,去药渣,吃蛋饮汤。月经前每日 1 次,连服 5~7 日。

5. 韭菜 150 g,羊肝 200 g,加调料炒食。适于肝肾亏损之痛经。

6. 茉莉花 10 g,玫瑰花 15 g,粳米 100 g,红糖适量。将茉莉花和玫瑰花分别除去枝梗,洗净焙干,共研成细末。将粳米淘净入锅,加 1 000 mL 清水,待大火烧开后,转用小火慢熬成粥,加入茉莉花、玫瑰花末及红糖,熬烂即成。每日 1 剂,连服 3~4 日。理气解郁。适用于气滞型痛经。

【调护】

1. 在平时要特别注意保暖。夏日坐在空调房的时候,要披一件长袖外套,保护身体不受凉。

2. 少吃生冷食物,多食用温性的食物。最为常用的方法就是在经期前后多喝红糖姜茶,喝下去之后不仅全身舒服,子宫也得到了温暖,这样有利于经血顺畅流出。

3. 在月经来潮前,多吃一些富含铁元素的食品,例如动物的肝脏、牡蛎。补充适量的铁,能促进血液的生成,避免经期出现贫血症状。

4. 平时要多注意锻炼身体,月经来潮前后也不例外。经期适当活动,多走走路就行,强度适中,又能够使血流畅通。

5. 除了身体上的调养之外,同样也要注意对心理的调节。精神过度紧张,情绪焦虑急躁,均容易诱发或加重痛经。

经前期综合征

经前期综合征是指妇女反复发生在黄体期周期性出现，影响妇女日常生活和工作，涉及身体、精神和行为的症候群。90%有周期性月经的妇女有经前生理学改变，对妇女日常生活有明显影响。

中医学无此专门病名，散在记载于"经行头痛""经行乳房胀痛""经行发热""经行身痛""经行泄泻""经行浮肿"等范畴。《中医妇科学》将本病称为"月经前后诸证"。

【病因病机】

中医学认为，行经期间由于阴血下注冲任，血海充盈而全身阴血相对不足，气分相对有余，因此导致脏腑气血运行不平衡，而引起一系列症状。中医认为经前期紧张综合征源于肝肾，是由肝肾不足或肝郁化火或肝郁伤脾所致。

（一）肝郁气滞

郁怒忧思，情怀不舒，郁结伤肝，肝失条达。阴血下注冲任，冲任隶于阳明而附于肝，乳头属肝，乳房属胃，肝气失疏，乳络不畅，致经行乳房胀痛；肝郁化火，或肝阳上亢，上扰清窍，故有头晕、头痛、失眠；肝木克脾土故有腹胀、腹泻。

（二）肝肾阴虚

素体阴虚或久病失血伤津，房劳伤肾，经行阴血愈虚，肝肾精血益感不足，乳络失于濡养因而乳房胀痛；阴不济阳，肝阳偏亢，上扰清窍而有头晕、头痛。

（三）脾肾阳虚

平素思虑劳倦过度，损及脾肾，经水将行，精血流注于胞宫，脾肾益虚，阳气不足，水湿不化，溢于肌肤，而成浮肿；脾气亏损，化湿无权，湿浊下陷于肠胃而泄泻。

【诊断】

（一）临床表现

多见于25～45岁妇女，伴随月经周期性发作，症状常出现在月经前7～14日，经前2～3日症状明显加重，月经来潮后症状明显减轻或消失。多因家庭不和睦或工作紧张诱发。

1. 精神症状

主要是情绪、意识及行为方面的改变。如经前乏力、易疲劳、困倦、嗜睡、情绪淡漠、孤独、抑郁不乐、焦虑、忧伤、注意力不集中、判断力差，甚至偏执妄想，个别产生自杀意念，有的则精神紧张、烦躁、遇事挑剔、易怒，乃至争吵、哭闹，不能自控。

2. 液体潴留症状

由于代谢紊乱导致水盐潴留，常见颜面、眼睑、手指、足背等体表水肿。若盆腔器官、腹壁、内脏水肿，可有盆腔坠胀、腰骶疼痛、腹胀腹泻、恶心呕吐、尿频等症；若颅内水肿，可见持续性头痛，常呈双侧性，个别为偏头痛；若发生在其他部位可致关节痛，或鼻塞、咳嗽，甚至哮喘。

3. 乳房胀痛

经前乳房、乳头胀硬痒痛,或有硬结,甚则疼痛可放射至腋窝及肩部,甚至不能触衣,经后痛减渐至消失。

4. 月经失调

表现经行不畅,经量或多或少,经期延长。

5. 其他

(1)神经系统症状:如潮热、汗出、头昏、眩晕、心悸等。

(2)黏膜、皮肤病变:如舌淡、颊部黏膜溃疡,或阴道黏膜溃疡;皮肤病变可见湿疹、荨麻疹、痤疮。

(3)食欲改变:食欲增加或有特殊嗜好,或厌食等。

6. 体征

每随月经周期见颜面及下肢凹陷性水肿,体重增加,或乳房胀痛,且有触痛性结节,或口腔黏膜溃疡,或见荨麻疹、痤疮。程度轻重不一,或可多症并存,月经干净后诸症渐消失。

(二)实验室及其他检查

1. 雌、孕激素测定

月经后半期孕酮水平低下或正常,雌二醇浓度偏高。雌二醇/孕酮比值增高。

2. 催乳素测定

水平较高。测定时宜在醒后 3~4 小时抽血。

3. 阴道细胞学检查

角化细胞异常持久,提示雌激素水平增高,孕激素不足。

4. 宫颈黏液检查

黄体期涂片仍见宫颈黏液稀薄透明,延展性强,并见羊齿状结晶者,提示雌激素水平高。

5. 基础体温测定

大多为双相,但排卵后体温曲线上升缓慢,且不规则,或上升日数短,说明黄体功能不全(亦有呈单相型)。

6. 其他

血常规、血沉、B 超声均无异常。

【诊断和鉴别诊断】

本病既没有能供诊断的特定症状,也无明确的实验室指标。主要根据临床表现,诊断并不困难。需与轻度精神病及心、肝、肾等疾病引起的浮肿作鉴别。

【治疗】

(一)辨证施治

1. 肝郁气滞型

经前两胁、乳房、乳头胀痛或刺痛,烦躁易怒,失眠,口干苦,舌质暗红,苔薄白,脉弦或弦滑。

治法:疏肝理气,活血通络。

方药:柴胡疏肝散加当归、川楝子、郁金、路路通等。

乳房胀痛有块者,加夏枯草、橘核、荔枝核、丹参、王不留行等,以加强活血通络散结之功效;肝郁化火出现头痛、发热、口干苦、烦躁者,可用柴胡疏肝散去川芎,加丹皮、山栀或黄芩、石决明、夏枯草等,也可选用丹栀逍遥散(《内科摘要》),当归、白芍、柴胡、茯苓、丹皮、栀子、甘草、煨姜、薄荷、白术;如肝火盛可用龙胆泻肝汤;如肝旺侮脾可加入山药、白术等健脾药。

2. 肝肾阴虚型

经前头痛,眩晕,失眠健忘,手足心热,腰膝酸软,足后跟痛,口干渴,耳鸣,大便干,小便黄,舌质红,少苔,脉细弦。

治法:滋肾平肝。

方药:杞菊地黄丸(《医级》)。

枸杞、菊花、熟地、山茱萸、山药、泽泻、牡丹皮、茯苓,加白芍、白蒺藜、石决明、夏枯草等,或用一贯煎(《柳州医话》)加蒺藜、石决明、菊花,或选用当归、白芍、川芎、生地、女贞子、旱莲草、白蒺藜、茺蔚子、苦丁茶、罗布麻、桑叶等。

若阴虚阳亢,经前头痛、头晕明显者,可用龙胆泻肝汤(《医宗金鉴》)或用天麻钩藤饮(《杂病证治新义》):天麻、钩藤、山栀、黄芩、杜仲、生石决明、川牛膝、益母草、寄生、夜交藤、茯神,加白蒺藜、菊花。血虚肝旺之头痛、眼眶痛者宜加川芎、当归;若阴虚火旺,宜滋阴降火,用知柏地黄汤合玉女煎(《景岳全书》):石膏、熟地、麦冬、知母、牛膝。

3. 脾肾阳虚型

经前颜面、四肢浮肿,头晕,体倦,嗜睡,腹胀,食欲缺乏,腰膝酸软,肢冷便溏,小便短少,舌苔白润,边有齿痕,脉细软。

治法:健脾温肾利水。

方药:苓桂术甘汤(《伤寒论》)。

茯苓、桂枝、白术、甘草,加补骨脂、川芎、巴戟;或用济生肾气丸(《金匮要略》):附子、桂枝、干地黄、山药、山茱萸、泽泻、茯苓、丹皮;或用全生白术散(《殆迷方》):白术、茯苓皮、大腹皮、生姜皮、陈皮,加桂枝以温阳化气行水,经行泄泻者宜用香砂六君子汤(《名医方论》)合四神丸(《校注妇人良方》)加减:木香、砂仁、党参、山药、白术、扁豆、补骨脂、吴茱萸、肉豆蔻、五味子。

(二)中成药

1. 逍遥丸

口服,每次 8 粒,每日 3 次。适用于肝郁气滞型患者,经前 1 周开始服用。

2. 知柏地黄丸

口服,每次 8 粒,每日 3 次。适用于肝肾阴虚型患者,经后 1～2 日后开始服用,连服20 日,连续服用 3 个月。杞菊地黄丸,服法同上,对肝肾阴虚,肝阳上亢之经行眩晕、经行头痛有持久疗效。

3. 济生肾气丸

口服,每次 6 粒,每日 3 次,适宜于脾肾阳虚型以水肿为主者。

4. 八珍丸、补中益气丸、归脾丸等

遵医嘱服用,适宜于气血虚弱型患者。

(三)验方

1. 治疗经前乳房胀痛方(《常见病验方研究参考资料》):陈皮 15 g,鹿角霜 15 g,水、黄酒各半煎服。

2. 橘叶 15 g,川芎 9 g,水 1 碗,煎半碗,1 次服。

3. 杏仁、川贝母、鲜皂角根皮各 15 g,生麦芽 12 g,水煎服。

(四)精神治疗

首先应予心理安慰与疏导,使精神松弛。适当应用镇静剂解除忧虑,如在黄体后期口服艾司唑仑 1 mg,每日 2 次;或苯巴比妥 0.03 g,每日 3 次。

围绝经期综合征

过去称为更年期综合征,是妇女在绝经前后由于雌激素水平波动下降所致的以自主神经系统功能紊乱为主,伴有神经心理症状的一组症候群。此阶段多发生于 45～55 岁,90% 的妇女可出现轻重不等的症状,有人在绝经过渡期症状已开始出现。持续到绝经后 2～3 年,少数人可持续到绝经后 5～10 年症状才有所减轻或消失。人工绝经者往往在手术后 2 周即可出现绝经综合征,术后 2 个月达高峰,持续约 2 年之久。围绝经期综合征出现的迟早和严重程度有明显个体差异,受社会环境及个性特征等因素影响,绝大多数妇女能顺利渡过,但也有 10%～15% 的妇女症状较严重,影响正常的生活和工作。

古代医籍对本病无专篇记载,多散见于"年老血崩""脏躁""百合病"等病证中。汉代《金匮要略·妇人杂病脉证并治》云:"妇人脏躁,喜悲伤欲哭,像如神灵所作,数欠伸。"又指出:"妇人年五十所,病下利数十日不止,暮即发热,少腹里急,腹满,手掌烦热,唇口干燥……当以温经汤主之。"本条论述绝经期崩漏证治。《医宗金鉴》谓"下利"当作"下血","利"是传抄之误。此说合理。明代《景岳全书·妇人规》指出"妇人于四旬外,经期将断之年,多有渐见阻隔,经期不至者。当此之际,最宜防察。若果气血和平,素无他疾,此固渐止而然,无足虑也。若素多忧郁不调之患,而见此过期阻隔,便有崩决之兆。若隔之浅者,其崩尚轻;隔之久者,其崩必甚,此因隔而崩者也。"本病发生的主要病机以肾虚为主,常见肾阴虚、肾阳虚和肾阴阳俱虚。并可累及心、肝、脾。治疗方法当以滋肾补肾,平衡阴阳为主,兼顾宁心疏肝,健脾调冲任。1964 年成都中医学院主编的第 2 版教材《中医妇科学》开始以"经断前后诸证"列入教材,近几年来进行专病研究后,取得较大进展。

【病因病机】

妇女进入围绝经期,肾气渐衰,天癸将竭,冲任二脉虚损,精血不足,气血失调,脏腑功能紊乱,肾阴阳失和而致。临床常见的为肾阴虚、肾阳虚,或肾阴阳两虚,故肾虚为致病之本,可以涉及他脏而发病。

（一）肾阴虚

素体阴虚或产乳过众，精血耗伤，天癸渐竭，肾阴亏虚。阴虚则阳失潜藏，或水不涵木可致肝阳上亢，水不济火则心肾不交，故肾阴虚临床多兼有肝肾阴虚，心肾不交。

（二）肾阳虚

月经将绝，肾气渐衰，命门火衰，虚寒内盛，脏腑失于温煦，冲任失养，以致经断前后诸症。临床常伴脾肾阳虚。

（三）肾阴阳两虚

肾为水火之宅，内藏元阴元阳。阴阳互根，故肾阳不足，日久阳损及阴；同样肾阴不足，日久也可阴损及阳，从而导致肾阴阳两虚之诸多症状。

【诊断】

（一）病史

对40～60岁妇女主诉以上症状时，必须详问病史，特别要了解围绝经期以前病史，除月经史、婚育史外，全身疾病如肝硬化、高血压、心血管疾病等亦应详细了解，这些病史对诊断和鉴别诊断有参考价值。

（二）症状

月经紊乱，面红潮热，烘热汗出，失眠易醒，头痛，眩晕，耳鸣，眼花，心悸怔忡，腰脊痛，足跟痛，关节不利，烦躁易怒，健忘，皮肤或会阴、肛周干燥发痒，易脱发，牙齿松动脱落、大便燥结或溏薄等。以上症状三三两两、参差出现，轻重不一。

（三）检查

1. 妇科检查

晚期可有阴道、子宫不同程度的萎缩，宫颈及阴道分泌减少。

2. 实验室检查

阴道脱落细胞涂片检查显示雌激素水平不同程度的低落，血清垂体卵泡刺激素（FSH）水平增高而雌二醇（E_2）水平下降，对本病的诊断有参考意义。

【鉴别诊断】

（一）眩晕、心悸、水肿

本病症状表现可与某些内科病如眩晕、心悸、水肿等相类似，临证时应注意鉴别。

（二）癥瘕

经断前后的年龄为癥瘕好发之期，如出现月经过多或经断复来，或有下腹疼痛，浮肿，或带下五色，气味臭秽，或身体骤然明显消瘦等症状者，应详加诊察，必要时结合西医学的辅助检查，明确诊断，以免贻误病情。

【治疗】

（一）辨证施治

1. 肾阴虚型

月经推迟，稀发，量少，甚或闭经；平时带下少，阴道干涩；头晕耳鸣，失眠多梦，皮肤瘙痒或如虫行,烘热汗出,五心烦热,腰膝酸软,舌红少苔,脉细数。

治法:滋养肾阴。

方药:左归饮(《景岳全书》)加制首乌、龟板。

如皮肤瘙痒者,可酌加蝉蜕、防风、白鲜皮、玉竹,以润燥疏风止痒;头痛、眩晕甚者,可酌加天麻、钩藤、石决明,以平肝息风,或再加牛膝、桑寄生,以引血下行;若肝肾阴虚,肝阳上亢,而兼烦躁易怒,胁痛口苦,失眠多梦者,宜滋肾柔肝,育阴潜阳,用主方加二至丸(《医方集解》)加郁金;若因肾阴虚肾水不能上济心火,致心肾不交,而见心悸怔忡,失眠多梦,健忘,甚或情志失常,宜滋肾宁心安神,可兼服补心丹(《摄生秘剖》)。

2. 肾阳虚型

月经过多,崩漏或闭经,带下清稀,腰膝酸软,面目肢体浮肿,形寒肢冷,食欲缺乏,腹胀,便溏,尿频失禁,舌淡或胖嫩边有齿印,苔薄白,脉沉细无力。

治法:温肾扶阳,佐以温中健脾。

方药:右归丸(《景岳全书》)合理中丸(《伤寒论》)。

便溏者,去当归,加肉豆蔻,以温肾止泻;若肾阴阳两虚者,时而畏寒,时而烘热汗出,头晕耳鸣,腰酸乏力,舌苔薄,脉细。治宜补肾扶阳,滋养冲任,方用二仙汤(《中医方剂临床手册》)合二至丸,加熟地。

3. 肾阴阳两虚型

经断前后,月经紊乱,量少或多,乍寒乍热,烘热汗出,头晕耳鸣,健忘,腰背冷痛,舌淡,苔薄,脉沉弱。

治法:阴阳双补。

方药:二仙汤(《中医方剂临床手册》)合二至丸加菟丝子、何首乌、龙骨、牡蛎。

(二)针灸治疗

1. 对阴虚阳亢型,选穴太溪、三阴交、太冲、水沟、内关,以滋阴潜阳,健脑开窍。头痛加列缺,头晕加印堂,汗多加合谷、复溜,用补法;对兼有气滞血瘀者,选穴血海、天枢、章门,用泻法;对兼有痰湿内阻型,选穴丰隆、地机、足三里、蠡沟,平补平泻。

2. 耳针:主穴,子宫、卵巢、肝俞、神明、肾俞、膏肓俞、百会、血海、三阴交等。每次选用3~4穴,每日或隔日1次,留针30~60分钟,亦可用耳穴埋针法。

(三)中成药

1. 更年康片

每次4~6片,每日3次。有调补阴阳的作用。

2. 知柏地黄丸

每次8粒,每日3次。有滋阴补肾,清虚热的作用,用于更年期阴虚火旺者。

3. 金匮肾气丸

每次8粒,每日3次。有滋阴补肾,温阳的作用,用于更年期肾阳虚者。

4. 天王补心丹

每次6g,每日3次。有补心阴,定心志的作用,用于更年期心虚胆怯者。

(四)验方

1. 当归、白芍、菟丝子、黄柏、仙灵脾各80g,生地、熟地、知母各60g,红枣50g,川芎、炙甘草各 40 g,淮小麦 20 g。上药浓煎至 500 mL,酌加防腐剂。每次 50 mL,每日 2 次服,15 日为 1 个疗程,连服 2 ~3 疗程。

2. 百合 60 ~90 g,拌蜜蒸熟,每日服 2 次,或睡前服。适用于自主神经失调者。

3. 仙灵脾 60 g,白酒 500 mL。将仙灵脾洗净沥干,装入纱布袋中,扎紧口,放入酒罐中,将白酒倒入,盖好盖,浸泡 7 日即成,每次 5 ~20 mL,每日 1 次。

4. 鲜枸杞 250 g,洗净,用干净纱布包好,榨取汁液。每次 10 ~ 20 mL,每日 2 次。

(五)饮食疗法

1. 将鲜韭菜洗净,用干净纱布包好,后取汁,临服时加白糖。每日 2 次,每次 5 ~10 mL。具有温阳暖下之功。

2. 大虾米 10 个,小米 10 g,盐、味精、麻油、葱末适量。将大虾米洗净切小丁,小米淘净。大虾米与小米共煮粥,粥成加调料即成。每日 1 次,具有滋补脾肾阳气之功。

3. 酸枣仁、生地各 30 g,大米 100 g。将酸枣仁加水研碎,取汁 100 mL,生地煎汁 100 mL。大米煮粥,粥成加酸枣仁汁、生地汁即成。每日 1 次,宜常食。有补阴清热之功。

4. 百合 30 g,大米适量,煮粥食用。用于肾阴虚者。

5. 黄芪 120 g,母鸡 1 只。文火炖至鸡肉烂熟,分次食用(可调味),用于肾阳虚者。

6. 枸杞 15 g,栗子 20 g,羊肉 100 g。文火炖至羊肉烂熟,调味后食用。适用于肾阳虚者。

(六)其他治疗

为缓解围绝经期的临床症状,提高妇女的生活质量,预防或治疗骨质疏松等老年性疾病,可选择相应的治疗措施以帮助妇女顺利度过围绝经期。

为预防骨质疏松,围绝经期妇女应坚持体格锻炼,增加日晒时间,摄入足量蛋白质及含钙丰富食物,并补充钙剂以减慢骨的丢失。适当的运动,可以刺激骨细胞的活动、维持肌张力、促进血液循环,有利于延缓老化的速度及骨质疏松的发生。围绝经期精神症状可因神经类型不稳定或精神状态不健全而加剧,故应进行心理治疗。谷维素 20 mg,每日 3 次,有助于调节自主神经功能。必要时可夜晚服用艾司唑仑 2.5 mg 以助睡眠。α 受体阻滞剂可乐定 0.15 mg,每日 2 ~3 次,可缓解潮热症状。

【调护】

围绝经期是妇女一生必然度过的一个过程,也是不以人的意志为转移的生理过程。因此围绝经期妇女应建立良好的心态对待这一生理过程,掌握必要的围绝经期保健知识,保持心情舒畅,注意劳逸结合,使阴阳气血平和。尚需注意饮食有节,加强营养,增加蛋白质、维生素、钙等的摄入。维持适度的性生活。定期作"妇女围绝经期门诊"咨询和必要的妇科检查,以便及时治疗和预防器质性病变。

围绝经期妇女约 1/3 能通过神经内分泌的自我调节达到新的平衡而无自觉症状。因此进入围绝经期时期的妇女必须对这一生理过渡有正确的认识,达到自我调节的目的。2/3 的妇女则可出现一系列性激素减少所致的症状,通过上述一系列调治,可以控制症状和减轻症状,预后较好。

绝经后出血

妇女绝经期发生在 50 岁前后。若绝经 1 年以后又出现阴道出血,称绝经后出血。这种出血常常是由于许多种疾病引起的症状,而不是一种独立的疾病,有 1/5 ~ 1/3 可能由恶性病变所引起,所以必须高度重视。属中医"血证""崩漏"等范畴。

本病始见于《妇科百问》。《女科百问·目上》曰:"妇人卦数已尽,经水当止而复行者,何也? ……或劳伤过度,喜怒不时,经脉虚衰之余,又为邪气攻冲,所以当止而不止也。"

本病特点是出血一般无规律性,或为持续性出血,或间歇性出血,或如经期出血。本病需经病理学检查以确定其良性或恶性病变,以指导治疗。

【病因病机】

妇女 50 岁前后,肾气虚,天癸竭,太冲脉衰少,地道不通,故经水断绝,若素体气阴两虚,邪气内伏,致冲任不固,则可发生本病。常由气虚、阴虚、血热和血瘀所致。

(一)气虚

天癸已竭之年,素体虚弱,或饮食失节,或劳倦过度,损伤脾气,中气不足,冲任不固,血失统摄,致经断复来。

(二)阴虚

素体阴虚,早婚多产,房事不节;天癸已竭之年,忧思过度,营阴暗耗,阴虚内热,热扰冲任,迫血妄行,以致经断复来。

(三)血热

素体阳盛,或过食温燥之品;天癸已竭之年,或感受热邪,或怒动肝火,火热内蕴,损伤冲任,迫血妄行,以致经断复来。

(四)血瘀

天癸已竭之年,体虚气弱,血行不畅;或情志内伤,肝气郁结,气滞血瘀;或感受外邪,与血搏结,瘀血内停,瘀阻冲任,损伤胞脉胞络,以致经断复来。

常见的恶性病因有子宫颈癌、子宫体癌、子宫肉瘤、女性生殖器官的其他恶性肿瘤等,均可发生于老年妇女引起绝经后出血。

【诊断】

(一)临床表现

主要表现为,绝经后 1 ~ 2 年,甚至数年后又发生阴道出血。宫颈癌引起者主要为阴道出液增多,呈粉红色或淘米水样,并有臭味,有时出现大量阴道流血,腰骶部疼痛等,检查时于宫颈部可以见到癌块并有接触出血。宫体癌主要表现为不规则的阴道出血,血量不多但继续不止,有时阴道流液呈血性或浆液性,如并发感染则呈脓性并有臭味。

(二)辅助检查

主要由分段诊刮、B 超、化验血象及内分泌测定、阴道镜、宫腔镜等辅助检查,阴道分泌物镜检及宫颈刮片查癌细胞是必须做的常规检查。

【鉴别诊断】

鉴别的要点是查清出血原因,排除恶性病变,检查时除做全身及一般妇科检查外,一定要做三合诊检查,以免漏掉盆腔后方或直肠病变。同时对未能发现病因者,不能轻率的作出诊断,而要采取积极、慎重的态度,尽力找出确切的出血原因,进行正确的处理。

【治疗】

1. 气血亏虚型

阴道出血色淡,量可多可少,绵绵不绝,神疲乏力,面色㿠白,头晕,耳鸣,舌质淡,脉细无力。

治法:补气养血。

方药:八珍汤加减。

2. 脾不统血型

阴道出血量多而色淡,神疲乏力,面色㿠白,食纳减少,或腹胀便溏,头晕心悸,夜寐不宁,舌淡红,脉细无力。

治法:补脾统血。

方药:归脾汤加减。

3. 阴虚火旺型

阴道出血鲜红,量可多可少,烦劳则加重,头晕耳鸣,腰膝酸软,神疲乏力,颧红潮热,或有五心烦热,舌质红,脉细数。

治法:滋阴清火。

方药:知柏地黄丸加减。

4. 气滞血瘀型

阴道出血紫黑成块,量可多可少,腹胀痛或隐痛固定,或痛如针刺,按之则疼痛加重,舌质紫暗或有瘀斑,脉涩或弦涩。

治法:理气活血。

方药:血府逐瘀汤加减。

【调护】

1. 注意绝经期卫生保健,保持心情舒畅,克服紧张情绪。

2. 应定期妇科检查。

3. 要在专科医师指导下拟定治疗方案,如确实需要,可进行激素替代疗法。

4. 中医药治疗本病有一定优势。

5. 绝经前后应及时取出宫内节育器。

6. 慎起居,节饮食,忌房室所伤,不妄作劳。

绝经后骨质疏松症

骨质疏松症是一种与年龄相关的非特异性代谢性疾病,是中老年特别是绝经后妇女的常见病。随着人们对骨代谢的认识深入,骨质疏松症现已与动脉硬化、高血压、糖尿病、肿瘤并列为老年人的重要疾病。

骨质疏松症,中医文献中无此病名,根据临床表现应类似于中医的"虚劳""腰痛"等范畴。《素问·脉要精微论》指出:"腰者,肾之府,转摇不能,肾将惫矣。"《七松岩集·腰痛》指出:"然痛有虚实之分,所谓虚者,是两肾之精神气血虚也,凡宫虚证,皆两肾自病耳。所谓实者,非肾家自实,是两腰经络血脉之中,为风寒湿之所侵,闪朒锉气之所碍,腰内空腔之中,为湿痰瘀血凝滞不通而为痛。"

【病因病机】

《医宗金鉴·虚劳总括》说:"虚者,阴阳、气血、荣卫、精神、骨髓、津液不足也。损者,外而皮、脉、肉、筋、骨,内而肺、心、脾、肝、肾消损是也。成劳者,谓虚损日久,流连不愈,而成五劳、七伤、六极也。"指出了由虚至损,由损至劳的发病过程。

骨质疏松症其发病脏腑主要在肾,肾者,主骨生髓,肾虚则骨的营养欠佳而致疏松。而肾虚则由于天癸竭尽,或劳累过度,或久病体虚,或老年体衰,或房事不节,以致肾精亏损,无以营养经脉、筋骨而致。

饮食不节,损伤脾胃,如暴饮暴食,过食辛辣肥甘等均可使脾胃损伤,脾胃为水谷之海,五脏六腑,四肢百骸皆赖以营养,脾胃受损,则精血化源不足,肾不得以养,肾亏则骨无以养,故本病乃作。

【诊断】

(一)临床表现

1. 全身疼痛、不适

老年骨质疏松常表现全身疼痛、不适、乏力,以颈肩背为主。少数有神经根压迫症状。

2. 身高降低

骨质疏松者随年龄增长,椎间盘脱水,厚度变薄、老化,椎体骨质疏松,出现压缩或楔形改变,使身高降低或"驼背"、侧弯畸形。

3. 易发生骨折

由于骨质疏松造成的骨丢失是以骨基质丢失为主,结果使骨脆性上升而韧性下降,在较小外力下如摔伤、扭伤即可发生骨折。最典型的是髋部、椎体和腕部骨折,但几乎全身各部位的骨骼均可发生。髋部骨折是骨质疏松症的一种毁坏性表现,5%~20%的患者于骨折发生后一年内死亡。同时50%以上的生存者致残,其中多数为永久性的。椎体骨折引起明显的疼痛、畸形和长期衰弱。

（二）实验室及其他检查

1. 生化检查

血清钙、磷、碱性磷酸酶（AKP）一般在正常范围,有时 AKP 亦可增高。尿羟脯氨酸增高。血清免疫活性甲状旁腺激素均高于正常。绝经后血清 E_2、雌酮浓度显著降低,血清睾酮也随年龄增加而有下降趋势。

2. 骨密度测定

采用具有能量的光子进行矿物质含量的检测。

（1）单束能量光子密度测定法:可用 ^{125}碘或 ^{241}镅作为能源来测定前臂骨的矿质含量,本法重复性好,正确性高。

（2）双束能量光子吸收测定法:利用两束 γ 射线光子检测骨矿质密度,可测定腰椎和股骨颈的骨矿质含量,可根据骨折阈值预测骨折的可能性。

（3）定量 CT（QCT）:可测定脊椎骨中央和股骨颈的小梁骨,对其重复性和正确性尚有待论证。

3. X 线检查

X 线检查部位有脊柱、骨盆、股骨颈、腕骨及掌骨。最初表现为骨小梁减少、变细和骨皮质变薄,骨密度减低。椎体经常出现一个或多个压缩骨折,单纯 X 线检查对诊断早期骨质疏松意义不大,因为当 X 线片看出疏松时,骨量丢失至少达 30% 。

4. 骨活检

多取髂骨活检,能早期对骨组织做定量分析,还能鉴别多发性骨髓瘤、转移瘤等。但骨活检是有创伤的检查方法,患者有一定的痛苦,通常不作为常规的检查方法。

【鉴别诊断】

（一）骨软化症

骨质疏松症的骨矿物质与有机基质的比例正常,而骨软化症为钙化过程障碍,有机基质过剩。发生于成人,常有营养缺乏史,主要表现为骨痛、压痛、畸形及近侧肌无力。疼痛部位主要在腰背、下肢,在骨盆、肋骨、棘突、胫骨等处有压痛。X 线片与骨质疏松症难以区别,常有假性骨折带。实验室检查可有血钙和血磷降低、碱性磷酸酶升高、尿钙减少、尿羟脯氨酸增加。

（二）原发性甲状旁腺功能亢进症

多为 50 岁以上女性。疼痛从腰腿开始,渐至全身,活动受限,骨骼畸形,易发生骨折和尿路结石。X 线片为骨膜下吸收、弥漫性骨质疏松、骨囊性变等。可伴有血钙升高、血磷降低、血清碱性磷酸酶上升及血甲状旁腺激素升高。

（三）骨髓瘤

全身疼痛,以腰背、胸廓、骨盆处常见。活动、负重加剧,卧床减轻。X 线摄片呈骨质疏松、弥漫性骨质破坏,常合并病理性骨折。常有严重贫血,血浆球蛋白增高,尿本周蛋白阳性。确诊主要依靠免疫学检查和骨髓检查。

（四）转移性骨肿瘤

可查出原发病史、病灶,好发于脊柱、股骨,临床表现为局部疼痛和病理骨折征。X 线摄片多为溶骨性破坏,CT、MRI、放射性核素扫描有助于诊断。

【治疗】

(一)辨证施治

《证治汇补·腰痛》指出:"治惟补肾为先,而后随邪之所见者以施治,标急则治标,本急则治本,初痛宜疏邪滞,理经隧,久痛宜补真元,养血气。"提出以治肾为先。《景岳全书·新方八略引》说:"补方之制,补其虚也。凡气虚者,宜补其上,人参黄芪之属是也。精虚者,宜补其下,熟地、枸杞之属是也。阳虚者,宜补而兼暖,桂、附、干姜之属是也。阴虚者,宜补而兼清,白冬、芍药、生地之属是也。此固阴阳之治辨也。其有气因精而虚者,自当补精以化气;精因气而虚者,自当补气以生精……故善补阳者,必于阴中求阳,则阳得阴助而生化无穷;善补阴者,必于阳中求阴,则阴得阳升而泉源不竭。"《不居集·上集·卷十》说:"虚劳日久,诸药不效,而所赖于无恐者,胃气也。善人之一身,以胃气为主,胃气旺则五脏受荫,水津四布,机运流通,饮食渐增,津液渐旺,以至充血生精,而复其真阴之不足。"说明虚损之疾的治疗应以脾肾为主,补脾者,精血化源充足,补肾者,阴阳俱复而病则瘳也。

1. 脾虚血亏型

全身酸痛不适,四肢酸软,乏力嗜卧,面色萎黄或苍白,食纳不香,或食入饱胀,苔薄白,脉沉细无力。

治法:补脾生血。

方药:归脾汤加减。

2. 肝肾阴虚型

腰膝酸软,消瘦乏力,颧红盗汗,五心烦热,头晕耳鸣,失眠多梦,舌红淡苔少,脉细数。

治法:滋补肝肾,强壮筋骨。

方药:杞菊地黄丸加减。

3. 肾阳衰微型

腰膝酸软,消瘦乏力,面色苍白或㿠白,神疲身倦,食纳不香,舌淡苔白,脉细无力。

治法:温补肾阳,强壮筋骨。

方药:金匮肾气丸加减。

4. 瘀血阻络型

腰背或肩部刺痛,周身酸软无力,夜间疼痛明显,晨起时尤甚,活动后减轻,面色苍白,纳差,食入腹胀,舌苔薄白,舌质紫暗或有瘀斑,脉细涩。

治法:益气活血,强壮筋骨。

方药:当归补血汤和四物汤加减。

(二)中成药

1. 乌鸡白凤丸

每次 1 丸,每日 2 次。有益气养血,补精的作用。用于骨质疏松症有一定疗效。

2. 归脾丸

每次 1 丸,每日 2 次。有益气养血作用。用于脾虚者。

3. 知柏地黄丸

每次 8 粒,每日 3 次。有补肾清热的作用,用于骨质疏松症属阴虚火旺者。

4. 杞菊地黄丸

每次 8 粒,每日 3 次。有滋补肝肾,清火作用。用于骨质疏松症属肝肾阴虚而火旺者。

5. 金匮肾气丸

每次 8 粒,每日 3 次。有温补肾阳的作用,用于骨质疏松症属肾阳虚者。

(三)饮食疗法

1. 黑芝麻 5 g,微炒,羊奶(或牛奶)500 g,煮沸。用奶冲黑芝麻食用。用于肝肾阴虚者。

2. 胡桃仁 50 g,白酒 500 g,浸泡,2 周后服用,每日 10 mL。用于脾肾阳虚者。

3. 枸杞 150 g,山药 150 g,核桃仁 150 g,红枣 200 g,蜂蜜 500 g。去枣核(煮熟后)加入其他药研成泥状,再加入蜂蜜拌匀,上笼蒸 2 小时,每次 1 匙,每日 2 次服用。

【调护】

1. 目前尚无安全有效的方法使已疏松的骨骼恢复正常的骨量,已被压缩的椎体也不能恢复原状。

2. 预防的重点是在青少年时期提高骨量峰值,减缓增龄和绝经后的骨量丢失。

3. 对骨折危险性较大的患者应加强自我保护,防止骨折。

4. 具体措施有合理的营养(选择含钙高的食品,如奶制品、海鲜、豆制品、鸡蛋、瘦肉、新鲜蔬菜水果),适当地运动和晒太阳,戒除烟酒,不过量饮用咖啡和茶,适当补充维生素 B_6、B_{12}。

5. 绝经妇女进行激素替代治疗,不盲目补钙和滥用激素,避免使用影响骨代谢平衡的药物,积极治疗引起骨质疏松的原发疾病。定期检查血钙、骨密度。

(崔淑兰)

第二节 带下病

带下病是妇科常见病之一,古有"十人九带"之说。所谓带下病是指女子阴道的分泌物量明显增多,色、质、气味发生异常,或伴全身、局部症状者,又称"下白物""流秽物"。相当于西医学的阴道炎、子宫颈炎、盆腔炎、妇科肿瘤等疾病引起的带下增多。

带下病以湿邪为患,故其病缠绵频作,不易速愈,而且常并发月经不调、闭经、不孕、癥瘕等疾病,是妇科领域中仅次于月经病的常见病,应予重视。

带下病之类型,古籍分列甚多,有白带、黄带、赤带、赤白带、青带、黑带、五色带、白崩、白浊和白淫等。临床上以白带、黄带、赤带、赤白带为最多见,青带、黑带、五色带则往往是生殖道恶性肿瘤的特有症状。

带下一词，首见于《素问·骨空论》："任脉为病……女子带下瘕聚。"带下有广义和狭义之分。广义带下病是泛指经、带、胎、产、杂等妇科疾病，因其多发生在带脉以下，故古人称妇产科医生为带下医。狭义带下又有生理与病理之分。生理性带下属于妇女体内的一种阴液，是由胞宫渗润于阴道的色白或透明，无特殊气味的黏液，其量不多。即《沈氏女科辑要笺正》引王孟英所说："带下，女子生而即有，津津常润，本非病也。"狭义带下病的病机早在《黄帝内经》已指出是"任脉为病"。作为一个独立的病是在《诸病源候论》始有记载，《沈氏女科辑要笺正·带下》对其临床表现作了较为具体的描述："如其太多，或五色稠杂及腥秽者，斯为病候。"本节所讨论的是狭义的带下病。

【病因病机】

主要病因是湿邪，如《傅青主女科》说："夫带下俱是湿症。"湿有内外之别。外湿指外感之湿邪，如经期涉水淋雨，外感寒湿，或产后胞脉空虚，摄生不洁，湿毒邪气乘虚内侵胞宫，以致任脉失常，带脉失约，引起带下病。内湿的产生与脏腑气血功能失调有密切的关系。脾虚失于健运，水湿内停，下注任带；肾阳不足，气化失常，水湿内停，又关门不固，精液下滑；素体阴虚，感受湿热之邪，伤及任、带。总之，带下病系湿邪为患；而脾肾失于健运又是发病的内在条件；病位主要在前阴、胞宫；任脉失常，带脉失约是带下病的核心机制。《妇人大全良方》中指出："人有带脉，横于腰间，如束带之状，病生于此，故名为带。"临床常见分型有脾阳虚、肾阳虚、阴虚夹湿、湿热下注、湿毒蕴结五种。

(一)脾阳虚

饮食不节，过度劳作，或忧思气结，伤及脾气，运化失职，湿浊积聚，流注下焦，伤及任带，任脉不固，带脉失约而致带下病。

(二)肾阳虚

素体肾虚，或恣情多欲，肾阳虚弱，气化失常，水湿内停，下注冲任，伤及任带，而致带下病。或肾阳虚损，精关不固，精液滑脱，也致带下病。

(三)阴虚夹湿

素体阴虚，相火偏旺，阴虚失守，下焦感受湿热之邪，伤及任带，约固无力，而为带下病。

(四)湿热下注

脾虚湿盛，郁久化热，或情志不舒，肝郁化火，肝热脾湿，湿热互结，流注下焦，伤及任带，约固无力，而成带下病。

(五)湿毒蕴结

经期产后，胞脉空虚，忽视卫生，或房室不禁，或手术损伤，以致感受湿毒，损及任带，约固无力，而成带下病。

【诊断】

1. 凡出现带下量增多，色、质、臭气异常，或伴阴痒者，便可诊断为本病。
2. 必须进行妇科检查及白带涂片检查，找出病位及病因，但也有不少检查正常而诊为带下病者,本病尤其强调辨证与辨病相结合。

【鉴别诊断】

（一）与白浊病的鉴别

白浊是指尿窍流出混浊如米泔样的一种疾患,色白者谓之白浊。而带下秽物出自阴道。

（二）与白淫病的鉴别

白淫指欲念过度,心愿不遂时,或纵欲过度,过贪房事时,从阴道内流出的白液,有的偶然发作,有的反复发作,与男子遗精相类似。

（三）与漏下的鉴别

经血非时而下,淋漓不尽为漏下,易与赤白带相混。赤带者月经正常,时而从阴道流出一种赤色黏液,似血非血,绵绵不断。

（四）与经间期出血的鉴别

经间期出血是指在两次月经之间,出现周期性的阴道少量出血。而赤带是绵绵不断,出血无周期性。

【治疗】

（一）辨证施治

带下病辨证要点主要根据带下量、色、质、气味;其次根据伴随症状及舌脉辨其寒热虚实。如带下量多色白或淡黄,质清稀多属脾阳虚;色白质清稀如水,有冷感者属肾阳虚;量不甚多,色黄或赤白相兼,质稠或有臭气为阴虚夹湿;带下量多色黄,质黏稠,有臭气,或如泡沫状,或色白如豆渣状,为湿热下注。

1. 脾阳虚型

带下量多,色白或淡黄,质稀薄,无臭,绵绵不断,神疲体倦,四末不温,纳少便溏,两足跗肿,面色㿠白,舌质淡,苔白腻,脉缓弱。

治法:健脾益气,升阳除湿。

方药:完带汤。

若脾虚及肾,兼腰酸痛者,酌加续断、杜仲、菟丝子温补肾阳,固任止带;若寒凝腹痛者,酌加香附、艾叶温经理气止痛;若带下日久,滑脱不止者,酌加芡实、龙骨、牡蛎、乌贼骨、金樱子等固涩止带之品。

若脾虚湿郁化热,带下色黄质稠,有臭味者。宜健脾除湿,清热止带,方选易黄汤。

2. 肾阳虚型

带下量多,色白如鸡蛋清或稀薄如水,淋漓不尽,头晕耳鸣,腰痛如折,恶寒肢冷,小腹冷感,小便频数,夜间尤甚,大便溏泄,面色晦暗,舌淡润,苔薄白,脉沉细而迟。

治法:温肾助阳,涩精止带。

方药:内补丸。

若腹泻便溏者,去肉苁蓉,酌加补骨脂、肉豆蔻;若精关不固,精液滑脱,带下如崩,谓之"白崩"。治宜补脾肾,固奇经,佐以涩精止带之品,方选固精丸。

3. 阴虚夹湿型

带下量不甚多,色黄赤或赤白相兼,质黏稠或有臭气,阴部干涩不适,或灼热感,腰膝酸软,头晕耳鸣,颧赤唇红,烦热少眠,舌红,苔少或黄腻,脉细数。

治法:滋阴益肾,清热祛湿。

方药:知柏地黄丸加芡实、金樱子。

4. 湿热下注型

带下量多,色黄质稠,有臭气,或伴阴部瘙痒,五心烦热,口苦咽干,纳少,小腹或少腹疼痛拒按,小便短赤,或阴中灼痛,或有月经增多或经期延长,舌红,苔黄腻,脉濡数。

治法:清热利湿止带。

方药:止带方。

若肝经湿热下注者,症见带下量多,色黄赤或黄绿如脓,质黏稠或呈泡沫状,有臭气,伴阴部痒痛,头晕目眩,口苦咽干,心烦不宁,便结尿赤,舌红,苔黄腻,脉弦滑而数。治宜泻肝清热除湿,方用龙胆泻肝汤加苦参、黄连。

若湿浊偏甚者,症见带下量多,色白如豆渣状或凝乳状,阴部不舒,脘闷纳差,舌红,苔黄腻,脉滑数。治宜清热利湿,疏风化浊,方用萆薢渗湿汤加苍术、藿香。

5. 湿毒蕴结型

带下量多,黄绿如脓,或赤白相兼,或五色杂下,或浑浊如米泔,或似豆渣,臭秽,少腹疼痛,腰骶酸痛,口苦咽燥,小便短赤,舌红,苔黄腻,脉滑数。

治法:清热解毒除湿。

方药:五味消毒饮加土茯苓、薏苡仁。

若腰骶酸痛,带下臭秽难闻者,酌加半枝莲、穿心莲、鱼腥草、樗根皮清热解毒除秽;若小便淋痛,兼有白浊者,酌加土牛膝、虎杖、甘草梢。

(二)其他疗法

1. 针灸疗法

主治带下症。

取穴:带脉(双)、中极、足三里(双)。若白带加少商,赤带加少冲,黄带加隐白,青带加大敦,黑带加涌泉。

手法:用毫针,带脉斜向下刺,针2寸至2寸5分,中极1寸至1寸5分,足三里以得气为度。用捻转提插,平补平泻,留针30分钟。带脉、足三里针后加灸。以上加穴,重刺激,不留针。

2. 推拿疗法

取穴:气海、关元、血海、三阴交、肝俞、肾俞、八髎。

操作:患者仰卧,按揉气海、关元,摩小腹,按揉三阴交、血海。患者俯卧,按揉肝俞、八髎、肾俞。适用于带下量多的血瘀证。

3. 外治法

(1)妇炎洁泡腾片:每次2片,1日1~2次,阴道塞药,7~10日为1个疗程。或妇炎洁泡腾片4片,溶于开水300 mL,先熏洗后坐浴,1日1~2次。

(2)坤净栓:每次1粒,1日1~2次,阴道用药。

（3）华佗消毒液：每次 100 mL，用温开水稀释至 300 mL，外洗坐浴，1 日 1 ~ 2 次，7 ~ 10 日为 1 个疗程。

（4）外洗方（《中医妇科临床手册》）：以蛇床子 30 g，地肤子 30 g，黄柏 15 g 煎水坐浴，1 日 1 ~ 2 次，7 ~ 10 日为 1 个疗程。

（5）洁尔阴泡腾片：1 日 1 ~ 2 次，每次 2 片阴道用药，7 日为 1 个疗程。

（6）苦参洗方：取苦参 30 g，狼毒 12 g，黄柏 12 g，蛇床子 30 g，乌梅 10 g，煎水熏洗。

（7）紫金锭：每日 1 次，每次 2 片上入阴道后穹隆，10 日为 1 个疗程。对宫颈炎效佳。

（8）1 号宫糜粉：蛇床子 30 g，枯矾 20 g，蛤粉 30 g，五倍子 15 g，冰片 3 g，章丹 15 g，黄柏 30 g，儿茶 20 g。上药制成散剂，将药粉上于清洁后的糜烂面，每周 2 次，10 次为 1 个疗程。用于单纯性宫颈糜烂。本方有清热解毒，祛湿敛疮之功。

（9）三品一条枪（《外科正宗》）：白砒 45 g，明矾 60 g，雄黄 7 g，乳香 3.6 g。将砒、矾二物研成细末，入小罐内，火煅至青烟尽白烟起，退火，放置一宿，取出研末，可得净末 30 g，再加雄黄、乳香二药，共研细末，原糊调稠，阴干备用。上药于清洁后的糜烂处，并注意保护健康组织。用于宫颈糜烂合并宫颈肥大或宫颈息肉。本方有祛腐平胬作用。

（10）五妙水仙膏：月经干净后 3 ~ 5 日，将宫颈分泌物擦拭干净，涂五妙水仙膏于宫颈上，略大于糜烂面，药液干燥后，用生理盐水棉球拭去药液，再涂药液，反复涂擦 4 ~ 6 次。下次月经干净后 3 ~ 5 日复查，未愈者重复治疗。

（11）洁尔阴洗液，10% 浓度 500 mL，阴道冲洗或坐浴。

（12）阴泰洗剂，20% 浓度 400 mL，阴道冲洗或坐浴。

（13）皮肤康洗剂，10% 浓度 300 mL，外阴、阴道冲洗或坐浴。

（14）川椒 10 g，土槿皮 15 g，煎水先熏后坐浴。

（15）熏洗方：防风 10 g，苦参 10 g，黄柏 10 g，地肤子 15 g，白矾 6 g，狼毒 10 g，煎水先熏后坐浴。

（16）细辛 10 g，蛇床子 30 g，煎水熏洗。

（17）苦参 30 g，重楼 15 g，黄柏 15 g，土茯苓 20 g，鹤虱 15 g，生甘草 10 g，煎水先熏后坐浴。用于湿毒证。

（18）野菊花、蛇床子、百部、黄柏、苍术各 10 g，苦参、艾叶各 15 g。煎水分 3 次进行阴道灌洗，每日 1 剂。月经干净后 2 ~ 8 日治疗为宜。

（19）草红藤、生地、乌梅、石榴皮各 30 g，蒲公英、忍冬藤、生地榆各 20 g，仙鹤草、赤芍各 15 g，黄柏 10 g。水煎滤出 200 ~ 300 mL，将之浸入阴道，每次 20 ~ 30 mL，每日 1 ~ 2 次，5 次为 1 个疗程。

（20）仙人掌 100 g，加食盐少许，煎水熏洗坐浴，每日 1 次，10 次为 1 个疗程。

（21）无花果叶 50 g，水煎熏洗坐浴。

（三）验方

1. 海螵蛸 1 味为粉，广鱼鳔煮烂，杵丸绿豆大，淡菜汤下，用治任脉虚而带下不摄者。

2. 白芷性香而升举，黄荆实性辛而利气，瓦楞子性燥而胜湿，炒焦则火可生土，土可防水，煅粉则可胜湿，湿胜则无以下注而白带止。古人于此三物有单用一物以止也。

3. 金樱子 30 g，水煎服，或与猪膀胱，或与冰糖炖服。

4. 食盐、艾叶炒热布包趁热熨脐，每日 1 次。治妇女脾肾虚弱引发的带下。

5. 向日葵秆内瓤 50 g，椿树根皮 25 g。水煎服，每日 1 剂。治妇女白带。

6. 芡实、桑螵蛸各 30 g，白芷 20 g。研细加醋调糊敷脐，每日 1 剂。治妇女白带。

7. 黄柏、泽泻各 13 g，土茯苓 32 g，牡蛎 20 g。加水煎至 300 mL，2 日 1 剂，连服 4~5 剂。治赤热性白带。

8. 香椿树根 60 g（鲜品），白糖 30 g。水煎，分 3 次服，3 剂为 1 个疗程。有止带，去瘀和消炎止痛的作用。

9. 木耳焙干研末，每次 5 g，每日服 2 次。治妇女月经过多、赤白带下。

10. 治妇科病：鲜香椿树根 60 g，白糖 30 g。水煎服（分 2~3 次），3 剂为 1 疗程，1~2 个疗程能起到止带、去瘀和消炎止痛的作用。

（四）饮食疗法

1. 白果薏苡仁猪肝汤（《实用中医妇科学》）：白果 20 粒，生薏苡仁 30 g，猪小肝（膀胱）2 个。白果去壳洗净，生薏苡仁去杂质后洗净，猪小肝洗净。上三味放在砂锅内加清水 5 碗，武火煎沸后，文火熬至 2 碗，食盐调味，饮汤食白果、猪肚，每日分两次食完，可连服 2~3 日。适用于脾虚证。

2. 仙樱猪蹄汤（《实用中医妇科学》）：仙茅 15 g，金樱子 20 g，猪蹄 1 只。猪蹄去毛洗净，斩成小块，仙茅、金樱子洗净，与猪蹄同放在砂锅内，加水 6 碗，武火煎沸后，文火熬至 2 碗，饮汤食猪蹄，可加调味料，分 2~3 次食，可连用 2~3 日。适用于肾阳虚证。

3. 白果冲豆浆（《实用妇科临床手册》）：白果 10 粒，豆浆 1 杯。白果捣碎，冲豆浆后服。每日 1 次。适用于脾虚证。

4. 薏苡仁 30 g，山药 30 g，莲子 30 g。上药洗净，用文火煮成浆服食。每日 1 料，7 日 1 个疗程。适用于肾虚证。

5. 向日葵盘，去皮切片 30 g，水煎加白糖适量为茶饮。适用于带下过多。

6. 公鸡 1 只，白果 50 g，白果装鸡腹内，用线缝合，加水适量，煮鸡熟为度，吃肉喝汤，3 日内服完。适用于脾肾阳虚，带下清稀量多者。

7. 马齿苋汁 1 杯，鸡蛋清调匀炖后温服。治白带。

【调护】

1. 讲卫生，防邪毒

爱清洁，讲卫生，是妇女预防带下病的重要一环。平时注意勤洗浴，保持外阴清洁，而经行产后更为重要。月经带及内裤要勤洗勤换，纸垫或布垫要清洁、柔软、易于吸水。经期可以洗浴，但不宜盆浴、池浴和坐浴，以免毒邪入侵。新产之后，血室未复，易感外邪，故外阴清洁十分重要，宜常用温水洗涤，衣服亦宜勤加换洗。经行前后，或新产未满百日，均不宜交合，因此时血室正开，毒邪最易入侵。

2. 舒情志，调气机

多数学者认为，带下尤其赤带的产生与肝郁火旺有密切关系。思虑过度伤脾，脾土不旺，运化失职，可致白带过多。湿热停聚，郁而化黄，亦可致黄带。女子的特点与男子相比，心胸较窄。因此，应胸怀宽阔，识大局，顾大体，以理智控制自己的感情，肝郁脾虚致病的因素就可以消除。

3. 调饮食,护脾胃

饮食不节亦可造成脾虚而致带下。故妇女尤应注意饮食之温热寒凉,及饮食有节,防止暴饮暴食,注意顾护脾胃。

4. 节制性欲,温补肾阳

在带下病的保健中,首先应节制性生活。一般人性生活每周 1～2 次为度,而患病期间应少于此数,使受损之肾气迅速复原。在节欲的同时采用益肾之法。

5. 夫妇同治

对于滴虫、霉菌性阴道炎所致的带下病,因具有一定的传染性,要夫妇同治。患者内衣、内裤应勤洗勤换,避免反复感染。丈夫的生殖器及尿道中存留的滴虫及霉菌,可以通过性交而进入女子阴道,引起滴虫、霉菌性带下病。故除夫妇的内衣均应常洗换外,每次性交前,双方应先将生殖器官用肥皂水洗净后方可行事。宫颈糜烂所致的带下病,与丈夫的阴茎包皮过长有关(包皮垢是致病因素,不仅可引起宫颈糜烂,而且可引起子宫颈癌),故凡丈夫阴茎包皮过长者,每次性交前应洗净包皮垢,或进行包皮环切术,以彻底去除病因。

6. 定期检查

定期进行妇科普查,发现病变及时治疗。此外,进行妇科检查或手术操作时,应严格执行无菌操作,防止交叉感染。

（崔淑兰）

第三节　妊娠疾病

妊娠期间,发生与妊娠有关的疾病,称妊娠病,又称"胎前病"。妊娠病不但影响孕妇的身体健康,妨碍妊娠的继续和胎儿的正常发育,甚则威胁生命,因此必须重视妊娠病的预防和发病后的治疗。

常见的妊娠病有:恶阻、妊娠腹痛、异位妊娠、胎漏、胎动不安、堕胎、小产、滑胎、胎萎不长、胎死不下、子满、子肿、子晕、子痫、子嗽、妊娠小便淋痛、妊娠小便不通、妊娠身痒症、妊娠贫血、难产等。

妊娠呕吐

妊娠后出现恶心呕吐,头晕厌食,或食入即吐者,称为妊娠恶阻。古人也称"子病"等,为妊娠早期最常见的疾病。发生时间因人而异,一般多在 40～90 日。若仅有恶心,择食或晨间偶有呕吐,则是妊娠早期常有的反应,经过一段时间可不经治疗自行恢复。妊娠恶阻之重证,如已造成电解质紊乱,在必要时应中西医结合治疗,给予输液,纠正酸中毒及电解质紊乱。若经治疗仍不见效,或见体温升高,黄疸加重,或脉搏加快,或谵妄,视网膜出血,或多发性神经炎,应考虑终止妊娠。

本病最早见于《金匮要略·妇人妊娠病脉证并治》:"妇人得平脉,阴脉小弱,其人渴,不能食,无寒热,名妊娠。"而"恶阻"之名,则首见于隋代《诸病源候论》:"恶阻者,心中愦闷,头眩,四肢烦痛,懈惰不欲执作,恶闻食气。"此后,《备急千金要方》曰:"凡妇人虚羸,血气不足,肾气又弱,平时喜怒不节……欲有妊而喜病阻。"《妇人大全良方》记有:"妊娠呕吐恶食,体倦嗜卧,此胃气虚而恶阻也。"指出了胃虚及胃弱或兼气郁是本病的重要病因。

【病因病机】

本病的主要机制是"冲气上逆,胃失和降"。常见分型有脾胃虚弱、肝胃不和、气阴两虚。

(一)脾胃虚弱

素体脾胃虚弱,受孕以后,经血下泻,冲脉之气较盛,冲脉隶于阳明,其气上逆犯胃,胃气以和为顺,胃虚则和降失常,反随冲气上逆而作呕。

(二)肝胃不和

平素性躁多怒,肝郁化热,孕后血聚养胎,肝血更虚,肝火愈旺,且冲脉气盛,冲脉附于肝,肝脉夹胃贯膈,冲气挟肝火上逆犯胃,胃失和降,遂致恶心、呕吐。

(三)气阴两虚

若久吐不止,导致阴液亏损,精气耗散,则发展成气阴两虚的证候。

【诊断】

(一)病史

有停经史、早期妊娠反应,多发生在孕3个月内。

(二)症状

呕吐发作频繁,厌食,甚则可导致全身乏力,精神萎靡,明显消瘦,全身皮肤和黏膜干燥,眼球凹陷,体重下降,严重者可出现血压降低,体温升高,黄疸,嗜睡和昏迷。

(三)检查

1. 妇科检查

妊娠子宫。

2. 实验室检查

尿妊娠试验阳性,尿酮体阳性。为辨别病情轻重,可进一步测定外周血红细胞计数、血细胞比容、血红蛋白、二氧化碳结合力、血酮体和血钾、钠、氯等电解质,必要时做肌酐及胆红素测定,记24小时尿量等。

【鉴别诊断】

本病应与葡萄胎、妊娠合并急性胃肠炎相鉴别：

（一）葡萄胎

恶心呕吐较剧，阴道不规则出血，偶有水泡状胎块排出，子宫大小与停经月份不符，多数较停经月份大，质软，HCG水平明显升高，B超显示宫腔内呈落雪状图像，而无妊娠囊、胎儿结构及胎心搏动征。

（二）妊娠合并急性胃肠炎

多有饮食失宜史，除恶心、呕吐外常伴有上腹部或全腹阵发性疼痛，肠道受累时伴有腹泻，大便检查可见白细胞及脓细胞。

（三）孕痈

妊娠期急性阑尾炎，开始于脐周或中上腹部疼痛，伴有恶心呕吐，24小时内腹痛转移到右下腹；查体腹部有压痛、反跳痛，伴肌紧张，出现体温升高和白细胞增多。

【治疗】

（一）辨证施治

1. 脾胃虚弱型

妊娠早期，恶心、呕吐不能食，口淡或呕吐痰涎。脘腹胀满，全身乏力，怠惰思睡，舌淡苔白润，脉缓滑无力。

治法：健脾和胃，降逆止呕。

方药：香砂六君子汤（《时方歌括》）。

若脾胃虚弱而偏寒，加灶心土，煎汤代水，温中和胃止呕；若夹痰饮而胸脘满闷，呕吐痰涎者，用小半夏汤，加白术、砂仁、陈皮；夹外感风冷者，加藿香、苏梗，解表和中，降逆止呕。

2. 肝胃不和型

妊娠初期，呕吐酸水或苦水，脘闷胁痛，嗳气叹息，头晕而胀，心烦易怒，舌红苔薄黄，脉弦滑。

治法：调和肝胃，降逆止呕。

方药：苏叶黄连汤（《温热经纬》）；芩连半夏竹茹汤（《中医妇科治疗学》）。

若呕吐伤津甚者，舌红口干者，加沙参、石斛，以养胃阴。

3. 气阴两虚型

妊娠呕吐不能制止，如呕吐剧烈，甚则呕吐带血样物。精神萎靡，形体消瘦，眼眶下陷，双目无神，肌肤不泽，发热口渴，尿少便秘，舌质红，苔薄黄而干或光剥，脉细滑数无力。本证尿酮体呈强阳性。

治法：益气养阴，和胃止呕。

方药：生脉散（《内外伤辨惑论》）合增液汤（《温病条辨》），加陈皮、竹茹、鲜芦根。

(二)其他疗法

1. 针灸疗法

(1)内关(双)、足三里(双)

方法:补法,留针 10~15 分钟。适用于脾胃虚弱证。

(2)内关(双)、足三里(双)、太冲(双)

方法:泻法,不留针。适用于肝胃不和证。

(3)内关(双)、足三里(双)、丰隆(双)、公孙(双)

方法:捻转泻法,刺激强度不宜过大。适用于痰湿阻滞证。

2. 按摩疗法

取穴:内关穴。正坐或仰卧,仰掌,掌后第一横纹正中(大陵穴)直上 2 寸,掌长肌腱与桡侧腕屈肌腱之间为本穴。晨起在内关穴轻轻揉按 20 次,并做 20 次深呼吸,深吸气时不要用力过猛,呼气呼到舒服为止,坚持 1 周。适用于妊娠剧吐。

(三)中成药

1. 香砂六君子丸

每次 3~9 g,每日 2~3 次。本品具有健脾和胃,降逆止呕之功。用治脾胃虚弱所致的妊娠期恶心呕吐。

2. 四君子丸

每次 1 丸,每日 2~3 次。用治脾虚所致的恶心、呕吐,乏力、倦怠、思睡等。

3. 二陈丸

每次 1 丸,每日 2 次。用治妊娠期恶心、呕吐。

4. 逍遥丸

每次 6~9 g,每日 2 次。用治肝胃不和妊娠呕吐。

5. 生脉饮

每次 10 mL,每日 3 次。用治气阴两伤型妊娠剧吐。

(四)验方

1. 砂仁 3 g,淡竹茹 10 g,大枣 3 枚,生姜 3 g,红糖适量。将药材共加水 500 mL 煎煮,取汁约 300 mL,加红糖调味。随意服食。消食和胃,降逆止呕。适用于胃虚型妊娠呕吐。胃中嘈杂、口渴口臭者慎用。

2. 砂仁 9 g,白扁豆 30 g。将砂仁研成粉备用;白扁豆加 200 mL 水,煎取 120 mL。每次服砂仁粉 3 g,以白扁豆汤 40 mL 送服。每日 3 次,连用 3 日。温中和胃,降逆止呕。适用于妊娠剧吐。

3. 生姜 20 g,芦根 30 g。将 2 种药材一起放入锅内,水煎,去渣取汁。每日 1 份,分 3 次服用,连用 5~7 日。降逆止吐,适于妊娠剧吐。

4. 紫苏叶 3 g,黄连 1.5 g。将药材研细末,分 2 次用开水冲服。

5. 竹茹、苏梗、砂仁、白术各 10 g。水煎服,每日 1 剂。

6. 优质黄连 6 g 切碎,苏叶 6 g。置于茶壶中用沸水冲开,15 分钟以后饮用。可治疗顽固性呕吐。

7. 砂仁研末,每次服 9 g,加生姜汁少许,温开水吞服。

（五）饮食疗法

1. 糯米 60 g。水煎饮服,每日 2 次。

2. 取生姜汁 3 ~ 5 滴于米汤内饮服。

3. 橙子用水泡,加蜜煎汤频饮。

4. 陈皮 10 g,红枣 5 枚,煎水饮。

5. 柿蒂 30 g,冰糖 60 g。加水适量煎汤饮用,每日 1 剂。用治胃气上逆,恶心、呕吐者。

6. 鸡蛋 1 个,白糖 30 g,米醋 60 g。加水适量煮熟后食用。

7. 生扁豆 30 g 晒干,碾成细末备用。每次 5 g,每日 1 次。晨起用米汤送服,连服 3 ~ 5 日为 1 个疗程。

8. 新鲜苹果皮 60 g,粳米 30 g,炒黄,与水同煎代茶饮。每日 1 剂。

9. 鸡内金适量炒焦,研粉,每次 5 g,以米汤送服,每日 2 次。

10. 牛奶 1 杯煮开,调入韭菜末 1 汤匙,温服,每日 1 剂。

【调护】

1. 为了预防妊娠剧吐的发生,在日常生活中,孕妇应注意饮食卫生,多吃一些西瓜、生梨、甘蔗等水果。

2. 保持情志的稳定与舒畅,居室尽量布置得清洁、安静、舒适,呕吐严重者,须卧床休息。

3. 饮食清淡易消化,富含营养及新鲜维生素,少食多餐,可每 2 ~ 3 小时进食一次,并尽量顺应患者要求调摄口味,忌生硬油腻及辛辣之味。

4. 治疗期间忌贪食、饱食以防重伤脾胃。

5. 服药与进食宜分时进行。

6. 坚持适当户外活动,保持大便通畅,以防腑气不通,胃气不降,呕吐不止。

7. 对于大便秘结者,可嘱多服食蜂蜜、麻油、菜汤、黑芝麻糊等以润肠通便。

妊娠腹痛

妊娠期,因胞脉阻滞或失养,气血运行不畅而发生以小腹疼痛为主症的疾病,称为妊娠腹痛,亦名"胞阻"。古文献中亦有称"痛胎""胎痛""妊娠小腹痛"者。妊而患小腹疼痛,所涉疾病范围甚广,临证务须审慎,特别是对小腹痛疼发病急骤,痛势剧烈,甚或伴有阴道出血、呕恶、晕厥、冷汗淋漓者,更当细为甄别,不可轻率作出妊娠腹痛的诊断,以免贻误病情发生不测。应注意与能引起腹痛的其他妊娠疾病和发生于妊娠期间的内、外科腹痛证候相鉴别。如异位妊娠、胎动不安、堕胎、小产、胎盘早剥、妊娠合并卵巢肿物蒂扭转、妊娠合并肠痈等。

【病因病机】

中医认为,妊娠腹痛多由血虚胞脉失养,阳虚寒凝,气郁胞脉气血运行失畅所致。

（一）血虚胞脉失养型

孕妇素体血虚，或失血过多，或脾虚化源不足而致血虚，血虚则胞脉失养，以致腹痛。

（二）阳虚寒凝型

孕妇素体阳虚，阴寒内生，不能生血行血，胞脉失于温煦，更致气血运行不畅，胞脉受阻，因而发生腹痛。

（三）气郁胞脉气血运行失畅型

孕妇素性抑郁，或为情志所伤，气郁则血行不畅、胞脉阻滞，因而腹痛。

【诊断】

（一）病史

有停经史及早孕反应。

（二）临床表现

妊娠期出现小腹疼痛，以病势较缓的小腹绵绵作痛，或冷痛不适，或隐隐作痛，或小腹连及胁肋胀痛为多见。

（三）检查

1. 妇科检查

为妊娠子宫。腹部柔软不拒按，或得温痛减。

2. 辅助检查

尿妊娠试验阳性。B超提示宫内妊娠、活胎。

【鉴别诊断】

（一）异位妊娠

输卵管妊娠破裂或流产，以突然出现下腹一侧剧烈疼痛，常伴晕厥或休克征象；腹部检查下腹压痛、反跳痛明显，尤以患侧为甚，但腹肌紧张不甚明显，内出血多时，叩诊有移动性浊音；必要时可辅以后穹隆穿刺、妊娠试验、超声波等检查以明确诊断。

（二）胎动不安

胎动不安也有小腹疼痛症状，但其腹痛之前多先有胎动下坠感，且其腹痛常与腰酸并见，或伴少量阴道流血，为两病的主要鉴别点。

【治疗】

（一）辨证施治

辨证应根据腹痛的性质和程度，结合兼症及舌脉特点辨其虚实。虚证多隐隐作痛，实证多为胀痛。治法以调理气血为主，使胞脉气血畅通，其痛自止。

1. 胞脉血虚型

妊娠后小腹绵绵作痛。面色萎黄，或少寐心悸，舌质淡，苔薄白，脉细滑而弱。

治法：养血安胎止痛。

方药：当归芍药散（《金匮要略》）去泽泻，加首乌、桑寄生、炙甘草。

加减：若见小腹冷痛，于方中加艾叶，以暖宫止痛。

2. 肝郁气滞型

孕后小腹胁肋胀痛,情志不爽,胁肋胀痛,或急躁易怒,苔薄黄,脉弦滑。

治法:舒肝解郁,止痛安胎。

方药:逍遥散(《和剂局方》),加苏梗。

加减:若郁而化热者,加栀子、黄芩。

3. 胞宫虚寒型

妊娠小腹冷痛,绵绵不止。形寒肢冷,面色㿠白,纳少便溏,舌淡苔薄白,脉沉细无力。

治法:温阳散寒,暖宫止痛,养血安胎。

方药:胶艾汤(《金匮要略》)。

若阳虚寒凝致痛者,宜酌加巴戟天、淫羊藿、补骨脂、杜仲,温肾助阳,阴寒消散,腹痛自止;若阳虚不达,卫外失固,不慎为风冷所伤,症见恶寒,头痛,脉浮,加防风、苏叶、陈皮、白芷,解表散寒;若火不温土以病食少便溏,配炮姜、白术、砂仁、云苓,温脾除湿。

(二)针灸治疗

1. 足三里(双)、脾俞(双)

手法:足三里温针,留针 15～20 分钟。脾俞隔姜盐艾炷灸 5～15 壮,7～10 日 1 个疗程。间隔 1～2 日后继续第 2 个疗程。适用于血虚证。

2. 足三里(双)、肾俞(双)、神阙

手法:足三里温针,留针 15～20 分钟,肾俞、神阙隔姜盐艾炷灸 5～15 壮。7～10 日 1 个疗程,间隔 1～2 日后继续第 2 个疗程。适用于虚寒证。

(三)验方

1. 芍药 30 g,泽泻 15 g,川芎 9 g,茯苓、白术各 12 g,当归 9 g。将上述药物加清水早晚各煎煮 1 次,去渣取汁。每日 1 份。早晚各 1 次,温热口服。养血调肝,健脾利湿。适用于妊娠腹痛。

2. 柴胡、白芍各 9 g,当归、生甘草各 5 g,茯苓、白术、紫苏梗各 8 g,砂仁(杵碎后下) 4 g,薄荷(后下)3 g。将上述药物加清水早晚各煎煮 1 次,去渣取汁。每日 1 份。早晚各 1 次,温热口服。疏肝理气。适用于气郁型妊娠腹痛。

3. 当归 9 g,炒白芍 15 g,炙甘草 5 g。将上述药物水煎取汁,代茶饮。补气益血,安胎止痛。适用于气血虚弱型妊娠腹痛。

4. 炒白芍 15 g,炙甘草 6 g,阿胶 6 g(烊化)。将上述药物水煎取汁,代茶饮。养血安胎止痛。适用于血虚型妊娠腹痛。

(四)饮食疗法

1. 活鲫鱼 3 尾(约重 900 g),猪肉 250 g,水发香菇 50 g,冬笋 50 g,鸡蛋清 50 g,黄酒 15 g,酱油 35 g,生姜末 10 g,葱花 10 g,味精 2 g,精盐 3 g,白糖 10 g,麻油 30 g,植物油 60 g,胡椒粉、淀粉、鲜汤、醋各适量。将鲫鱼去鳞、鳃,从背部剖开,取出内脏并刮去腹内黑膜,洗净后用黄酒、精盐腌渍 15 分钟。将猪肉、冬笋、香菇均切成细末,置碗内加入生姜、葱花、精盐、黄酒、味精、鸡蛋清搅拌成馅,将馅塞在鱼腹内及鳃口内。用刀在鱼身上划十字花纹,并抹上酱油。锅置火上,放油烧热后下鲫鱼煎至两面呈金黄色时捞出。锅留底油,下少许葱、生姜末稍煸后加入鲜汤,放入酱油、白糖、胡椒粉、精盐、味精、醋调好口味;

再将鲫鱼下锅,煮沸后加盖转小火炖 40 分钟左右,然后将鱼盛入盘。汤汁用少许淀粉勾芡,浇在盘内鱼身上并淋上热油即成。佐餐食用。滋阴润燥,养血安胎。适用于妊娠腹痛。

2. 子鸡 1 只(约重 500 g),大枣 12 枚,枸杞 30 g,陈皮 5 g,食盐适量。将鸡洗净,与大枣、枸杞、陈皮一同入锅炖煮,炖至鸡肉熟烂,加食盐少许调味即成。食肉饮汤。养血安胎。适用于妊娠腹痛。

3. 川椒 10 g,面条 100~150 g,豆豉、食盐各适量。将川椒炒后研末备用。将面条放入开水锅内煮,加食盐、豆豉适量,将熟时再放入川椒末调味。代餐食用。温胃散寒,镇痛止呕。适用于妊娠腹痛。

4. 鲤鱼 1 条(约重 600 g),植物油 750 g,黄酒 20 g,酱油 60 g,蜂蜜 75 g,葱段 15 g,生姜末 5 g,鲜汤 50 g,麻油适量。将鲤鱼剖杀洗净,沥干后用酱油 20 g 稍腌。炒锅烧热后放植物油,待油烧至约八成热时,将鱼放入锅内炸至金黄色、外皮发脆时捞起。锅内留余油,加酱油 40 g,黄酒、蜂蜜、生姜末和鲜汤,熬至卤汁稠浓时将鱼和葱段放入,将炒锅端起颠翻几个身,使鱼四周沾上卤汁,淋上麻油起锅,装盘即成。佐餐食用。开胃健脾,安胎止痛。适用于妊娠腹痛。

【调护】

1. 医者需向患者解释妊娠后的生理现象及正常反应,消除紧张,保持心情舒畅,正确对待孕育问题。

2. 在生活上须调饮食,吃清淡而容易消化的食物,少食油腻煎炒之物。保持高蛋白、高维生素类食物的供给,增强体质。

3. 避免过劳及剧烈运动,禁房事,慎风寒、防外感,以免伤胎。

异位妊娠

异位妊娠是指孕卵在子宫体腔以外着床发育,亦称"宫外孕"。

中医学文献中没有"异位妊娠"和"宫外孕"的病名,但在"停经腹痛""少腹瘀血""经漏""经闭"等病证中有类似症状的描述。

如宋代的《圣济总录·妇人血积气痛》中用没药丸"治妇人血气血积,坚癖血瘕,发歇攻刺疼痛,呕逆噎塞,迷闷,及血蛊胀满,经水不行"。宋代《妇人大全良方·调经门》治"经候顿然不行,脐腹痛,上攻心胁欲死。或因不行,结积渐渐成块,脐下如覆杯,久成肉症……宜服桂枝桃仁汤。不瘥,宜地黄通经丸。已成块者,宜万病丸"。

异位妊娠是妇科急症中最危险的疾病之一,如果延误诊治,常常会危及生命。近年来发病率呈明显上升趋势,由此导致的重复异位妊娠和继发不孕的人数也在增加。目前借助阴道 B 超、血清绒毛膜促性腺激素(β－HCG)化验等辅助手段,已经能早期明确诊断。除手术治疗外,采用化疗药物或配合中医治疗是我国目前非手术治疗异位妊娠的重要方法之一。其优点是免除了手术创伤、保留患侧输卵管并恢复其功能。近年来,保守治疗技术日益成熟,尤其中药在增强杀胚、终止妊娠、提高治愈率、消除包块、恢复输卵管通畅及减轻西药副作用上有显著疗效,已成为保守治疗的首选。

【病因病机】

根据本病的临床表现和中医治疗的确切疗效来看,异位妊娠的病因病机主要是少腹血瘀之实证。导致少腹血瘀的病因,或因患者素有少腹瘀滞,胞脉胞络不畅,使孕卵运行受阻;或因先天肾气不足,冲任虚弱,输送孕卵乏力而迟缓,致令孕卵停留于子宫体腔之外,影响胞脉、胞络、气血的流畅和胚胎自身的发育。血气不和,日久胀破脉络,血溢于内,离经之血或离宫之胚流入少腹,便形成少腹血之证。若脉络大伤,则血崩于内,阴血暴亡,气随血脱,变生厥脱之危急重证,或瘀积日久不散,发为少腹血瘀之癥瘕。

【诊断】

(一)病史

详细询问月经史、腹痛经过,了解有无不孕、生殖器官炎症与治疗史,阑尾炎或下腹部手术(尤其宫外孕)史,分娩、产褥经过、人工流产、输卵管绝育或宫内节育器情况,子宫内膜异位症,性传播疾病接触史等。有节育措施或未婚者,重在临床表现和警惕本病。

(二)临床表现

输卵管妊娠的临床表现,与受精卵着床部位,有无流产或破裂以及出血量多少,出血时间长短等有关。

1. 症状

(1)停经:除输卵管间质部妊娠停经时间较长外,大都有 6～8 周停经。有 20%～30% 患者无明显停经史,可能未仔细询问病史,将不规则阴道流血误认为末次月经,或由于月经仅过期几天,不认为是停经。

(2)腹痛:为患者就诊的最主要症状。输卵管妊娠未发生流产或破裂前,由于胚胎在输卵管内逐渐增大,输卵管膨胀而常表现为一侧下腹部隐痛或酸胀感。当发生输卵管妊娠流产或破裂时,患者突感一侧下腹部撕裂样痛或阵发性绞痛,持续或反复发作,常伴有恶心、呕吐。若血液局限于病变区,主要表现为下腹部疼痛,当血液积聚于直肠子宫陷凹处时,可出现肛门坠胀感。随着血液由下腹部流向全腹,疼痛可由下腹部向全腹部扩散,血液刺激膈肌时,可引起肩胛部放射样痛。

(3)不规则阴道出血:输卵管妊娠终止后,绒毛膜促性腺激素即不再分泌,子宫内膜因失去激素的支持作用发生坏死脱落,所以有不规则或持续少量的阴道出血,偶在流出的血液中发现蜕膜碎片或蜕膜管型。此外,输卵管的血也可经子宫由阴道流出。

(4)晕厥与休克:由于骤然内出血及剧烈腹痛,患者常出现头晕、心慌、恶心、呕吐、出冷汗、面色苍白、脉搏快而弱、血压下降、晕厥等表现,其严重程度与阴道出血不成比例。

(5)陈旧性宫外孕:由于输卵管破裂后囊胚被大网膜或周围组织立即包绕,未造成急性症状。其病情一般较稳定,血压平稳,腹痛亦轻,腹腔内游离血已初步形成包块,或部分被吸收,移动性浊音逐渐消失,腹部压痛及反跳痛已不明显。由于盆腔内有包块形成,可能对膀胱或直肠造成压迫,或可有尿频及里急后重感。

2. 体征

(1)一般情况:与失血量有关,失血多者呈贫血貌,大量出血者可出现血压下降,面色苍白,脉搏细数等休克症状,体温一般正常。若腹腔内陈旧性出血形成包块,吸收时可有体温升高,但不超过38℃。

(2)腹部检查:有较轻的腹肌紧张,若内出血多,则腹部膨隆,当盆腔积血≥500 mL时,可叩及移动性浊音。下腹部有明显压痛、反跳痛,尤以患侧为剧。若有反复出血积聚,形成血块,可触及下腹部包块。

(3)盆腔检查:宫颈口见少量暗红血流出,宫颈着色,呈紫蓝色,子宫稍大较软,但小于停经月份。无内出血时,仔细检查于宫体一侧可触及增粗的输卵管及压痛。若有内出血时,则后穹隆饱满触痛,并出现宫颈举痛,子宫有飘浮感,于患侧附件区偏子宫后方或在直肠子宫陷凹方向,可触及一不规则的边界不清,触痛明显之包块。若发病时间长,输卵管出血形成包裹,子宫一侧之包块为边界不清、不活动的、有触痛的包块。

另外,较少见的还有4种情况:

(1)宫颈妊娠:孕早期即有反复无痛性阴道流血,多始于孕7~8周或早孕30日后;出血多而猛。妇检宫颈多增大、充血、变蓝、变薄而软,外口扩张,宫体与宫颈等大或反而较小等。

(2)残角子宫妊娠:早期破裂似输卵管妊娠破裂,占多数的中期终会发生肌层不全或完全破裂,出现内出血或休克,检查似宫角妊娠;达足月者甚少,临产后宫颈管不消失、不扩张,应想到本症。

(3)卵巢妊娠:似输卵管妊娠破裂,腹部剧痛或休克,但发生时间可较早。近半数无停经及阴道出血,且内出血量常较严重。

(4)腹腔妊娠:多为继发性,可有停经腹痛史,胎动剧烈而不适,腹壁下可清楚扪及胎儿或胎体。

(三)实验室及其他检查

1. B型超声检查

已成为诊断输卵管妊娠的重要方法之一。输卵管妊娠的典型声像图为:①子宫内不见妊娠囊,内膜增厚;②宫旁一侧见边界不清、回声不均的混合性包块,有时可见宫旁包块内有妊娠囊、胚芽及原始心管搏动,为输卵管妊娠的直接证据;③直肠子宫陷凹处有积液。文献报道超声检查的正确率为77%~92%,随着彩色超声、三维超声及经阴道超声的应用,诊断准确率将不断提高。

2. 妊娠试验

测定 β-HCG 为早期诊断异位妊娠的常用手段。胚胎存活或滋养细胞尚有活力时,β-HCG 呈阳性,但异位妊娠时往往低于正常宫内妊娠,血 β-HCG 的倍增在48小时内亦不足66%。β-HCG 阴性,也不能完全否定异位妊娠。妊娠 β-HCG 阳性时不能确定妊娠在宫内或宫外。疑难病例可用比较敏感的放射免疫法连续测定。

3. 阴道后穹隆穿刺

此法简单可靠。适用于疑有腹腔内出血的患者,若抽出黯红色不凝固血液,说明有血腹症存在。陈旧性宫外孕时,可抽出小血块或不凝固的陈旧血液。若抽出的血较红,放置

10 分钟后即凝固,应考虑针头刺入静脉的可能。无内出血或内出血量很少,血肿位置较高或直肠子宫陷凹有粘连时,可能抽不出血液,因而穿刺阴性不能否定输卵管妊娠存在。

4. 子宫内膜病理检查

诊断价值有限,仅适用于阴道流血量多的患者,目的在于排除宫内妊娠流产。切片中若见到绒毛可诊断宫内妊娠,仅见蜕膜而未见绒毛有助于诊断异位妊娠。

5. 腹腔镜检查

有助于提高诊断准确性,尤其适用于输卵管妊娠尚未流产或破裂的早期患者,并适用于原因不明的急腹症鉴别。腹腔内大量出血或伴有休克者,禁做腹腔镜检查。在早期异位妊娠患者,可见一侧输卵管肿大,表面紫蓝色,腹腔内无出血或有少量出血。

【鉴别诊断】

输卵管妊娠应与宫内妊娠、流产、急性阑尾炎、黄体破裂、卵巢囊肿扭转鉴别。

【治疗】

(一)辨证施治

1. 气血虚脱型

突然下腹剧痛,腹内出血较多,面色苍白,四肢厥冷,冷汗淋漓,恶心呕吐,烦躁不安,血压下降,甚则昏厥,苔薄质淡,脉细弱。

治法:回阳救逆,活血化瘀。

方药:参附汤合宫外孕Ⅰ号方(山西医学院附属第一医院经验方)加减。

人参15 g,附子(先煎)、赤芍、桃仁各9 g,丹参12 g,五味子6 g。

2. 血瘀阻滞型

小腹阵痛或绵绵作痛,腹痛拒按,头晕肢软,神疲乏力,舌质黯红,脉细弦。

治法:活血化瘀,杀胚止痛。

方药:宫外孕Ⅱ号方(山西医学院附属第一医院经验方)。

三棱、莪术、桃仁各9 g,赤芍、丹参各15 g。杀死胚胎,肌内注射天花粉针剂;腹胀加枳实、厚朴各9 g;大便秘结加生大黄(后下)9 g。

3. 癥瘕内结型

宫外孕出血日久,瘀血内结腹内或癥瘕包块,小腹时感疼痛,妇科检查可触及包块,下腹坠胀,时有便意,苔薄微黯,脉细涩。

治法:破瘀消癥。

方药:宫外孕Ⅱ号方(山西医学院附属第一医院经验方)加减。

三棱、莪术、桃仁各9 g,赤芍、丹参各15 g,乳香、血竭粉(冲服)各3 g。配用外敷膏药(樟脑6 g,血竭、松香、银珠各9 g。共研细末,调成糊状加麝香少许),敷患处以增加消癥之功。

(二)验方

1. 侧柏叶、大黄各60 g,黄柏、薄荷、泽兰各30 g。前药共研末,纱布包裹,蒸15 分钟,趁热外敷,每日1~2次,10日为1个疗程。治腹腔包块形成之包块型宫外孕。

2. 单味生大黄,用量从小到大(从 3~9 g),分 2 次煎服;也可研细末,用黄酒送下,有很高疗效。

3. 千年健、追骨风、川椒、羌活、独活、血竭、乳香、没药各 60 g,川续断、五加皮、白芷、桑寄生、赤芍、归尾各 120 g,艾叶 500 g,透骨草 150 g。上药共研末,每 250 g 为 1 份,纱布包裹,蒸 15 分钟,趁热外敷,每日 1~2 次,10 日为 1 个疗程。治宫外孕形成血肿包块者。

4. 黄芪 30 g,菟丝子、巴戟天各 12 g。水煎,去渣取汁。每日 1 份,代茶饮。补肾益气。适用于异位妊娠血止后肾气虚弱者。

5. 紫草 18 g,桃仁 15 g。水煎,去渣取汁。每日 1 份,代茶饮。活血通络。适用于异位妊娠未破损期。

6. 紫草 18 g,蜈蚣 1 条。水煎,去渣取汁。每日 1 份,代茶饮。活血通络。适用于异位妊娠未破损期。

7. 鸡血藤 30 g,桃仁 10 g。水煎,去渣取汁。每日 1 份,代茶饮。活血通络。适用于异位妊娠破损期。

8. 血竭、松香、银珠各 9 g,樟脑 6 g,麝香 0.06 g。将上述药物共研成细末,加热成糊状后加入麝香,趁热摊于布上,外敷患处。适用于宫外孕血肿包块,可促使其软化和吸收。

9. 虎杖、熟石膏、冰片适量。将前述药材研末,混合后做成饼状,外敷于患侧下腹部。适用于异位妊娠。

10. 大血藤 30 g,生山楂 20 g,生薏苡仁 100 g,三七(粉)3 g。将大血藤、生山楂入砂锅先煎,去渣取汁后加入薏苡仁继续煮成粥。用药粥冲服三七粉 1.5 g,分早晚 2 次服用。连用 10~20 日为 1 个调养周期。散瘀止血,消癥定痛。适用于宫外孕破裂后转为慢性盆腔包块者。

11. 槟榔 30 g,丹参 20 g,鸡内金、赤芍各 15 g,黄酒 50 mL。将前 4 味材料加水煎汤,去渣取汁后兑入黄酒即可。每日分早晚 2 次温服,连服 10 日。活血化瘀,理气消癥。适用于宫外孕破裂已久,腹腔内血液已形成血肿包块者。

(三)手术治疗

输卵管妊娠确诊后,可以考虑手术治疗,手术治疗止血迅速。如有下列情况,可立即进行手术。

1. 停经时间较长,疑为输卵管间质部或残角子宫妊娠。

2. 内出血多而休克严重,虽经抢救而不易控制者。

3. 妊娠试验持续阳性,包块继续长大,而杀胚药无效者。

4. 愿意同时施行绝育者。

【调护】

1. 减少宫腔手术及人工流产术,避免产后及流产后的感染。

2. 积极治疗慢性盆腔炎、盆腔肿瘤等疾病。

3. 对曾有盆腔炎史、不孕史、放置宫内节育器而停经者,应注意异位妊娠的发生。

4. 对异位妊娠术后患者,仍应积极治疗炎症以通畅输卵管。

葡萄胎

妊娠数月,腹部异常增大,隐隐作痛,阴道反复流血,或下水泡如虾蟆子者,称为葡萄胎,中医称"鬼胎"。亦称"伪胎"。

本病始见于《诸病源候论》。该书"卷之四十二"云,"妊娠鬼胎候:夫脏腑调和,则气血充实,风邪鬼魅不能干之,若荣卫虚损,则精神衰柔,妖魅鬼精得入于脏,状如怀娠,故曰鬼胎也。"

【病因病机】

本病病因病机为血瘀胞宫。主要发病机理多由先天禀赋异常,或素体虚弱、七情郁结、湿浊凝滞致冲任失调,或孕后感染邪毒,损伤胎元,以致精血虽凝而终不成形,化为瘀血,留滞胞宫,遂为鬼胎。

(一)气血虚弱

素体虚弱,气血不足,孕后邪思蓄注,血随气结而不散,冲任滞逆,胞中壅瘀,腹部胀大,胎失所养则胎死,瘀伤胞脉则流血,发为鬼胎。

(二)气滞血瘀

素性抑郁,孕后情志不遂,肝郁气滞,血与气结,冲任不畅,瘀血结聚胞中,腹大异常,瘀血伤胎则胎坏,瘀伤胞脉则流血,发为鬼胎。

(三)痰浊凝滞

孕妇素体肥胖,或恣食厚味,或脾虚不运,湿聚成痰,痰浊内停,冲任不畅,痰浊郁结胞中,腹大异常,痰浊凝滞伤胎,瘀伤胞脉则流血,发为鬼胎。

【诊断】

(一)病史

有停经史,停经时间长短不一,2~3个月,或更长的时间。

(二)临床表现

1. 早孕症状

早期可出现嗜睡、呕吐、食欲减退等。

2. 阴道出血

断续出血,量或多或少,出血少时呈咖啡样物,多时可以一次大出血导致休克,甚至死亡。也可以反复大出血,有大血块。或有小的葡萄粒夹在血块中。子宫迅速增长。

3. 妊娠中毒症状

少数患者早期可出现蛋白尿、水肿、高血压等妊娠高血压综合征症状,甚至可出现抽搐和昏迷等子痫症状。亦有发生急性心力衰竭者。

4. 腹痛

多为隐性腹痛,当葡萄胎将排出时,可因子宫收缩而有阵发性腹痛。如卵巢黄体囊肿发生蒂扭转时,亦可于葡萄胎排出后出现急性腹痛。

5. 贫血与感染

反复出血或突然大出血可致贫血、宫腔感染,甚至全身感染而致死亡。

6. 咯血

部分患者可能有咯血或痰带血丝。

(三)检查

1. 妇科检查

多数患者子宫大于停经月份,质软,有时可触及一侧或双侧卵巢呈囊性增大。

2. 实验室检查

绒毛膜促性腺激素(β-HCG)测定,其值高于相应孕周的正常值,在100克氏单位/L以上,常超过1 000克氏单位/L,且持续不降。

3. X线腹部平片

妊娠20周后,腹部X线摄片若无胎儿骨骼阴影,则葡萄胎可能性较大。

4. 超声波检查

(1)A型和多普勒探测:水泡较大时,出现高中波,在各个单高波之间出现许多0.5 cm以下的大小不等的小平段,但无明显液平段。水泡较小时,只见稀疏或较密的中小波。若有黄体囊肿存在时,在子宫两侧可出现液平段。

用多普勒探测时,没有胎心、胎动等反射波。

(2)B型超声波测定:可见子宫内充满长形光片,如雪花纷飞,无胎体和胎盘反射。

5. 宫腔镜、腹腔镜技术对葡萄胎恶变的预测

宫腔镜下可疑有滋养细胞疾病的征象可归纳为以下4类:①水泡状物质的存在;②存在膨出部;③子宫壁的凹陷伴有出血或有扩张的血管;④子宫壁的血肿等。

6. 多普勒胎心测定

未听到胎心,可听到子宫血管杂音。

【鉴别诊断】

(一)胎漏、胎动不安

临床表现也有停经史和阴道流血症状,妊娠试验阳性。但鬼胎者,腹大异常,且β-HCG水平持续升高,B超可见鬼胎特有图像。

(二)胎水肿满

胎水肿满可使子宫增大,多见于妊娠中晚期,但无阴道流血,且β-HCG水平在正常范围,B超检查可资鉴别。

(三)双胎

双胎妊娠早期,子宫大于相应孕周的正常单胎妊娠,β-HCG水平略高于正常,易于鬼胎混淆,但双胎无阴道流血,B超检查可以确诊。

【治疗】

(一)辨证施治

1. 气血虚弱型

孕后阴道不规则流血,色淡,质稀,腹大异常,时有腹部隐痛,神疲乏力,头晕眼花,心悸失眠,面色苍白,舌淡,脉细弱。

治法:益气养血,活血下胎。

方药:救母丹(《傅青主女科》)加味。

人参、当归、川芎、益母草、赤石脂、荆芥(炒黑)、枳壳、牛膝。

2. 气滞血瘀型

孕后阴道不规则流血,量或多或少,色紫黯有块,腹大异常,时有腹部胀痛,拒按,胸胁胀满,烦躁易怒,舌紫黯或有瘀点,脉涩或沉弦。

治法:理气活血,祛瘀下胎。

方药:荡鬼汤(《傅青主女科》)。

人参、当归、大黄、川牛膝、雷丸、红花、丹皮 、枳壳、厚朴、桃仁。

3. 寒湿郁结型

孕后阴道不规则流血,量少,色紫黯有块,腹大异常,小腹冷痛,形寒肢冷,苔白腻,脉沉紧。

治法:散寒除湿,逐水下胎。

方药:脱花煎(《景岳全书》)加味。

当归、肉桂、川芎、牛膝、红花、车前子、吴茱萸、芫花。

4. 痰浊凝滞型

孕后阴道不规则流血,量少色黯,腹大异常,形体肥胖,胸胁满闷,呕恶痰多,舌淡,苔腻脉滑。

治法:化痰除湿,行气下胎。

方药:平胃散(《太平惠民和剂局方》)加味。

苍术、厚朴、陈皮、甘草、芒硝、枳壳。

(二)中成药

1. 益母草流浸膏

每次 10 mL,每日 3 次,用于血瘀胞宫或清宫术后。

2. 慈航丸

每次 9 g,每日 2 次。

【调护】

1. 育龄妇女要注意增加营养,勿妄作劳,保持心情舒畅,维护血气安和,避免过早及过晚生育,节制情欲以蓄精葆血。

2. 对有葡萄胎病史的患者,应定期随诊。每周查尿或血 HCG 值一次,达正常后,每月或每 2 个月复查一次;半年后,每 6 个月测定一次,总共至少随诊 2 年。

3. 坚持避孕2年,但不宜使用宫内节育器及避孕药。

4. 对葡萄胎患者要在精神上给予安慰和鼓励,饮食上要给予富于营养、易消化的食物。对已排出葡萄胎的患者,还要定期进行随访。

<h2 style="text-align:center">妊娠高血压疾病</h2>

妊娠高血压疾病是严重威胁母婴安全的疾患之一,是妊娠特有的症候群。过去本病又称妊娠中毒症,由于未发现任何内源性或(及)外源性"毒素"与之有关,故一致主张摒弃。国外近年来常用的命名有水肿、蛋白尿、高血压综合征和水肿、蛋白尿、高血压妊娠病等。本病以水肿、蛋白尿为基本特征,伴有血尿酸的升高及明确的肾脏病理变化,可由轻度发展至重度。其发生率与气温变化、文化程度及身体素质有一定关系,文化程度高的孕妇发生率高,身体矮、肥胖者易发病,贫血及有高血压家族史者发生率明显升高。

本病属中医"子气""子烦""子肿""子晕""子痫"等范畴。

【病因病机】

妊娠后需要肾阴滋养胎元,如胎火耗阴、肾阴不足,则肝阻上亢,故导致舌绛红,口渴,头目眩晕称了晕;如肝风内动发生抽搐则为子痫;如脾阳虚不能运化水谷,水湿泛滥则成水肿;如肾阳虚则命门之火不足,不能生土,不能上湿脾阳,下达膀胱,因而尿少、浮肿更加严重称之为子肿。《产科备要》曰:"妊娠四五月以上,忽然仆地,手足抽掣,咽中涎声滚滚,口眼不开,如小儿瘛疭之状,名曰胎痫。"本病病机为肝阳上亢,肝风内动或痰火上扰。西医学认为本病的主要表现是水肿、高血压和蛋白尿,其病因解释有子宫胎盘缺血学说、免疫学说和神经内分泌学说等。

【诊断】

妊娠20周后,有高血压、蛋白尿、水肿,甚至头痛、眼花、胸闷、恶心及呕吐等症状。

(一)临床表现

1. 轻度

血压≥140/90 mmHg,或较基础血压升高30/15 mmHg,可伴轻度蛋白尿和(或)伴水肿。

2. 中度

血压超出轻度范围,≤160/110 mmHg,尿蛋白+,或伴有水肿,无自觉症状。

3. 重度

包括先兆子痫及子痫。①先兆子痫:血压≥160/110 mmHg,尿蛋白++~++++,和(或)伴水肿,有头痛等自觉症状。②子痫:在先兆子痫基础上有抽搐或昏迷。

妊娠高血压疾病,特别是重度,常发生肾功能障碍、胎盘早剥、胎儿宫内发育迟缓、胎儿窘迫等。

4. 未分类

(1)妊娠水肿:水肿延及大腿以上者,经休息无好转,或体重增加超过每周1 kg以上者。

(2)妊娠蛋白尿:妊娠前无蛋白尿,妊娠后蛋白尿 2 次在(+)及以上者,产后恢复正常。

(3)妊娠高血压:妊娠血压高,不伴随水肿或蛋白尿者,产后恢复正常。

(二)实验室及其他检查

1. 尿液检查

测定尿蛋白量和有无管理,可了解肾功能受损情况。尿蛋白定量每 24 小时大于 0.5 g 属异常,每 24 小时大于 5 g 则为重症。

2. 血液检查

测定血细胞比容和血红蛋白,以了解肝肾功能。必要时测定电解质,凝血功能和二氧化碳结合力。

3. 眼底检查

观察眼底动静脉直径的比例,正常为 2:3,如变为 1:2,甚至 1:4,提示血管痉挛程度加重。

4. 其他检查

如母、儿心电图,超声,羊膜镜等检查,胎盘功能及胎儿成熟度检查等,可视病情而定。

【鉴别诊断】

本病应与伴有水肿、蛋白质、高血压之妊娠合并症,特别是妊娠合并原发性高血压或慢性肾炎相鉴别。子痫应与癫痫、脑出血、癔症、糖尿病昏迷相鉴别。

【治疗】

(一)辨证施治

1. 子肿

(1)脾虚型

妊娠数月,面目、四肢浮肿,或遍及全身,按之凹陷,面黄、食欲缺乏、便溏、神疲、乏力、少气懒言,舌淡,苔白腻,脉缓滑无力。

治法:健脾益气,行水。

方药:人参 10 g,白术、茯苓、陈皮各 9 g,炙甘草 6 g,半夏 12 g。

肿甚尿少加车前子 12 g,通草 10 g;腹胀者加苏梗 10 g,厚朴 8 g;头晕者加钩藤 12 g,菊花 10 g;畏寒、肢冷加肉桂 5 g;神疲乏力加党参、黄芪各 12 g;胎水满,益养血安胎,用鲤鱼汤主治。

(2)肾虚型

妊娠数月后,面部及四肢浮肿,以下肢尤甚,按之凹陷,即时难起,面色晦暗,头晕耳鸣,腰膝酸软,无力,下肢逆冷,心悸,气短,舌淡,苔白润,脉沉迟无力。

治法:温肾行水。

方药:茯苓、白术、生姜各 9 g,白芍 6 g,附子 1 枚。

若见腰痛甚者加川续断、杜仲各 10 g;头晕目眩加钩藤、石决明各 8 g,菊花 10 g;阴血不足者用济生肾气丸;若水气凌心症见心悸、气短者用桂附苓术饮,方中附子有毒,用量不宜过重,久煎可以减少毒性。

(3)气滞型

妊娠中后期,始于足肿,渐及于腿,皮色不变,随按随起,头晕胀痛,胸闷胁胀,厌食纳呆,舌苔薄腻,脉弦滑。

治法:理气行滞,佐以健脾化湿。

方药:天仙藤、紫苏各 10 g,陈皮、制香附各 8 g,乌药、甘草各 6 g,木瓜 5 g,生姜 3 g。

郁久化热,症见心烦口苦,苔黄腻者加栀子 8 g,黄芩 6 g;湿阻甚者,症见头昏、头重、胸闷、恶呕便溏,舌苔厚腻,脉沉滑者,方用茯苓导水汤。

2. 子晕

(1)阴虚肝旺型

素体肝肾阴虚,孕后血聚养胎,精血愈亏。症见妊娠后头晕、目眩、耳鸣眼花,易烦躁,腰膝酸软,心悸失眠,颜面潮红,舌红或绛,脉弦细滑数。

治法:育阴潜阳。

方药:熟地 24 g,山药、山茱萸各 12 g,茯苓、泽泻、丹皮、枸杞、菊花、龟板各 9 g,石决明、钩藤、何首乌各 10 g。若有痰热者加竹茹 10 g,胆星 8 g;腰膝酸软加杜仲、桑寄生各 10 g,菟丝子 12 g;头痛、目眩加天麻 9 g,夏枯草 10 g。

(2)脾虚肝旺型

素体脾虚,营血生化不足,运化失司,水湿停聚。孕后阴血养胎,脾失濡养,肝阳上亢。症见妊娠中后期面浮肢肿,头晕头重如冒状,胸胁胀满,纳差便溏,苔厚腻,脉弦滑。

治法:健脾利湿,平肝潜阳。

方药:白术、茯苓各 12 g,生姜皮 6 g,陈皮 8 g,钩藤、菊花、大腹皮各 10 g。

有痰者加竹茹、半夏 6 g;肿甚者加猪苓、泽泻各 10 g,赤小豆 12 g。

3. 子痫

本病多因子肿、子晕治疗不及时发展而来。其病机为肝风内动或痰火上扰。

(1)肝风内动型

因素体阴虚,孕后精血养胎,使精血亏少,肝肾失养,肝阳上亢,水火不济,风火相煽,遂发子痫。症见妊娠晚期,突发四肢抽搐,甚则不省人事,轻者颜面潮红,心悸,烦躁,口干,舌红,苔薄黄,脉弦滑数。

治法:平肝息风。

方药:羚羊角 4.5 g,桑叶 6 g,川贝 12 g,生地、竹茹各 15 g,菊花、白芍、茯神、钩藤各 9 g,甘草 3 g。

若因外感风寒而诱发者,酌加防风 8 g,葛根 10 g;便秘者,加首乌 10 g,柏子仁 12 g。

(2)痰火上扰型

阴虚热盛,灼其津液,炼液为痰,或脾虚湿盛,湿聚成痰,痰火交织,上蒙清窍,发为子痫。症见妊娠晚期,或正直分娩时,猝然昏不知人,或头晕,头痛,胸闷,烦热,气粗痰鸣,舌红苔黄,脉弦滑。

治法:清热、豁痰、开窍。

方药:牛黄0.75 g,朱砂4.5 g,黄芩9 g,生黄连15 g,山栀19 g,郁金6 g,竹沥水10 g。或安宫牛黄丸口服。

(二)针灸疗法

1. 体针

本病的发生多因肝肾阴虚,肝阳偏亢,可取百会、风池、内关、三阴交、太溪、印堂以育阴潜阳,平肝。脾虚者,加中脘、足三里。

2. 耳针

可取肝、肾、神门、皮质下、降压沟穴。可针刺,每日1～3次,并可埋针或压豆。如为脾虚肝旺,加脾、胃穴。

(三)中成药

1. 五苓丸

每次6～9 g,每日2次,温开水吞服。用治孕期浮肿。

2. 珍珠粉

每次0.3～0.6 g,每日2次,温水吞服。

3. 羚羊角粉

每次0.3～0.6 g,每日2次,温水吞服。

4. 杞菊地黄丸

每次9 g,每日2次。

5. 安宫牛黄丸

每次1/2粒～1粒,凉开水调匀急救时灌服。

6. 至宝丹

每次1/2粒～1粒,急救时凉开水调匀灌服。

(四)验方

1. 山羊角、钩藤、生地、白芍各30 g,白僵蚕、地龙各20 g,当归、川芎各10 g。

浮肿明显加防己12 g,白术、天仙藤各30 g;蛋白尿加鹿衔草、益母草、苡仁根、淮山药各30 g;中度以上妊娠高血压疾病加服解痉散(羚羊角粉0.3 g,全蝎1.5 g,琥珀4.5 g,研末,分3次服)。

2. 荆芥穗适量(焙干),研细末。每服6 g,黄酒送下。用治妊娠抽搐。

3. 天麻20 g,全蝎10 g,钩藤10 g,白蜜适量。将前2味以500 mL水煎煮至300 mL,加入钩藤30 g,炖煮10分钟后去渣取汁,加白蜜混匀。每次服100 mL,每日3次。化痰开窍,息风。适用于先兆子痫与子痫。

4. 羚羊粉0.6 g(分吞),钩藤12 g(后下),鲜生地30 g,生石决明30 g(先煎),生龙齿15 g(先煎),白芍12 g,桑叶10 g,石菖蒲9 g,菊花9 g,川贝母9 g,淡竹茹9 g。将上述药物加清水早晚各煎煮1次,去渣取汁。每日1剂,早晚各1次,温热口服。平肝潜阳,息风止痛。适用于先兆子痫与子痫。

(五)饮食疗法

1. 黑豆、绿豆、赤豆同煮汤或取其中1种豆煮汤,吃豆,饮汤。健脾益气消肿。其中绿豆、黑豆有清热解毒作用,常服可以预防子痫。

2. 牛乳、羊乳、豆浆平时取其中 1 种常服,健脾消肿。

3. 淡豆浆不时饮用。

4. 鲜芹菜 200 g,向日葵叶 30 g。水煎服,每日 1 剂。

5. 黄豆芽适量,水煮 3~4 小时,每日温服数次。利湿清热。治孕妇高血压症。

6. 山药 150 g,大米 100 g。将山药洗净,与大米共煮成粥,连续服用。滋阴养血,疏风定痫。用治妊娠痫风。

7. 鲤鱼(或鲫鱼)400 g,赤小豆 200 g,陈皮 10 g,大蒜 1 头。鲤鱼开膛去杂物,洗净;大蒜去皮,4 味加水共煮烂,吃鱼饮汤。每日 3 次食饮完。利水消肿,下气,解毒。用治妊娠浮肿。

8. 冬瓜皮、赤小豆各 30 g。水煎服。用治妊娠浮肿。

9. 冬瓜煎汁,随意饮之。

【调护】

本病的病因至今尚不明了,不能做到预防其发生,但若能做好以下措施,有助于减少本病的发生。

(一)从早孕开始系统管理

加强产前检查,每次检查应注意血压、尿蛋白、水肿、体重的变化,发现异常应立即处理。对容易并发本病的孕妇,如初孕、双胎、患有羊水过多、原发性高血压和慢性肾炎等疾病的孕妇,尤须加强监护。

(二)孕妇应注意休息与营养

妊娠期间指导孕妇坚持足够的休息,自妊娠中期开始,每日左侧卧位 1~3 小时并保持精神愉快,能减少本病的发生。饮食上应减少脂肪和食盐的摄入,增加蛋白质、多种维生素、铁、锌等微量元素的食物,特别是补充钙剂,对预防本病有一定作用,近年多自妊娠 20 周起,每日补充钙片 2 g。

(三)开展预测试验

均在妊娠中期进行,对预测结果为阳性者应密切随诊,加强监护。兹介绍以下常用的预测试验。

1. 平均动脉压的测定

计算公式为(收缩压 + 舒张压 ×2)÷3,若所得结果 >85 mmHg 为阳性,至妊娠晚期约有 60% 发生本病。而所得结果 ≤85 mmHg 者,约有 90% 保持血压正常。在妊娠 22~26 周时进行。

2. 翻身试验

方法为孕妇左侧卧位测血压,然后翻身仰卧 5 分钟再测血压。若仰卧位舒张压较左侧卧位 ≥20 mmHg 为阳性,表明孕妇有发生本病的倾向。若为阴性不发生本病达 90% 以上。做此试验时应做到室温在 25℃ 左右,血压表经过检测,固定检测人员和避免噪声,以免影响检测结果的准确性,在妊娠 28~32 周进行。

3. 血液流变学测定

低血容量(血细胞比容 ≥0.35)及血液黏度高(全血黏度比值 ≥3.6、血浆黏度比值 ≥

1.6)者,表明孕妇有发生本病的倾向。在妊娠24~26周进行。

4. 尿钙排泄量

测定尿钙/肌酐比值,若所得结果≤0.04,表明孕妇有发生本病的倾向。因本病患者尿钙排出量明显减少,仅为正常孕妇的13%~15%。此测定宜在妊娠24~30周进行。

(四)应用抗血小板凝集药及钙剂

妊娠中期开始应用小剂量(75 mg)阿司匹林及钙剂,有预防本病发生的作用。据国外报道,小剂量阿司匹林预防本病,其疗效肯定。可对有本病好发因素的孕妇自孕8周起连续服用小剂量阿司匹林,每日50 mg。

流　产

妊娠不足28孕周,胎儿体重不足1 000 g即自行终止者,称为流产。流产的发生率为15%左右。发生在12孕周以前者为早期流产,发生在12~27孕周者为晚期流产。早期流产较晚期流产发生率高。近年来,早孕诊断技术使一些发病更早、易被忽略的亚临床流产受到关注。本病属于中医学"胎漏""胎动不安""妊娠腹痛""滑胎""堕胎""小产"等范畴。

对胎漏、胎动不安的诊治,早在汉代《金匮要略·妇人妊娠病脉证并治》就提出安胎养胎的当归散和白术散,代表了一寒一热的安胎方。又提出妇人发生阴道出血的三种情况之鉴别,是后世安胎理法方药之源。晋代《脉经》首载胎漏。隋代《诸病源候论》首载胎动不安,分列病源,首先提出母病、胎病的病因及论治原则。唐代《经效产宝》指出"安胎有二法"。宋代《女科百问》提出曾有胎动不安之苦者,"可预服杜仲丸"(即杜仲、川续断为丸),首创补肾安胎防治反复自然流产。元代朱丹溪源出当归散并加以发挥,提出"黄芩、白术乃安胎圣药"之说,影响后世。明代《妇人规》强调辨证论治安胎,并首先提出动态观察"腹痛、下血、腰酸、下坠"胎动不安四大症状的轻重变化,预测胚胎存活与否,以决定安胎抑或下胎,完善了妊娠病"治病与安胎并举"和"下胎"两大治则。清代《傅青主女科》广泛论述安胎七法。王清任倡祛瘀安胎,叶天士提出"保胎以绝欲为第一要策",张锡纯创制寿胎丸治疗滑胎和预防流产,流传甚广,成为安胎首选方剂。

【病因病机】

中医认为,冲任损伤,胎元不固是本病的主要病机。流产的病因包括了胎元和母体两方面。中医"胎元"的含义有三方面:一是指胚胎的别称,二是指母体中培育胎儿生长的精气,三是指胎盘。"胎元不固"包括了胚胎、胎盘的异常及母体中育胎的精气不足。

(一)胎元因素

因"胎病"而使"胎不牢",多因夫妇先天之精气不足,两精虽能结合,但胎元不固,或胎元有缺陷,不能成实而殒堕。

(二)母体因素

冲为血海,任主胞胎,冲任之气血充足,则胎元能得气载摄,得血滋养,胎儿才能正常生长发育。若先天不足,肾气虚弱,或孕后房事不慎,损伤肾气,冲任不固,胎失所系;或脾气虚弱,化源不足,冲任气血虚弱,不能载胎养胎;或素体阳盛,或阴虚内热,或孕后过食辛热,或感受热邪,导致热伤冲任,扰动胎元;或宿有癥疾占据子宫,或由于跌仆外伤导致气血不调,瘀阻子宫、冲任,使胎元失养而不固。

【诊断】

（一）临床表现

停经后有早孕反应,阴道流血和腹痛,并确诊为宫内正常妊娠者,可考虑流产。其腹痛为阵发性宫缩样疼痛。早期流产者,阴道流血出现在腹痛之前,并贯穿流产全过程。晚期流产者,阴道流血出现在腹痛之后。流产进程不同,临床表现及分类各异。

1. 先兆流产

指妊娠 28 周以前,出现少量阴道流血或轻度腹痛及腰酸者。妇科检查子宫颈口未开,胎膜未破,妊娠产物尚未排出,子宫大小与停经周数相符,经休息及治疗,一般仍可继续妊娠;若病情进一步发展,可成为难免流产。

2. 难免流产

若阴道流血增多超过月经量,阵发性腹痛加剧,腰痛如折,或出现阴道流水者,则流产已不可避免,成为难免流产。妇科检查子宫颈口已扩张,有时颈口可见堵塞的胚胎组织或胎囊,子宫大小与妊娠月份相符或略小。难免流产进一步发展则可成为完全流产或不全流产。

3. 完全流产

指妊娠产物已全部排出宫腔,阴道流血逐渐减少,腹痛亦随之消失。妇科检查子宫颈口关闭,子宫接近正常大小,阴道内仅有少量血液或流血停止。

4. 不全流产

指部分妊娠产物已排出体外,尚有部分残留于子宫腔内。此时子宫腔内有残留物,影响子宫收缩,致使流血不止,甚至因流血过多而发生休克。妇科检查宫颈口已扩张,不断有血液自宫颈内口流出,有时尚可见胎盘组织堵塞于子宫颈口或部分妊娠产物已排出于阴道内,一般子宫小于停经周数。

此外,流产尚有 3 种特殊情况:

1. 稽留流产

指胚胎或胎儿已死亡滞留在宫腔内尚未自然排出者。中医称“胎死不下”。胚胎或胎儿死亡后子宫不再增大反而缩小,早孕反应消失,若已至妊娠中期,则孕妇不感到腹部增大,且胎动消失。妇科检查宫颈口未开,子宫较停经周数小,质不软。未闻及胎心。

2. 习惯性流产

习惯性流产指自然流产连续发生 3 次或 3 次以上者。中医称“滑胎”。每次流产多发生于同一妊娠月份,其临床经过与一般流产相同。早期流产的原因常为黄体功能不足、甲状腺功能低下、染色体异常等;晚期流产最常见的原因为宫颈内口松弛、子宫畸形、子宫肌瘤等。

3. 感染性流产

指妊娠产物完全排出宫腔前有宫腔内感染者,除有流产一般症状外,还可有高热、寒战、腹痛等感染症状。腹部检查时有明显的压痛及反跳痛、腹肌紧张。子宫附件有压痛，阴道有灼热感，可有脓性白带或败酱样血性分泌物，有臭味。严重时感染可扩展到盆腔、腹腔乃至全身，并发盆腔炎、腹膜炎、败血症及感染性休克等。此类流产多因流血时间长，有组织残留于宫腔内，性生活或非法堕胎等引起。

（二）实验室及其他检查

1. HCH 测定

妊娠后，母血及尿中绒促性素即上升，正常妊娠一般在停经第 3 日尿绒促性素高于500 IU/L，到妊娠第 8～10 周时达最高峰，即 8 万～32 万 IU/L，中期为 5 万 IU/L。如HCG 低于正常或小于 500 IU/L 时，提示将要流产。

2. 胎盘泌乳素（HPL）测定

孕妇血中 HPL 的浓度可用以监测胎盘功能。HPL 下降说明滋养细胞及胎盘功能不足。

3. 雌二醇（E_2）测定

早孕时如孕妇血清 E_2 < 740 pmol/L，提示将流产。

4. 孕二醇测定

早孕时如孕妇24 个小时尿孕二醇低于 15.6 μmol/L，有 95% 的孕妇可能发生流产。

5. B 超检查

用于鉴别各种不同类型的流产有实际意义，疑有先兆流产可能时，可用超声显像观察有无胚囊，观察胎动、胎心反应等，以确定胚胎存活与否，指导处理方法的选择。子宫颈内口松弛时，B 超检查可显示子宫内口较宽，若宽于 19 mm，又有流产史，诊断即可明确。

（三）诊断依据

根据患者有停经及反复阴道流血、流物，伴腹痛，配合妇科检查的结果，一般诊断流产不困难。但如遇疑难及复杂病例，尚须做上述实验室检查协助诊断。

【鉴别诊断】

胎漏、胎动不安是以胚胎、胎儿存活为前提，首辨胚胎存活与否，并要与妊娠期间有阴道出血或腹痛的疾病相鉴别。

此外，本病之阴道出血还要与各种原因所致的宫颈出血相鉴别，若经保胎治疗仍出血难止者，应在严格消毒下检查宫颈，以明确有无宫颈息肉出血。

【治疗】

（一）辨证施治

胎漏、胎动不安的辨证要点主要是抓住阴道出血、腰酸、腹痛、下坠四大症状的性质、轻重程度及全身脉证，以辨其虚、热、瘀及转归。四大症较轻而妊娠滑脉明显，检查尿妊娠试验阳性或 B 超胚胎存活者，治疗以补肾安胎为大法。根据不同的证型施以补肾健脾，清热凉血，益气养血或化瘀固冲之治法。当病情发展，四大症加重而滑脉不明显，早孕反应消失，尿妊娠试验转阴，出现胎堕难留或胚胎停止发育时，又当下胎益母。

1. 肾虚型

妊娠期阴道少量出血,色淡质稀,头晕耳鸣,腰膝酸软,腹痛下坠,小便频数,舌淡,苔白,脉沉滑无力。

治法:补肾固冲,止血安胎。

方药:寿胎丸(菟丝子、桑寄生、续断、阿胶)加艾叶炭。

兼气虚下坠甚者,酌加党参、黄芪益气安胎。

2. 气虚型

妊娠期阴道少量出血,色淡红,质清稀薄,腰酸体倦,气短懒言,面色㿠白,舌淡,苔薄白,脉滑无力。

治法:益气养血,固冲止血。

方药:固下益气汤。

3. 血热型

妊娠期阴道出血,色深红或鲜红,质稠,心烦不安,口渴饮冷,尿黄便结,颧红唇赤,舌红,苔黄,脉滑数。

治法:清热凉血,固冲止血。

方药:加味阿胶汤去当归。

(二)针灸治疗

1. 针刺合谷用泻法,针刺三阴交用补法,使血旺气弱,血气聚而有固元安胎的作用,用治先兆流产。

2. 温针百会,再选配足三里、外关、行间、三阴交、血海、关元温针,每日1次,10次为一个疗程,以补肾安胎。用治先兆流产。

(三)按摩疗法

取:肾俞、脾俞、命门、足三里穴。用一手掌掌面在下腹部轻轻做顺时针方向摩动30圈,而后做逆时针方向摩动30圈,不可重按,并用拇指按压肾俞、脾俞、命门及足三里穴,每穴按1分钟,以有酸胀感为度。适用于先兆流产。

(四)验方

1. 熟地12 g,川续断12 g,炒白芍10 g,党参9 g,黄芪9 g,当归9 g,黄芩9 g,白术9 g,菟丝子9 g,阿胶9 g(烊化),升麻3 g,柴胡3 g,砂仁3 g(后下)。下腹空坠者加苎麻根15 g;出血多者加仙鹤草15 g。将上述药物加清水早晚各煎煮1次,去渣取汁。每日1份。早晚各1次,温热口服。益气安胎。适用于先兆流产。

2. 生地30 g,旱莲草12 g,生白芍10 g,川续断10 g,黄芩10 g,淮山药9 g,黄柏9 g,麦冬9 g,阿胶9 g(烊化),甘草3 g。将上述药物加清水早晚各煎煮1次,去渣取汁。每日1份。早晚各1次,温热口服。凉血安胎。适用于先兆流产。

3. 苎麻根15 g,核桃仁10 g,红枣10枚。加水煮苎麻根,去渣留汁后再加红枣、核桃仁共煮。每日1份。补肾养血,止血安胎。适用于先兆流产。

4. 白芍12 g,桑寄生15 g,生龙牡各30 g,炒川续断12 g,甘草6 g。取上述药物加水煎煮,去渣取汁。每日1份,分3次代茶饮。安胎。适用于先兆流产。

5. 棕榈炭、苎麻根各30 g。取上述药物加水煎煮,去渣取汁。每日1份,分2次代茶饮。安胎。适用于先兆流产。

（五）饮食疗法

1. 鸡蛋 2 个,糯米 100 g,白糖 100 g,清水 750 mL。将糯米淘净后加清水熬煮成粥,加白糖,将鸡蛋打散淋入粥内熬至粥稠即可。随意服食,1 日内食完。滋阴润燥,养血安胎。适用于先兆流产。

2. 黑豆 30 g,糯米 60 g,白糖适量。将黑豆、糯米分别洗净一同放入锅内,加入清水适量旺火烧沸后改用文火煮至豆烂熟,最后加适量白糖调味即可。佐餐食用。补肾益气,养血安胎。适用于妊娠腹痛。

3. 党参、黄芪、白芍各 15 g,熟地 10 g,当归 6 g,川芎 3 g,粳米 100 g,白糖适量。将前6 味药材加水 400 mL 煎至 100 mL,去渣取汁后加粳米和水熬煮成粥,最后加白糖调味即成。益气和血,补肾安胎。适用于先兆流产。

4. 鲜生地 150 g,粳米 50 g,冰糖适量。鲜生地洗净捣烂,用纱布挤汁。将粳米洗净放入砂锅内,加水 500 mL 煮成稠粥后,将生地汁冲入,再加入冰糖,改用小火煮一沸即成。早晚餐温热食用。凉血安胎。适用于先兆流产。

【调护】

中医学对孕期保健特别重视,在饮食起居、情志调养等各方面都有许多论述,它不仅可以防止胎漏、胎动不安、堕胎小产,而且对优生也有重要意义。

1. 休息起居

孕后勿从事较重的体力劳动,居处要安静,睡眠要充足,禁房事。"慎寒温",因孕后气血养胎,体质较平时为弱,易感受寒邪,正所谓:"虚邪贼风避之有时。"

2. 饮食调养

孕后应调饮食、重摄生。孕妇的饮食要富于营养,使气血充盛。气载胎,血养胎,气血不亏胎自无恙。孕期母体除自身需要外,还要供养胎儿,因而营养甚为重要。在补充丰富营养的同时,必须照顾孕妇脾胃,因孕妇消化能力较弱,应给予易于消化的食物,而且应保持大便通畅,否则便秘怒责,增加腹压也易伤胎。

3. 情志调节

妊娠早期,孕妇应注意精神调养,消除不安、烦恼、焦躁和惊恐情绪,以避免导致堕胎和小产。近几十年国内外的实验研究证明,孕妇的思想情操,喜怒哀乐,都可对胎儿产生影响。良好的精神状态,使内分泌正常,有利于胎儿的生长发育。相反,不良的精神状态,可使内分泌紊乱,而且可产生有害于母体和胎儿的化学物质,不仅容易引起堕胎小产,还可能产生低能儿。由此可见,情志调养对孕妇是何等的重要。

4. 善后调养

堕胎、小产之后,应遵"产后多虚多瘀"之论,酌服益气化瘀之剂以调治,并应注意患者阴道流血及一般情况,加强营养,保证充足睡眠,饮食富于营养,易于消化。注意休息,勿过早操劳负重,注意起居寒温的调摄以免受凉,保持外阴清洁卫生以防发生感染。

习惯性流产

妊娠 6 个月(不足 28 周)以内产出尚不具备独立生存能力的胎儿,称为流产。而自然流产连续发生 3 次以上,且每次流产发生于同一个妊娠月,则称为习惯性流产,中医称之为滑胎。习惯性流产根据发生时间,可分为早期习惯性流产及晚期习惯性流产;根据习惯性流产前有无正常生育史,可分为原发性习惯性流产与继发性习惯性流产。

本病始见于《诸病源候论》。该书"卷之四十一"云,"妊娠数堕胎候:血气虚损者,子脏为风冷所居,则血气不足,故不能养胎,所以致胎数堕,候其妊娠,而恒腰痛者,喜堕胎也。"

【病因病机】

本病主要机制是冲任损伤,胎元不固,或胎元不健,不能成形,故而屡孕屡堕。常由肾气亏损和气血两虚所致。

(一)肾气亏损

先天禀赋不足,肾气未充,致胎不成实,或因孕后房事不节,纵欲所伤,以致肾气亏虚,冲任不固,胎失所系,而致屡孕屡堕,遂为滑胎。

(二)气血两虚

素体虚弱,气血不足,或饮食、劳倦伤脾,气血化源不足,或大病久病,耗气伤血,致气血两虚,冲任失养,气虚不能载胎,血虚不能养胎,故使屡孕屡堕而为滑胎。

【诊断】

习惯性流产的诊断,应注意其连续性、自然性和应期而下的发病特点。

(一)病史

堕胎或小产连续发生 3 次或 3 次以上者,且多数发生在同一个妊娠月。

(二)临床表现

孕前多有腰酸乏力的症状。孕后可无明显症状,或有腰酸腹痛,或阴道有少量流血等胎漏、胎动不安的症状。宫颈内口松弛的中晚期流产者,多无自觉症状,突然阵发腹痛,胎儿随之排出。

(三)实验室及其他检查

1. 妇科检查

了解子宫发育、有无子宫肌瘤、子宫畸形及盆腔肿物等。

2. 实验室检查

查男女双方染色体。男子因诸多因素所导致的精子数目、活动力、畸形率的异常。女方查黄体功能、胎盘内分泌功能、ABO 抗原、血清抗体效价、抗心磷脂抗体等。

3. 辅助检查

通过 B 超或子宫—输卵管造影观察子宫形态、大小,有无畸形、宫腔粘连、子宫肌瘤、盆腔肿物,宫颈内口情况。特别是大月份小产者更应重视是否存在宫颈功能不全情况,若宫颈内口在 1.9 cm 以上即可诊断为宫颈内口松弛。

【治疗】

（一）辨证施治

本病主要以滑胎者伴随的全身脉证作为辨证依据。根据有关检查,排除男方因素或女方非药物所能奏效的因素,针对原因辨证施治。治疗滑胎应本着预防为主,防治结合的阶段性原则。孕前宜以补肾健脾,益气养血,调理冲任为主;孕后即应积极进行保胎治疗,并应维持超过既往堕胎、小产的时间两周以上,万不可等到发生流产先兆以后再进行诊治。对于滑胎之患者应言明"预培其损"的重要性和孕后坚持用药的必要性。

1. 肾脾两虚型

屡孕屡堕,甚或应期而堕,量时多时少。形体瘦弱,腰酸膝软,精神萎靡,气短懒言,纳少便溏,夜尿频多,眼眶黯黑或面有黯斑,脉沉弱,舌淡嫩,苔薄白。

治法:补肾益脾固胎元。

方药:补肾固冲丸。

肢冷畏寒,加巴戟天、肉桂,温补肾阳;食少便溏,加白术、补骨脂,健脾止泻;小便频数,入夜尤甚,加桑螵蛸、金樱子,固肾缩泉。

2. 气血两虚型

数孕数堕,平时月经量少或质淡,头晕目眩,面色㿠白或萎黄,心悸气短,神疲乏力,舌淡苔黄,脉细弱无力。

治法:益气养血,佐以补肾安胎。

方药:泰山磐石饮(《景岳全书》)。

气虚下陷,小腹空坠不适,重用参、芪,酌加升麻、柴胡;气损及阳见形寒肢冷,小腹冷痛,加台乌、小茴香、炮姜、巴戟天;禀赋不足,肾气不充,肾精未实,加鹿角胶、龟胶、紫河车等血肉有情之品。

3. 阴虚血热型

屡次堕胎已连续发生 3 次及 3 次以上。可有月经量少,或崩中漏下,经色紫红或鲜红,质黏稠,两颧潮红,手足心热,烦躁不宁,口干咽燥,或形体消瘦,舌红少苔,脉细数。

治法:养阴清热,凉血固胎。

方药:两地汤(《傅青主女科》)。

口干咽燥,加玉竹、石斛,养阴生津;胸胁、乳房胀痛,加香附、郁金,解郁疏肝;头晕耳鸣、心悸少寐,加首乌、山茱萸、枸杞、夜交藤,补血安神;腰膝酸软者,加续断、菟丝子,补肾强腰;大便秘结,加桑葚、柏子仁,滋阴润肠。

（二）中成药

1. 泰山磐石丸

党参、炙黄芪、当归、续断、黄芩、川芎、熟地、白芍、土炒白术、炙甘草、砂仁、糯米组成。有补益气血,安胎之功效。用治气血两虚之习惯性流产。每次 1 丸,每日 2 次。

2. 健母安胎丸

每次 1 粒,每日 3 次,饭后温开水吞服。

3. 千金保孕丸

每次 1 粒,每日 3 次,温水吞服。

4. 八珍丸

每次 1 丸,每日 3 次。用治气血两虚之习惯性流产、先兆流产。

(三)验方

1. 苎麻根炭 15 g,龙眼肉 20 g。煎汤服用,每日 1 次。

2. 鹿角片、巴戟天、仙灵脾、山萸肉、杜仲各 10 g,党参、熟地各 12 g,炙黄芪、淮山药各 15 g。水煎服,多有效验。

3. 小茴香 10 g,玄胡、赤芍各 7.5 g,当归 25 g,川芎、官桂、蒲黄、五灵脂各 10 g。经血紫黑有块加川楝子、茜草炭、香附、艾叶等;经血暗红无块加艾叶、蒲黄炭;寒湿胜加苍术、黄芩。文献报道治疗滑胎 212 例(最少 3 次,最多 9 次),结果足月分娩 178 例,无效 22 例。

4. 当归 50 g,川芎、龟板各 10 g,红花、牛膝、车前子、益母草各 15 g,党参 25 g。每日 1 剂,水煎分早、中、晚服。

5. 葡萄干 30 g,蜜枣 25 g,红茶 1.5 g。将红茶、葡萄干、蜜枣加 400 g 水,煮沸 3 分钟后即成。每日 1 份,分 3 次代茶饮。益气养血,调补脾胃,除烦安胎。适用于习惯性流产。

6. 益母草 15 g,川续断 20 g,川芎 10 g。将上述药物水煎取汁。每日 1 份,分 2 次代茶饮。活血化瘀养胎。适用于习惯性流产。

7. 益母草 60 g,桃仁 15 g。将上述药物水煎取汁。代茶饮。安胎止血。适用于习惯性流产。

8. 川续断 30 g,杜仲 30 g,桑寄生 30 g,菟丝子 30 g。将上述药物水煎取汁。每日 1 份,代茶饮。补肾安胎。适用于习惯性流产。

9. 苎麻根 30 g,白葡萄干 30 g。将上述药物水煎取汁。每日 1 份,代茶饮。安胎止血。适用于习惯性流产。

10. 当归、党参、生地、杜仲、川续断、桑寄生、地榆、砂仁、阿胶各 30 g,炒蚕沙 45 g,熟地、黄蜡各 60 g,麻油 750 g,黄丹 360 g,煅紫石英、煅赤石脂、煅龙骨各 21 g。取黄丹及其之前的材料熬收为膏,再下煅紫石英、煅赤石脂、煅龙骨各 21 g 搅匀。首月贴腰眼,7 日换 1 次;3 个月后半月换 1 次,10 个月满为止。补肾益气固胎。适用于习惯性流产。

11. 当归、白芍、地黄、白术、甘草、黄芩、续断、黄芪、肉苁蓉、木香、益母草、龙骨各适量。将上述药物制成大小为 13.5 cm×13 cm 的膏药,每膏重 15 g。使用时温热化开,贴于脐部。益气养血,固肾安胎。适用于习惯性流产。

(四)饮食疗法

1. 杜仲 240 g,糯米煎汤浸透,炒去丝,续断 60 g,酒浸焙干为末,以山药 150～180 g 为末,作糊丸,梧子大,每服 30 丸,空腹米汤下。

2. 鸡蛋 2 只,艾叶 12 g,置砂锅内加水同煮,蛋熟去壳再煮片刻,在确诊怀孕后每晚睡前食。孕后第 1 个月每日服 1 次,连服 5～8 日;第 2 个月,每 10 日服 1 次;第 3 个月每 15 日服 1 次;4 个月后每月服 1 次,直至妊娠足月。

3. 老母鸡 1 只,红壳小黄米 250 g。将鸡宰杀去毛及内脏,煮汤,用鸡汤煮粥食之。

可连续服用。

4. 母鸡 1 只,宰后洗净,连内脏入药,乌贼鱼干(带骨头的)1 条,加水炖烂,取浓汁,加糙糯米 90 ~ 150 g,煮米熟为度。加盐适量调味服。鸡肉、乌贼鱼随意吃。

【调护】

导致习惯性流产的因素很多,做好以下事项有利于预防习惯性流产的发生。

1. 一般情况下,流产后的半年内不适合再次受孕,要做好避孕措施,半年之后再怀孕则可减少流产发生的概率。

2. 备孕时,夫妻双方都要进行全面的体检,特别是遗传学染色体检查。

3. 男性一方要做生殖系统检查。若有菌精症,要待治愈后再进行备孕。

4. 要根据医嘱做血型鉴定,包括 Rh 血型系统。

5. 针对黄体功能不全的药物治疗时间,要超过上次流产的妊娠期限。

6. 女性若有甲状腺功能低下的现象,要待甲状腺功能恢复正常之后再备孕,妊娠期间也要坚持服用抗甲状腺功能低下的药物。

7. 对于子宫颈内口松弛的孕妇,可选择做子宫颈内口缝扎术。

8. 孕妇要注意休息,保持生活规律,合理饮食,保持情绪的稳定,节制性行为,保持情绪的稳定,特别是在上次流产的妊娠期内。

9. 备孕时,夫妻双方要避免接触有毒物质和放射性物质。

胎儿生长迟缓

胎儿生长迟缓是指妊娠四五个月后,孕妇腹形与宫体增大明显小于正常妊娠月份,胎儿存活而生长迟缓者;中医称为"胎萎不长"。亦有称"妊娠胎萎燥""妊娠胎不长"。

《诸病源候论·胎萎燥候》云:"胎之在胞,血气资养。若血气虚损,胞脏冷者,胎则翳燥萎伏不长。其状,儿在胎都不转动,日月虽满,亦不能生,是其候也。而胎在内痿燥,其胎多死。"《妇人大全良方》中曰:"夫妇妊不长者,因有宿疾,或因失调,以致脏腑衰损,气血虚弱而胎不长也。"《陈素庵妇科补解》曰:"妊娠忧郁不解,以及阴血衰耗,胎燥而萎。"《张氏医通》继承《诸病源候论》中"妊娠胎萎燥候"和"妊娠过年久不产候"的学术观点指出:"胎之在胞,以气血滋养……若冷热失宜,气血损弱,则胎萎燥而不育,或过年久而不产。"本病属高危妊娠之一,如不及时治疗,可致堕胎或过期不产,胎死腹中,其死亡率为正常儿的 4 ~ 6 倍,不仅影响胎儿的发育,且可影响日后的体能与智能发育。临床应引起重视。

【病因病机】

有 40% 患者病因不明。中医认为本病主要机制是父母禀赋虚弱,或孕后将养失宜,以致胞脏虚损,胎养不足,而生长迟缓。常由肾气亏损,气血虚弱和阴虚血热所致。

(一)肾气亏损

禀赋肾虚,或孕后房事不节,损伤肾气,胎气内系于肾,肾精不足,胎失所养而生长迟缓,遂致胎萎不长。

（二）气血虚弱

素体气血不足,或孕后恶阻较重,气血化源不足,或胎漏下血日久耗伤气血,冲任气血不足,胎失所养,以致胎萎不长。

（三）阴虚血热

孕妇素体阴虚,或久病失血伤阴,或孕后过服辛辣食物及辛热暖宫药物,以致邪热灼伤阴血,胎为邪热所伤又失阴血的濡养,因而发生胎萎不长。

【诊断】

（一）病史

可伴有胎漏、胎动不安病史,或有妊娠高血压疾病、慢性肝炎、慢性高血压、心脏病、贫血、营养不良或其他慢性消耗性疾病,或有烟酒嗜好、偏食史。

（二）临床表现

妊娠中晚期,其腹形明显小于相应妊娠月份。

（三）检查

1. 产科检查

宫底高度、腹围与孕期不符合,明显小于妊娠月份。

2. 其他检查

B超测量头围与腹围比值(HC/AC)小于正常同孕周平均值的第10百分数,胎儿双顶径增长缓慢、羊水过少、胎盘老化,或孕晚期每周测量体重增长不足0.5 kg有诊断意义。

3. 彩色多普勒超声检查

脐动脉舒张期末波缺失或倒置提示有胎萎不长的可能。

【鉴别诊断】

首先要确定胎龄,准确了解末次月经的日期及胎动出现的时间,以利计算孕周,避免误诊。胎儿生长受限须注意与胎死不下、羊水过少相鉴别。

（一）胎死不下

两者都有宫体小于妊娠月份的特点,但胎死不下可有胎漏、胎动不安史,若发生于妊娠中晚期,孕妇腹形日渐变小,并且自觉胎动消失,或伴见阴道流褐色或紫黑色血块,腹中阴冷重坠,甚而口出秽臭之气,脉象沉涩等。而本病的胎儿虽小于停经月份,但有胎动、胎心音。再结合查体、超声等辅助检查有助于明确诊断。

（二）羊水过少

B超探查羊水暗区(AFV)在2 cm以下,腹部检查宫内羊水量少,胎儿肢体发育正常,胎动、胎心音存在;与本病的肢体发育偏小不同。B超检查可资鉴别。

【治疗】

（一）辨证施治

1. 气血虚弱型

妊娠四五个月后,胎儿存活,而孕妇腹形明显小于正常妊娠月份。身体羸弱,面色萎黄或㿠白,头昏心悸,气短懒言,舌淡嫩,脉细弱无力。

治法:益气养血,滋养胎元。

方药:八珍汤加黄芪、牡蛎。

血虚甚,加枸杞、山萸肉、制首乌,滋阴养血;中虚失运兼见纳差、便溏,苔白腻,加砂仁、陈皮、淮山药,健脾除湿;气损及阳,小腹冷痛,四肢欠温,加干姜、吴萸、台乌、巴戟天,温阳散寒。

2. 脾肾虚损型

妊娠四五个月后,孕妇腹形小于正常妊娠月份。腰腹冷痛,纳少便溏,形寒肢冷,脉沉迟,舌淡苔白润。

治法:健脾温肾。

方药:寿胎丸加党参、白术。

气虚不足,加黄芪、山药、大枣、甘草,补脾益气;腰腹冷痛甚,加杜仲、鹿角片、台乌、续断,温阳散寒行气。

3. 阴虚血热型

妊娠四五月后,孕妇腹形明显小于妊娠月份。颧赤唇红,烦躁不安,口干喜饮,尿黄便结,五心烦热,热盗汗,舌红苔黄而干,脉细数。

治法:清热凉血,滋阴养血。

方药:保阴煎。

邪热盛而阴亏津伤甚,加玄参、麦冬、知母、石斛、首乌,养阴清热生津;虚火甚见潮热盗汗,五心烦热,加丹皮、黄柏、地骨皮、白薇、五味子、糯稻根、知母、山栀,凉血坚阴,固表敛汗,清热除烦;情志过激,肝郁化火,烦躁易怒,胁痛口苦,脉弦数,加醋炒柴胡、炒川楝子、青橘叶、绿萼梅、合欢皮、焦栀,疏肝清热、理气。

（二）验方

1. 党参 15 g,黄芪、覆盆子、炒白术、淮山药、菟丝子各 12 g,巴戟天、补骨脂、川续断各 10 g,炒白芍、茯苓各 9 g,陈皮 6 g,炙甘草 5 g。将上述药物加清水早晚各煎煮 1 次,去渣取汁。每日 1 剂。早晚各 1 次,温热口服。健脾温肾养胎。适用于胎儿生长迟缓。

2. 生地 30 g,白芍 12 g,枸杞 10 g。将上述药物水煎取汁。每日 1 剂,代茶饮。益肾滋阴养胎。适用于胎儿生长迟缓。

3. 党参 12 g,熟附片 6 g(先煎),炙甘草 5 g。将上述药物水煎取汁。每日 1 份,代茶饮。健脾温肾养胎。适用于胎儿生长迟缓。

4. 黄芪 30 g,阿胶 12 g(烊化)。将上述药物水煎取汁。每日 1 剂,代茶饮。益气补血养胎。适用于胎儿生长迟缓。

（三）饮食疗法

1. 鲤鱼 1 条(约重 450 g),红枣 6 枚。将鲤鱼去鳞及肠杂后洗净,加入红枣、盐、葱及姜,再加适量水煮熟即成。喝汤食鱼和枣。益血养胎。适用于胎儿生长迟缓。

2. 鲜嫩牛肉 250 g,党参 30 g,黄精 15 g,生姜 4 片,精盐适量。将牛肉洗净,切块。将党参、黄精、生姜洗净。把全部用料放入锅内,加清水适量,用大火煮沸后改小火煲 2～3 小时,最后加精盐调味即成。佐餐食用。补气健脾,养血安神。适用于胎儿生长迟缓。

3. 猪瘦肉 50 g,红参 6 g,枸杞 30 g。将猪瘦肉洗净,切成小块。将其余用料洗净,备用。将全部用料放入炖盅内,加清水适量,隔水以小火炖 3～4 小时,最后加精盐调味即成。佐餐食用,1 日之内服完。大补元气,养血育胎。适用于胎儿生长迟缓。阴虚血热者忌用。不宜同食萝卜。

4. 桑寄生 30 g,淮山药 30 g,鸡蛋 2 个,大枣 20 枚,白糖适量。将桑寄生、淮山药、大枣洗净备用。将上述药物与鸡蛋一同放入锅内,加清水适量,以小火煮半小时。将鸡蛋去壳再煮 1 小时,最后加入白糖溶化即可。饮汤吃鸡蛋,1 日之内服完。补气养血,滋养胎元。适用于胎儿生长迟缓。血热者忌用。

【调护】

1. 忌烟、酒。保持心情舒畅。

2. 加强营养,食用高热量、高蛋白、高维生素、叶酸、钙剂等营养丰富易于消化的食物。

3. 孕妇左侧卧位,增加子宫血流量,改善胎盘灌注,定期吸氧。

4. 积极治疗妊娠剧吐及妊娠合并症,如妊娠高血压疾病等。

5. 定期产前检查,及早发现,及早治疗。若发现胎儿畸形应及早终止妊娠。

6. 适时分娩,一般不超过预产期。

羊水过多

正常妊娠 36～38 孕周前羊水量随孕周增加而增多,但最后 2～4 周羊水量渐少,足月时羊水量约 1 000 mL。凡在妊娠任何时期羊水量超过 2 000 mL 者称为羊水过多,最高达 20 000 mL。本病发生率为 0.5%～1%,多发生于妊娠晚期。多数病情发生缓慢,称为慢性羊水过多。少数发展迅速,称为急性羊水过多。

本病属中医"子满""胎水肿满"范围。发病多与脾、肾二脏亏虚有关。

子满是指妊娠五六月出现胎水过多,腹大异常,胸膈胀满,甚或喘不得卧者。

古代医籍中多将子满与子气、子肿一并论述。如《诸病源候论·妊娠胎间水气子满体肿候》曰:"胎间水气子满体肿者,此由脾胃虚弱,脏腑之间有停水,而夹以妊娠故也。"《叶氏女科证治·卷二》云:"妊娠五六月间,腹大异常,胸膈胀满,小水不通,遍身浮肿,名曰子满。此胞中蓄水也,若不早治,生子手足必然软短,形体残疾,或水下而死。"对病因病机、主要证候、转归预后作了论述。

【病因病机】

中医认为,本病主要病因是妇人脾气本虚,孕后则血聚养胎,气血两虚,脾虚不能运化水湿,水滞胞中,致胎水肿满。临床出现腹大异常,胸膈胀满,甚或喘息不能卧等表现。若不及时治疗,往往可致胎儿畸形或胎死腹中,如《胎产心法·子肿子气子满论》曰:"生子手足软短有疾,甚至胎死腹中。"

西医学认为,羊水在母体和胎儿之间不断进行交换,维持着动态平衡,交换量约400 mL/h。胎儿通过吞咽、呼吸、排尿以及角化前皮肤、脐带等进行交换,此种交换一旦失去平衡,可发生羊水量异常。

【诊断】

(一)病史

由于一般羊水量在超过 3 000 mL 时才出现临床症状,所以应注意询问妊娠 20～24 周时,是否感近日内子宫迅速增大,有无出现呼吸困难,不能平卧,或妊娠 20 周后有无腹胀大明显等症状;是否有糖尿病、高血压、重度贫血、Rh 血型不合或急性肝炎病史。

(二)临床表现

1. 急性羊水过多

临床较为少见。常发生于妊娠 20～24 周,孕妇自觉数日内腹部迅速增大,腹壁紧张,皮肤发亮。由于子宫过度增大和紧张,出现明显的压迫症状,如因膈肌上升引起气促、心悸、发绀、平卧困难;因静脉回流受阻而出现下肢、外阴或腹壁浮肿,因胃肠道受压迫而出现消化不良、呕吐、便秘等。

2. 慢性羊水过多

临床较为多见。常发生于妊娠晚期,羊水在数周内缓慢增加,压迫症状较轻,孕妇能逐渐适应。腹部检查:子宫较正常妊娠月份为大,腹部呈球形鼓起,腹壁紧张有明显的液体波动感,胎体常扪不清或胎儿有浮沉感,胎心遥远微弱或听不清。

羊水过多患者往往因宫腔内压力过高,诱发早产、胎膜早破、妊娠高血压疾病,或因羊水量多,易并发胎位不正。破膜时羊水骤然流出引起脐带脱垂,羊水流速过快使宫腔突然变小、压力骤降致胎盘早期剥离和休克。分娩期因子宫肌纤维伸展过度,易发生宫缩乏力、产后流血。

(三)实验室及其他检查

1. B 型超声检查

目前以 B 超探测意义尤大。一般 B 超显像图显示胎儿与子宫壁间距离在 7 cm 以上者,可考虑羊水过多。

2. X 线检查

羊水明显增多时,X 线检查结果比较可靠。腹部平片见胎儿四肢伸展,不贴近躯干。侧位片可见围绕胎儿的子宫壁和羊水形成的阴影显著增宽。还可了解是否合并无脑儿、脑积水等胎儿畸形或多胎妊娠。

3. 羊水甲胎蛋白(αFP)含量测定

胎儿有开放性神经管缺陷时,由于脑脊膜裸露,αFP随脑脊液渗入羊膜腔,羊水αFP含量可比正常高4~10倍。

4. 羊膜囊造影及胎儿造影

为了解胎儿有无消化道畸形,先将76%泛影葡胺20~40 mL注入羊膜腔内;3小时后摄片,羊水中造影剂减少,胎儿肠道内出现造影剂。接着再将40%碘化油20~40 mL(应视羊水多少而定)注入羊膜腔,左右翻身数次,因脂溶性造影剂与胎脂有高度亲和力,注药后半小时、1小时、24小时分别摄片,胎儿的体表包括头、躯干、四肢及外生殖器均可显影。羊膜囊造影可能引起早产、宫腔内感染,且造影剂、放射线对胎儿有一定损害,应慎用。

【鉴别诊断】

须注意与多胎妊娠、葡萄胎、腹水及巨大卵巢囊肿相鉴别。

【治疗】

(一)辨证施治

本病发病的主要机制是脾失健运,水渍胞中。常见证型以脾气虚弱型为主。治疗大法以利水除湿为主,佐以益气行气。

脾气虚弱型

妊娠五六月,腹大异常,明显大于妊娠月份,腹皮急而发亮,下肢及阴部水肿,严重时全身浮肿,食少腹胀,胸膈满闷,呼吸急促,神疲肢软,舌淡,苔白腻,脉沉滑无力。

治法:健脾渗湿,养血安胎。

方药:鲤鱼汤加减。

临证时常于上方加陈皮、大腹皮以健脾理气,行滞宽中;加桑寄生、川续断以固肾安胎;若阳虚兼畏寒肢冷者,酌加黄芪、肉桂以温阳化气行水;腰痛甚者,酌加杜仲、菟丝子固肾安胎;若喘甚者,加葶苈子、杏仁、苏子、旋覆花降逆平喘;肿甚而小便不利者,加车前子以渗湿利水,但注意中病即止。

(二)针灸疗法

1. 针法

取穴:足三里、阴陵泉、三阴交,肺气不宣加列缺。

刺法:平补平泻手法,留针30分钟;每日针刺1次。

2. 灸法

取穴:脾俞、水分,肾阳虚加肾俞。艾条重灸,每日1次。

(三)验方

1. 茯苓30 g,黄芪、焦白术、菟丝子、大腹皮各15 g,猪苓、泽泻各12 g,陈皮、桂枝各9 g,生姜皮、木香各6 g,砂仁3 g。将上述药物加清水煎煮,去渣取汁。每日1剂。水煎分服。适用于羊水过多。

2. 茯苓皮、大腹皮各15 g,白术10 g,生姜皮、陈皮各5 g。将上述药物水煎取汁。代茶饮,每日1剂,分2次服,连服7~15剂。健脾渗湿,和血养胎。适用于羊水过多。

3. 白扁豆、赤小豆、陈葫芦各30 g,大枣10 枚。将上述药物水煎取汁。每日1剂,代茶饮。补肾利水。适用于羊水过多。

（四）饮食疗法

1. 冬瓜连皮不拘多少,将冬瓜洗净切块煮熟,少入盐,随意服,具有利水消肿的功效。

2. 鲜鲤鱼1条(500~1 000 g),猪苓50 g,葫芦干100 g,生姜12 g。加水煮至鲤鱼熟,加食盐少许(以不咸为度),随时吃鱼及喝汤。

3. 杜仲30 g,枸杞30 g,干姜10 g,鲤鱼1条(约500 g)。将鲤鱼去鳞鳃及内脏,余药洗净用干净纱布包裹,与鲤鱼同煮1小时,去药包,饭前空腹吃鱼饮汤。

4. 茯苓15 g,大米50 g,红枣(去核)5 枚。共放锅内,加水适量,煮成粥,早餐食用。

【调护】

1. 结合本病已知的发病因素,采取相应的预防措施,及时治疗孕妇的某些可能引羊水过多的疾病,如糖尿病、母儿血型不合、妊娠高血压疾病等。

2. 注意休息,稳定情绪,保持心情舒畅。

3. 多食鲤鱼、冬瓜、萝卜等顺气、利气之品,以保持气机调畅。不可服食生冷或肥甘之品,以免脾胃损伤,当病情严重时,适时控制盐的摄入。

羊水过少

妊娠足月时羊水量少于300 mL,称为羊水过少。临床比较少见,多发生于妊娠28周以后,发生率占分娩总数的0.5%~4%,且多发生于年轻初孕与合并妊娠高血压疾病的患者。由于本病胎儿发育畸形率、新生儿发病率及围生儿死亡率较正常妊娠增高,且往往是胎儿宫内生长迟缓的标志之一,若羊水量<50 mL,胎儿窘迫发生率在50%以上,围生儿死亡率达88%,故应引起临床重视。妊娠早中期羊水过少,多以流产告终。

本病在中医古籍中无单独记载,其症状散见于"胎萎不长"等病中。

【病因病机】

中医学认为本病多因夫妇双方禀赋不足,不能滋化精津,或因孕后调养失宜,以致脏腑气血不足,胎失所养所致。

【诊断】

（一）病史

有胎儿发育受限、妊娠高血压疾病,或有过期妊娠的病史,未临产以前已有胎心变化而原因不明,应考虑羊水过少。

（二）临床表现

以腹围及宫底高度小于正常孕月为主要症状,孕妇对胎动感觉清楚,胎动时常常感到腹痛。

（三）查体

腹部检查能明显触及肢体，有宫壁紧裹胎体感，子宫受刺激时易发生宫缩。

（四）实验室及其他检查

1. B 型超声诊断

B 超测定单一最大羊水池深度≤2 cm 为羊水过少；≤1 cm 为羊水严重过少。羊水指数≤8.0 cm 作为诊断羊水过少的临界值；羊水指数≤5.0 cm 作为诊断羊水过少的绝对值。B 超还发现羊水和胎儿交界面不清，胎盘的胎儿面与胎体明显接触以及胎儿肢体挤压卷曲等。

2. 羊水直接测量

破膜前羊水量＜100 mL，分娩结束时证实羊水量＜300 mL 者即可确诊。另外，在羊膜表面常可见多个圆形或卵圆形结节，直径 2～4 cm，淡灰黄色，不透明，内含复层鳞状上皮细胞及胎脂。

3. 羊膜镜检查

如羊水过少可见羊膜紧贴胎头，同时可观察羊水性质有无污染，及早做出诊断。

【鉴别诊断】

本病应与胎死腹中相鉴别，一般 B 超检查可确诊。二者腹形均小于正常孕妇，但羊水过少之胎儿可见胎心搏动，而后者无胎心搏动。此外尚应与胎儿宫内生长迟缓相鉴别。

【治疗】

（一）辨证施治

本病主要由于气血虚弱，脾肾不足或血热所致。治疗重在养气血、补脾胃，滋化源，使其精充血足，则胎有所养。排除胎儿畸形后可参照胎儿宫内生长迟缓辨证治疗。

（二）其他疗法

1. 红枣 10 枚，糯米适量，煮粥常服，益气养血。

2. 枸杞20 g，牛腱250 g。前二物同时加水煮汤服用，隔日 1 剂，具有补血益精长胎的作用。

3. 母鸡 1 只重约500 g，干苎麻根 30 g。鸡洗净去内脏，苎麻根放入鸡腹内，加水煲汤，调味饮汤吃鸡。每周 2 次，可常服。滋阴清热，养胎增液。

4. 党参30 g，杜仲30 g，龟肉90 g。药、肉均切块，加水 1 000 mL，煮沸至龟肉熟透即可服用，服 3～5 次有效。益气补肾，养胎增液。

【调护】

1. 发生过羊水过少合并胎儿畸形者，再次受孕前应行染色体等遗传学检查，以排除遗传疾病。

2. 积极治疗合并症及并发病，如贫血、妊娠高血压疾病等。

3. 加强孕妇营养，给予丰富易消化食物。同时注意卧床休息，取左侧卧位以改善子宫供血。

4. 严密观察胎心、胎动,以便及时发现并纠正胎儿窘迫。胎儿确已死亡,应引产终止妊娠。

妊娠小便不通

妊娠期间小便不通,甚至小腹胀急而痛以致心烦不得卧者,称为妊娠小便不通,或称转胞、胞转、转脬。

该病在治疗上是以补为通,以清为利,不得滥用滑利通下之品,以免伤及胎元,有损母体。

首见于《金匮要略·妇人杂病脉证并治》:"妇人病饮食如故,烦热不得卧……不得溺也……肾气丸主之",以方测证乃肾虚所致。朱丹溪总结前人经验结合自身临床经验,提出本病由血气虚弱,不能上载其胎,治以补虚为主;并创"丹溪举胎法",用香油涂手,自产户伸入托其胎,溺自下。

【病因病机】

妊娠小便不通的病因病机主要是胎气下坠,压迫膀胱,致膀胱不利,水道不通,溺不得出。属本虚标实证,临床有肾虚、气虚之分。

(一)肾虚

素体肾虚不足,胞系于肾,孕后肾气愈虚,系胞无力,胎压膀胱,溺不得出,或肾虚不能化气行水故小便难。

(二)气虚

素体虚弱中气不足,或饮食失节损伤脾气,妊娠后胎体渐长,气虚无力举胎,胎重下坠,压迫膀胱,溺不得出。

【诊断】

(一)临床表现

多发生在妊娠晚期,以小便不通、小腹胀满疼痛为主症。

(二)检查

尿液常规检查基本正常。

【鉴别诊断】

与子淋鉴别:子淋以小便淋漓涩痛为主,转胞以小腹胀急疼痛、溺不得出为主。

【治疗】

(一)辨证施治

本病以小便不通为主,但其实质是肾虚或气虚。治疗本着"急则治其标,缓则治其本"的原则,以补气升提助膀胱气化为主,不可妄投通利之品,以免影响胎元。

1. 中气虚弱型

妊娠数月,小便不通,或点滴少量淋漓而下,小腹胀急疼痛,坐卧不安。面色㿠白,头晕目眩,气短懒言,神疲肢软,食欲下降,舌淡苔薄白,脉缓滑无力。

治法:益气提升佐以利水通溺。

方药:益气导溺汤(《中医妇科治疗学》)。

血虚甚,加阿胶、制首乌,滋阴养血安胎;头晕气短,小腹坠胀,加黄芪益气升阳。

2. 肾气虚弱型

妊娠期间,小便频数不畅,点滴而下,小腹胀满而痛,坐卧不宁。面色晦暗,腰酸膝软,畏寒肢冷,舌淡苔白润,脉滑无力。

治法:温肾扶阳,化气行水。

方药:肾气丸(《金匮要略》)去附子、丹皮,加巴戟天、菟丝子。

气虚不足,加党参、黄芪、炒白术,益气健脾,升阳举陷;腰膝酸软,加杜仲、桑寄生、菟丝子,固肾系胎,壮腰止痛。

3. 湿热蕴郁型

妊娠数月后,小便短黄,渐至闭塞不通,小腹胀痛,坐卧不安,面色垢黄,头重眩晕,胸闷口苦或口渴不欲饮,舌红苔黄腻,脉滑数。

治法:清热利湿,通利小便。

方药:分清饮(《婴童百问》)。

湿热壅滞于中,胸闷口苦,苔黄腻,加黄连、厚朴、姜竹茹,辛开苦降,清热除湿;心烦口苦,胸胁胀痛,加龙胆、柴胡、炒川楝子、山栀,疏肝清热;湿热久结,灼伤肾阴,见口干咽燥,潮热盗汗,舌红少津者,加生地、白芍、旱莲草、知母,滋阴清热。

(二)针灸疗法

1. 针法

气虚:阴陵泉透阳陵泉、曲骨、水道,灸15分钟,每日可灸1~2次。

肾虚:太溪、阴陵泉、曲骨、水道。

2. 灸法

取穴气海、关元、膀胱俞(双)、阴陵泉(双)、足三里、三阴交、大椎穴。强刺激,留针15~20分钟,每隔1~2分钟捻转一次,以有通上达下的酸麻胀感为度,针后加艾灸或电灸。适用于妊娠小便不通。

(三)验方

1. 生黄芪12 g,党参、白术、猪苓各9 g,灯心草、云苓皮、泽泻各6 g,紫苏叶3 g,升麻、甘草各2 g。将上述药物分别洗净,一同放入砂锅中,加适量清水置于先以武火煮沸,再改用文火煎煮15分钟,离火后去渣取汁。每日1剂。早晚各1次,温热口服。适用于妊娠小便不通。

2. 黄芪、白术、当归、人参、茯苓各15 g,陈皮、升麻、柴胡、甘草各10 g。将上述药物分别洗净,一同放入砂锅中,加适量清水置于火上,先以武火煮沸,再改用文火煎煮15分钟,离火后去渣取汁。每日1剂。早晚各1次,温热口服。适用于妊娠小便不通。

3. 龙眼核10 g。将龙眼核去外层黑壳,打碎后加水煎煮取汁。每日1份。温热口服。适用于妊娠小便不通。

（四）饮食疗法

1. 鲫鱼 300 g，赤小豆 30 g，姜、葱、食盐等各适量。将鲫鱼去鳞及内脏后洗净，置于锅内，加赤小豆和水适量，炖至赤小豆熟烂，加少许姜、葱、盐等调味。喝汤食鱼和豆。温肾扶阳，化气行水。适用于妊娠小便不通。

2. 鲈鱼肉 180 g，姜花 0.9 g，长葱段 9 g，汤 45 g，绍酒 9 g，湿淀粉 3 g，植物油 45 g，精盐 0.9 g，香油 0.9 g，白糖 0.6 g，味精 0.6 g，胡椒粉 0.09 g。将鱼肉切成方块形，用精盐搅拌均匀。猛火烧锅倒入植物油，以中火将鱼块炒至六成熟，倒在笊篱里沥去油。将锅放回火上，加汤、姜花、绍酒、精盐、白糖、胡椒粉、鱼块，加盖焖至八成熟，放入葱段，加湿淀粉、味精、香油即成。佐餐食用。适用于肾虚型妊娠小便不通。

3. 瘦猪肉 50 g，鲜慈姑 100 g，葱、姜、盐、味精各适量。将猪肉洗净切成薄片，慈姑切片，拌入葱、姜、盐。以大火煸炒上述食材至熟，加味精调味。补肾固精，利尿消石。适用于妊娠小便不利。因本品油分多，多食影响消化，故以少食为宜。

【调护】

1. 孕前积极治疗慢性疾病，调节饮食以促进脾胃功能使气血充盛。

2. 孕育有节，房事有度，勿伤肾气，孕后调摄适宜以系胎元。

3. 孕前检查及早纠正后屈位子宫，以防孕后嵌顿而诱发本病。

4. 保持体位舒适伸展，勿过久蹲屈加重胎体坠重下压，诱发膀胱排尿不畅，而加重尿液潴留。

5. 取仰卧臀高位，使胎先露上移解除对膀胱的压迫。

6. 用热毛巾热敷下腹部膀胱区，通过刺激膀胱收缩而排尿。

7. 用流水或用温开水冲淋外阴，通过条件反射而引起排尿。

8. 尿液潴留时间过长、尿量过多，无论用何种办法（如导尿）排出尿液时，均须注意速度要缓慢，以防过急而导致患者晕厥或出现血尿。

妊娠小便淋痛

妊娠期间出现尿频、尿急，淋漓涩痛等症，称"妊娠小便淋痛"，或"妊娠小便难"，俗称"子淋"，类似于西医的妊娠合并泌尿系感染。

子淋首见于汉代《金匮要略·妇人妊娠病脉证并治》。隋代巢元方《诸病源候论·诸淋侯》首载"子淋"一名，明确指出淋证病位在肾与膀胱，其机理是"淋者，肾虚膀胱热故也"。《沈氏女科辑要笺正》中曰："阴虚热炽，津液耗伤者为多。不比寻常淋漓皆由膀胱湿热郁结也。非一味苦寒胜湿淡渗利水可治"，对本病的病因病机及治疗具有指导意义。

【病因病机】

本病由热所致，机理是热灼膀胱、气化失司，水道不利，其热有虚实之别，虚者阴虚内热；实者心火亢盛，湿热下注，现分述如下：

（一）阴虚津亏

素体阴分亏虚,孕后精血下聚养胎,阴津愈虚,虚火内生,下移膀胱,则灼伤津液,则小便淋漓涩痛。

（二）心火偏旺

素体阳盛,孕后阴血养胎,阴不上承,心火偏亢,或孕后过食辛辣助火之品,蕴生内热,引动心火,心火移热于小肠,传入膀胱,热灼津液,故小便淋漓涩痛。

（三）膀胱湿热

摄生不慎,洗浴不洁,湿热之邪内侵于膀胱,尿液留滞,致湿热之邪入侵,膀胱气化不利发为本病。

【诊断】

（一）病史

孕前有尿频、尿急、尿痛病史或有不洁性生活史。

（二）临床表现

妊娠期间,尿频、尿急、尿痛或伴小腹坠胀,腰部酸痛。

（三）实验室检查

尿常规可见红细胞、白细胞或少量蛋白。

【鉴别诊断】

（一）转胞

即妊娠小便不通。根据病情程度不同,可表现为尿不得出或淋漓点滴而下,与子淋相似,但无灼热疼痛感,尿液常规检查基本正常。

（二）妊娠遗尿

孕期小便不能控制而自遗为遗尿,也可出现小便淋漓不禁与子淋相似。但遗尿无尿痛灼热感,尿液常规检查基本正常。

【治疗】

（一）辨证施治

1. 心火偏旺型

妊娠期间尿少,色深黄,艰涩疼痛,面赤心烦,甚至口舌生疮,舌红不润,少苔或无苔,脉细滑数。

治法:泻火通淋。

方药:导赤散,加玄参、麦冬。

小便热痛,加山栀、车前草、金钱草,清热通淋利水;热侵阴络,尿中带血,加白茅根、藕节、大小蓟;口舌生疮,加丹皮、黄连。

2. 膀胱湿热型

妊娠期间突感小便频数短急,艰涩不利,灼热疼痛,尿黄赤,洒淅恶寒,面色垢黄,口干渴但不多引饮,胸闷纳少,舌质红,苔黄腻,脉滑数。

治法:清热利湿、通淋。

方药:加味五淋散。

湿热由外感引起,加金银花、连翘、蒲公英、败酱草,辛凉解表除湿;中焦湿热阻滞甚,胸闷腹胀,舌苔厚腻,加厚朴、佩兰、藿香、芳香醒脾,化湿调中。

3. 阴虚津亏型

妊娠期小便频数,淋漓不爽,灼热刺痛,尿短赤,形体消瘦,两颧潮红,午后潮热,手足心热,心烦不寐,便秘,舌红苔黄而干,脉细数而滑。

治法:滋阴润燥,清热通淋。

方药:知柏地黄汤,加麦冬、五味子、车前草。

虚火甚,潮热盗汗明显,加玄参、地骨皮、白薇、五倍子、牡蛎粉,以滋阴清热,敛汗;尿中带血,加女贞子、旱莲草、白茅根,养阴清热,凉血止血。

(二)针灸治疗

泻火通淋,取太冲、中封、大敦,均用泻法。

(三)验方

1. 大青叶、金钱草各50 g,海金沙25 g。将上述药物加水煎汤取汁。每日1份,代茶饮。清热解毒。适用于妊娠合并泌尿系感染。

2. 鲜白茅根90 g。将白茅根加水煎汤取汁。每日1剂,代茶饮。凉血解毒,清热利尿。适用于妊娠合并泌尿系感染。

3. 竹叶10 g,茶叶5 g。将以上2味药物用沸水冲泡。每日1剂,代茶饮。清热泻火,利尿通淋。适用于妊娠合并泌尿系感染。

4. 白茅根30 g,通草3 g,灯心草3 g,绿茶6 g。将以上4味药物放入茶杯中,加沸水冲泡。每日1剂,代茶饮。清热利尿,通淋。适用于妊娠合并泌尿系感染。

(四)饮食疗法

1. 竹叶鲜者30~45 g(干品15~30 g或淡竹叶30~60 g),生石膏30 g,粳米100 g,砂糖少许。先将竹叶洗净,同石膏加水煎汁,去渣,放进粳米煮成粥。每日食2~3次。适用于心火偏亢之子淋。

2. 熟地20~30 g,小蓟10~15 g,粳米100 g,冰糖适量。先将熟地、小蓟煎汁去渣,与粳米同煮成粥,调入冰糖,每日分2次服。适用于阴虚子淋。

【调护】

1. 妊娠期间,要养成多饮水的习惯,以保证一定的排尿量。尿液可以冲刷泌尿道,减少细菌的滋生并抑制其繁殖。

2. 妊娠期,饮食应尽量清淡,忌食辛辣甘腻之物,多吃冬瓜、西瓜、青菜等清热利湿的食物,也可用莲子肉、赤豆、绿豆等煮汤喝,既有利于降低尿路感染的发生概率,又有保胎养胎的功效。

3. 妊娠期间,一定要加强营养,保证维生素、蛋白质等的摄入,既可以增强体质、预防疾病,也可以为胎儿的生长发育提供营养。

4. 注意保持外阴清洁,勤换内裤(最好是纯棉制品,且经常接受日晒、煮沸消毒),以避免细菌的滋生。

5. 妊娠期间,裤子要尽量宽松。如果裤子过紧,会束压外阴,使细菌容易侵入尿道。

6. 孕妇睡觉时最好采取侧卧位,如此可减轻对输尿管的压迫,使尿流通畅。

7. 孕妇应养成规律性的排便习惯,保持大便通畅,从而减少对输尿管的压迫。

(孙敏)

第四节　妇科杂病

凡不属于经、带、胎、产疾病范畴,而又与妇女解剖、生理、病因病机特点密切相关的各种妇科疾病,统称为妇科杂病。

本书收入的常见妇科杂病有:癥瘕、盆腔炎、不孕症、阴痒、阴挺、妇人脏躁等。

不孕症

女子婚后夫妇同居 2 年以上,配偶生殖功能正常,未避孕而未受孕者;或曾孕育过,未避孕又 2 年以上未再受孕者,称为"不孕症"。前者称为"原发性不孕症",后者称为"继发性不孕症"。古称前者为"全不产",后者为"断绪"。

本病始见于《黄帝内经》。《素问·骨空论》云:"督脉者……此生病……其女子不孕。"

目前认为阻碍受孕的因素包括女方、男方或男女双方。本节重点讨论女方相对性不孕症的诊断及治疗。但治疗前应对男女双方同时进行相关检查,以便有针对性地治疗,提高疗效。古籍对女性先天生理缺陷和畸形造成的不孕总结了"五不女",即螺、纹、鼓、角、脉,其中除脉之外,均非药物治疗所能奏效,故不属本节论述范畴。

【病因病机】

男女双方在肾气盛,天癸至,任通冲盛的条件下,女子月事以时下,男子精气溢泻,两性相合,便可媾成胎孕。可见不孕主要与肾气不足,冲任气血失调有关。临床常见有肾虚、肝郁、痰湿、血瘀等类型。

(一)肾虚

肾藏精,精化气,肾中精气的盛衰主宰着人体的生长、发育与生殖,并主宰肾—天癸—冲任—胞宫生殖轴功能协调。若先天肾气不足,或房事不节,久病伤肾,肾气暗耗,则冲任虚衰,胞脉失养,不能摄精成孕;若肾阳不足,命门火衰,冲任失于温煦,不能摄精成孕;若肾阴不足,精血亏损,胞失滋润,甚或阴虚火旺,血海蕴热,冲任失调,均不能摄精成孕,发为不孕症。

（二）肝郁

若肝血不足，肝失所养，肝气郁滞；或七情所伤，情志抑郁，暴怒伤肝；或肝郁化火，郁热内蕴，均可导致疏泄失常，气血不调，冲任失和，胞宫不能摄精成孕。若肝郁克脾，化源不足，冲任血少，亦难以受孕。

（三）瘀血阻滞

情志内伤，气机不畅，血随气结；或经期、产后，余血未净，胞宫空虚，寒、热、湿邪及外伤均可致瘀滞冲任；或房事不节亦可致瘀，胞宫、胞脉阻滞不通导致不孕。

（四）痰湿内阻

寒湿外侵，困扰脾胃；劳倦内伤，脾胃气弱，健运失司，水湿内停；或肾虚气化失司，痰湿内生，流注下焦，滞于冲任，壅阻胞宫，不能摄精成孕。

夫妇双方都对生育力有影响。单纯女性因素致不孕占 40% ~ 55%，单纯男性因素致不孕占 25% ~ 40%，男女共同因素致不孕约占 10%，原因不明占 10%。因此，在查找不孕病因时，要强调对男女双方的检查。

【诊断】

不孕常常是男女双方诸多因素综合影响的结果。通过对双方的全面检查，找出不孕的原因，是治疗不孕症的关键。检查应按一定顺序进行，以免遗漏。

（一）男方检查

询问既往有无慢性疾病如结核、腮腺炎等；了解性生活情况，有无性交困难。除全身检查外，重点应检查外生殖器有无畸形或病变，尤其是精液常规检查。正常精液量为 2 ~ 6 mL，平均为 3 ~ 4 mL；异常为 <1.5 mL；pH 值为 7.2 ~ 7.5，在室温下放置 5 ~ 30 分钟内完全液化，精子总数 >8 000 万/mL，异常 <2 000 万/mL；活动数 >50%，异常为 <35%；异常精子 <20%，正常精子 >50%。

（二）女方检查

1. 询问病史

（1）主诉：不孕的时间、月经的情况，肥胖、有无溢乳等症状。

（2）现病史：月经异常和治疗情况，性生活史，以及以前的关于不孕的检查和结果。

（3）生长发育史：有无生长发育迟缓，青春期发育是否正常，生殖器和第二性征发育情况以及有无先天性畸形。

（4）月经生育史：月经初潮、周期、经期和经量、有无痛经及其程度及最近三次月经的具体情况；并询问结婚年龄、有无避孕史（含避孕方式和避孕持续时间），有无人流史（具体手术的时间、方式和手术时的孕周），有无再婚史，过去生育情况，有无难产和产后大出血史。

（5）不育史：原发不育、继发不育，不育年限，是否接受治疗及疗效。

（6）既往史：有无内分泌疾病、代谢性疾病、精神疾病、高血压和消化系统疾病及用药史；有无感染史，如炎症、结核病；有无接触有害化学物质、放射线物质；有无手术史等。

（7）家族史：有无先天性遗传性疾病，了解兄弟姐妹生育情况。

2. 体格检查

注意第二性征、内外生殖器的发育情况,有无畸形、炎症、包块及乳房泌乳等。X 线胸片排除结核,必要时做甲状腺功能检查、蝶鞍 X 线摄片和血催乳激素测定排除甲状腺及垂体病变,测定尿 17 - 酮、17 - 羟及血皮质醇排除肾上腺皮质疾病。

3. 女性不孕特殊检查

(1)卵巢功能的检查:主要了解卵巢有无排卵及黄体功能情况。可通过基础体温测量、宫颈黏液结晶检查、子宫内膜活检及 B 超监测排卵等。

(2)输卵管通畅试验:男方检查未发现异常,女方有排卵,可进行输卵管通液、通气或子宫输卵管造影以了解输卵管通畅程度。输卵管通气和通液除能达到诊断目的外,尚可分离轻度输卵管黏膜皱襞和伞端粘连,起一定治疗作用。至于造影,更可明确输卵管阻塞部位、有无结核;子宫有无畸形、黏膜下肌瘤、宫腔粘连、内膜结核等。

(3)诊断性刮宫:可了解宫腔大小、有无变形,并取子宫内膜做病理检查,间接了解卵巢功能,除外内膜结核。

(4)性交后试验:在排卵期前后,禁欲 5～7 日。性交后 2 小时吸取宫颈内黏液,置于玻片上镜检。在放大 400 倍镜下有 10 个以上活动的精子,表示有生育能力,少于 5 个活精子,则表示生育能力低下。如果宫颈黏液拉丝度长,置于玻片上干燥后镜检,呈典型的羊齿植物叶状结晶,说明试验时间选择合适。

(5)宫颈黏液、精液相合试验:于预测的排卵期进行,先在玻片一端放一滴新鲜精液,再取宫颈黏液一滴放在距精液滴旁 2～3 mm,轻摇玻片使两液滴接触,37℃下置 1～2 小时,用显微镜观察,如精子能穿过、深入宫颈黏液,提示精子的活动能力及宫颈黏液的性质正常,黏液中无抗精子抗体。

(6)腹腔镜检查:上述各项检查均属正常者,仍未怀孕,可做腹腔镜检查进一步了解盆腔情况,对盆腔内病变可给予更详细的资料。子宫内膜异位症只能在腹腔镜或剖腹探查时直接观察盆腔器官得出确切的诊断。盆腔粘连可以从病史或造影中提出怀疑,也只有在腹腔镜直视下才能证实与估价。通过腹腔镜可了解子宫、卵巢和输卵管有无先天或后天病变;还可向宫腔注入染液,在腹腔镜下观察染液流入腹腔(输卵管通畅时)或阻塞部位。在观察到病变的同时,可通过腹腔镜做一些粘连分解术或子宫内膜异位病灶的电凝术,达到治疗的效果。因此,腹腔镜检查对不孕症的诊断具有重要的价值。约有 20% 的患者通过腹腔镜可以发现术前没有诊断出来的病变。

(7)子宫镜检查:观察子宫腔内情况,能发现子宫畸形、宫腔粘连、子宫内膜息肉、黏膜下肌瘤等病变,是在子宫碘油造影不能明确诊断的情况下,进一步查找不孕病因有用的方法。

(8)免疫学检查:进行以下试验可了解是否为免疫不孕。①精子制动试验:将适当稀释的精子和补体分别加入不孕女方和正常对照者的血清中,观察精子活动情况。如对照者血清中的活动精子百分数与患者血清相比 >2,为阳性,提示患者体内存在抗精子抗体。②精子凝集试验:将适当稀释的精子加入不孕女方和正常对照者的血清中,观察精子凝集情况。有凝集者,为阳性,提示患者体内存在抗精子抗体。③自身免疫试验:用不育男方自身血清和精子做以上两种试验,如显示阳性结果,反映体内有抗自身精子抗体。

（9）染色体检查：正常女性为 46XX，正常男性为 46XY。

（三）诊断标准

1. 夫妇同居 2 年，未采用过避孕措施而未妊娠者，可诊断为不孕症。从未怀孕者为原发不孕症，曾有妊娠史者为继发不孕症。

2. 根据原因，下列几种原因的不孕症有以下诊断标准。

（1）无排卵的诊断：①基础体温连续记录单相 3 个月以上；②阴道脱落细胞涂片检查无周期性变化；③宫颈黏液结晶检查无椭圆体出现；④月经前 6 日子宫内膜检查无典型分泌期变化。以上四点中具备三点者可列为无排卵。

（2）黄体不健的诊断：①基础体温双相，经前期子宫内膜呈分泌期变化，黄体期卵巢 B 超显像见黄体表现而不孕；②基础体温后期上升少于 12 日；③分泌期子宫内膜反应与正常月经周期的反应日期相比相差 2 日以上（此点可确诊）；④排卵后 6 日尿孕二醇量 < 5 mg/24 h 或 2 次血清孕酮量 < 10 ng/mL。

（3）输卵管炎症引起不孕的诊断（不包括生殖道结核）：①子宫输卵管造影，证实输卵管不通畅阻塞，或积水等；②腹腔镜检查下做输卵管通液，证实输卵管不通畅或不通，并且盆腔内粘连；③不孕。

（4）宫腔粘连的诊断：①有宫腔炎症或刮宫病史，痛经或周期性下腹痛而闭经或经量少，不孕；②经子宫输卵管造影或宫腔镜检查证实有粘连。

（5）免疫性不孕的诊断：①临床及各项检查除外以上因素引起的不孕症；②血清或宫颈黏液抗精子抗体阳性或抗卵透明带抗体阳性（此点可确诊）；③性交后试验：排卵前性交后 2 小时内，每高倍视野下宫颈黏液中有力前进的精子少于 5 个；④精子宫颈黏液接触试验：排卵前试验，镜下见和宫颈黏液接触面的精子"颤抖"，不活动或活动迟缓。

【鉴别诊断】

本病的鉴别诊断，与其他疾患不同。由于涉及的病因十分复杂，故凡涉及可能影响整个生殖及性腺—内分泌轴的各种疾患，都与本病有关，明确诊断这些疾患可为诊断本病提供依据。但对某些严重的先天性器官缺陷及畸形、胎珠始成而孕妇尚无明显的妊娠反应、因故而自然流产者，通过基础体温、早孕试验及病理学检查来诊断。

【治疗】

（一）辨证施治

1. 肾气不足型

婚后不孕，月经后期，量少色淡或月经稀发，甚则闭经，腰膝酸软，畏寒喜暖，性欲淡漠，面色㿠白或晦暗，大便不实，小便清长，舌淡苔白，脉沉细或沉迟。

治法：温肾补气养血，调补冲任。

方药：毓麟珠并随证加减。

太子参、熟地、菟丝子、鹿角霜、丹参、紫河车各 15 g，白术、当归、香附、川芎、陈皮各 10 g，白芍 12 g。其次，五子衍宗丸、安坤赞育丸、桂附八味丸、乌鸡白凤丸等也可配合应用。

2. 肾阴亏损型

婚久不孕,月经先期,量少,色红无块,或月经正常,腰腿酸软,头晕耳鸣,心悸失眠,性情急躁,五心烦热,盗汗,便干,舌红苔少,脉细数。

治法:补肾滋阴,调理冲任。

方药:养精种玉汤加减。

当归、陈皮各 10 g,白芍、生地、女贞子、覆盆子、芜蔚子、菟丝子、旱莲草各 15 g,山萸肉 12 g。

阴虚火旺,方用六味地黄汤加减。地骨皮、生地、山药、山萸肉、龟板各 15g,栀子、丹皮各 10 g。

3. 肝郁气滞型

经期先后不定,经来腹痛。行而不畅,量多少不定可有小血块,经前乳房胀痛。精神抑郁,烦躁易怒,胸闷喜太息,舌黯红或淡红,苔薄白,脉弦。

治法:疏肝解郁,调养冲任。

方药:开郁种玉汤加减。

当归、丹皮、香附各 10 g,白芍 15 g,茯苓、路路通、刘寄奴各 12 g。

4. 痰湿郁阻型

月经后期甚至闭经,白带量多,色白如涕,形体肥胖,面色㿠白,头晕心悸,胸闷泛恶,倦怠身重,苔白腻,脉滑。

治法:燥湿化痰,理气调经。

方药:启宫丸加减。

苍术、香附、法半夏、当归、陈皮各 10 g,茯苓 12 g,川芎、南星各 6 g,赤芍、牛膝各 15 g。

经多可去川芎,加黄芪、川续断各 15 g。或用苍附导痰丸加减。

5. 瘀阻胞宫型

月经后期,色黑有块或痛经,块下痛减,平日少腹作痛,痛时拒按,口干不欲饮,或腹部癥瘕,舌黯或有瘀点,脉弦涩或沉涩。

治法:活血化瘀,温经通络。

方药:少腹逐瘀汤加减。

当归、川芎、小茴香、延胡索、生蒲黄、巴戟天各 10 g,赤芍、生地、川续断、菟丝子、牛膝各 15 g,五灵脂 6 g,官桂 3 g。

(二)针灸治疗

体针取关元、涌泉、子宫、然谷为主穴,随证加减。早在晋代,即有针灸治疗不孕录载,所取穴位,主要是肾、脾、胃、肝经及冲、任、督脉。现代研究表明,针灸可以诱发排卵,其机制可能是通过调节下丘脑—垂体—卵巢轴功能而诱发排卵。

(三)中成药

1. 艾附暖宫丸

大蜜丸每次 1 丸,小蜜丸每次 9 g,每日 2～3 次。用治子宫虚冷,月经不调,虚寒不孕等病证。

2. 参茸鹿胎膏

每次 10~15 g,每日 2 次。温开水送服。阴虚火旺者忌服。

3. 胚宝胶囊

每次 1~3 粒,每日 3 次。用治肾阳不足,妇女不孕等病证。

4. 女青春

每次 5~6 片(1.5~1.8 g),每日 3 次。用治闭经、不孕症等病证。

5. 定坤丹(丸)

每次服 1 丸,每日 2 次。温水或温黄酒送下。凡非气血不足而挟瘀滞者忌用。用治气血两虚并兼有瘀滞的月经不调,不孕症等病证。

6. 威喜丸

每次服 6~9 g,每日服 2 次。空腹时细嚼,待满口生津时徐徐咽下。属于命门火衰精滑或气虚下陷者,忌服。服药期间,忌食酸醋。

7. 清宫长春胶囊

口服,每次 1~2 粒,每日 2~3 次。凡感冒或有其他外感热病时,宜暂停使用。用治身体虚弱,精血不足之不孕症等病证。

8. 五子衍宗丸

有人用其口服,治疗不孕症,每次 9 g,每日 3 次。

9. 暖宫孕子丸

每服 8 丸,每日服 2~3 次。忌气恼、劳伤,忌食生冷。用治月经不调、闭经、痛经、带下、不孕等病证。

(四)验方

1. 当归、川芎各 100 g,白芍 500 g,茯苓、白术各 120 g,泽泻 250 g。共研为末,每次服 2 g,每日 3 次,连服 2~6 个月。适于气血虚弱之不孕症者。

2. 蒲公英 30 g,柴胡、路路通各 6 g,白芍、红花、山药、陈皮、青皮、香附、皂角刺各 10 g,当归 12 g。每日 1 剂,每周 5 剂,水煎服。8 周为 1 个疗程。同时用皂角刺、川朴各 15 g,生大黄 10 g,银花藤、蒲公英各 30 g。每晚 1 剂,50~100 mL 保留灌肠,经期停用。此外,用蒲公英 30 g,路路通、红花、透骨草、皂角刺、赤芍各 15 g,威灵仙、乳香、没药各 20 g。用纱布包后隔水蒸 40 分钟,敷下腹部。每次敷 30 分钟,可重复使用 2~3 次,疗程不限。经以上治疗 3 个疗程,妊娠率达 72.6%。以上三方联合使用可疏通输卵管,适用于体质强盛,但每次月经期有明显痛经症状的不孕妇女。

3. 五灵脂、白芷、青盐各 6 g,麝香 0.15 g。先将前 3 味共研细末,再加入麝香同研和匀,贮瓶备用,勿泄气。先用荞麦粉入水调和搓成条状,围于脐周,脐中纳入本散(适量),用艾炷灸之,脐内有微温感即停灸,每日 1 次。适于女子因子宫寒冷,经闭或月经不调而致的不孕症。效果显著。

4. 酒炒白芍 30 g,酒洗当归、土炒白术各 15 g,酒洗丹皮、茯苓、酒炒香附各 9 g,天花粉 6 g。水煎服,每日 1 剂。适于肝气郁结的不孕症。

(五)饮食疗法

1. 取橘子皮 10 g。用沸水冲泡代茶饮用,每日 2 次。用于痰多不孕症患者。

2. 每日取金橘 60 g，连皮吃下。用于白带多、痰多、体形偏胖的不孕症患者。

3. 取鸡蛋 1 个，开一小孔，放入藏红花 1.5 g 搅匀，蒸熟。月经来潮后 1 日开始食用，每日 1 个，连吃 9 日为 1 个疗程，持续食用 3～4 个月经周期。用于子宫发育不良造成的不孕症有效，若服后下次月经未来就暂停，及时去医院做妊娠试验，阳性者即已怀孕。

4. 取鹿茸 10 g 切片，山药 30 g。将二药置干净瓶中，以好酒 500 mL 浸泡，封口，7 日后开取。每日 3 次，每次空腹饮 1～2 小杯。用于宫寒型不孕症患者。

5. 取冬瓜子 30 g，白萝卜子 10 g，红糖 30 g。加水适量煎汤饮用，每日 1～2 次。

6. 取当归 12 g，阿胶 15 g，棉花根 30 g，大枣 10 枚。加水适量煎汤饮用，每日 2 次。

7. 取益母草 200 g，泡白酒 1 000 mL，1 周后开取，每晚服 20 mL，服完为止。

8. 每次取胎盘粉 5 g。以开水送服，每日 2 次。

改变不良生活习惯，锻炼身体，增强体质，改善营养不良状况，有利于不孕患者恢复生育能力。解除焦虑，学会预测排卵期。进行性生活和受孕知识宣传教育，排卵后卵子寿命不足 24 小时，精子在酸性阴道内只能生存 8 小时，而进入宫腔后可维持 2～3 日，故每月只有在排卵前 2～3 日或在排卵后 24 小时内性交才能受孕，所以选择合适的性交日期可增加受孕机会。性交次数应适度，子宫后位者性交时应抬高臀部。治疗生殖器质性疾病，若发现能导致不孕症的生殖器器质性疾病应积极治疗。

【调护】

1. 提倡婚前检查，及时发现男女双方生殖系统的先天畸形和不利于妊娠的因素。如结婚 1 年未孕应及时检查治疗，争取有利时机。

2. 做好计划生育，避免非意愿妊娠。注意预防产后、流产后的感染，防止继发不孕。

3. 注意卫生，洁身自好，避免发生生殖器官炎症及性传播疾病。

4. 尽量避免婚前性行为，减少意外妊娠流产可能导致的继发不孕。

5. 加强锻炼，注意营养，增强体质，不吸烟、不酗酒，保证充足的睡眠，为精卵的产生提供良好的物质基础。

6. 注意提高自身修养，保持良好心态，将有利于神经、内分泌系统的平衡，使精子、卵子有规律地生长、成熟和排出。

癥　瘕

妇女下腹有结块，或胀，或满，或痛，或异常出血者，称为"癥瘕"。瘕始见于《黄帝内经》。《素问·骨空论》云："任脉为病……女子带下瘕聚。"癥始见于《金匮要略方论》。该书云："妇人宿有癥病，经断未及三月，而得漏下不止，胎动在脐上者，为癥痼害。"癥与瘕，按其病变性质有所不同。癥，坚硬成块，固定不移，推揉不散，痛有定处，病属血分；瘕，痞满无形，时聚时散，推揉转动，痛无定处，病属气分。但就其临床所见，每有先因气聚，日久则血瘀成癥，因此不能把它们截然分开，故前人以癥瘕并称。

本病相当于西医学的女性生殖系统肿瘤、盆腔炎性包块、子宫内膜异位症等。

【病因病机】

多因脏腑不和,气机阻滞,瘀血内停,气聚为瘕,血结为癥。以气滞、血瘀、痰湿及毒热为多见。

【诊断】

(一)病史

经期、产后感受外邪;长期情志不舒;有月经不调史,带下病史。

(二)症状

妇人小腹有包块,或胀,或满,或痛,或月经不调,或带下异常等症状。

(三)妇科检查

发现盆腔有包块,或在子宫,或在附件,也可在宫旁组织间。或伴有痛、胀、满的自觉症状,或兼见月经异常或经期外的不正常出血。

(四)其他

必要时借助 B 超或 CT,或 MRI 检查,以了解肿块的部位、大小及性质。

【鉴别诊断】

(一)与妊娠的鉴别

妊娠时有停经史,早孕反应,子宫增大与停经月份相符,质软囊性感;与盆腔肿块不同,借助妇科检查、妊娠试验、B 超检查等可明确诊断。

(二)与癃闭的鉴别

癃闭是尿液在膀胱内积聚,不能溺出的疾病。虽有小腹膨隆、胀、满、痛等症,但导尿后诸症便可消失。B 超检查两者显示不同声像,可资鉴别。

【治疗】

(一)辨证施治

辨证要点是按包块的性质、大小、部位、病程的长短以及兼证和月经情况辨其在气在血,属痰湿还是热毒。

1. 气滞型

下腹有结块,触之有形,推之可移,时聚时散,或上或下,时感疼痛,痛无定处,小腹胀满,胸闷不舒,精神抑郁,月经不调,舌红,苔薄,脉沉弦。

治法:疏肝解郁,行气散结。

方药:香棱丸。

2. 血瘀型

下腹有结块,结块坚硬,固定不移,疼痛拒按,肌肤少泽,口干不欲饮,月经延后或淋漓不断,面色晦暗,舌紫黯,苔厚而干,脉沉涩有力。

治法:活血破瘀,散结消癥。

方药:桂枝茯苓丸。

若积块坚牢者,酌加鳖甲、猪蹄甲以软坚散结,化瘀消癥;疼痛剧烈者,酌加延胡索、莪术、姜黄以行气活血止痛;小腹冷痛者,酌加小茴香、炮姜以温经散寒;月经过多,崩漏不止者,酌加三七粉、炒蒲黄、血余炭等化瘀止血。

若血瘀甚者,兼肌肤甲错,两目黯黑,用大黄蛰虫丸。本方重在取其虫类,搜剔脉络,祛瘀消癥。

3. 痰湿型

小腹有包块,按之不坚,或时作痛,带下量多,淋漓难净,色白质黏稠,胸脘痞闷,时欲呕恶,经行愆期,甚或闭而不行,舌淡胖,苔白腻,脉弦滑。

治法:除湿化痰,散结消癥。

方药:散聚汤。

若兼血滞者,用三棱煎。

4. 毒热型

小腹有结块拒按,小腹及腰骶疼痛,带下量多,色黄如脓,可伴经期提前或延长,经血量多,经前腹痛加重,烦躁易怒,身热口渴,便秘溲黄,舌红,苔黄腻,脉弦滑数。

治法:解毒除湿,破瘀消癥。

方药:金银花截莱饮加赤芍、丹皮、丹参、三棱、莪术、皂角刺。

若小腹包块疼痛,兼带下量多,色黄稠如脓,或五色带杂下,臭秽难闻,疑为恶性肿瘤者,酌加半枝莲、穿心莲、白花蛇舌草、七叶一枝花以清热解毒消癥。

(二)其他疗法

1. 针灸治疗

取穴:关元、水道、足三里、三阴交为主,留针 10～20 分钟,不直刺包块部位,不在经期进行。

2. 外治法

灌肠治疗湿热型包块,用柴胡、蒲公英、败酱草、赤芍。血瘀痰阻型加莪术、炙乳没;寒凝气滞型去蒲公英、败酱草,加官桂、乌药。16 次为 1 个疗程。

【调护】

坚持做好妇女卫生保健工作,定期开展以防癌为主的妇科病普查。40 岁以上者,最好每年普查 1 次,以期早发现,早治疗。患病后,及时采取有效的综合治疗措施,在治疗中定期复查,排除恶性病变。一经明确诊断为恶性肿瘤,按恶性肿瘤及早论治。

盆腔炎

女性生殖器及其周围的结缔组织、盆腔腹膜发生炎症时,称为盆腔炎,为妇产科常见病。炎症可局限于 1 个部位,也可几个部位同时发病。按其发病过程及临床表现,可分为急性和慢性两种。急性盆腔炎可引起弥漫性腹膜炎、败血症,甚至感染性休克等严重后果。中医无盆腔炎病名的记载,但根据其临床表现相当于"热入血室""产后发热""痛经""不孕""带下"等范畴。

《金匮要略·妇人杂病脉证并治》曰:"妇人中风,七八日续来寒热,发作有时,经水适断,此为热入血室,其血必结,故使如疟状,发作有时。"又说:"妇人腹中诸疾痛,当归芍药散主之。"此二条经文的描述,可理解是有关急、慢性盆腔炎临床症状的最早记载。

一、急性盆腔炎

女性盆腔生殖器官及其周围结缔组织和腹膜的急性炎症,称为"急性盆腔炎"。根据其病变部位的不同,分别称作急性子宫内膜炎、急性输卵管炎、输卵管积脓、输卵管卵巢脓肿、急性盆腔结缔组织炎、急性盆腔腹膜炎等。急性盆腔炎发病急、病情重,病势进展迅速,延迟治疗,可发展为脓毒血症、败血症、感染性休克。其初期临床表现与古籍记载的"热入血室""产后发热"相似。

【病因病机】

本病的发生机制,由于经行、产后,胞脉空虚,或平素体质虚弱,或受邪毒,客于胞中,与气血相搏,邪正交争,营卫不和,热毒蕴盛,故发热恶寒,气血瘀滞,则壅遏不行而化为瘀毒壅结,结而成癥。

【诊断】

(一)病史

有分娩或流产史、宫腔内手术操作史及经期不卫生、不洁性交等病史。

(二)临床表现

下腹痛伴发热是典型症状,严重者可有寒战、高热、头痛、食欲下降及恶心、呕吐、腹胀、腹泻等。体温可高达40℃,心率快,下腹部有肌紧张、压痛及反跳痛。盆腔检查:阴道充血,并有大量脓性分泌物,后穹隆有明显触痛;宫颈充血、水肿及脓性白带流出,举痛明显;宫体略大,有压痛,活动受限;双侧附件有增厚、压痛或触及痛性包块、境界不清。

(三)实验室及其他检查

1. 血液

白细胞计数及中性粒细胞均增高,血沉增速。

2. 尿常规

尿呈葡萄酒色,并出现急性肾功能衰竭。病情恶化,应高度怀疑产气荚膜杆菌感染。

3. 宫颈排出液

培养致病菌(包括淋病双球菌)及药物敏感试验。

4. 后穹隆穿刺

抽出液中含有白细胞和细菌。可送培养病原体(包括淋病双球菌)及药物敏感试验,比子宫颈排出液更为可靠。

【鉴别诊断】

急性盆腔炎应与急性阑尾炎、异位妊娠、卵巢囊肿扭转或破裂等急腹症相鉴别。

【治疗】

（一）辨证施治

1. 热毒壅盛

高热、寒战、头痛、下腹剧痛拒按，有坠胀感或有恶心、呕吐，带下增多色黄，质黏稠，或有脓性带腥臭，大便秘结或溏薄，口干欲饮，小溲黄赤，苔黄腻，舌红，脉滑数有力。

治法：清热解毒，行气活血。

方药：红藤煎加减。

红藤、紫花地丁、败酱草各 30 g，金银花、连翘各 20 g，玄胡、丹皮各 10 g，制乳香、没药各 9 g。腹胀、腹痛，加木香（后入）、川楝子各 30 g，茯苓 20 g；毒热盛，加安宫牛黄丸 1 丸，分 2 次服。

2. 热毒内陷

面色灰暗，四肢厥冷，汗出而喘，舌质红绛，苔灰黄，脉微弱或细数。

治法：清热解毒，回阳救逆。

方药：在热毒蕴盛治疗的基础上加用参附汤。西洋参、熟附子（先煎 2 小时）各 15 g。

3. 寒凝气滞

少腹胀痛冷感，腰骶酸痛，畏寒肢冷，经血量少色暗，带下清稀量多，舌质淡或有瘀点，苔白腻，脉沉迟。

治法：温经散寒，行气化瘀。

方药：少腹逐瘀汤加减。

当归、赤芍、生蒲黄、五灵脂、玄胡、丹参、川芎、木香各 10 g，猪蹄甲 15 g，小茴香、肉桂粉（冲服）、柴胡各 6 g。

（二）针灸疗法

取三阴交（双）、足三里（双）、关元、中极、归来、中脘、大肠俞（双）、肾俞（双）等穴位，每次选 2~3 穴，以中刺激手法。

（三）中成药

1. 大黄藤素注射液

每次 2~4 mL，每日 2 次，肌内注射。

2. 徐长卿注射液

每次 2~4 mL，每日 2 次，肌内注射。

3. 清开灵注射液

具有清热解毒，镇静安神之功效。用治感染邪毒之盆腔炎。每日 2~4 mL，肌内注射；或稀释后静脉滴注，每日 20~40 mL。

4. 妇科千金片

由党参、当归、千金拔、金樱子根、鸡血藤、穿心莲、两面针、十大功劳组成。具有益气养血，清热解毒之功效。用治湿毒热盛之盆腔炎。每次 4 片，每日 2 次。

5. 金鸡冲剂

由金樱根、功劳木、鸡血藤、两面针、千金拔、穿心莲组成。具有清热解毒，健脾除湿，通络活血之功效。用治急慢性附件炎、盆腔炎、子宫内膜炎等。每次口服6 g,每日2次。

6. 妇宝冲剂

由川续断、生地、忍冬藤、延胡索、麦冬、白芍等组成。具有益肾和血,理气止痛之功效。用治妇女急、慢性盆腔炎、附件炎、子宫内膜炎等。每次1袋,每日2次。

(四)验方

1. 黄连30 g,黄柏、黄芩、大黄各90 g。共研细末,蜜调或水煮,热敷下腹部。适于急性盆腔炎、炎症浸润期。

2. 大黄、黄柏、姜黄、白芷各150 g,制南星、陈皮、苍术、厚朴、甘草各60 g,天花粉300 g。共研细末。用法同上。

3. 金银花30 g,土茯苓15 g,丹皮9 g,木通6 g,大黄4.5 g,白鸡冠花12 g。水煎2次分服,每日1剂。适于急性盆腔炎。

4. 马齿苋60 g,车前草30 g。共煎汤代茶饮。适于湿热壅盛型。

5. 败酱草45 g,紫草根15 g。水煎加红糖服用。适于湿热壅盛型。

6. 白花蛇舌草、蒲公英、野菊花、透骨草各30 g,栀子15 g。共研细末装入袋内,缝好袋口,隔水煎30分钟,热敷腹部,冷后除去,每日2次。

(五)饮食疗法

1. 皂角刺30 g,加大枣10枚,煎半小时以上,弃渣取药液300~400 mL,再加粳米30 g,煮成粥状,分两次服用。可治亚急性盆腔炎。

2. 丹参30 g,香附12 g,鸡蛋2个。加水同煮,熟后剥去蛋壳取蛋再煮片刻,去药渣,吃蛋饮汤。适于气滞血瘀型。

3. 马齿苋60 g,车前草30 g。共煎汤代茶饮。适于湿热壅盛型。

4. 败酱草45 g,紫草根15 g。水煎加红糖服用。适于湿热壅盛型。

5. 油菜籽、肉桂各60 g。共焙干,研细末,用醋和面粉糊做丸,大如龙眼核。每次1丸,每日2次,温黄酒送下。连服至愈为度。适于慢性盆腔炎。

6. 生大黄15 g,鸡蛋5个。生大黄研末。鸡蛋开孔,取出蛋清,装入生大黄末3 g,煮熟吃。月经净后,每晚临睡前吃1个,连食5个为1个疗程。

【调护】

1. 提高防病意识,做好四期卫生保健。医务人员在进行人流、放环及处理分娩时,应严格按无菌操作。

2. 卧床休息,采用半坐卧位,以利炎症的局限及脓液的引流。注意补充营养、水及电解质。高热时,行物理降温。

二、慢性盆腔炎

慢性盆腔炎多为急性盆腔炎治疗不彻底,或患者体质较差,病程迁延演变所致;或无明显急性发作史,起病缓慢,病情反复所致。当机体抵抗力弱时,可有急性发作。

【病因病机】

经行产后,胞门未闭,风寒湿热之邪,或虫毒乘虚内侵,与冲任气血相搏结,蕴积于胞宫,反复进退,耗伤气血,虚实错杂,缠绵难愈。

(一)湿热瘀结

湿热之邪内侵,余邪未尽,正气未复,气血阻滞,湿热瘀血内结,缠绵日久不愈。

(二)气滞血瘀

七情内伤,脏气不宣,肝气郁结,或外感湿热之邪,余毒未清,滞留于冲任胞宫,气机不畅,瘀血内停,脉络不通。

(三)寒湿凝滞

素体阳虚,下焦失于温煦,水湿不化,寒湿内结,或寒湿之邪乘虚侵袭,与胞宫内余血浊液相结,凝结瘀滞。

(四)气虚血瘀

素体虚弱,或正气内伤,外邪侵袭,留著于冲任,血行不畅,瘀血停聚;或久病不愈,瘀血内结,日久耗伤,正气亏乏,致气虚血瘀证。

【诊断】

(一)临床表现

1. 全身炎症症状多不明显,有时仅有低热,易感疲倦。由于病程时间较长,部分患者可出现神经衰弱症状,如精神不振、周身不适、失眠等。当患者抵抗力差时,易有急性或亚急性发作。

2. 慢性炎症形成的瘢痕粘连以及盆腔充血,常引起下腹部坠胀、疼痛及腰骶部酸痛。常在劳累、性交后及月经前后加剧。

3. 慢性炎症导致盆腔瘀血,患者常有经量增多;卵巢功能损害时可致月经失调;输卵管粘连阻塞时可致不孕。

体征:子宫常呈后倾后屈,活动受限或粘连固定。若为输卵管炎,则在子宫一侧或两侧触到呈索条状的增粗输卵管,并有轻度压痛。若为输卵管积水或输卵管卵巢囊肿,则在盆腔一侧或两侧触及囊性肿物,活动多受限。若为盆腔结缔组织炎时,子宫一侧或两侧有片状增厚、压痛,宫骶韧带常增粗、变硬,有触痛。

(二)实验室及其他检查

B超显像示盆腔有炎性包块;或子宫输卵管碘油造影示输卵管部分或完全堵塞,或呈油滴状集聚;或腹腔镜检有明显炎症、粘连。

【鉴别诊断】

本病应与下列疾病相鉴别:

(一)子宫内膜异位症

有痛经病史,呈进行性加重。妇科检查可能触及宫旁有结节,或子宫两侧有包块。鉴别困难时可行腹腔镜检查有助于诊断。

（二）卵巢囊肿

输卵管卵巢囊肿有盆腔炎病史,妇科检查肿块呈腊肠形,囊壁较薄,与周围有粘连。而卵巢囊肿一般为圆形或椭圆形,与周围无粘连,活动自如。

（三）卵巢癌

附件炎性包块与周围粘连不活动,有时易与卵巢癌相混淆。炎性包块为囊性而卵巢癌为实质性,较硬,表面不规则,B超检查有助于鉴别。诊断有困难时,可行腹腔镜及活组织检查。

（四）陈旧性宫外孕

多有闭经及阴道不规则出血病史,妇科检查子宫旁有粘连的包块,腹腔镜检查有助于诊断。

【治疗】

（一）辨证施治

1. 热毒蕴盛型

高热寒战,腹痛拒按,带下黄浊,秽臭,口干舌燥,恶心、呕吐,舌质红,苔黄腻,脉滑数。

治法:清热解毒,行气活血。

方药:红藤煎加减。

红藤、紫花地丁、败酱草各30 g,金银花、连翘各20 g,玄胡、丹皮各10 g,制乳香、没药各9 g。腹胀、腹痛,加木香(后入)、川楝子各30 g,茯苓20 g;毒热盛,加安宫牛黄丸1丸,分2次服。

2. 热毒内陷型

面色灰暗,四肢厥冷,汗出而喘,舌质红绛,苔灰黄,脉微弱或细数。

治法:清热解毒,回阳救逆。

方药:在热毒蕴盛治疗的基础上加用参附汤。西洋参、熟附子(先煎2小时)各15 g。

3. 下焦湿热型

低热起伏,腰酸腹痛,经前或经期及劳累后加重,经行不调,量多,带下黄稠,味臭,尿黄便干,舌质红,苔黄腻,脉滑数。

治法:清热利湿,活血化瘀。

方药:薏苡附子败酱散加减。

败酱草30 g,薏苡仁、鱼腥草、蒲公英各15 g,柴胡、赤芍、川楝子、陈皮各10 g,玄胡1.5~3.0 g。

4. 寒凝气滞型

少腹胀痛冷感,腰骶酸痛,畏寒肢冷,经血量少色暗,带下清稀量多。舌质淡或有瘀点,苔白腻,脉沉迟。

治法:温经散寒,行气化瘀。

方药:少腹逐瘀汤加减。

当归、赤芍、生蒲黄、五灵脂、玄胡、丹参、川芎、木香各10 g,猪蹄甲15 g,小茴香、肉桂粉(冲服)、柴胡各6 g。

5. 气滞血瘀型

少腹痛如针刺或长期隐痛,痛处不移,月经不调,经色紫黑有块,白带增多,头晕倦怠,舌质暗紫有瘀斑,苔白,脉涩或沉。

治法:理气止痛,活血化瘀。

方药:膈下逐瘀汤加减。

当归、赤芍、丹参、玄胡、五灵脂、苍术各 10 g,制香附、乌药、川芎各 6 g。

(二)针灸疗法

1. 体针

主穴:取中极、关元、气海。

配穴:取八髎、三阴交、阴陵泉、子宫。

2. 耳针

取子宫、卵巢、内分泌、肾上腺、盆腔、交感穴,可用磁粒或王不留行籽贴压。

3. 隔姜艾灸法

主穴:取气海、中极、归来。

配穴:取大肠俞、次髎。

用艾绒做成直径 1.5 cm,高 1.8 cm,重约 800 mg 的圆柱,置于 0.4 cm 厚的鲜姜片上(姜片放在所取穴位上),点燃灸之,每穴灸 3 壮,每壮 6～7 分钟。

(三)中成药

1. 妇科千金片

具有益气养血,清热解毒之功效。用治湿毒热盛之盆腔炎。每次 4 片,每日 2 次。

2. 妇科止带片

具有清湿热,止带下之功效。用治湿热之盆腔炎。每次 1 丸,每日 2 次。

3. 白带丸

具有清湿热,止带下之功效,用治湿热之盆腔炎,每次 1 丸,每日 2 次。

4. 黛蛤散

具有清利肺肝郁热之功效。用治肝经湿热下注之盆腔炎。每次 9～15 g,每日 2 次。

5. 康妇消炎栓

具有清热解毒,杀虫利湿,软坚散结,化瘀止痛之功效。用治附件炎,盆腔炎性包块等。肛门给药,每次 1～2 粒。每日 1 次。

6. 野菊花栓

具有清热利湿止痛之功。用治慢性盆腔炎。肛门给药。每次 1～2 粒,每日 1 次。

7. 活血止痛散

具有活血散瘀,消肿止痛之功效。用治瘀血阻滞之慢性盆腔炎。每次 1.5～3 g,每日 2 次。

8. 六神丸

每次 10 粒,每日 3 次。适用于慢性盆腔炎。

9. 调经益母丸

具有清热散瘀之功效。用治瘀热之盆腔炎性包块。每次 20～30 粒,每日 3 次。

10. 止带丸

具有补虚止带之功效。用治脾肾阳虚之慢性盆腔炎。每次 3 ~ 6 g,每日 2 ~ 3 次。

11. 十香丸

具有理气散结之功效。用治气滞寒凝之慢性盆腔炎。每次 1 丸,每日 1 ~ 2 次。

12. 妇女痛经丸

具有理气活血,化瘀止痛之功效。用治气滞之盆腔炎。每次 30 粒,每日 2 次。

13. 百宝丹

具有止血消肿,散瘀镇痛,活血解毒,祛寒通络之功效。用治瘀血阻络之盆腔炎。每次 0.4 g,每日 3 ~ 4 次。

(四)验方

1. 蒲公英 30 g,白头翁、红藤各 15 g。水煎浓缩至 80 ~ 100 mL,月经干净后 2 日,每晚保留灌肠 1 次,10 ~ 15 日为 1 个疗程,3 个疗程结束。用于治疗久治不愈的慢性盆腔炎、附件炎。它不仅清热解毒,而且活血化瘀。临床取得了明显高于单用内服药治疗的效果,而且治疗所需时间较其缩短一半。

2. 丹参 20 g,赤芍、玄胡各 12 g,木香 10 g,夏枯草、薏苡仁、败酱草各 30 g。以上按比例配方水煎为 500 mL,每次服 50 mL,每日服 2 次,15 日为 1 个疗程。对慢性盆腔炎效好。

3. 黄连 30 g,黄柏、黄芩、大黄各 90 g。共研细末,蜜调或水煮,热敷下腹部。适于急性盆腔炎、炎症浸润期。

4. 大黄、黄柏、姜黄、白芷各 150 g,制南星、陈皮、苍术、厚朴、甘草各 60 g,天花粉 300 g。共研细末。用法同上。

5. 金银花 30 g,土茯苓 15 g,丹皮 9 g,木通 6 g,大黄 4.5 g,白鸡冠花 12 g。水煎 2 次分服,每日 1 剂。适于急性盆腔炎。

6. 皂角刺 30 g,加大枣 10 枚,煎半小时以上,弃渣取药液 300 ~ 400 mL,再加粳米 30 g,煮成粥状,分两次服用。可治亚急性盆腔炎。

7. 丹参 30 g,香附 12 g,鸡蛋 2 个。加水同煮,煮熟后剥去蛋壳取蛋再煮片刻,去药渣,吃蛋饮汤。适于气滞血瘀型。

8. 马齿苋 60 g,车前草 30 g。共煎汤代茶饮。适于湿热壅盛型。

9. 败酱草 45 g,紫草根 15 g。水煎加红糖服用。适于湿热壅盛型。

【调护】

1. 加强卫生宣教,注意经期、孕期及产褥期卫生。

2. 提高妇科生殖道手术操作技术,严格遵守无菌操作规程,术后作好护理,预防感染。

3. 增强体质,提高机体抗病能力。积极治愈急性盆腔炎,防止转为慢性。

阴　痒

妇女外阴及阴道瘙痒,甚则痒痛难忍,坐卧不宁,或伴带下增多者,称为"阴痒"。亦称"阴门瘙痒"。

本病相当于西医学"外阴瘙痒症""外阴炎""阴道炎"及"外阴白色病变"。

《肘后备急方·治卒阴肿痛颓卵方第四十二》首载了治疗"阴痒汁出""阴痒生疮"的方药。隋巢元方详细论述了阴痒的病因病机,内为脏气虚,外为风邪虫蚀所为,《诸病源候论·妇人杂病诸候》曰:"妇人阴痒,是虫蚀所为。三虫九虫,在肠胃之间,因脏虚虫动作,食于阴,其虫作势,微则痒,重者乃痛。"又曰:"肾荣于阴器,肾气虚……为风邪所乘,邪客腠理,而正气不泄,邪正相干,在于皮肤故痒。"明张三锡在《医学准绳六要·治法汇》中主张"阴中痒,亦是肝家湿热,泻肝汤妙",同时又指出"瘦人燥痒属阴虚",为后人从阴虚血燥生风治疗阴痒提供了依据。

【病因病机】

病因病机主要是感染湿、热、毒、虫邪,以及肝肾阴虚、精血亏损、外阴失养所致。

【诊断】

(一)临床表现

以自觉阴痒为诊断依据。

(二)辅助检查

妇科检查及白带涂片检查,以了解阴痒的病因。若外阴奇痒,尤以夜间为甚,白带黄绿色,稀薄呈泡沫状,阴道口黏膜潮红充血,后穹隆及阴道壁有小出血点者,白带涂片可找到阴道滴虫,诊断为滴虫性阴道炎;外阴奇痒,白带多,呈豆腐渣状,大小阴唇红肿,表面有白膜,不易擦掉,镜检可见霉菌,诊断为念珠菌性阴道炎;阴痒并见大小阴唇、阴蒂色素变白,可诊断为外阴营养不良;如阴毛部位及其附近瘙痒,血痂或青斑,找到阴虱及虫卵者,则为阴虱;也有自觉阴部干涩而痒,阴部外表干燥不润者,多为肝肾不足,生风化燥所致。若肥胖阴痒难愈者,要注意排除糖尿病。阴痒的兼症不同,病因各异,均应详察,细加鉴别。

【治疗】

(一)辨证施治

1. 湿热蕴结型

阴部瘙痒,甚则疼痛,坐卧不安,带下量多,色黄如脓,或呈泡沫米泔样,味腥臭心烦少寐,口苦而腻,胸闷不适,舌苔黄腻,脉弦数。

治法:清热化湿,杀虫止痒。

方药:白头翁、丹皮各18 g,土茯苓30 g,苦参、玄参、白鲜皮、防风、地肤子各15 g,黄柏12 g。小便黄赤、尿痛灼热者加木通12 g,萆薢30 g;有化脓性感染者加金银花、白花蛇舌草各 18 g。水煎服,每日 1 剂。

2. 血燥风盛型

阴部干涩,灼热瘙痒,遇热痒甚,带下量少色黄,心烦失眠,口燥咽干,时有潮热汗出,舌质红、少苔,脉细数。

治法:清热凉血,祛风止痒。

方药:当归、川芎各 12 g,生地 30 g,赤芍、丹皮、白鲜皮、防风、荆芥各 15 g,白花蛇舌草 10 g,玄参 18 g。水煎服,每日 1 剂。

(二)针灸疗法

取太冲、阴陵泉、百虫窝及局部阿是穴,可用提插手法。也可在无名指掌侧中节横纹血管处放血,能止痒数小时,可连续针刺 10 次。

(三)中成药

1. 乌蛇止痒丸

具有清热燥湿,养血祛风之功效。用治湿热下注兼有血虚之外阴瘙痒。每次 0.5 袋,每日 2 次。

2. 洁尔阴洗液

使用时先将皮肤湿润,直接涂擦在皮肤上揉搓 5 分钟以上,洗净即可,每日 2 次,2 周为 1 个疗程,疗效满意。

3. 二妙丸

具有燥湿清热之功效。用治湿热下注之阴痒。每次 6～9 g,每日 2 次。

4. 三妙丸

具有燥湿清热之功效。用治湿热下注之阴痒。每次 6～9 g,每日 2 次。

5. 龙胆泻肝丸

具有清肝胆,利湿热之功效。用治肝胆湿热之外阴瘙痒。水丸每次 3～6 g,每日 2 次,蜜丸每次 1 丸,每日 2～3 次。

6. 妇科止带片

具有清热燥湿之功效。用治湿热之阴痒。每次 5 片,每日 3 次。

(四)验方

1. 蛇床子、地肤子、苦参各 20～30 g,花椒、黄柏各 12 g,苍术、防风各 12～15 g。以纱布包扎加水 2 000 mL,煎至约 1 500 mL,待温热适度时,先熏后洗,每日 2 次。适用于霉菌性、滴虫性阴道炎等阴痒患者。

2. 芒硝、苦参、蛇床子、黄柏、川椒各 15 g。加水 1 500 mL,煎至约 1 000 mL 去渣,倒入盆内,至温热适度,坐浴,浸洗 15～20 分钟,每日 1～2 次,一般 3～6 次即愈。

3. 蛇床子 60 g,苦参 30 g,当归尾、赤芍各 15 g,明矾 10 g。煎水半盆,热时熏蒸患处;半温时坐浴与反复洗患处。冷时再温,每日 2～3 次。

4. 蛇床子、紫草、苦参各 30 g,黄柏 12 g,明矾、枳壳各 10 g,椒目 20 粒。水煎,外洗患处。

5. 椿根皮 200 g。煎汤坐浴,对妇女滴虫或霉菌性阴道炎、外阴瘙痒等症有效。

6. 大蒜 4 头切片,鲜小蓟 120 g。水煎温热外洗。

7. 大蒜 2 头,去皮捣碎,加水煎汤,局部浸洗,每日 2～3 次。

【调护】

1. 注意保持外阴清洁,每天清洗外阴,严禁搔抓,禁用冷、热、肥皂水及刺激性水液洗擦。

2. 平时要注意加强营养,保证睡眠,避免精神紧张、过度劳累或情绪激动等。

3. 忌酒、辛辣刺激性或过敏食物。

4. 积极治疗全身性疾病,消除引起瘙痒的因素。

老年性阴道炎

老年性阴道炎常见于绝经后老年妇女,本病属中医"带下""阴痒"等范畴。

【病因病机】

中医有"年过四十阴至半"之说,老年人由于阴津亏损,对阴道的润养降低,出现阴道干涩疼痛;年老体衰,久病大病之后阴津受损,皆可形成本病,年老体衰又往往引起外邪入侵,形成下焦湿之患;气血亏虚,阴道濡养不济,也可形成本病。

【诊断】

(一)临床表现

主要症状为阴道分泌物增多,呈血性或黄色脓性,有恶臭味。由于分泌物的刺激,外阴常有灼热感、瘙痒、疼痛。阴道呈萎缩状,黏膜菲薄而苍白,阴道壁的皱襞消失,光滑状。黏膜色泽较红,有散在出血点,或片状出血斑。阴道狭窄,尿道口黏膜外翻。

(二)实验室及其他检查

白带常规检查可见脓细胞。阴道细胞学涂片显示体内雌激素水平低下,片中细胞多数为外底层细胞。少数为内底层细胞,脓细胞较多等。

【鉴别诊断】

需与滴虫、霉菌性阴道炎相鉴别。

【治疗】

(一)辨证施治

1. 气血不足型

带下色红而淡,阴部瘙痒或干涩疼痛,头晕乏力,面色苍白,四肢倦怠,苔薄白,舌质淡,脉细无力。

治法:补气养血。

方药:当归补血汤合四君子汤加减。

黄芪 15 g,当归 12 g,党参 12 g,白术 12 g,茯苓 10 g,甘草 10 g,何首乌 12 g,生地

12 g,黄柏 10 g,玄参 12 g。

2. 肾阴亏虚型

带下色黄或如血样,阴部瘙痒或干涩灼痛,头晕目眩,口干咽燥,耳鸣,心烦,心悸不寐,五心烦热,腰膝酸软,舌红少苔,脉细数。

治法:滋阴清热。

方药:知柏地黄丸加味。

知母 15 g,黄柏 12 g,生地 12 g,熟地 15 g,山药 12 g,山萸肉 12 g,车前子 12 g,泽泻 10 g,丹皮 12 g,茯苓 12 g,地骨皮 12 g,鱼腥草 30 g。

3. 下焦湿热型

带下色黄量多,有时呈血性,阴部瘙痒,口苦而腻,舌苔黄腻,脉数。

治法:清利下焦湿热。

方药:四妙丸加减。

黄柏 15 g,苍术 12 g,生薏苡仁 20 g,白茅根 30 g,川牛膝 12 g,白鲜皮 15 g,鱼腥草 20 g,生地 12 g,丹皮 12 g,赤芍 12 g。

(二)中成药

1. 紫金锭

本品含山慈菇、红大戟,雄黄、朱砂、千金子霜,五倍子、麝香等。用 5 片(15 g)研为细末,以窥阴器扩开阴道上药,每日 1 次,5 次为 1 个疗程。有人治疗 30 例,治疗 3 ~ 15 日,全部治愈,无明显副作用。

2. 洁尔阴洗液

冲洗阴道,有一定疗效。

(三)验方

1. 蛇床子、地肤子各 30 g,五味子、黄柏各 15 g。煎汤,熏洗,坐浴,每日 1 ~ 2 次。

2. 苦参、半枝莲、野菊花、蛇床子、紫花地丁各 30 g,川椒 15 g。煎汤熏洗外用,每日 1 ~ 2 次,均有效。

3. 蛇床子 30 g,百部 15 g,鹤虱、苦参、雄黄各 12 g。煎 2 次,药液混合,分 2 次,外洗阴部,每日 1 剂。

4. 蛤蟆草鲜草 500 g。加水 100 mL,浓缩至 500 mL 过滤,用浓缩剂涂阴道,1 日 1 次,7 日为 1 个疗程。

5. 冰片 0.3 g,乌贼骨,煅牡蛎、青黛、蛤粉各 3 g。研细末调匀外用于阴痒皮肤破损者。

6. 蛇床子 30 g,贯众、透骨草、苦参、黄柏、淫羊藿、百部各 20 g。煎水熏洗外阴,每日 2 次,10 次为 1 个疗程。

(四)饮食疗法

1. 野菊花 15 g,沸水沏泡代茶饮,适于肝胆湿热下注的患者。

2. 绿豆芽 20 g。沸水沏泡或煎水煮汤,代茶常饮。对肝胆湿热下注患者有益。

3. 黑芝麻 5 g,微妙,羊乳(或用牛乳)500 g,煮沸。常饮此方,对津枯血燥的患者有益。

【调护】

1. 老年性阴道炎的主要发生原因在于体内雌激素减少,绝经后如能给予适当雌激素,便可防止发生本病。

2. 平时要注意外阴清洁,每日清洗外阴。炎症未愈时应避免房事。

3. 饮食宜清淡而有营养,勿过食生冷伤脾的食物,阴虚或湿热体质者,忌服辛酸辣之品,以免热灼阴液。

4. 慢步走运动对老年性阴道炎患者有益,每日坚持做几次仰卧起坐,也可使腹部的血流改善,有助于老年性阴道炎患者。

5. 此外,应积极参加妇科疾病的普查,做到早期发现、早期治疗。

外 阴 白 色 病 变

外阴白色病变是由多种病变引起的外阴部皮肤变白的总称,本组疾病虽然可发生在任何年龄,但绝经前后的妇女较为常见。过去人们习惯于将皮肤和黏膜变白、变粗或萎缩的外阴病变统称为"外阴白斑",甚至视为癌前病变,其实这种看法是不正确的,近年来研究证实,许多种皮肤疾病都可以发生在外阴部,并使局部色素脱失或变为白色。其中最多见的是硬化性苔藓(简称硬萎),其次是慢性皮炎、神经性皮炎、扁平苔藓、外阴白斑等。符合外阴白斑的只占很小一部分。因此不能把外阴皮肤变色或色素有脱失就称为"外阴白斑"。在尚未确定是哪种疾病之前应该称为外阴白色病变。

【病因病机】

外阴白色病变中医称为"阴痒""阴疮"等。一般认为其病因主要为风、湿、热、虚。其脏腑则与肝脾肾关系较为密切。

风为百部之长,常与湿、热之邪合而致病,入侵阴部,留而不去,或外感之邪沿肝经郁留于阴部,或肝经湿热,侵袭阴部,或肝郁气滞,肝经疏泄失常,日久化火生风,留滞于阴部而不去,均可导致本病。

年老体衰,久病体弱,或脾胃功能不健,使气血来源不足,均可使气血亏虚,阴部得不到濡养,或血亏津少,血燥风生,均可导致本病。

久病或年老体弱,损及肾精,或后天不健,不能补给先天,使肾精亏乏,肝者络阴器,肾者主二阴,若精血亏损,肝肾同虚,则阴部失于滋养而导致本病。

【诊断】

(一)临床表现

主要症状为外阴皮肤及黏膜增厚、粗糙、淡暗红色或白色或红白相间,严重时肿胀、充血、表皮剥脱、表浅溃疡、剧痒、灼热感、疼痛、性交困难。检查对局部照明的光线要明亮,若能使用阴道镜将视野放大 2 倍,便于仔细观察则更好。

（二）辅助检查

局部活组织检查可确诊。活检应在有皲裂、溃疡、隆起、硬结或粗糙处进行,并应选择不同病变部位多点取材。

【鉴别诊断】

本病诊断并不困难,但须与其他使外阴皮肤变的疾病及外阴癌相鉴别。

【治疗】

（一）辨证施治

1. 肝经瘀滞型

外阴皮肤黏膜有不同程度的增厚、粗糙、色泽暗红或色白,外阴瘙痒,夜间尤甚,胸闷嗳气,时欲叹息,苔薄白,脉弦或涩,舌质紫暗或有瘀斑。

治法:疏肝解郁,活血通络。

方药:丹栀逍遥散加减。

丹皮 10 g,山栀 10 g,当归 12 g,白蒺藜 12 g,柴胡 6 g,赤芍 10 g,白术 10 g,白鲜皮 20 g,甘草 3 g,地肤子 15 g,土茯苓 15 g。

2. 湿热下注型

外阴皮肤发白,奇痒难忍,灼热疼痛,皮肤湿润浸渍,带多而色黄,胸闷胁满,口干不欲饮,尿黄或急痛,苔黄腻,舌边光红,脉弦数或滑。

治法:清热除湿,消斑止痒。

方药:苏甲马鞭散加味。

苏木 15 g,炙鳖甲 15 g,马鞭草 15 g,草薢 15 g,生地 30 g,龙胆 10 g,地肤子 15 g,白鲜皮 15 g,黄柏 12 g,白茅根 15 g,土茯苓 15 g。

3. 气血亏虚型

外阴部有硬化性苔藓,萎缩性改变,头晕目眩,面色萎黄,心悸乏力,舌苔薄白,舌质淡,脉细弱。

治法:益气养血,和营润肤。

方药:黑白和营汤加味。

黑芝麻 30 g,黑大豆 30 g,白鲜皮 20 g,黄芪 15 g,白芍 12 g,当归 12 g,女贞子 12 g,旱莲草 15 g,白术 10 g,丹皮 10 g,生首乌 15 g,防风 9 g,生甘草 6 g,地肤子 15 g,土茯苓 15 g。

4. 脾肾阳虚型

外阴部瘙痒,热则痒减,冷则痒甚,皮肤色白,萎缩,脆而薄,面色㿠白,少腹隐痛,形寒肢冷,腰膝酸软,性欲淡漠,尿频或夜尿增多,便溏,舌白质淡,脉沉细无力。

治法:温补脾肾,活血祛风。

方药:右归丸加减。

熟附子 12 g,肉桂 12 g,干姜 10 g,花椒 10 g,熟地 15 g,山药 12 g,枸杞 12 g,杜仲 12 g,菟丝子 15 g,当归 12 g,鹿角胶 12 g,白鲜皮 20 g,地肤子 15 g,土茯苓 15 g,防风

10 g。

5. 肝肾阴虚型

外阴部瘙痒,凉则减轻,热则加重,皮色红嫩,萎缩,脆薄,面色潮红,心烦口干,咽燥欲饮,眼干涩,大便干结,舌红少津,脉细数或沉细而数。

治法:滋养肝肾,祛风止痒。

方药:左归丸加减。

熟地15 g,山药15 g,山萸肉12 g,菟丝子12 g,枸杞12 g,川牛膝12 g,龟板12 g,生牡蛎15 g,白茅根30 g,白鲜皮15 g,土茯苓15 g,地肤子15 g,防风10 g,荆芥10 g,生薏苡仁15 g。

(二)针灸疗法

1. 穴位注射

2%普鲁卡因0.2 mL加维生素 B_1 或维生素 B_{12} 1 mL 混合后,于长强穴做穴位注射。每日1次,10次为1个疗程。

2. 耳针疗法

于相应部位找出压痛点,采用强刺激法,留针20分钟,隔日1次,10次为1个疗程。

(三)验方

1. 鹿衔草、仙灵脾、覆盆子各等量,共研细末,香油调匀,局部涂擦,每日2次。

2. 枯矾、槟榔各30 g,雄黄9 g,碱砂、硼砂各0.3 g,冰片0.6 g。共研细粉,香油调匀,局部擦涂,每日2次。适用于增生、过度角化的治疗。

3. 蛇床子、百部、苦参、黄柏、五倍子、白鲜皮各15 g,川椒10 g,明矾5 g。水煎熏洗患处,每日1~2次。

4. 茵陈、野菊花、土茯苓各30 g,蒲公英、鹤虱、蚤休各15 g,黄柏、苏木各12 g,牛膝10 g。水煎熏洗外阴部。

5. 外阴皮肤溃疡破溃用石膏、寒水石、野菊花各30 g,煎汤熏洗外阴部,每日1~2次。

6. 土蛇床、地肤子各30 g,防风、绣球防风各12 g,煎水坐浴。

7. 淫羊藿、鹿衔草、蝉蜕各30 g,煎水熏洗。

8. 枯矾、蛤粉各30 g,槟榔粉60 g,冰片6 g,雄黄、硇砂、硼砂各3 g。共为细末过筛,用时取少许麻油调和,外涂擦,每日1~2次。

9. 白斑外敷方。炉甘石30 g,密陀僧12 g,飞滑石15 g,煅石膏、制南星、皂荚(去子筋)各9 g,枯矾、炮山甲各6 g。上药共为细末用麻油或凡士林调匀,消毒处理,于每次坐浴后擦患处,每日1~3次。

10. 蛇蜕、蝉蜕各250 g,蜈蚣25 g。共为细面,每服10 g,每日2次,早晚用,白开水送下,疗效较好。

11. 取苦参、刺蒺藜各15 g,蛇床子、龙胆、山栀仁、当归、白鲜皮各10 g,生姜皮、生甘草各3 g。水煎服,每日1剂。同时用苦参60 g,白鲜皮、蛇床子、香艾叶各30 g,九里光120 g,生白矾15 g(后下)。先将前5味药煮开,后下入生白矾,煮成3 000 mL药水,去渣后趁热外洗阴痒部,当日早晚各洗1次,每剂用两日,效甚灵验。

12. 生地、当归、白芍、桑白皮、地骨皮、浮萍、钩藤、荆芥、防风各 10 g,磁石 30 g,川芎 3 g,牛膝 5 g。水煎服,每日 1 剂。本方治疗外阴白色病变,止痒作用特别好,除个别无效外,绝大多数服药一周内即止痒,继续服药就可巩固。

【调护】

1. 积极治疗一切引起白带增多的妇科疾患,如阴道炎、宫颈炎等,治疗糖尿病、蛲虫症、过敏及瘙痒性疾患,肝、肾疾患,胃酸低下,贫血等。

2. 保持外阴皮肤清洁干燥,忌用肥皂或其他刺激性药物擦洗,避免抓伤破损。

3. 衣着宽大,勤换洗内裤,衣料以棉织品为宜,松软吸水性强的衣料尤佳。

4. 饮食中应有足够营养及维生素,纠正偏食及不正常的饮食习惯。治疗期间勿食过于辛辣的食物,切忌饮酒。

5. 避免高度紧张及精神刺激,情绪乐观,加强体育锻炼。

子宫脱垂

子宫颈外口达坐骨棘水平以下,甚至子宫全部脱出于阴道口外,称子宫脱垂。又称"阴下脱""阴挺""阴菌"等。本病始见于《针灸甲乙经·妇人杂病》:"妇人阴挺出,四肢淫泺,心闷,照海主之。"

本病常发生于体力劳动妇女,以产时损伤、产后操劳过早者多见。常伴发阴道前壁和后壁膨出。

【病因病机】

子宫脱垂一般是由于生育过多,使体虚中气下陷,或饮食不节,损伤脾胃,使中气不足而下陷,或久病、年老肾气衰弱所致。

生育过多使脾肾之气被耗,下陷而升举无力出现子宫脱垂。

思虑劳倦则伤脾,饮食不节者亦伤脾,脾虚气陷,升举无力而子宫脱垂。

【诊断】

(一)病史

多有分娩损伤、产后过劳,或长期咳嗽、便秘病史,或产育过多,年老久病等。

(二)症状

小腹下坠,阴中有物脱出,持重、站立及腹压增加时加重,严重时不能自行还纳。

(三)检查

主要检查脱垂程度及有无阴道前后壁的膨出。根据检查时患者平卧用力向下屏气时子宫下降的程度,将子宫脱垂分为三度。

排空膀胱后,嘱患者取蹲位,向下屏气增加腹压,观察子宫颈下降的程度。Ⅰ度轻型:即子宫颈距处女膜缘少于 4 cm。Ⅰ度重型:即子宫颈已达处女膜缘,于阴道口可看到。Ⅱ度轻型:子宫颈已脱出阴道口,子宫体尚在阴道内。Ⅱ度重型:即子宫颈及部分子宫体已脱出于阴道外。Ⅲ度:即子宫颈及子宫体全部脱出于阴道口外。

【鉴别诊断】

需与子宫黏膜下肌瘤、子宫颈延长症、慢性子宫内翻症、阴道壁囊肿或肿瘤相鉴别。

【治疗】

(一)辨证施治

1. 气虚型

阴户内有块物脱出,阴户坠胀,活动和体力劳动时加重,小腹下坠,神疲倦怠,四肢乏力,心悸气短,小便频数,带下量多,色白质稀,舌质淡润,舌苔薄白,脉象虚弱。

治法:补中益气,升提举陷。

方药:补中益气汤加味。

党参10 g,黄芪、金樱子各12 g,当归、白术、川续断各9 g,陈皮6 g,升麻5 g。

2. 肾虚型

阴户中有块物脱出,阴户坠胀,甚者脱出不收,阴道干涩不适,腰腿酸软,头晕耳鸣,小腹下坠,小便频数,或遗尿,舌质淡红,脉象沉弱或沉细。

治法:补肾养血,益气固脱。

方药:大补元煎加味。

党参、淮山药、金樱子各12 g,当归、熟地、山萸肉、杜仲、枸杞、紫河车各9 g,炙甘草5 g。

白带增多者,加芡实12 g,煅牡蛎(先煎)30 g。

3. 湿热型

阴户中有块物脱出,表面红肿溃烂,黄水淋漓不断,白带增多,色黄如脓,有秽臭气,身热心烦,口苦口干,小便短赤而灼热,舌质红,舌苔黄腻,脉象滑数。

治法:清热利湿,佐以升提。

方药:龙胆泻肝汤加味。

龙胆4.5 g,山栀、当归、泽泻、黄芩、生地各9 g,木通6 g,柴胡、生草、升麻各5 g,车前子(包)10 g。

(二)针灸疗法

主穴:维胞。

配穴:曲骨、阴陵泉、三阴交、百会、会阴。

治法:针维胞穴可用6~8 cm针,沿腹股沟斜刺,大幅度捻转,使患者感到会阴部抽动,再配三阴交或其他配穴。

(三)中成药

1. 补中益气丸

每次6 g,每日3次。

2. 知柏地黄丸

每次6 g,每日2次。

3. 健脾资生丸

每次 9 g,每日 3 次。

4. 抗炎灵

每次 4 粒,每日 3 次。

5. 大补元煎丸

每次 1 丸,每日 3 次。

6. 人参鹿茸丸

每次 1 丸,每日 3 次。

(四)验方

1. 蓖麻籽 20 ~ 50 粒,捣如泥,摊于白布上,贴患者头顶百会穴。如子宫上收时,应及时将药膏揭下。或贴脐下 3 cm、10 cm 处。

2. 北芪、熟地、黄精各 30 g,升麻、小茴香、川乌各 12 g,茯苓、党参各 18 g。水煎服。

3. 五倍子 6 份,枯矾 4 份,蜂蜜适量,加少许冰片,搅拌均匀,再制成枣大的丸(约 12 g 重),每次放 1 丸于阴道后穹隆部,4 日 1 次,一般 4 次可愈。

4. 老南瓜蒂 6 个,将瓜蒂对剖开,煎取浓汁顿服,每日 1 次,5 日为 1 个疗程。经反复验证,治疗子宫脱垂,效果良好。

5. 枳壳、茺蔚子各 15 g,浓煎成 100 mL,加糖适量,每日服 100 mL,1 个月为 1 个疗程。

6. 苦参、蛇床子、黄柏、黄连、白芷、枯矾各 15 g。每日 1 剂水煎,乘热先熏后洗。有感染者加金银花、紫花地丁、蒲公英各 30 g。

7. 黄芪 35 g,枸杞、茯苓各 18 g,升麻 35 g,金樱根 90 g。用水加酒煎,内服,一般连服 5 剂可愈。病情较重者,可连服 7 ~ 10 剂。服药期间注意卧床休息,并忌房事,进高蛋白质食物(瘦猪肉、蛋类等);为巩固其疗效,从服药时起,1 个月内忌剧烈运动。

8. 乌梅 12 g,石榴皮 8 g,五倍子 15 g。水煎,熏洗,每日 2 次。

9. 炒全蝎 15 g,升麻子 3 g。共研细末,贮瓶备用。每取本散少许,令患者口含凉开水,搐鼻。不应,隔 1 小时再搐 1 次。效果显著。

10. 棉花根 60 g,枳壳 30 g。水煎服。

11. 金樱子根 60 g。水煎服,连服 3 ~ 4 日。

12. 蛇床子 30 g,乌梅 15 g。煎水熏洗。

13. 丹参 15 g,五倍子、诃子肉各 9 g。煎水趁热熏洗。

14. 五倍子 9 g,蛇床子 30 g,荆芥 10 g,枳壳 30 g。煎水熏洗,坐浴。

15. 川乌、五倍子各 9 g。水煎后加醋 60 g 熏洗。

(五)饮食疗法

1. 鸡蛋 2 个,陈艾 18 g。先用净水煮艾叶出味后滤渣取汁,用艾汁煮蛋,加少量红糖,每隔 3 日空腹服 1 次。

2. 鲜芹菜 250 g 洗净,用沸水烫 2 分钟,切细,用干净纱布包好绞取汁液,加点白糖即成。每日 2 次,每次服一小杯。适于子宫脱出阴道口外,摩擦出现红肿溃烂,黄水淋漓、带下量多黄臭等。

3. 人参研末,每次取 3 g,粳米 30 g,冰糖少许,入砂锅内加水 400 mL,以慢火煮至米开花粥稠时即可。每日早晨空腹服。

4. 黄芪 20 g,加水 200 mL,煎至 100 mL,去渣留汁,用粳米 50 g,再加水 300 mL 左右,煮至米开花汤稠为度,食时可加红糖少许,每早、晚温热各服 1 次,7～10 日为 1 个疗程。

5. 手术治疗

经保守治疗无效或伴发阴道壁膨出者,可采用手术治疗。根据子宫脱垂的程度,患者的全身情况、年龄、对生育要求选择不同术式。

【调护】

1. 子宫脱垂常发生于多次分娩的妇女,尤其是助产手法不佳、会阴未曾保护或撕裂过度者。因此,有些妇产科医师认为,为了减少妇女将来发生阴道壁膨出及子宫脱垂的痛苦,分娩时应常采用会阴切开术,及低位产钳助产术,以减少会阴及阴道损伤,分娩后及时按层次缝合,产后每日进行胸膝卧位数次,避免长期平卧而造成子宫后倾;同时练习肛门括约肌收缩运动。

2. 严禁产后重体力劳动。平时应增强体质,加强营养,注意适当休息,保持大便通畅,避免增加腹压和重体力劳动,积极治疗慢性病如慢性咳嗽及腹泻。

生殖器结核

由结核分枝杆菌引起的女性生殖器炎症称为生殖器结核,又称结核性盆腔炎。生殖器结核多见于 20～40 岁妇女,也可见于绝经后的老年妇女,常继发于身体其他部位结核如肺结核、肠结核、腹膜结核、泌尿系统结核以及其他部位结核。约 10% 的肺结核患者伴有生殖器结核。生殖器结核潜伏期很长,可 1～10 年,多数患者在日后发现生殖器结核时,其原发病灶多已痊愈。本病属中医"干血痨""劳损经闭"等范畴。

【病因病机】

本病常因正气不足或精气耗损过甚,病邪乘机入侵而引起。

【诊断】

(一)临床表现

生殖器结核的临床表现很不一致,不少患者可无症状,有的患者则症状较重。

1. 不孕

较多患者因不孕而就诊。由于输卵管黏膜粘连,管腔封闭;或由于输卵管周围粘连,管壁僵硬,蠕动受限,管腔虽通畅,黏膜表面纤毛破坏而丧失运输功能,绝大多数患者不孕。如子宫内膜遭结核病灶破坏,亦是不孕因素。极少患者可有流产或异位妊娠。

2. 月经失调

较早期时,因子宫内膜充血,发生坏死及溃疡,可致经血过多或不规则子宫出血。病情发展后,子宫内膜大部分遭破坏,由瘢痕组织取代,以致宫腔粘连、挛缩及变形。

3. 下腹坠痛

由于盆腔的炎症和粘连,可有不同程度的下腹坠痛,月经期尤为明显。

4. 全身症状

若为活动期,可有结核病的中毒症状,如发热、盗汗、乏力、食欲下降或体重减轻等。

5. 全身及妇科检查

可有下腹柔韧感或腹水征,形成包裹性积液时,可触及囊性肿块,边界不清,不活动。若附件受累,在子宫两侧可触及大小不等及形状不规则的肿块,质硬、表面不平,呈结节状或乳头状突起,或可触及钙化结节。

(二)实验室及其他检查

1. 实验室检查

急性期白细胞计数可升高达 $15 \times 10^9/L$,单核细胞增多,急性期过后,淋巴细胞增加;结核病灶活动期,血沉增快可达每小时 55 mm;约有 1/3 病例在腹水中可找到结核分枝杆菌;如有条件,可取腹水、月经血、子宫腔吸出物、子宫内膜刮出物、宫颈活组织做结核分枝杆菌培养,阳性率与检查时间及次数多少有密切关系。

2. 子宫内膜病理检查

子宫内膜病理检查是诊断子宫内膜结核最为可靠的依据。于月经来潮 12 小时内做诊断性刮宫。术前 3 日及术后 4 日内给予抗结核治疗。手术时应注意刮取双侧子宫角部,将刮出物全部送病理检查。如看到典型结核结节,诊断可肯定。但阴性结果不能排除结核,因输卵管结核可单独存在。如子宫小而坚硬,无组织刮出,仍应考虑子宫内膜结核。如宫颈有可疑,应做活组织切片检查,以明确诊断。

3. X 线检查

做胸部、泌尿系统、消化道平片检查,以便发现原发病灶。盆腔平片检查如存在孤立的钙化点,则提示有结核病灶。

4. 子宫输卵管碘油造影

利用此法一般能查出不易发现的生殖器结核,其特征有:①子宫腔变形,子宫内膜边缘呈锯齿状或龛影。②输卵管管腔不整,粗细不等,有多发性狭窄部分。管壁体有龛影或斑点状缺损。③输卵管管腔狭窄、僵直,且断续呈铁丝状。④伞端梗阻时造影剂呈小束状或呈串珠样,或局限性膨胀大如花蕾状。⑤如碘油进入宫旁一侧或双侧静脉丛或淋巴时,亦应考虑结核破坏了子宫内膜造成溃疡而使碘油逆入。造影术前后均应抗结核治疗。

5. 腹腔镜检查

腹腔镜能直接观察盆腔情况,并可取液做结核分枝杆菌培养,或在病变部位取后组织做病理检查,但操作时避免损伤粘连的肠管。

6. 结核菌素试验

十多岁女孩如有附件炎可疑时,做此试验如为强阳性,有提示结核之意义。如为成人则无意义。

【鉴别诊断】

（一）非特异性慢性盆腔炎

慢性盆腔炎多有分娩、流产及急性盆腔炎病史，无闭经史；而生殖器结核为不孕、月经量减少甚至闭经。

（二）子宫内膜异位症

子宫内膜异位症痛经明显，月经量一般较多，经诊断性刮宫、子宫输卵管碘油造影及腹腔镜检查可协助诊断。

（三）卵巢肿瘤

卵巢肿瘤表面光滑，界限清楚，活动良好，卵巢癌末期伴有腹水，与生殖器结核的包裹性积液或并发腹水不易鉴别。腹腔镜或剖腹探查可鉴别。

（四）宫颈癌

与宫颈结核不易鉴别，应做宫颈刮片及宫颈活组织检查。

【治疗】

（一）辨证施治

1. 阴虚内热型

月经紊乱，月经稀少，病久渐至闭经，手足心热，午后潮热，颧红盗汗，咽干口渴，神疲乏力，食欲下降，小便黄赤，大便秘结，舌红无苔，脉细数。

治法：养阴清热，抗痨调经。

方药：秦艽鳖甲煎加减。

秦艽、青蒿、知母、银柴胡、当归、黄芩各 9 g，鳖甲（先煎）、丹参、百部、地骨皮各 12 g。低热重加白薇、金银花各 9 g；抗痨加泽漆 9 g，夏枯草 12 g；经闭不行加红花、泽兰各 9 g。

2. 气血两虚型

神疲乏力，少腹疼痛，时有低热，经行量少，色淡质稀，渐至经闭不行，胃纳欠佳，少腹坠胀，面色萎黄，舌淡苔薄，脉细。

治法：益气养血，抗痨调经。

方药：圣愈汤加味。

党参、黄芪、生地、十大功劳叶各 12 g，当归、熟地、白芍、泽漆各 9 g，川芎 6 g。低热重加青蒿 9 g，鳖甲 12 g；大便溏薄加白扁豆 12 g，炮姜炭 3 g。

3. 瘀阻内结型

经水量少色黯，渐至闭经，下腹疼痛，带下增多，腹内包块，触之疼痛，苔薄黯，脉涩。

治法：理气活血，消癥通经。

方药：大黄䗪虫丸加减。

大黄、地鳖虫、水蛭、赤芍、黄芩、桃仁、虻虫、丹参各 9 g，生地、夏枯草、鸡血藤、鳖甲各 12 g。低热者加地骨皮 12 g，秦艽 9 g；结核包块加三棱、莪术各 9 g；软坚加生牡蛎（先煎）30 g，象贝 9 g；体弱者加党参、黄芩各 12 g。

（二）验方

1. 猫爪草、茜草各30 g,蒲公英20 g,天葵子、百部、生牡蛎、夏枯草各10 g,白芷15 g,三七5 g,香附6 g。煎服,每日1剂。

2. 追地风、白芷、归尾、赤芍、茜草、透骨草各30 g,血竭12 g,川椒、乳香、没药各15 g,莪术、阿魏各18 g。按上述比例共研粗末,布包,每袋500 g,先用水湿透,蒸30分钟,敷下腹部15分钟,每日1~2次,每袋可用10次。同时内服中药。

（三）其他治疗

可用20%丹参液直流电导入,正极放在下腹部,阴极放在骶部,10~15次为1个疗程。以上治疗同时应给予西药抗结核治疗。

【调护】

增强体质,做好卡介苗的接种,积极防治肺结核、淋巴结核和肠结核等。

脏　躁

妇人无故悲伤欲哭,不能自控,精神恍惚,情志烦乱,哭笑无常,频作呵欠,心悸神疲者称之为脏躁。多发生于中青年妇女,一般发病较急,病程较短,往往反复发作,每次发作时症状相似。西医学的更年期综合征、经前期紧张症、癔症等,常会出现类似的临床表现。

本病始见于《金匮要略方论·卷下》:"妇人脏躁,喜悲伤欲哭,像如神灵所作,数欠伸,甘麦大枣汤主之。"

【病因病机】

本病多属内伤虚证,或心血不足,神无所依;或五志火动,上扰心神。临床以心气不足,心肾不交为多见。

（一）心气不足

思虑不解,积久伤心,则神无所依;或劳倦伤脾,化源不足,心失所养,神无所依,而发脏躁。

（二）心肾不交

素体阴虚,病后伤阴,久病失血,房事不节或年老肾虚,精血两亏,以致肾阴不足,虚火妄动,上扰心神,引起脏躁。

【诊断】

（一）病史

有精神抑郁,所愿不遂,情志内伤等病史。

（二）临床表现

精神抑郁,善悲欲哭,呵欠频作。情绪易激动难以自控,喜怒无常,或语无伦次。

（三）检查

妇科检查及实验室检查无异常发现。

【鉴别诊断】

应与癫狂鉴别。癫狂亦属神志疾病,意识错乱,伤人毁物,甚至自残。《医宗金鉴》描述为:"癫疾始发意不乐,甚则神迟语不论……狂乃凶狂多不眠,目直骂詈不识亲。"显示与脏躁不同,脏躁者虽自悲哭,情绪低落,但意识清楚,发作后复如常人。

【治疗】

(一)辨证施治

1. 心气不足型

精神不振,情志恍惚,情绪易于波动,心中烦乱,睡眠不安,发作时哭笑无常,频作呵欠,不能自主,口干,大便秘结,舌淡,苔薄,脉细弱。

治法:甘润滋补,养心益脾。

方药:甘麦大枣汤加枣仁、生地、百合。

如失眠、坐卧不安者,加龙骨、牡蛎;若频作呵欠者,加沙参、五味子。

2. 心肾不交型

头晕耳鸣,腰膝酸软,手足心热,烦躁易怒,心悸不安,甚则意识蒙眬,舌质红,脉弦细略数。

治法:滋阴清热,养心安神。

方药:天王补心丹。

若心肝火旺,兼夹痰浊者,症见心胸烦闷、神昏蒙眬,甚则意识不清,语无伦次等,治宜清火化痰,代表方如黄连温胆汤(《千金方》)。

(二)针灸疗法

内关、神门、后溪、三阴交为主穴。胸闷者加膻中;肢瘫者加曲池、合谷、阳陵泉、昆仑;喉阻物梗者加天突;失音者加廉泉、天突、合谷、太溪;失明者加睛明、光明、丝竹空;耳聋者加风池、听会、耳门。

(三)中成药

1. 知柏地黄丸

每日 2 次,每次 6 g。

2. 苏合香丸

每日 1 次,每次 1 丸。

3. 龙胆泻肝丸

每日 2 次,每次 5 g。

4. 柏子养心丸

每次 1 丸,每日 2 次。

5. 安神补心丸

每次 6 g,每日 2 次。

6. 朱砂安神丸

每次 1 丸,每日 2 次。

7. 开郁顺气丸

每次 1 丸,每日 2 次。

8. 越鞠丸

每次 3 ~ 6 g,每日 2 ~ 3 次。

9. 逍遥丸

每次 6 ~ 9 g,每日 2 次。

（四）验方

1. 柴胡、枳壳、香附、当归、山栀、苍术、甘草各 9 g,陈皮、川芎、丹皮各 6 g,白芍、神曲各 12 g,淮山药 30 g,大枣 7 枚。性情急躁易怒,大便秘结者,加龙胆、生大黄各 6 g;月经不调者,加益母草 30 g,丹参 15 g,桃仁 9 g,红花 5 g;嗳气频多者,加旋覆花、枇杷叶各 9 g,代赭石 15 g。

2. 五味子 120 g(炒熟研末)泡烧酒 500 mL,每日摇荡 1 次,泡 30 日后,每日服 1 ~ 2 次,每次 2.5 mL,可以振奋情绪,改善精神萎靡不振。

（五）心理治疗

首先让患者有表达和发泄内心痛苦的机会,然后给予能治愈的安慰和鼓励,抓紧时机给予治疗消除其症状。当症状消除后,就应指导患者认识所患疾病的本质。并结合患病经过和患者共同分析心理因素与性格弱点在疾病发生、发展中所起的作用,借以解除不愉快的情绪,清除各种顾虑,树立治疗信心,并建立积极情绪和主动合作态度。鼓励患者勇于在现实环境中锻炼。以更为理智的态度对待现实,不能感情用事。

鉴于患者的易暗示性,应摒除一切对症状能起强化作用的各种因素。在诊治过程中,医务人员过分提示症状,经常不必要的反复检查,促使患者回忆精神创伤的情境等,均易导致症状重新出现。此外,医务人员要特别注意自己的语言和态度所产生的后果,应当避免各种不良暗示。

（赵鲁娜）

第五节　妇科肿瘤

宫颈癌

宫颈癌是最常见的妇科癌瘤,患者年龄分布呈双峰状,31 ~ 39 岁和 60 ~ 64 岁,平均年龄为 52 ~ 53 岁。由于宫颈癌有长期癌前病变阶段,加之子宫颈解剖位置易于暴露及细胞学检查技术的普及与发展,宫颈癌得以早期发现,早期诊断及早期治疗,生存率明显提高,发病率及死亡率逐年下降。

中医无宫颈癌病名,但根据其临床症状和体征类似于中医"带下""癥瘕"等疾病。如唐代医家孙思邈在《备急千金要方·妇人方》说:"崩中漏下,赤白清黑,腐臭不可近,令人面黑无颜色,皮骨相连,月经失度,往来无常,小腹弦急,或苦绞痛,上至心,两胁肿胀,食不生肌肤,令人偏枯,气息乏少,腰背痛连胁,不能久立,每嗜卧困懒。"其中描述很类似于宫颈癌晚期的临床表现。

【病因病机】

宫颈癌的病因不外乎外因和内因两种,外因为感受湿毒之邪,侵及宫颈,久不消散,日久化火生毒,发为癌肿。内因常因体虚寒积,或血寒集于子门,日久化火生毒,发为癌瘤。如在仲景在《金匮要略·妇人杂病脉证并治》中说:"妇人之病,因虚积冷结气,为诸经水断绝,至有历年,血寒积结胞门,寒伤经络,凝坚在上,呕吐涎唾,久成肺痿""在下来多,经候不匀,令阴掣痛,小腹恶寒,或引腰脊,下根气街,气冲急痛,膝胫疼烦,奄忽眩冒,状如厥癫,或有忧惨,悲伤多嗔,此皆带下,非有鬼神,久则羸瘦,脉虚多寒,三十六病,千变万端……"其论述之病因病机,临床表现有类似宫颈癌之处。

(一)湿热瘀毒

素体湿盛或肝旺脾虚,水湿运化失职,蕴湿化热,积之成毒,湿毒内蕴,气机失宜,瘀滞内留,湿热、瘀毒互结,流注胞脉。

(二)肝肾阴虚

素体亏损,或年老肾亏,阴虚内热,湿毒内侵,下注胞脉,漏下淋漓、赤白杂下。

(三)脾肾阳虚

素体亏损,肾气虚弱,或多产房劳,肾阳不足,不能温运脾阳,脾肾阳虚,运化失职,冲任失调,胞脉气血运行不畅,湿浊、瘀毒内结,注于胞脉。

【诊断】

(一)临床表现

1. 症状

早期宫颈癌常无症状,也无明显体征,与慢性宫颈炎无明显区别,有时甚至见宫颈光滑,尤其老年妇女宫颈已萎缩者。有些宫颈管癌患者,病灶位于宫颈管内,宫颈阴道部外观正常,易被忽略而漏诊或误诊。症状主要表现为:

(1)阴道流血:年轻患者常表现为接触性出血,发生在性生活后或妇科检查后出血。出血量可多可少,根据病灶大小、侵及间质内血管的情况而定。早期出血量少,晚期病灶较大表现为多量出血,一旦侵蚀较大血管可能引起致命性大出血。年轻患者也可表现为经期延长、周期缩短、经量增多等。老年患者常主诉绝经后不规则阴道流血。一般外生型癌出血较早,血量也多;内生型癌出血较晚。

(2)阴道排液:患者常诉阴道排液增多,白色或血性,稀薄如水样或米泔状,有腥臭味。晚期因癌组织破溃、坏死,继发感染有大量脓性或米汤样恶臭白带。

(3)晚期癌的症状:根据病灶侵犯范围出现继发性症状。病灶波及盆腔结缔组织、骨盆壁、压迫输尿管或直肠、坐骨神经时,患者诉尿频、尿急、肛门坠胀、大便秘结、里急后重、下肢肿痛等;严重时导致输尿管梗阻、肾盂积水,最后引起尿毒症。到疾病末期,患者出现恶病质。

2. 体征

检查时可见宫颈呈糜烂、菜花、结节或溃疡状，但内生型癌肿早期宫颈表面无变化，需做双合诊或三合诊检查。

（二）实验室及其他检查

1. 宫颈刮片细胞学检查

是普查采用的主要方法。刮片必须在宫颈移行带处。涂片后用巴氏染色，结果分为5级：Ⅰ级正常，Ⅱ级炎症引起，Ⅲ级可疑，Ⅳ级可疑阳性，Ⅴ级阳性。Ⅲ、Ⅳ、Ⅴ级涂片必须进一步检查明确诊断。

2. 碘试验

用于识别宫颈病变的危险区，以便确定活检取材的部位，提高诊断率。

3. 氮激光肿瘤固有荧光诊断法

用于癌前病变的定位活检。固有荧光阳性，提示有病变；阴性，提示无恶性病变。

4. 宫颈和宫颈管活体组织检查

是诊断子宫颈癌的主要依据。但应注意有时因取材过少或取材不当，而有一定的假阴性，所以多采用在宫颈碘染色情况下，在着色与不着色交界处多点取活检。如宫颈刮片细菌学检查为Ⅲ级或Ⅲ级以上涂片，而宫颈活检为阴性者，应用小刮匙搔刮宫颈管，将刮出物送组织病理学检查。

5. 阴道镜检查

用特制的阴道镜，可将宫颈组织放大数十倍，借以发现肉眼所不能看见的早期宫颈癌的一些表面变化。对于宫颈刮片细胞学检查为Ⅲ级以上者，应立即在阴道镜检查下，观察宫颈表面有无异型上皮或早期宫颈癌病变，并提供活检部位，以提高活检阳性率。

6. 宫颈锥形切除检查

宫颈刮片多次阳性，阴道镜下活检又不能确诊者；或活检为重度异型增生，原位癌或镜下早期浸润者；无条件追踪或活检无肯定结论者，可做宫颈锥切术，并将切除组织分块做连续病理切片检查，以明确诊断。目前诊断性宫颈锥切术已很少采用。

（三）诊断依据

宫颈癌早期诊断十分重要。根据病史和临床表现，凡有接触性出血、不规则阴道流血、白带增多或异常排液者，尤其对绝经前后的妇女，首先应该考虑宫颈癌的可能。早期发现、早期诊断、早期治疗（三早），是提高宫颈癌治愈率的关键。目前诊断宫颈癌的方法，除做好详细的全身检查与妇科检查之外，还可采取上述辅助诊断方法，以提高早期诊断率。

【鉴别诊断】

应与宫颈糜烂、宫颈息肉、宫颈乳头状瘤、子宫黏膜下肌瘤、宫颈结核、宫颈尖锐湿疣、宫颈子宫内膜异位症等鉴别，宫颈细胞学检查和活检是可靠的鉴别方法。颈管型宫颈癌应与Ⅱ期子宫内膜癌相鉴别。

【治疗】

(一)辨证施治

1. 肝郁气滞型

症见阴道出血,血量较少,色鲜红无块,白带薄黄无臭味,小腹胀痛,胸胁痞闷,情志忧郁,心烦易怒,口干口苦,苔薄白,脉弦。或有小便黄,大便干。

治法:疏肝解郁,散结消瘤。

方药:丹栀逍遥散加味。

丹皮 30 g,赤芍 15 g,丹参 30 g,栀子 10 g,柴胡 12 g,当归 15 g,萹蓄 20 g,半枝莲 30 g,白花蛇舌草 30 g,三棱 15 g,莪术 15 g,干蟾皮 15 g,生牡蛎 30 g,僵蚕 12 g。

局部外用方:枯矾 15 g,青黛 10 g,三棱 15 g,莪术 15 g,蟾酥 4 g,生南星 50 g,生半夏 50 g,雄黄 5 g,儿茶 15 g,乳香 15 g,没药 15 g,仙鹤草 20 g,僵蚕 10 g,全虫 10 g,土茯苓 15 g,白鲜皮 15 g,苦参 15 g。先将莪术、三棱、生半夏、生南星、仙鹤草、土茯苓、白鲜皮、苦参提取浓缩粉剂,然后入诸药粉,搅匀研细粉备用。

2. 气滞血瘀型

症见肿块坚硬如石,触之易出血,月经不调,腹痛如针刺刀割,血下紫暗或有血块,带下量少,舌紫暗或有瘀斑,苔薄白,脉弦或涩。

治法:活血化瘀,行气散结。

方药:少腹逐瘀汤。

小茴香 12 g,炮姜 8 g,川芎 15 g,玄胡 15 g,赤芍 20 g,当归 15 g,五灵脂 30 g,没药 10 g,白花蛇舌草 30 g,半枝莲 30 g,生薏苡仁 30 g,水蛭 15 g,干蟾皮 15 g,三棱 15 g,莪术 15 g,仙鹤草 30 g。

3. 肝经湿热型

症见带下色赤或赤白相兼,质黏稠,味腥臭难闻,少腹疼痛,累及腰或下肢,小便短赤,大便干结,舌质绛,苔黄燥,脉弦数。

治法:清热解毒,祛瘀散结。

方药:龙胆泻肝汤加减。

龙胆 12 g,黄柏 15 g,丹皮 15 g,赤芍 15 g,牛膝 12 g,木通 10 g,栀子 10 g,生大黄 15 g 后下,萹蓄 30 g,六一散 12 g,土茯苓 30 g,白花蛇舌草 30 g,半枝莲 30 g,水蛭 15 g,干蟾皮 15 g,三棱 15 g,莪术 15 g,白茅根 30 g,紫草 30 g。

4. 脾虚湿困型

症见带下色白清稀量多,或黏腻稀薄似米泔水样,淋漓不尽,腥臭难闻,伴腰酸腿软,疲乏无力,头晕心悸,食欲不佳,消化不良,下腹坠胀或隐痛,大便溏泄,苔白腻,舌质淡胖,脉沉细无力。

治法:健脾利湿,化浊解毒。

方药:萆薢分清饮加减。

黄芪 60 g,白术 30 g,萆薢 30 g,山药 15 g,苍术 15 g,荆芥炭 10 g,仙鹤草 30 g,槲寄生 30 g,生薏苡仁 30 g,白花蛇舌草 30 g,半枝莲 30 g,莪术 15 g,三棱 15 g,土贝母 15 g,水蛭

15 g。

5. 脾肾两虚型

症见带下清稀如注,气味腥臭,腰酸肢冷,四肢不温,头晕目眩,失眠多梦,下腹冷痛,大便溏薄,小便频数而清长,舌淡胖,脉沉细无力。

治法:温补脾肾,化浊解毒。

方药:归脾汤加减。

生黄芪60 g,党参30 g,白术30 g,苍术15 g,女贞子15 g,枸杞15 g,山药15 g,阿胶10 g(冲),仙鹤草30 g,生薏苡仁30 g,槲寄生30 g,熟附子12 g,肉桂12 g,白花蛇舌草30 g,半枝莲30 g,熟地15 g,茯苓15 g。

外用方:枯矾100 g,云南白药100 g,珍珠4 g,五灵脂50 g,莪术50 g,五倍子50 g。共研粉外用。

外用针剂:莪术油肿瘤局部注射,可用于宫颈癌的各期。

三生针肿瘤局部注射,可用于各期。

通用外敷方:乳香15 g,没药15 g,枯矾100 g,乌梅肉50 g,儿茶15 g,轻粉20 g,白及30 g,五倍子50 g。前药共研粉外敷局部。

(二)验方

1. 三棱、莪术、黄药子、茜草、白头翁、半枝莲、桂枝、茯苓各20 g,黄柏、黄芩、丹皮、赤芍、红花、桃仁各15 g。随证加减,每日1剂水煎服。另用三棱、莪术、鳖甲、苏木、红花各50 g,蓖麻子(去皮)75 g。制法:将药水煎,去药渣再熬至滴水成珠后再入阿魏20 g,乳香、没药、血竭、松香各25 g,细末,再加入麻油500 mL中,以槐枝搅匀,放于冷水中浸24小时,每50 g为1帖。用于腹内癥瘕积聚及血蛊少腹肿块,服药缩小缓慢或欠效者,1帖,外敷患处,每周换药1次,连用5~6周。有人用上方治疗中晚期子宫颈癌34例,临床治愈24例,显效5例,好转3例。

2. 白砒与明矾混合煅制,加雄黄、没药压制成饼或杆状,用紫外线消毒后备用。紫花地丁、紫草、草河车、黄柏、旱莲草各30 g,冰片3 g。共研细末外用。有人用上方以药饼或杆敷贴于宫颈或插入宫颈管,外敷药粉方法治疗早期宫颈癌190例,按9天上药1次,平均治疗96.6天计,除1例在3年后死于慢性肾炎尿毒症,1例在4年半后死于脑出血外,经3~9年随访,188例均健在未见复发。禁忌证:有早期浸润灶融合者,淋巴管或血管内有癌栓存在者,宫颈高度萎缩、单纯颈管癌以及伴有急性传染病或严重内脏疾病者。

3. 马钱子、三七、水蛭各60 g,全虫、蜈蚣各30 g,马齿苋、海藻各90 g。马钱子另用油炸后去皮和诸药共研细末。用法:1 g,每日3次口服。服药期间忌用甘草。据报道用上方治疗3例宫颈癌,配合针灸治后全部治愈,随访3~7年无复发。

4. 山慈菇、枯矾各18 g,砒霜9 g,麝香0.9 g。制成棒状。向宫颈管内或瘤体上直接插入本品1~3枚/3~5天,连续3~4次。待瘤组织坏死脱落后,改用玉红膏,每日1次。据报道用上方治疗11例宫颈癌(早期8例,中期3例),全部治愈,随访1~5年无1例复发转移。

5. 白砒45 g,明矾60 g。共研粉,加雄黄7.2 g,没药3.6 g,混匀制成三品饼(大如1分硬币,厚2 mm,重0.2 g)及三品杆[3 mm×(20~25)mm,0.25 g],紫外线消毒备用。

紫草、旱莲草、地丁、草河车、黄柏各 30 g,冰片少许。共研为细末,高压消毒。有人用上方局部外敷、宫颈管中插药用外敷药粉治疗早期宫颈癌 9 例,经 4 个月治疗全部治愈,随访 2 ~ 7 年无复发。注:阴道严重萎缩及有严重心、肝、肾疾患不宜此法。

6. 山慈菇、枯矾各 18 g,炙砒石 9 g,雄黄 12 g,蛇床子、硼砂、冰片各 3 g,麝香 0.9 g。共研粉,用江米糊(约 9 g 江米粉)制成长 1 cm,直径 0.25 cm 的 T 状制剂,置阴凉处风干备用。轻粉 6 g,冰片 1.5 g,麝香 0.3 g,蜈蚣 4 条,黄柏 30 g,雄黄 3 g。共研为细末。有人用上方外敷治疗宫颈鳞状上皮细胞非典型增生 30 例,原位癌 32 例,浸润癌 34 例。其中单用 T 剂局部治疗 89 例,辅加体外放疗 7 例。近期治愈 80 例,未治愈 16 例改用其他疗法。对治愈患者 63 例,随访 3 ~ 9 年均无复发。

7. 蜈蚣 3 条,全虫 6 g,昆布、海藻、当归、川续断、半枝莲、白花蛇舌草各 24 g,白芍、香附、茯苓各 15 g,柴胡 9 g。云南白药吞服。每日 1 剂水煎服并随证加减。有人用上方治疗 13 例宫颈癌,存活 20 年者 1 例,13 年者 3 例,8 年者 4 例,2 年者 3 例,半年者 2 例。

8. 蒲公英、茵陈、蚤休、牡蛎、夏枯草、黄柏、代赭石。常规量随证加减,每日 1 剂水煎服。生马钱子 0.23 g,生附子 1.4 g,砒霜 0.034 g,雄黄 0.66 g,青黛 0.66 g,乌梅 1 g,硼砂 0.66 g,赭石 1.3 g,轻粉 0.066 g,鸭胆子 0.23 g,硇砂 0.66 g。以上为 1 丸量,每日 1 丸分 2 次服。鸭胆子 4.5 g,生马钱子 4.5 g,生附子 4.5 g,轻粉 4.5 g,雄黄 10 g,砒石 6 g,青黛 10 g,硇砂 6 g,乌梅炭 15 g,冰片 1.5 g,麝香 3 g。研粉,过 100 目筛,外用。对糜烂型、菜花型宫颈癌有促使局部肿瘤组织脱落、退变止血和抗感染作用。黄连、黄芩、黄柏、紫草各 15 g,硼砂、枯矾各 30 g,冰片适量。研粉外用,与上方交替使用。血竭、炉甘石、白及各 10 g,胆石膏 90 g,象皮 10 g,枯矾 15 g,青黛 10 g。研粉外用,用于组织修复期。山西医学院第三附属医院用上方治疗子宫颈癌 67 例:近期治愈 31 例,占 46.3%;显效 11 例,占 16.4%;有效 12 例,占 17.9%;无效 13 例,占 19.4%。

9. 白花蛇舌草、龙葵、黄芪各 30 g,山慈菇、白蚤休、党参、白术、山药、云苓、桂圆肉各 15 g,莪术、枣仁、熟地、生地各 12 g,木香 6 g。每日 1 剂水煎服。蛇床子、半枝莲、银花藤各 30 g,苦参、地肤子各 15 g,黄柏、苍术各 12 g。水煎外洗。有人用上方治疗 1 例宫颈癌广泛转移者,远处有肺转移,用药 1 年而愈,随访 2 年无复发。

10. 黄芪、当归、白术、莪术、三棱、白花蛇舌草、仙鹤草、半枝莲、败酱草。随证加减,每日 1 剂水煎服,用药 4 ~ 6 个月。白矾、白砒各等份,以炼丹法炮制外用。三品条:白矾、白砒各等份和粳米制成外用。黄连、黄柏、大黄、煅炉甘石、枯矾、煅石膏各等份,冰片少许,共研粉局部外用。有清热燥湿,控制炎症,促进上皮新生作用。有人用上方治疗宫颈癌 30 例:痊愈 17 例,显效 7 例,有效 1 例,无效 5 例。

11. 生马钱子 21 g,生附子 42 g,砒霜 4.2 g,雄黄、青黛、硼砂、硇砂各 60 g,乌梅 90 g,赭石 120 g,轻粉 6 g,鸦胆子 21 g。统一按丸剂制法,水泛为丸 100 粒,1 丸/日。鸦胆子 4.5 g,生马钱子、生附子、轻粉各 4.5 g,雄黄、砒石、硇砂各 6 g,青黛 9 g,乌梅炭 15 g,冰片 1.5 g,麝香 3 g。共研成粉剂外用,有对糜烂型与菜花型宫颈癌促使局部癌块脱落,并有止血及抗感染作用。血竭、炉甘石、白及、象皮、青黛各 9 g,胆石膏 90 g,枯矾 15 g。共研粉放入猪胆汁中浸泡,阴干研粉备用。有促使组织恢复功能,多用于宫颈癌修复期。黄连、黄芩、黄柏、紫草各 15 g,硼砂、枯矾各 30 g,冰片 1.5 g。共研细粉外用。有控制感染作用。药线:芫花根皮、生附子各15 g,白砒1.5 g,外科用粗缝线适量。水煎上药然后放入线置24小时阴干备用。用于结扎巨大菜花型宫颈癌。山西医学院附属第三人民医院用此治疗宫颈癌154例。近期治愈72例,显效9例,有效53例,无效38例,总有效率87%。湖北医学院附属第二医院治疗宫颈癌34例:近期治愈17例,显效8例,有效5例,无效4例,总有效率为88.2%。

12. 水银、牙硝、青矾各60 g,明矾75 g,食盐45 g。以中医炼治丹药方法炼制后,加淀粉做成梭状药钉(长1.5~2 cm),阴干备用。用药钉完全打入癌肿内,不可外露,直至肿瘤全部脱落停止用药。湖南医学院附属第二医院用此治疗宫颈癌12例(Ⅰ、Ⅱ期各6例),Ⅰ期6例全部治愈,Ⅱ期6例治愈3例,3例肿瘤明显缩小。

13. 蜀羊泉18 g,大枣5 g,明党参5 g,茜草3 g,当归、泽兰、制香附、赤芍、白芍各9 g,八月札15 g,丹参、云苓、泽泻各12 g,蒲公英30 g,乌药6 g。每日1剂,水煎服。用于气滞血瘀型。蜀羊泉18 g,红枣5 g,党参5 g,茜草3 g,白花蛇舌草、半枝莲、生薏苡仁各30 g,蚤休、丹参、土茯苓各15 g,茜草炭、炮山甲各9 g。每日1剂,水煎服。用于湿热瘀毒型。蜀羊泉18 g,红枣5 g,党参5 g,茜草3 g,丹皮、生甘草各6 g,生地、泽泻、寄生、萸肉各9 g,川续断12 g,山药、首乌各12 g,仙鹤草15 g。每日1剂,水煎服。用于肝肾阴虚型。蜀羊泉18 g,红枣5 g,党参5 g,茜草3 g,黄芪、党参各15 g,焦白术、云苓、鹿角霜、紫石英各12 g,当归9 g,附片6 g。每日1剂,水煎服。用于脾肾阳虚型。安徽医学院附属医院用于治疗宫颈癌45例,近期治愈23例,显效4例,有效6例,无效12例,总有效率为73.3%。

14. 草河车、半枝莲各15 g,白花蛇舌草30 g,土茯苓30 g,苍术、萹蓄、赤芍各9 g,黄柏6 g,生薏苡仁12 g。每日1剂,水煎服。用于湿热温毒型。茵陈、半枝莲各15 g,郁金、青陈皮、香附、当归、白芍、黄芩各9 g,生薏苡仁12 g,白花蛇舌草30 g。每日1剂,水煎服。用于肝郁气滞型。知母、泽泻各9 g,生地12 g,黄柏4.5 g,生山药、旱莲草、草河车各15 g,白花蛇舌草30 g。每日1剂,水煎服。用于肝肾阴虚型。黄芪、黄精、太子参、川续断各15 g,桑寄生、生龙骨、生牡蛎各30 g,狗脊、陈皮各9 g,生薏苡仁12 g,升麻3 g,生龙骨、生牡蛎各30 g。每日1剂,水煎服。用于中气下陷型。北京市中医院等用上方内服,配合黑倍膏外用,治疗宫颈癌62例,临床治愈45例,有效8例,死亡2例,失访7例。总有效率为85.5%。

15. 山豆根、草河车、夏枯草各100 g。制片重0.5 g,3片,每日3次。黄药子、夏枯草各60 g,草河车、白鲜皮各120 g。制片重0.5 g,3片,每日3次。莪术、山慈菇、生南星、苦参各100 g,硼砂25 g,制砒0.9 g,冰片0.3 g,麝香0.1 g,雄黄0.9 g。先将莪术、山慈菇、生南星、苦参煎2~3小时,制成浸膏粉,再与其他药混匀,宫颈癌创面外用,1~2次/日。莪术、山慈菇、生南星、苦参各100 g,雄黄0.6 g,冰片0.3 g,麝香0.1 g,蜈蚣半条,制法同上,外用。中医研究院广安门医院用于治疗宫颈癌48例,近期治愈10例,显效13例,有效9例,总有效率为66.7%。以糜烂型疗效最好,菜花型次之。

16. 山慈菇、枯矾各18 g,制砒9 g,雄黄12 g,硼砂3 g,蛇床子3 g,麝香0.9 g,冰片3 g。共研细用面糊做成药钉备用。蜈蚣3条,轻粉、雄黄各9 g,黄柏30 g,冰片1.5 g,麝香0.9 g。共研粉外用。用法:结节型与糜烂型宫颈癌每次可用药2~3支,插入宫颈管内,再于宫颈内撒敷药粉,隔日1次。癌块脱落后可插入颈管内,每次插药后局部均敷以药粉适量。天津市中心妇产科医院用上方治疗(并配以内服黄独酒或茵黄糖浆)宫颈癌55例,近期治愈32例,显效4例,有效8例,无效11例,总有效率为80%。

17. 夏枯草、山豆根、草河车各30 g,天花粉、茜草、柴胡各15 g,莪术、三棱各9 g。每日1剂,水煎服。当归、柴胡、鸡内金各15 g,党参30 g,白术、白芍、茯苓、青皮、乌药、甘草各9 g。每日1剂,水煎服。河南医学院附院用本方为主配合外用治疗宫颈癌,对菜花型与糜烂型的疗效较佳。其中Ⅰ期6例全部治愈;Ⅱ期24例治愈7例,显效13例,有效3例,无效1例;Ⅲ期13例治愈1例,显效4例,有效4例,无效4例。

18. 信石、红枣、冰片。红枣去核后装入信石,用升华法焙制成粉块,研细加冰片撒布于宫颈癌灶处,48小时后冲洗干净,改上拔毒生肌散,如此交替用药,直至病灶痊愈为止。武汉医学院附二院用于治疗宫颈癌34例,治愈6例,显效17例,有效6例,无效5例,总有效率为85.3%。

少数患者用药后可引起肝功能不良及心动过速,故凡有心、肝、肾功能不全者忌用。本方腐蚀性较大,易引起阴道壁溃疡,用药时宜加注意。

19. 硇砂15 g,三七15 g,生贯众5 g,红升丹2.5 g,梅片2.5 g,麝香2.5 g。共研粉加适量阿胶溶液混合后于铜模中制成栓剂,大号(30~35)mm×(5~7)mm;小号(20~25)mm×(5~7)mm。粉剂应用时用棉球蘸取少许,塞于宫颈内,隔日1次。栓剂供插塞宫颈腔用,隔2日换1次。沈阳市第五人民医院用于治疗宫颈癌38例,近期治愈15例,显效20例,有效3例,总有效率为92.1%。

20. 砒石、硇砂各10 g,枯矾20 g,碘仿40 g,冰片适量。研粉外用,每日或隔日1次。炙马钱子、天花粉、重楼各500 g,甘草300 g。共研粉制成0.3 g/片,3~5片,每日3次。沈阳医学院附一院肿瘤科妇瘤组用于治疗宫颈癌71例,近期治愈36例,显效5例,有效11例,无效19例。注:个别患者用药后有轻微腹痛,腹坠或阴道分泌物增多,外阴疼痛等现象,停药后即可恢复。

子宫肌瘤

子宫肌瘤是女性生殖器官中最常见的一种良性肿瘤,也是人体中最常见的肿瘤之一,主要由子宫平滑肌细胞增生而成。其间有少量纤维结缔组织,但并非是肌瘤的基本组成部分,故又称为子宫平滑肌瘤。子宫肌瘤多见于30~50岁的妇女,以40~50岁发生率最高,占51.2%~60%,20岁以下少见,绝经后肌瘤可逐渐萎缩。子宫肌瘤的发生率较难统计,很多患者因无症状或因肌瘤较小,临床上难以发现。据尸检统计,35岁以上妇女患子宫肌瘤约20%,而临床统计发生率仅为4%~11%。中医学将本病归属"石瘕""癥瘕",但因其症状、体征不同,部分病例因出血较多或淋漓不净,又可归属"崩漏"。

【病因病机】

本病乃因郁怒伤肝,肝郁气滞,气滞血瘀,瘀血内阻;或经期、产时、产后摄生不慎,风寒湿诸邪乘虚而入;或脾肾阳虚,运化无力,痰湿内生,均可导致湿、痰、郁、瘀等聚结胞宫,发为本病。

（一）气滞血瘀

情志不遂，肝失疏泄，气机不畅，或暴怒伤肝，肝郁气滞，血行受阻，瘀留胞宫，日久益增而为本病。

（二）寒湿凝滞

因产时、产后、寒湿之邪乘虚入侵胞脉；经期冒雨涉水，过食生冷，致气血凝滞，瘀阻胞宫，日久渐增而成本病。

（三）痰湿瘀阻

饮食不节，嗜食肥甘生痰之品，或肝郁犯脾，脾失健运，痰浊内生，痰停气滞，甚则血行受阻，脉络壅塞，痰浊与气血缚结，聚于胞宫而为本病。

（四）湿热夹瘀

经行、产后胞脉空虚，湿热之邪乘虚而入，或脾失健运，湿由内生，湿邪下流，郁于下焦，日久化热。湿热之邪易阻气机，致瘀血内生，湿热瘀血互结，窒塞经脉，聚于胞宫，日渐增大，发为本病。

（五）阴虚血热

痰浊瘀血积聚胞宫，壅塞经脉，崩漏反复，营阴耗损，阴虚内热，热伤冲任，崩漏不愈。

【诊断】

（一）临床表现

1. 症状

一般浆膜下肌瘤和较小的肌壁间肌瘤多无明显症状，在妇科检查时偶被发现，而黏膜下肌瘤出现症状较早。一般主要症状有：

（1）月经异常：为最常见的临床症状。多见于黏膜下肌瘤或较大的肌壁间肌瘤，表现为月经过多、经期延长和不规则阴道出血。浆膜下肌瘤或肌壁间小肌瘤一般不影响月经。

（2）下腹包块：肌瘤增大后，患者自述腹部胀大，下腹正中扪及块状物，质地坚硬，形态不规则。尤其在清晨膀胱充盈，子宫位置上升时更易扪及。

（3）疼痛：患者一般无疼痛症状。但如肌瘤发生红色变性或带蒂肌瘤发生扭转及黏膜下肌瘤刺激子宫发生痉挛性收缩时，可引起急性腹痛。

（4）白带增多：常见于较大的肌壁间肌瘤，由于肌瘤使宫腔面积增大，内膜腺体分泌增多并伴有盆腔充血致使白带增多；黏膜下肌瘤伴感染时亦有白带增多，有时可呈脓血性。

（5）压迫症状：肌瘤增大可压迫邻近脏器而产生各种相应症状。如子宫前壁肌瘤或宫颈肌瘤，可压迫膀胱致尿频、排尿障碍、尿潴留等。压迫输尿管时可致肾盂积水，子宫后壁肌瘤压迫直肠可致便秘、里急后重、大便不畅等。

（6）不孕与流产：与肌瘤生长部位有关。25%～35%子宫肌瘤患者可因肌瘤压迫致宫腔变形，妨碍精子运行和孕卵着床，或并发子宫内膜增生过长时，均导致不孕。子宫肌瘤引起的宫腔变形以及肌壁、子宫内膜静脉充血、扩张，使子宫内环境对孕卵着床不利，胚胎发育供血不足而致流产。

(7)贫血:因长期月经过多、经期延长而导致继发性贫血。严重时表现有全身乏力、面色苍白、心悸、气短等症状。

2. 体征

与肌瘤的大小、位置、数目及有无变性有关。肌瘤较大时,在腹部可扪及质硬、不规则、结节状块状物。妇科检查:肌壁间肌瘤子宫常增大,表面不规则,有单个或多个结节状物突起;浆膜下肌瘤可扪及质硬、球块状物,与子宫有细蒂相连,可活动;黏膜下肌瘤子宫多均匀增大,有时宫口扩张,在子宫颈口或阴道内可见红色、实质、表面光滑的舌状肌瘤。

(二)实验室及其他检查

1. B超检查

可明确肌瘤大小、数目及部位,可除外卵巢实质性肿瘤。

2. 诊断性刮宫

若为黏膜下肌瘤,宫腔内有凹凸不平感。

3. 宫腔镜检查

可鉴别黏膜下肌瘤、宫颈管肌瘤及内膜异位等。

(三)诊断依据

1. 月经过多,经期延长或不规则出血,下腹可出现硬块,少数有疼痛及压迫症状,或伴贫血。

2. 子宫增大,质硬。

3. 探测宫腔增长或变形。

4. 诊刮时宫腔内触及凸起面。

5. B型超声及(或)子宫镜检查可协助诊断。

【鉴别诊断】

子宫肌瘤需与下列情况鉴别:

(一)妊娠子宫

虽然妊娠时,一般都有停经、早孕反应、子宫增大与变软等特点,但有时肌瘤变性可误诊为妊娠子宫。而先兆流产则被误认为赘生肌瘤。有疑问时,应行尿或血 HCG 测定、B超检查。

(二)卵巢肿瘤

一般无月经变化,多为偏于子宫一侧的囊性或实性肿块。唯实质性卵巢肿瘤需与子宫浆膜下肌瘤鉴别,B超检查有助诊断。

(三)子宫腺肌病

常有较剧烈的渐进性痛经,伴经量增多。子宫均匀性增大、质硬。

(四)畸形子宫

双子宫、始基子宫可误诊为肌瘤。一般无月经改变、子宫输卵管造影可了解真相。

(五)附件炎性包块

多有发热、腹痛等急性盆腔炎史。包块边界不清或形状不规则,与子宫粘连,压痛。抗感染治疗后症状改善,体征改变。

【治疗】

治疗必须根据患者年龄、生育要求、症状、肌瘤大小等情况全面考虑。对于肌瘤小于10周妊娠子宫大小、无症状的患者,尤其是近期绝经期妇女,可每3~6个月复查1次,注意有无症状出现,子宫是否增大,须定期妇科及B超检查。

(一)辨证施治

1. 气滞血瘀型

月经或前或后,经量或多或少,时崩时漏,经色黯红,常夹瘀块或块大且多,或经行不畅,淋漓不净,伴少腹胀痛,经前乳房胀痛,心烦易怒或口苦口干,舌红苔薄,舌边瘀点,脉弦细涩。

治法:疏肝行气,活血化瘀。

方药:血府逐瘀汤合失笑散。

桃仁12 g,红花9 g,当归9 g,生地9 g,川芎5 g,赤芍6 g,牛膝9 g,桔梗5 g,柴胡3 g,枳壳6 g,甘草3 g,五灵脂(酒炒)6 g,蒲黄(炒)6 g。若积块坚牢者,酌加鳖甲、猪蹄甲以软坚散结,化瘀消积;疼痛剧烈者,酌加延胡索、莪术、姜黄以行气活血止痛。

2. 痰瘀互结型

下腹包块胀满,时或作痛,触之或硬或略软,月经量少或停闭,或见量多,带下量多色白质黏,部分患者经净后阴道排液或血水交融,胸脘痞闷,或见呕恶痰多,或见头晕目眩或见浮肿,或困倦,腰酸腿沉,形体多肥胖,舌苔白腻或薄白腻,脉沉滑或弦滑。

治法:化痰理气,活血化瘀消癥。

方药:开郁二陈汤合消瘰丸。

陈皮、白茯苓、苍术、香附、川芎各4 g,半夏、青皮、莪术、槟榔各3.5 g,甘草、木香各1.5 g,姜黄、玄参、牡蛎、浙贝母各20 g。为加强化痰软坚散结之效,可加鳖甲、夏枯草,《神农本草经》云:"夏枯草主寒热瘰疬、鼠瘘、头疮,破癥散瘿结气";祛痰利湿可加薏苡仁,有健脾渗湿之功,以杜生痰之源,且药性平和,使诸药攻不伤正,亦可加山楂,其既可活血消癥,又能开胃消食。

3. 寒凝血瘀型

下腹包块胀硬疼痛,冷感,得热痛减,月经延后量少或停闭,经色黯淡,身冷畏寒,带下量多色白,清稀,面色灰暗,舌质淡,苔薄白或白腻,脉沉涩有力。

治法:温经利湿,活血消癥。

方药:桂枝茯苓丸。

桂枝、茯苓、芍药、丹皮、桃仁去皮尖,各等份。腹部冷痛甚可加艾叶、吴茱萸温经止痛;月经延后量少可加当归、川芎温经活血;带多清稀可加健脾除湿之苍术、薏苡仁以健脾除湿止带。

4. 瘀热互结型

下腹部包块坚硬固定,小腹疼痛拒按,经血量多,经色紫黯夹块或块大而多,或见月经周期紊乱,经期延长或久漏不止,面色晦暗,口干不欲饮,大便干结,舌紫黯有瘀斑或瘀点,或舌之静脉瘀紫,苔厚而干,脉沉涩或沉弦。

治法:化瘀解毒,消癥散结。

方药:大黄䗪虫丸。

熟大黄 3 g,土鳖虫(炒)3 g,水蛭(制)3 g,虻虫(去翅足,炒)3 g,蛴螬(炒)3 g,干漆(煅)3 g,桃仁 12 g,苦杏仁(炒)12 g,黄芩 10 g,地黄 10 g,白芍 12 g,甘草 9 g。若小腹包块疼痛,兼带下量多,色黄稠如脓,或五色带杂下,臭秽难闻,酌加半枝莲、穿心莲、白花蛇舌草以清热解毒消癥。

(二)针刺治疗

针刺双侧子宫穴,刺 0.8~1.0 寸。斜刺法;曲骨、横骨,刺 0.6~0.8 寸,斜刺法,平补平泻。留针 5~20 分钟,隔日 1 次,10 次为 1 个疗程。配耳穴:皮质下。

子宫内膜癌

子宫内膜癌又称子宫体癌,多见于 50~60 岁妇女。是女性生殖器三大恶性肿瘤之一。约占女性全身恶性肿瘤的 7%,女性生殖器恶性肿瘤的 20%~30%。近年来发病率有上升趋势,在有些国家,子宫内膜癌的发病已超过宫颈癌而成为女性生殖器最常见的恶性肿瘤。本病属中医"石瘕""崩漏"等范畴。

【病因病机】

本病系由正气虚衰,精血被夺,特别是脾肾两脏的亏虚,致寒气外侵,饮食不节,酿湿化热,湿热蕴结,邪正相搏,气不得通,气滞血瘀,瘀血留止,邪毒日盛,胞宫日以增大,而成石瘕。临床上可出现脾虚湿热,湿热瘀毒等多种征象。

【诊断】

(一)临床表现

1. 症状

极早期无明显症状,仅在普查或因其他原因检查时偶然发现,一旦出现症状则多表现为:

(1)阴道流血:主要表现绝经后阴道流血,量一般不多,大量出血者少见,或为持续性或为间歇性流血;尚未绝经者则诉经量增多、经期延长或经间期出血。

(2)阴道排液:少数患者诉排液增多,早期多为浆液性或浆液血性排液,晚期合并感染则有脓血性排液,并有恶臭。

(3)疼痛:通常不引起疼痛。晚期癌瘤浸润周围组织或压迫神经引起下腹及腰骶部疼痛,并向下肢及足部放射。癌灶侵犯宫颈,堵塞宫颈管导致宫腔积脓时,出现下腹胀痛及痉挛样疼痛。

(4)全身症状:晚期患者常伴全身症状,如贫血、消瘦、恶病质、发热及全身衰竭等。

2. 体征

早期时妇科检查无明显异常,子宫正常大、活动,双侧附件软、无块物。当病情逐渐发展,子宫增大、稍软;晚期时偶见癌组织自宫口脱出,质脆,触之易出血。若合并宫腔积脓,子宫明显增大,极软。癌灶向周围浸润,子宫固定或在宫旁或盆腔内扪及不规则结节状块物。

(二)实验室及其他检查

1. 分段性诊刮

是确诊子宫内膜癌最常见最可靠的方法。先刮宫颈管、后刮宫腔,将刮出物分别标明送病理检查。

2. 宫腔细胞学检查

用宫腔刷或吸管放入宫腔,吸取分泌物查找癌细胞,可作为筛选检查。

3. B超检查

子宫增大,宫腔内见实质不均的回声区,宫腔线紊乱消失,有时见肌层内不规则回声紊乱区,边界不清。

4. 子宫镜检查

可直视宫腔,观察癌肿大小、生长部位、形态,并取活组织送病检。

5. 子宫造影

可估计宫腔肿瘤的类型及范围,同时可显示刮宫不易刮到的子宫角处的病变,并比较疗效。

6. 免疫学诊断

国内陈涤瑕等报告,检测子宫内膜喷洗液单克隆抗体相应抗原(CA125)值作为一种绝经后妇女子宫内膜癌的辅助诊断方法。其测定结果为:正常子宫内膜喷洗液 CA125 均值,分泌期为 917 kU/L,增生期为 265 kU/L;子宫内膜癌患者的喷洗液 CA125 均值为 731 kU/L;而绝经后妇女由于子宫内膜萎缩,细胞失去活性,故从细胞释放的 CA125 抗原亦减少,其喷洗液 CA125 均值为 126 kU/L,与内膜癌者有显著差异。基于75%的子宫内膜癌发生于绝经后妇女,因此,检测子宫内膜喷洗液中 CA125 含量,有可能成为子宫内膜癌的辅助检查方法。

7. 其他

如腹膜后淋巴造影、CT 检查等,均可作为本病的辅助诊断方法。

(三)诊断依据

根据上述症状、体征,结合实验室检查可以诊断。

1. 有不规则阴道流血,白带增多,黄水或血性有臭味。

2. 妇科检查子宫可增大或正常。

3. 经阴道或宫腔细胞学检查癌细胞阳性。

4. 经分段刮宫或宫腔镜或切下子宫经病理组织学检查确诊。

【鉴别诊断】

子宫内膜癌需与下列疾病鉴别:

(一)更年期功能性子宫出血

与内膜癌的症状和体征相似。月经紊乱,表现为经量增多、经期延长、经间期出血或不规则流血,妇科检查无异常发现。临床难以鉴别,应做分段诊刮以明确诊断。

（二）老年性阴道炎

血性白带为主，检查可见阴道壁充血或散在出血点。易于鉴别，但须注意可能与内膜癌并存。

（三）老年性子宫内膜炎合并宫腔积脓

阴道排液脓性、血性或脓血栓，检查子宫大小与年龄不符，增大且变软。扩张宫颈管时，即见脓液流出，刮出物镜检无癌细胞。

（四）子宫颈管癌、子宫肉瘤

均有不规则阴道流血及阴道排液增多。检查时，宫颈桶状，颈管扩大，或子宫增大。需行分段诊刮，方能鉴别。

【治疗】

（一）辨证施治

中医辨证施治治疗子宫内膜癌，近年来各地积累了一定的经验，如齐聪等将其辨证分为脾虚湿热、湿热瘀毒给予施治，收效良好，有一定效验。

1. 脾虚湿热型

症见阴道不规则出血，带下色黄，腹胀，形体肥胖，神疲倦怠，小便不多，舌胖有瘀点，苔黄腻，脉缓。

治法：健脾化湿，清热解毒，化瘀止血。

方药：白花蛇舌草、半边莲、薏苡仁、蒲公英各 30 g，冬瓜子 20 g，槐花、山慈菇、莪术、旱莲草、丹参、淮山药各 15 g，水蛭 12 g。

2. 湿热瘀毒型

症见阴道出血时多时少，带下频多恶臭，并有腹痛，纳谷甚少，消瘦乏力，口干咽燥，便干溲黄、舌质红，苔黄腻，脉弦数。

治法：清利湿热，解毒散结，佐以扶正。

方药：苍术、黄柏、丹皮、桃仁各 10 g，玄参、郁金各 20 g，牡蛎、白花蛇舌草各 30 g，夏枯草、地榆、天花粉各 15 g，刺猬皮、生地、生黄芪各 12 g。

（二）验方

1. 桃仁 60 g，杏仁 15 g，大黄 9 g，水蛭、虻虫各 30 枚。用水 2 碗，煮取 1 碗，分 3 次服。

2. 大、小蓟各 18 g，薄荷 9 g。水煎服，每日 1 剂。

3. 红苋菜 200 g，用 4 碗水煎至 1 碗，温服，每日 2～3 次。

卵巢肿瘤

卵巢肿瘤是女性生殖器常见肿瘤。有良恶性之分，卵巢癌是妇科三大恶性肿瘤之一。其发病率近年上升。死亡率也位居妇科恶性肿瘤首位，5 年生存率仅在 25%～30%。中医学将此病归为"肠覃""癥瘕"病证之中，多因气滞、痰浊、瘀血、湿热之邪停留机体所致。

【病因病机】

本病系由寒温失节,寒气外客,与卫气相搏,留而不去,致正气虚衰,精血被夺,膏粱厚味,饮食难消,湿蕴痰凝,气滞血瘀,聚结于内,使冲任滞逆,营卫失调,日久而成癥积。故本病外为寒邪入侵,内为脏腑气虚,营卫失调,气阴两虚所致。

（一）痰湿聚积

寒温失调,饮食不节;或肝气郁闷,木不达土,脾失健运,痰湿内停,阻滞冲任,任脉不畅,日久生积,发为癥瘕。

（二）气血瘀滞

平素情志不和,多怒久郁,肝失疏泄,气机不畅;或寒湿凝滞,冲任瘀阻;或久病不愈,脏腑虚弱,气行无力等均可致血行不畅,日久必瘀,蕴结冲任胞脉,积久成癥。

（三）湿热郁毒

素体湿盛或肝旺脾虚,水湿运化失职,蕴湿化热,积之成毒,湿毒热邪内结,气机失常,湿热郁毒,聚而成癥。

（四）气阴两亏

痰湿瘀阻,蕴而成毒,聚而成癥,日久暗耗正气精血,损伤阴阳,致气阴两亏。

【诊断】

（一）临床表现

1. 症状

（1）腹部包块:早期肿瘤较小,腹部不易扪及,往往在妇科检查时偶然发现。随着肿瘤的增大,患者自觉在腹部扪及包块,并逐渐由下腹一侧向上生长,可活动,如发生恶变,则迅速增大。

（2）腹痛:小肿瘤无腹痛,中等以上大小的肿瘤,常有腹胀、隐痛,肿瘤恶变浸润周围组织或压迫神经,可产生腰痛、下腹疼痛。如发生蒂扭转、破裂、继发感染,则可发生急性剧烈腹痛。

（3）压迫症状:大的或巨大肿瘤占满盆腔,可出现压迫症状,如尿频、便秘、气急、心悸,以致行动不便。

（4）月经改变:良性肿瘤发展慢,肿瘤小,一般不影响月经。当恶变或浸润子宫内膜,或功能性肿瘤分泌激素,则出现月经不调。

（5）全身症状:晚期恶性肿瘤可产生明显的消瘦、严重贫血及恶病质等。

2. 体征

（1）腹部隆起:肿瘤增大时,可出现腹部隆起,如球形,表面光滑,有囊性感,界限清楚或凹凸不平,多偏一侧,叩诊为实音,无移动性浊音。

（2）腹水:良、恶性肿瘤均可出现腹水,但以恶性者为多,恶性肿瘤以血性腹水多见,叩诊有移动性浊音。大量腹水时可扪及肿块在腹水中浮动。

（3）妇科检查:在子宫一侧或两侧扪及球形囊性或实质性肿块。良性者囊性,活动好,表面光滑,与子宫无粘连,恶性者为实质性,双侧或单侧,表面高低不平,固定。

恶性者晚期,在腹股沟、腋下、锁骨上,可扪及肿大的淋巴结。

(二)实验室及其他检查

1. 细胞学检查

腹水及腹腔冲洗液、后穹隆穿刺吸液、细针吸取法,均可用于卵巢肿瘤的诊断,确定其临床分期。

2. B超检查

可显示大体轮廓、肿瘤密度和其分布及液体含量,从而对肿块的来源做出定位。提示肿瘤的性质、大小等。并能鉴别卵巢肿瘤、腹水和腹膜炎。能帮助确定卵巢癌的扩散部位。

3. X线摄片

腹部平片对卵巢成熟囊性畸胎瘤,常可显示牙齿及骨质等。静脉肾盂造影可显示输尿管阻塞或移位。

4. 腹腔镜检查

可直接观察盆腔、腹腔内脏器,确定病变的部位、性质。可吸取腹水或腹腔冲洗液,行细胞学检查,或对盆腔、腹腔包块、种植结节取样进行活检。并可鉴别诊断其他疾病。其在卵巢癌诊断、分期治疗监护中有重要价值。

5. CT检查

有助于鉴别盆腔肿块的性质,有无淋巴结转移。较清晰区分良、恶性,有助于鉴别诊断。

6. MRI检查

可判断卵巢癌扩展、浸润及消退情况。优点除同CT外,其图像不受骨骼干扰,可获得冠状及矢状断层图像,组织分辨力更清晰,还可避免X线辐射。

7. 淋巴造影

诊断标准是以淋巴结缺如和淋巴管梗阻作为淋巴造影阳性。可帮助确定卵巢癌的淋巴结受累情况,特别是了解局限的卵巢上皮性癌及无性细胞瘤的淋巴结转移情况,可以帮助临床分期,决定需否对淋巴结进行辅助放射治疗及放射治疗所用的面积范围。

8. 生化免疫测定

卵巢上皮性癌、转移性癌及生殖细胞癌患者的CA125值均升高。血清脂质结合唾液酸在卵巢癌患者中80%均升高。此外血清超氧歧化酶、AFP、HCG的测定对卵巢癌的诊断也有一定意义。

(三)诊断依据

卵巢肿瘤虽无特异性症状,但根据患者年龄、病史特点及局部体征可初步确定是否为卵巢肿瘤,并对良、恶性做出估计。诊断困难时应行上述辅助检查。诊断标准如下:

1. 早期可无症状,往往在妇科检查时偶然发现。

2. 下腹不适感,最早为下腹或盆腔下坠感。

3. 当囊肿长大时,呈球形,在腹部可扪及肿物。

4. 肿瘤巨大时可出现压迫症状,出现尿频或尿潴留,大便不畅,压迫横膈时引起呼吸困难、心慌;影响下肢静脉血流可引起腹壁及两下肢浮肿。

5. 肿瘤出现蒂扭转时可致腹部剧烈疼痛。

6. 妇科检查多为子宫一侧呈囊性、表面光滑、可活动、与子宫不粘连、蒂长时可扪及。阴道后穹隆常有胀满感,有时可触及肿瘤下界。

7. 超声波检查显示卵巢肿瘤内有液性回声。

8. 病检可确诊。

【治疗】

(一)辨证施治

1. 良性肿瘤

良性肿瘤早期一般无或仅有轻微症状,往往在体检时被发现,随病程进展,若肿瘤增大可出现腹痛、腹胀、阴道出血等症状。

1)辨证施治

(1)气滞血瘀

胸胁胀痛,烦躁易怒,面色晦暗无泽,口苦咽干,形体消瘦,肌肤甲错,下腹胀痛,有肿块;舌质紫暗或见瘀斑或瘀点,脉沉细或涩。

治法:理气活血,软坚散结。

方药:血府逐瘀汤(《医林改错》)加味。

当归、生地、桃仁、红花、枳壳、赤芍、柴胡、桔梗、川芎、牛膝、甘草、三棱、莪术、水蛭。

(2)痰湿瘀阻

身困无力,形体肥胖或水肿,胸腹满闷,月经失调,白带增多,下腹肿块;舌体胖大,苔白腻,脉沉或滑。

治法:化痰行气,软坚散结。

方药:苍附导痰汤(《叶天士女科诊治秘方》)加味。

苍术、香附、陈皮、半夏、茯苓、胆南星、枳壳、生姜、神曲、海藻、鳖甲、莪术、三棱、水蛭。

2)针灸疗法

取中极、关元、天枢、三阴交穴,平补平泻。

2. 恶性肿瘤

术前给予中药扶正,兼以软坚消癥以驱邪,可为手术创造条件。术后放、化疗期间给予中药健脾和胃,扶助正气,减轻毒副反应。化疗间歇期可给予扶正清热解毒,软坚消癥的中药。以提高机体免疫功能,增强对外界恶性刺激的抵抗力,抑制癌细胞的生长,促进机体恢复,延长生命。中西医结合治疗既有利于标本兼治,又有利于提高生存率。

1)辨证施治

本病系由寒湿失节,寒气外客,与卫气相搏,留而不去,致正气虚衰,精血被夺,膏粱厚味,饮食难消,湿蕴痰凝,气滞血瘀,聚结于内,使冲任滞逆,营卫失调,日久而成癥积。故本病外为寒邪入侵,内为脏腑气虚,营卫失调,痰湿瘀阻所致。

(1)气滞血瘀:症见烦躁易怒,面色晦暗无泽,口苦咽干,形体消瘦,肌肤甲错,下腹疼痛有肿块。舌质紫暗或见瘀斑、瘀点,脉沉细或涩。

治法:行气活血,软坚消块。

方药:桂枝茯苓丸加减。

桂枝、茯苓、丹皮、赤芍、昆布、山慈菇各9 g,桃仁、夏枯草、大腹皮各12 g,青皮、生甘草各6 g。水煎服,1日1剂。

(2)痰湿瘀阻:症见日趋消瘦,腹痛腹水,腹块坚硬增大,腹脘闷满,带下增多或月经失调。舌苔白腻,脉沉或滑。

治法:除湿化痰,祛痰软坚。

方药:温胆汤加减。

陈皮、水蛭、猪蹄甲、鳖甲各15 g,半夏、苍术、南星、三棱、莪术各10 g,茯苓、海藻各30 g,地鳖虫20 g。水煎服,1日1剂。

(二)验方

1. 玄参、青盐各150 g,天花粉、甘草各30 g,白蔹、当归、海藻、枳壳、桔梗、川贝母、连翘、薄荷、制大黄、生地、海粉30 g。共研细末,用夏枯草240 g,煎汤,玄明粉30 g化水和匀泛丸如绿豆大,每晚6~9 g,每日服2次,温水送服。卵巢癌症见消瘦、腹痛、腹水、腹块坚硬增大,胸脘闷满,带下增多,或月经失调,舌苔白腻,脉弦滑者,可用本方。

2. 桂枝、桃仁、大黄各15 g,茯苓40 g,丹皮、白芍、阿胶各20 g,甘遂5 g。水煎服,每日1次。

3. 白毛藤、龙葵、马鞭草、蛇莓各37.5 g。水煎服,每日1剂,1日2次,早、晚空腹服用。

4. 白花蛇舌草、半枝莲各60 g,橘核、昆布、桃仁、地龙各15 g,土鳖虫、川楝子、小茴香各9 g,莪术、党参各12 g,红花3 g,薏苡仁30 g。水煎服,每日1剂。湖北中医药大学附属医院等用此方治疗卵巢癌及卵巢囊肿恶性变5例,其中系统观察的4例中,显效2例,有效1例。

5. 地鳖虫、土茯苓、蟾蜍干、猪苓、党参各15 g,白花蛇舌草、薏苡仁、半枝莲各18 g,三棱、白术各10 g,莪术12 g,甘草3 g。水煎服,每日1剂。据福州潘明继主任医师介绍:对卵巢癌不宜手术及化疗者,或用各种攻伐疗法后,为抑制残癌,可服此方,一般须连服2~3个月。

6. 铁树叶、八月札、蛇舌草、半枝莲各30 g,蜂房、白术各9 g,陈皮6 g。浓煎成500 mL,为1周服用量,适用于卵巢癌,也可用于宫颈癌等妇科恶性肿瘤。

7. 炙猪蹄甲、鳖甲、熟地、三棱、莪术、黄芪各15 g,白花蛇舌草、桃仁、薏仁、铁树叶各30 g,赤芍、丹参、香附各12 g,水蛭、虻虫各4.5 g,枳壳9 g,小茴香、七叶一枝花各9 g。每日1剂,水煎,分3次服。适用于卵巢癌术后阴道转移。

8. 白花蛇舌草、半枝莲各60 g,橘核、昆布、桃仁、地龙各15 g,䗪虫、川楝子、小茴香各9 g,莪术、党参各12 g,红花3 g。每日1剂,水煎,分2次温服。适用于卵巢癌。

9. 凌霄花7.5 g,硇砂、桃仁(另研)、玄胡索、红花、当归、官桂(去皮)各3 g,红娘子11个,血竭、紫河车、赤芍、山栀子、没药、地骨皮、五加皮、牡丹皮、甘草各60 g。前药共为细末。每服6 g,空腹时用温酒送服。适用于卵巢癌。

10. 牡蛎30 g,夏枯草、海藻、海带各12 g,露蜂房、花粉各9 g,玄参6 g,川贝、蜈蚣各4.5 g。每日1剂,水煎,分2次温服。

11. 阳起石、桃仁、当归、赤芍、大黄各60 g,云母石120 g,三棱、莪术、土鳖虫各90 g,枳壳30 g。上药共研细末,饭糊为丸,每日3次,每次18 g,吞服。适用于卵巢黏液性囊腺癌。据报道本方治疗1例卵巢黏液性囊腺癌,经剖腹探查,发现盆腔广泛转移而无法切除,关腹。服本方后,肿块逐渐缩小,全身状况好转,随访17年仍健在。

12. 桂枝5 g,茯苓、芍药、丹皮、桃仁、乳香、没药、鳖甲各10 g,昆布、海藻、小锯锯藤各20 g。每日1剂,水煎,分2次温服。适用于卵巢肿瘤。据报道用本方治疗1例双侧卵巢癌Ⅱ期患者,服药6剂,腹部疼痛大减,用药2个月后,包块基本消失,现已停药6年,健康状况良好。

13. 当归、赤芍、三菱、莪术、川芎、急性子各10~15 g,熟地15~30 g,干蛤蟆2个,竹茹、蝉蜕各10 g,代赭石30 g,蜈蚣3~5 g,桂枝5 g,炮姜15 g,大枣10枚。辨证加减:证属寒者加肉桂、附子、炮姜;阳盛便秘,大便不畅加二丑、槟榔、皂角、川军、玄明粉(冲);上焦有热加山栀、黄芩、丹皮;气虚者加党参、黄芪。配合口服化毒片、化郁丸等。水煎服。本方治疗卵巢癌5例,分别存活4年、5年、7年、8年、12年,治后未见复发,主客观症状消失。

14. 荆三棱(制)、蓬莪术(锉)、赤芍、刘寄奴(去梗)、丹皮(去心)、官桂(不见火)、熟干地黄、菊花(去萼)、真蒲黄、当归(干称)各30 g(细锉),前5味用乌豆700 g,生姜250 g(切片),米醋2.8 L,同煮豆烂为度,焙干,入后5味同为末,每服6 g,空腹食前温酒调下。或不用菊花、蒲黄,用乌药、延胡索亦佳。适用于卵巢恶性肿瘤腹部疼痛明显者。

15. 白藤、龙葵、马鞭草、蛇莓各37.5 g。水煎服,每日1剂,1日2次。早晚空腹服。

16. 土鳖虫15 g,马鞭草30 g。水煎服,每日1次,连服30天。

(三)饮食疗法

1. 龙葵子15 g,麦饭石30 g,煎取汁,加红糖适量代茶服。

2. 紫菜30 g,红曲3 g,煎汤取汁,以汁煮鳖甲肉,加入调料食之。

3. 葵花托盘60 g,煎汁取液,煮山楂30 g,猪肉60 g或鲨鱼肉60 g。

(崔淑兰)

第十一章　儿科疾病

第一节　小儿急性喉炎

急性喉炎是喉黏膜的急性炎症,为常见的呼吸道急性感染性疾病之一。临床以不同程度发热、声音嘶哑、破竹样咳嗽声和吸气时呼吸困难为特征。本病多见于5岁以下小儿,且病情多较严重,若不及时诊治可危及生命。本病属中医"声嘶""喉喑"的范畴。

【病因病机】

本病多因风寒束肺,肺气失宣,寒邪客结于喉窍,阻滞脉络,瘀滞气血所致;或因风热犯肺,肺失清肃,热邪壅结于喉窍而发病,甚至热邪传里,灼津炼痰,壅滞喉窍,阻遏气道。

【诊断】

(一)病史

发病前可先有上呼吸道感染史。

(二)临床表现

声音嘶哑为主要症状,初发时多觉喉干热、刺痒、不适及轻微疼痛,继而声嘶。重者可失音、犬吠样咳嗽,吸气性喉鸣,甚至引起喉梗阻症状,有吸气性呼吸困难、鼻翼扇动、三凹征阳性、面色发绀、烦躁不安。上述症状可于夜间加剧,因夜间分泌物潴留喉部引起喉痉挛,少数有呛食症状。

(三)实验室及其他检查

1. 实验室检查

继发细菌感染时血白细胞增多,中性粒细胞占多数。

2. 喉镜检查

喉黏膜肿胀、充血、声带为红色,闭合正常或有细缝,两侧病变大致对称,也可一侧较重,有时声带表面呈点状或带状瘀斑。喉、声带、声门下分泌物附着。

【鉴别诊断】

虽然本病诊断并不困难,但须与呼吸道异物、咽白喉、喉痉挛等相鉴别。

【治疗】

(一)辨证施治

1. 风寒型

症见咳嗽声哑,怕冷形寒,甚至吸气时喉中有喘鸣声,呼吸困难,头汗面白,舌苔薄白,脉浮紧。

治法:疏风散寒,利喉开音。

方药:防风、杏仁、苍术、射干、苏子、胖大海、生甘草各 6~9 g,细辛、桔梗各 3 g,炙麻黄、薄荷(后下)各 3~4.5 g,蝉衣 3~6 g。每日 1 剂,煎后分 3 次口服。

2. 风热型

症见咳嗽声重,咳声嘶哑,痰少色黄,发热咽痛,大便干结,口渴冷饮,小便短赤,甚至呼吸困难,舌苔薄黄,脉浮数。

治法:疏风清热,利喉开音。

方药:金银花、连翘、牛蒡子、黄芩、射干、苏子、胖大海、生甘草各 6~9 g,草河车 9~15 g,炙麻黄、薄荷(后下)各 3~4.5 g,蝉衣 3~6 g,桔梗 3 g。每日 1 剂,煎后分 3 次口服。

(二)中成药

1. 清咽果

每隔 2~3 小时含服 1 粒,或用开水泡饮,可作为小儿急性喉炎辅助用药。

2. 珠黄散

少许吹入喉部,每日 5~6 次。

3. 喉症散

少许吹入喉部,每日 5~6 次。

(三)验方

1. 吴茱萸 10 g。研细末,调醋,外敷双脚底涌泉穴。

2. 开金锁 15 g,山豆根 9 g。煎汤服。

3. 炙麻黄、荆芥各 6 g,杏仁、射干各 9 g,生石膏 30 g。水煎服。

4. 金银花 9 g,薄荷 6 g,板蓝根 15 g。煎水后作蒸汽吸入。也可用简便方法,将上药放小水壶内,加小半壶水,煮沸后喷出蒸汽,在适当距离内吸入。每日 2 次,每次 10~15 分钟。

5. 金果榄 10 g。水煎服,每日 1 剂。

6. 鲜鱼腥草 60 g。洗净捣烂,用米泔水 1 碗煮沸冲调,加适量白糖,每日 2 次。

7. 鸡蛋清加少许白糖,沸水冲服,入睡前服用效果较好。

8. 鸡蛋内膜配玉蝴蝶 3 g,胖大海 2 个,生甘草 6 g。煎服。

【调护】

避免受凉、感冒,加强体育锻炼,增强体质。

(崔淑兰)

第二节 婴幼儿腹泻

婴幼儿腹泻是以大便次数增多,粪质稀薄或如水样为其主症。乃小儿常见的疾病之一,尤以 2 岁以下的婴幼儿更为多见,年龄愈小,发病率愈高。本病虽四季均可发生,但以夏秋季节较多,南方冬季亦可发生,且往往引起流行。属中医"小儿泄泻"范畴。

【病因病机】

发病原因为感受外邪,饮食内伤,脾胃虚弱。病机为脾胃运化失常,清浊相干,并走大肠。

(一)外感六淫

冬春多为风寒入侵腹部,影响受纳运化,夏秋暑湿入侵,内犯脾胃,热在阳明,湿渍大肠,而致协热下利,水泻不止。若热重于湿,可致暴注下迫。

(二)乳食不节

由于调护失宜,乳哺不当,饮食失节或过食生冷瓜果及不消化食物,皆能损伤脾胃。

(三)脾胃虚弱

是泄泻反复发作,迁延不愈的主要原因,又是产生危重变证的条件。脾胃虚弱有责之于先天禀赋不足,脏气本亏,有因后天调护失宜。脾胃虚弱引起的腹泻会反复发作,甚则脾病及肾迁延不愈。

综上所述,病因虽多,泄泻病变都在脾胃。胃主受纳水谷,脾主运化精微,脾宜升则健,胃以降则和,若脾胃有病,清浊升降失常,水反为湿,谷反为滞,清气下陷,湿渍大肠而为泄泻。

若素体虚弱,利下过度,热甚津液大伤,出现气阴两伤,阴伤及阳可导致阴竭阳脱。

【诊断】

1. 大便次数增多,每日 3~5 次,或 10 次以上,色淡黄,如蛋花汤样,或色褐而臭,可有少量黏液,或伴有恶心、呕吐、腹痛、发热、口渴等症。

2. 有乳食不节,饮食不洁或感受时邪病史。

3. 重者泄泻及呕吐较严重,可见小便短少,体温升高,烦渴神萎,皮肤干瘪,囟门凹陷,目眶下陷,啼哭无泪,口唇樱红,呼吸深长及腹胀等症。

4. 大便镜检可有脂肪球或少量红细胞、白细胞。

5. 大便病原体检查可有致病性大肠杆菌生长,或分离出轮状病毒等病原体。

【鉴别诊断】

应与痢疾鉴别。痢疾初起大便稀,便次增多,腹痛明显,里急后重,大便有黏冻、脓血。大便培养有痢疾杆菌生长。

【治疗】

(一)辨证施治

1. 伤食型

症见脘腹胀满,腹痛肠鸣,食欲缺乏,嗳腐欲呕,排气恶臭,手足心热,颊红烦急,夜卧不安,粪便黏滞不化,味酸臭或如败卵,舌苔垢腻,脉滑略数。

治法:消食积,清热止泻。

方药:保和丸。

神曲 10 g,山楂、莱菔子各 9 g,半夏、茯苓、连翘各 6 g,陈皮 3 g。

2. 湿热型

症见暴迫下注,便频水多,色黄味臭,时感腹痛,精神倦怠,食欲下降,恶心呕吐,烦躁身热,口渴欲饮,尿少而黄,舌苔黄腻,舌红脉数。

治法:清热利湿。

方药:葛根黄连汤。

葛根、黄芩各 6 g,黄连、甘草各 2 g。

3. 脾湿型

症见夏秋多发,粪稀如水,味不大,食欲减退不欲饮,恶心呕吐,腹胀少尿,舌苔白腻,舌质淡红,脉滑缓。

治法:健脾利湿,化气利水。

方药:胃苓汤(平胃散与五苓散合方)。

白术、茯苓、猪苓、泽泻、厚朴各 6 g,苍术、陈皮各 3 g,桂枝 1.5 g,生姜 1 g,大枣 3 枚。

4. 脾虚型

症见形体瘦弱,神疲倦怠,面色萎黄,肌肤松软,畏寒懒动,大便稀溏,色淡无臭,舌淡苔白,脉细弱。

治法:健脾益胃。

方药:参苓白术散。

党参、莲肉各 9 g,白术、茯苓各 6 g,山药 12 g,扁豆 5 g,薏苡仁 10 g,砂仁 3 g,桂枝 1.5 g。

久泻不止无夹杂积滞者,加诃子 3 g,赤石脂、伏龙肝各 10 g。

5. 脾肾阳虚型

症见多因久病,久泻所致。形体肢冷,精神萎靡,面色㿠白,久泻不止,食入即泻,粪质清稀,完谷不化,舌淡苔白,脉象细弱。

治法:补脾温肾。

方药:附子理中汤。

熟附子 3 g,干姜 1 g,人参(党参)9 g,白术 6 g,炙甘草 2 g。

肾阳偏虚者加四神丸;久泻不止者,加诃子、赤石脂。

6. 伤阴型

症见便频量多,粪稀如水,尿少色黄,烦躁不安,皮肤干燥,眼窝、前囟凹陷,啼哭少泪,唇红齿干,口渴喜饮,舌红少津,脉细数。

治法:酸甘敛阴。

方药:连梅汤。

黄连 2 g,生地、麦冬各 6 g,阿胶 9 g,乌梅 5 g。

7. 伤阳型

症见暴泻不止,便稀如水,面色㿠白,神疲气弱,四肢厥逆,自汗,舌淡苔白,脉细弱或沉微。

治法:温阳救逆。

方药:参附龙牡汤。

人参9 g,熟附子3 g,龙骨、牡蛎各10 g。

(二)中成药

1. 保和丸

适用于伤食泄泻症见腹痛泄泻,泻后痛减,嗳腐吞酸,大便酸臭等。每服6 g,周岁以内酌减,每日2次。

2. 藿香正气丸

适用于外感风寒,内伤饮食的泄泻症见泄泻清稀多沫,臭味不大,恶寒发热等。每次9 g,周岁以内酌减,每日2次。

3. 苦参片

每次2~4片,每日3次,3岁以内小儿酌减。用治肠腑湿热所致泄泻。

4. 参苓白术丸

每次6 g,每日2次。适用于脾虚型泄泻。

5. 小儿香橘丹

每次3 g,每日2次。适用于脾虚食滞之泄泻。

6. 泻痢保童丸

每次3 g,每日2次。用治脾肾阳虚泄泻症见久泻不止,粪质清稀,完谷不化,形寒肢冷,精神萎靡等。

7. 七厘散

每次0.2 g,每日1次,重症每日2次。治疗秋季腹泻患儿41例,结果显效19例,有效9例,无效13例,总有效率68.29%。平均治愈日数为(2.8±1.41)日,与报道的有抑制病毒作用的银黄冲剂治疗秋季腹泻的治愈日数为(2.6±1.3)日相似,与抗生素治疗秋季腹泻平均日数(3.9±1.9)日有显著差异。

8. 伤湿止痛膏

贴于脐部,泻止后再贴2日。

(三)验方

1. 鸡内金1~2只,烤干研粉吞服。

2. 石榴皮30 g。水煎服。或研面,1岁1次服0.6 g,每日2次。

3. 茵陈蒿(全草)30 g。水煎服。

4. 山楂与乌梅,共煎内服。有效率达92.5%,治愈率85%。

5. 肉桂、丁香各6 g。共研细末,放入膏药中贴患儿肚脐。

6. 红高粱30 g,炒黄,大枣10个,去核炒焦。共研末,2岁小儿服6 g,3~5岁服10 g。每日早晚各服1次。

7. 山楂、神曲、制半夏、莱菔子、陈皮各6 g,麦芽、茯苓各9 g,连翘5 g。水煎服,每日2次。用于伤食泻。

8. 苍术、白术、泽泻、防风、甘草各3 g,陈皮、厚朴、茯苓、猪苓、升麻、肉豆蔻各6 g。

水煎服,每日 2 次。用于虚寒泻。

9. 吴茱萸 10 g。研末,醋调成厚糊状,敷脐部,外用纱布固定。

10. 丁香 30 g,荜茇 10 g,胡椒、肉桂、吴茱萸各 5 g,炒车前子 20 g。共研细末,贮瓶备用。每取本散 2~3 g,纳入脐中,外用纱布固定。每 2 日换药 1 次。对小儿寒泻疗效颇佳。

11. 明矾、黄丹各 15 g,葱白 15 g。上药共捣烂成泥状,敷脐,以常规法固定。治小儿水泻。

12. 苍术、吴茱萸各 15 g,丁香 3 g,胡椒 15 粒。上药焙干,共研细末,装瓶备用。取药粉 1~3 g,以食用油调成糊状,敷于脐部,用长宽各 4 cm 的胶布固定,24 小时换药 1 次。治小儿泄泻。

【调护】

1. 宣传母乳喂养的优越性,不宜在夏季断奶。
2. 添加辅食时,注意奶瓶、奶头的消毒。
3. 致病性大肠杆菌易在集体机构中流行,宜早期隔离患儿。
4. 注意气候变化,热天应多喂水,避免过热或受凉。
5. 避免长期滥用抗生素,以免肠道菌群失调引起金黄色葡萄球菌或霉菌性肠炎。
6. 对感染性腹泻应注意消毒隔离。

(崔淑兰)

第十二章 耳鼻咽喉科疾病

第一节　外耳道疖

外耳道疖中医称为耳疔,是指发生于外耳道部疖肿,以局限性红肿,突起如椒目为其特征。

【病因病机】

(一)风热邪毒外袭

因挖耳恶习,损伤耳道,风热之邪侵袭,或因污水入耳或脓耳之脓液浸渍染毒而发。致耳窍作痛生脓。

(二)肝胆湿热上蒸

热毒壅盛,兼夹湿邪,引动肝经火热循经上乘,蒸灼耳道,壅滞经脉,逆于肌肤而致耳道红肿。

【诊断】

(一)症状

耳部疼痛较剧烈,甚则张口、咀嚼及牵拉耳郭、压迫耳屏时疼痛剧烈。

(二)体征

耳疔严重时可波及耳后,以致耳后红肿,耳后沟变浅,甚则耳郭被推向外前方。

(三)检查

检查见外耳道有局限性红肿突起,如椒目或有脓头。

【鉴别诊断】

应注意与急脓耳初期、耳疮相鉴别。

(一)急脓耳初期

也有耳内剧痛,但其耳痛为耳部痛,耳道无红肿,按压耳屏、牵拉耳郭疼痛不加重,且听力检查呈明显下降。

(二)耳疮

亦有耳痛、拒按,耳内肿胀,但耳内漫肿无头,疮肿可发于外耳道深部,不似本病红肿局限、突起。

【治疗】

(一)辨证施治

1. 风热侵袭型

耳部灼热疼痛,拒按,张口、咀嚼痛甚;外耳道局限性漫肿,隆起如椒目,可有少量脓液;或伴发热恶寒、头痛,舌质红,苔薄黄,脉浮数。

治法:疏风清热,解毒消肿。

方药:五味消毒饮加减。

2. 热毒炽盛型

耳痛剧烈,痛引腮脑,听力下降;耳道红肿高突,如半球状,或疖肿多发,可见脓头,全身可有发热,小便短黄,大便干结,舌质红,苔黄,脉弦数。

治法:泻火解毒,排脓消肿。

方药:黄连解毒汤加减。

若大便干结难出加生大黄、玄明粉,泻火通便;耳痛剧烈,口苦咽干、苔黄腻,属肝胆湿热,宜合用龙胆泻肝汤;若脓头不溃或脓出不畅,可用仙方活命饮。

(二)中成药

1. 牛黄解毒丸

每服 1 丸,每日 2~3 次。

2. 银黄片

每次 2~4 片服,每日 3~4 次。

(三)外治法

1. 用内服中药渣再煎,取汁热敷患侧耳前、耳后。

2. 紫金锭或牛黄解毒丸用开水调成糊状,涂搽于外耳道红肿处,也可用鱼石脂软膏敷于外耳道患处。

3. 耳前、后淋巴结肿大疼痛者,用紫金锭或牛黄解毒丸调水外搽。

4. 耳疔成脓者,可切开排脓,或用针挑破脓头,排出脓血后敷黄连膏。

【调护】

本病若能及时正确治疗,预后良好;若失治误治,则可能导致疔疮走黄,产生严重后果。

(吕剑)

第二节　化脓性中耳炎

化脓性中耳炎中医称为脓耳,是指耳膜穿孔,耳内流脓为主要表现的疾病。

对于本病,历代文献中,有称脓耳,又有称聤耳、耳疳、耳底子、耳痈、耳湿、耳中生毒等,还有按脓色不同而命名者,如《外科大成》卷三说:"耳疳者,为耳内流出脓水臭秽也。书有云:出黄脓为停耳;红脓为风耳;白脓为缠耳;青脓为震耳。"《冯氏锦囊秘录》卷六也说:"聤耳之名,更有五般,常出黄脓者,谓之停耳;常出红脓者,谓之脓耳;耳内疳臭者,谓之迊耳;白脓出者,谓之缠耳;耳内虚鸣,时出青脓者,谓之囊耳。"这些命名,含义虽不尽相同,但共同的特点是耳内流脓,为了统一病名,突出其主要特征,故将耳膜穿孔耳内流脓为主要症状的疾病,统称为脓耳,其有急慢、虚实之分。

脓耳是耳科常见病、多发病,尤多发于小儿。本病每致听力损害,影响患者学习、工作及生活,甚至可以出现并发症,危及生命,故应积极做好防治工作。

【病因病机】

本病的发生,外因多为风热湿邪侵袭,内因多属肝、胆、肾、脾等脏腑功能失调。归纳如下:

(一)肝胆火盛,邪热外侵

风热湿邪侵袭,引动肝胆之火,邪热结聚耳窍,灼伤耳膜,血肉腐败,则生脓汁而成脓耳。

(二)脾虚湿困,上犯耳窍

正气虚弱或大病体虚,正气不胜邪毒,邪毒滞留,兼脾虚运化失司,水湿内生,结聚耳窍,故成脓耳。

(三)肾元亏损,邪毒停聚

先天不足或劳伤肾精,以致肾元不足,耳窍不健,邪毒滞留,使急性实证脓耳演变为慢性虚证脓耳。

小儿脏腑娇嫩,形体未充,易受邪毒,致患麻疹、烂喉痧、疮痈等病,耗伤正气,正气不足,邪毒滞留,或复感邪气,邪毒结聚耳窍成脓,故小儿脓耳多于成人,且更易演变成慢性虚证及引起变证。

【诊断与鉴别诊断】

(一)急脓耳

初期,鼓膜穿孔前全身症状明显,耳痛剧烈,呈耳深部锐痛,搏动性跳痛,疼痛可放射至同侧头部。全身可伴有恶寒发热,小儿可出现高热、抽搐、哭闹、拒食、呕吐、腹泻等。鼓膜穿孔后,脓液外流,热渐退、耳痛减轻,全身症状渐消失。

检查:鼓膜穿孔前,鼓膜呈弥漫性充血,甚则向外膨隆,听力明显减退,呈传导性耳聋。鼓膜穿孔后,脓液外流,外耳道见脓性或脓血性分泌物,拭除脓液,可见鼓膜上有一搏动的反光亮点,脓液从该处搏动性流出。

急脓耳应与耳疔、耳疮相鉴别。耳疔、耳疮者,耳道可有脓液,但耳膜无穿孔,可资鉴别。

(二)慢脓耳

以长期或间歇性耳流脓为特点,并可有耳鸣或听力下降等症状。

检查可见鼓膜呈中央性穿孔或边缘性穿孔,鼓室内或有肉芽或息肉,或有豆腐渣样分泌物,或流恶臭脓液。听力检查呈传导性耳聋或混合性耳聋。

X线摄片,有骨质破坏者,显示有边缘整齐之胆脂瘤破坏空洞。

【治疗】

（一）辨证施治

1. 热毒炽盛型

起病急,耳屏及耳孔红肿热痛,流黄稠脓液,臭秽难闻,发热,头痛,大便干结,小便黄赤,舌质红,苔糙,脉洪大。

治法:清热解毒。

方药:蒲公英、水牛角、石膏、板蓝根、半边莲各30 g,紫花地丁18 g,金银花15 g。水煎服,每日1剂。

2. 肝胆湿热型

耳孔流脓清稀,有时夹少量恶臭稠脓,听力减退,耳中隐痛,往来寒热,口苦,舌苔黄腻,脉弦数。

治法:清肝利胆排脓。

方药:龙胆、柴胡、桔梗各12 g,夏枯草30 g,菖蒲、赤芍各15 g,黄芩10 g,蜈蚣2条。水煎服,每日1剂。也可酌情用龙胆泻肝丸等。

3. 脾虚湿困型

耳内流脓,时息时发,缠绵多年,遇寒即发,经治即愈。脓量多而黏稠,无臭。耳聋,头轻晕,偶有耳鸣,舌质淡,苔白湿润,脉缓细弱。

治法:健脾渗湿,补托排脓。

方药:黄芪15 g,皂角刺9 g,金银花20 g,甘草3 g,桔梗、白芷、川芎、当归、白芍、白术、茯苓各10 g,党参12 g。

湿热重,加车前子15 g,野菊花、蒲公英及鱼腥草各20 g。

4. 肾元亏损型

耳内流脓,经年累月不息,脓量不多,但带恶臭,耳聋,常有头晕、头痛及耳胀等,伴耳鸣,腰膝酸软,遗精早泄、夜尿多,舌质淡、苔薄,脉沉细弱。

治法:补肾培元,去湿化浊。

方药:知母、黄柏、丹皮、茯苓、淮山药、泽泻各10 g,生熟地各15 g,鱼腥草24 g。脓液带臭、骨质受损者,加猪蹄甲15 g,马勃6 g,皂角刺、桃仁、红花、泽兰各10 g。

（二）中成药

1. 龙胆泻肝丸

每次6~9 g,每日3次。本品具有清肝胆湿热,利肝胆湿热之功。用治肝胆湿热引起的耳痛、流脓等。

2. 耳聋丸

具有清肝胆湿热,通窍利湿之功。用治肝胆湿热引起的耳痛流脓等。每次2丸,每日2次。

3. 双料喉风散

外用,每次少许喷入患耳。用治肝胆湿热引起的耳痛流脓等。

4. 羚羊感冒片

每次 4~6 片,每日 2 次。本品具有辛凉透表,清热解毒之功。用治外感风热引起的耳痛、流脓等。

5. 桑菊感冒片

每次 4~8 片,每日 2~3 次。本品具有疏风清热,宣肺止咳之功。用治外感风寒引起的耳痛,流脓等。

6. 六神丸

用六神丸配枯矾、冰片等研粉吹耳,治疗慢性化脓性中耳炎有效。

7. 乌梅丸

1 丸,每日 1~3 次,温开水送服。用治脾肾阳虚,虚火上炎之慢性化脓性中耳炎。

8. 六君子丸

每次 6~9 g,每日 2~3 次。用治脾虚湿困引起的耳内流脓等。

9. 参苓白术散

每次 6~7.5 g,每日 2 次。用治脾虚湿困引起的耳内流脓等。

10. 六味地黄丸

每次 6~9 g,每日 2 次。用治肝肾阴亏引起的耳内流脓等。

11. 金匮肾气丸

每次 1 丸,每日 2 次。用治肾阳虚引起的耳内流脓等。

(三)验方

1. 蚯蚓 5 条,剖开后洗净,放白糖 10 g 左右,30 分钟后用洁净纱布滤出清液滴耳,每次 4 滴,每日 3 次。

2. 大黄 20 g 炒炭研末,用 60 度白酒 60 mL 浸泡 7 天滤渣取汁,瓶贮备用。使用前先将患耳洗净,然后取大黄酊 1~3 滴滴入耳内。每日 3~5 次,治疗化脓性中耳炎效果颇佳。

3. 金银花、败酱草各 25 g,白芷 7.5 g,防风 10 g。水煎服,每日服 2 次,儿童用量酌减。本方具有清热解毒,散瘀排脓,消肿止痛之功效。适于急、慢性中耳炎患者。

4. 冰片 15 g,枯矾 10 g,石膏粉 5 g,轻粉 0.5 g。共研为细末,用麻油适量调匀备用。用时先将患耳用金银花水洗净拭干,然后将药滴入耳内,每次 1~2 滴,每日 1~2 次。对急性慢性中耳炎一般 2~3 天可愈。

5. 青黛、龙骨、海螵蛸各 15 g,冰片 5 g,枯矾 10 g。共研细末,洗净脓后,吹入耳中。

(四)饮食疗法

1. 泥鳅 2 条捣烂,贴敷耳周围,每日更换 1 次,数日可愈。

2. 将鸡蛋清与香油等量充分搅和,用时先将耳内脓液清洗干净,滴 2~5 滴,每日 1 次(配制 2 日量,要保持新鲜)。

3. 用蛋黄油滴耳,每日 3~4 次。

4. 生大蒜 2 只,丝瓜 1 只,共捣烂,布包挤汁,滴耳,每次 3~4 滴,每日 3 次。

（五）针灸治疗

1. 体针

实热证以取手、足少阳经及足厥阴肝经穴为主,如合谷、风池、外关、翳风、完骨、行间、侠溪、听宫、率谷、太冲、阳陵泉等,一般以泻法为主,不用灸法。

如为虚证,则以足太阴、足阳明、足少阴、足太阳经穴为主,穴位有阳陵泉、足三里、中脘、脾俞、肾俞、听会、太溪、照海、心俞、肝俞等,针用补法;肾阴虚者不灸,肾阳虚者多用灸法。

2. 穴位注射

同侧取穴肩髃,以徐长卿注射液,或丹参注射液等进行穴位注射,每次注射 0.5 ~ 1 mL,每周 2 次,7 ~ 10 次为 1 个疗程。

【调护】

1. 对婴幼儿注意哺乳姿势,以免乳汁入耳,洗头时避免污水入耳。

2. 注意擤鼻方法、姿势及用力要适当,上呼吸道感染时尤应注意。

3. 积极治疗急脓耳、鼻旁窦、口腔、咽部疾患。患本病后不宜游泳、沐浴,应注意免使污水入耳。

4. 干耳后适当时间,可考虑行耳膜修补、鼓室成型或中耳乳突根治术,以清除病灶,封闭中耳腔等。

5. 加强检查治疗,及早发现中耳胆脂瘤,防止脓耳变证的发生。

6. 婴幼儿患本病时,症状较严重者要及早防范。

7. 一旦患脓耳,治疗中特别应注意外用药的应用。在施用外用药时尤其要注意彻底清除耳道脓液及一切妨碍引流及治疗的病变组织,以保持耳道通畅和充分使药物在中耳内发挥治疗作用。

（吕剑）

第三节　耳鸣、耳聋

耳鸣是指患者自觉耳内鸣响,妨碍听觉。耳聋,又称耳闭、聋聩,是指主观感觉或客观检查均示听力有不同程度障碍。耳鸣可伴有耳聋,耳聋亦可由耳鸣发展而来。二者临床表现和伴发症状虽有不同,但在病因病机上却有许多相似之处,均与肾有密切关系,故合并为一篇论述。

本病论述最早见于《黄帝内经》。其中有耳鸣、耳中鸣、耳苦鸣等多种提法。在生理方面,《黄帝内经》从整体观念出发,认为耳与脏腑、全身有密切关系。《素问·阴阳应象大论》说:"主耳……在窍为耳。"认为耳为肾窍,由肾所主。明确指出主要病因有:①气不足,如《灵枢·口问》:"故上气不足,脑为之不满,耳为之苦鸣……"②肾精脱,如《灵枢·

决气》："精脱者耳聋。"③髓海虚,如《灵枢·海论》："髓海不足,则脑转耳。"④客邪胜,如《素问·至真要大论》："厥阴司天,客邪胜则耳鸣掉眩。"《素问·缪刺论》："邪客于手阳明三络,令人耳聋,时不闻音。"⑤气逆,《素问·六元正纪大论》："木郁之发……甚则耳鸣旋转。"《素问·脏气时论》："气逆则头痛,耳聋不聪。"

汉代张仲景《伤寒论·辨少阳病脉证并治》中有"少阳中风,两耳无所闻"之说,指出外感致耳聋。

隋唐时期对耳鸣、耳聋的病机阐述得较详细,认为耳鸣、耳聋虽有内伤、外感之别,但无不与肾虚有关。巢元方《诸病源候论·耳病诸候》指出："肾气通于耳,足少阴,肾之经,宗脉之所聚,劳动经血,而血气不足,宗脉则虚,风邪承虚随脉入耳,与气相击,故为耳鸣……肾为足少阴之经,而藏精,气通于耳,宗脉之所聚也,若精气调和,则肾脏强盛,耳闻五音;若劳伤血气,兼受风邪,损于肾藏而精脱,精脱者,则耳聋",而"耳鸣不止,则变成聋"。第一次提出了耳鸣、耳聋关系及其病变过程。

金元时期,对耳鸣、耳聋的发病学说较有代表性的是朱丹溪。在《丹溪心法·耳聋》中指出："耳聋皆属于热。"并认为少阳、厥阴患病而耳聋,亦是热多;还有阴虚火动耳聋、因邪化火耳聋等,认为即使大病后耳聋亦应降火。

明代张景岳《景岳全书》对耳聋的病因病机证候有详细的论述："耳聋证……其证有五,曰火闭,曰气闭,曰邪闭,曰窍闭,曰虚闭……耳鸣当辨虚实。凡暴鸣而声大者多实;渐鸣而声细者多虚。少壮热盛者多实;中衰无火者多虚。饮酒味厚,素多痰火者为实;质清脉细,素多劳倦者多虚……若劳伤血气,精脱肾惫,必至聋聩,故人于中年之后,每多耳鸣,如风雨,如蝉鸣,如潮声者,皆是阴衰肾亏而然。"又《明医杂著·卷三》说："耳鸣证或鸣甚如蝉,或左或右,或时闭塞,世人多作肾虚治不效,殊不知此是痰火上升,郁于耳中而为鸣,郁甚则壅闭矣;若遇此证,但审其平时饮酒厚味,上焦素有痰火,只作清痰降火治之。"此说于痰火为病有独特见解。

清代对耳聋耳鸣的论述,均源于《黄帝内经》,由于各家的临床经验不同,用方用药有所偏重。李用粹《证治汇补》："凡治耳聋,必先调气开郁。"林佩琴《类证治裁》："精脱失聪,治在肾。"王清任《医林改错·上·通窍活血汤所治症目》"耳孔内小管通脑,管外有瘀血,靠挤管闭,故耳聋",从瘀论治本病;喻昌从痰论治等,都从不同方面丰富了耳鸣、耳聋的辨证论治内容。

【病因病机】

(一)体虚肾亏

素体不足,或病后精血虚少,或恣情纵欲,肾精耗伤,均可引起本病。正如《灵枢·决气》说："精脱者耳聋……液脱者……耳数鸣。"这是因为耳为肾之外窍,为十二经宗脉所灌注,内通于脑;肾藏精而主髓,脑为髓海,肾精充沛,髓海得濡,则听觉正常;而肾精亏损,髓海空虚,发为耳鸣、耳聋。

体虚亦可因劳累过度或病后脾胃虚弱,气血生化之源不足,经脉空虚,不能上奉于耳,或脾虚阳气不振,清气不升,导致耳鸣、耳聋。《素问·玉机真藏论》说："脾不及则令人九渐窍不通。"《古今医统大全·耳聋》也说："凡人大病之后而耳聋者,多是气虚。若老人耳听渐重,亦是气虚。"

（二）外邪侵袭

若感受风热毒邪侵袭,经气痞塞不宣,清窍壅闭失用,可致耳鸣、耳聋。《诸病源候论》说:"其经脉虚风邪乘之,风入于耳之脉,使经气痞塞不宣,故为风聋。"

因肾与膀胱互为表里,外邪入侵于太阳经,乘肾虚而入,里传于肾,表现在肾之窍,则为耳鸣、耳聋。《疾病源流犀烛·耳病源流》说:"有肾气虚,风邪传经络,因入于耳朵,邪与正相搏而卒无闻者,谓之卒聋,曰暴聋。"也有因正气亏虚,感邪后不能驱邪外出,邪停滞于耳而致本病。《圣济总录·耳门》说:"久聋者,肾藏虚,气血不足,风邪停滞故也。"

（三）肝火上扰

情志抑郁,肝失于疏泄,郁而化火,清窍被蒙或暴怒伤肝,气火上逆,扰于诸窍,均可引起耳鸣、耳聋。因足少阳经脉上入于耳,下络于肝而属于胆,肝胆之火循经上壅于耳而致本病。《中藏经》说:"肝气逆而头痛、耳聋。"《杂病源流犀烛·耳病源流》也说:"有肝胆火盛,耳内蝉鸣,渐至于聋者。"肝火上扰亦常因肾水不足,水不涵木,木火偏亢,循经妄动于上致耳鸣、耳聋。

（四）痰浊阻耳

形体肥胖,过食厚味,痰浊内盛,上阻清窍,或素体湿热,蕴聚成痰,郁久化火,痰火上升,壅塞清窍。《古今医统》说:"耳聋证,乃气道不通,痰火郁结,壅塞成聋也。"《明医杂著》也说:"此是痰火上升,郁于耳中而为鸣,郁甚则闭矣。"

（五）瘀阻宗脉

任何原因引起的宗脉或耳道瘀阻,均可致本病。这是因为耳是宗脉之所聚,瘀阻经脉,气血不通,耳失滋养,进而失润、失聪致耳鸣、耳聋。

由上可见,本病可因肾虚,或风邪,或肝火,或痰火,或瘀阻而发生。在发病机制上,肾虚是本,风火痰瘀是标。病变部位在肾、耳与肝脾密切相关。

【诊断】

（一）诊断依据

1. 病史

有耳鸣、耳聋主诉,或情志失常,或药食失调,或久病体虚,或急病卒中史。

2. 临床特征

凡患者以耳鸣为主要症状,为耳鸣;以听力障碍、减退甚至消失为主要症状、客观检查也有上述表现为耳聋。两者兼而有之,为耳鸣、耳聋。

3. 辅助检查

凡是耳鸣、耳聋患者,可进行耳局部检查、头颅检查如头颅 TCD、血流图等及血压测量等,以协助诊断。

（二）辨证要点

主要辨新久虚实,《证治准绳·七窍门·耳》说:"耳鸣、耳聋须分新久""新聋多热,少阳阳明多火故也""旧聋多虚,肾常不足故也"。《景岳全书·耳证》:"风暴鸣而声大者多实;渐鸣而声细者多薄;少壮热盛者多实;中衰无火者多虚;饮酒味厚,素多痰火者多实;质清脉细、素多劳倦者多虚。"这些论述对本病的新久虚实作了精确的概括。一般暴聋者多实,耳鸣者耳内鸣响,如蛙声、如潮水,暴鸣而声大。耳聋渐起者多虚,耳鸣者耳内如蝉鸣、如箫声,常鸣而声细。实证多因风、火、痰、瘀。虚证关乎肾、肝、脾、气、血的不足。

【鉴别诊断】

耳鸣、耳聋应与下列疾病鉴别:

(一)聋哑

耳鸣、耳聋多发生于成年人,耳虽聋而无口哑。聋哑多发生于幼儿,因热病后遗,或药毒所致,亦有先天所致者。一般先耳聋而后哑,口哑必有耳聋。

(二)耳菌、耳痔、耳挺

耳鸣、耳聋可兼有耳道疼痛或流脓,而无肿块阻塞耳道或突出耳外。耳菌、耳痔、耳挺均为病名,见于《证治准绳》,常因形态不同而异名,初生形如蘑菇者,名耳菌;如樱桃、羊乳头者,名耳痔;如核枣者,名耳挺。属于肿块堵塞耳窍,或突出耳外,引起耳鸣、耳聋。

【治疗】

(一)辨证施治

1. 风邪外袭型

起病较速,但症状轻微,伴有头痛、发热、恶风、骨节烦疼等表证。耳内作痒,耳内憋气作胀和阻塞感较明显,舌质偏红、苔薄白,脉浮数或浮紧。

治法:疏风解表,散邪通窍。

方药:清神散。

菊花、羌活、独活、僵蚕、石菖蒲、木通、川芎、防风、荆芥、木香、甘草。

风热偏重合银翘散加减。

2. 肝火上扰型

突然耳鸣如闻潮声,耳聋时轻时重,头痛眩晕,面红耳赤,口苦咽干,心烦易怒,怒则更甚,或夜寐不安,胸肋胀闷,大便秘结,小便短赤,舌质红,苔黄,脉弦数。

治法:清肝泄热,开郁通窍。

方药:龙胆泻肝汤。

龙胆、栀子、黄芩、木通、车前子、当归、生地、柴胡、甘草、泽泻。

大便秘结可加大黄;若肝气郁结而火热尚轻,宜用理气解郁通窍之剂如逍遥散加蔓荆子、石菖蒲、香附;肝火盛者,可选用龙荟丸。

3. 痰火郁结型

双耳耳鸣不息,蝉鸣或"呼呼"作响,时轻时重,有时闭塞如聋,伴有胸脘痞满,痰多,口感黏腻,耳下胀痛,舌红苔黄腻,脉弦滑。

治法:清火化痰开窍,和胃降浊。

方药:温胆汤。

陈皮、法半夏、茯苓、甘草、枳实、竹茹。

痰多且蒙闭清窍较甚者,加礞石、竹沥、姜汁;可加杏仁、瓜蒌仁以加强祛痰之力。

4. 瘀阻宗脉型

耳鸣、耳聋如塞,或伴耳内刺痛,面色黧黑,耳流陈血,或见耵聍与陈血交结,脉涩,舌质紫暗或有瘀斑,苔薄。

治法:通窍活血。

方药:通窍活血汤。

赤芍、桃仁、红花、老葱、大枣、鲜姜、麝香、酒。

偏于瘀血重者加当归、丹参、猪蹄甲;若痰瘀互结则加川贝母、海藻、昆布。

5. 肾精亏虚型

耳内常闻蝉鸣之声,昼夜不息,夜间或安静时较甚,继则听力逐渐下降直至消失,常伴有口干咽燥、眩晕、腰酸膝软、五心烦热,舌红,脉细数。

治法:补肾益精,滋阴潜阳。

方药:耳聋左慈丸。

熟地、山药、山茱萸、丹皮、茯苓、泽泻、柴胡、磁石。

如为肾阳虚者可改为附桂八味丸,若虚实兼夹者可根据不同情况加减变化,标本同治。

6. 中气不足型

耳鸣耳聋,时轻时重,遇劳益甚,耳内有突然空虚感,伴有气短懒言,四肢疲倦,纳少,大便溏薄,舌淡苔白,齿痕明显,脉细弱或虚弱。

治法:益气健脾,升阳通窍。

方药:益气聪明汤。

黄芪、人参、升麻、葛根、蔓荆子、白芍、黄柏、炙甘草。

若脾虚而痰湿盛,症见头重如裹,胸闷泛恶,脉濡滑,苔腻者,可改用半夏白术天麻汤加石菖蒲、陈皮、制南星等;若有肾气不足可加山药、杜仲、菟丝子。

(二)中成药

1. 防风通圣丸

成人每次 6 g,每日 2 次服;儿童酌情服成人 1/3 ~ 1/2 量。适用于风邪外袭型。

2. 清开灵口服液

每次 10 mL,每日 3 次服。适用于风邪外袭型。

3. 夏桑菊冲剂

每次 1 ~ 2 袋,每日 3 次服。适用于肝火上扰型。

4. 牛黄上清丸

每次 1 ~ 2 丸,每日 2 次服。适用于肝火上扰型。

5. 礞石滚痰丸

每次 1 瓶,每日 2 次服。适用于痰火郁结型。

6. 六味地黄丸

每次 9 g,每日 2 次服。适用于肾精亏虚型。

7. 金匮肾气丸

每次 9 g,每日 2 次服。适用于肾精亏虚型。

8. 五子衍宗丸

每次 1 丸,每日 3 次服。适用于肾精亏虚型。

9. 毛冬青胶囊(片)

胶囊每次 3 粒,片剂每次 4~5 片,每日 3 次服。适用于瘀阻宗脉型。

10. 复方丹参片

每次 3 片,每日 3 次服。适用于瘀阻宗脉型。

(三)验方

1. 黄芪丸

治肾虚耳鸣。黄芪 30 g,白蒺藜 15 g,羌活 15 g,附子 10 g,羚羊肾 1 对。研为末,蜜丸,如梧子大,每服 3 g,食前服,煨葱盐汤下。

2. 通气散

柴胡、川芎、香附各 30 g。共研细末,分为每日 2~3 次,开水送服。

3. 滴耳方

用鲜石菖蒲捣汁,滴耳,每日 2 次,10 日为 1 个疗程。

(四)针灸治疗

1. 毫针

实证取穴:翳风、听会、中渚、侠溪、丰隆、行间。

虚证取穴:肾俞、关元、太溪、翳丰、听会。

方法:实证针用泻法,虚证针用补法。隔日 1 次,每次留 30 分钟,10 次为 1 个疗程。

2. 电针

取穴:肾俞、翳风、外关。

方法:先用平补平泻法,使针感传至耳区后,连电针治疗仪,通电 20~40 分钟,每周治疗 6 次,12 次为 1 个疗程。

3. 耳针

取穴:皮质下、内分泌、肝、肾,取同侧或双侧穴位。

方法:用强刺激,或用电针,留针 30 分钟,每日 1 次或隔日 1 次,15~20 次为 1 个疗程。

(五)饮食疗法

对虚性耳鸣有一定作用。

1. 猪肾切片,以骨碎补研末掺上,煨熟食之。

2. 菖蒲羹方。石菖蒲 60 g,米泔浸一宿锉焙,猪肾 1 对,去筋膜切细,葱白一握掰碎,米三合淘,四味,以水三升半煮石菖蒲,取汁二升半,去渣,入猪肾葱白,米及五昧作羹如常法,空腹食。

【转归与预后】

耳鸣可发展为耳聋,耳鸣、耳聋的预后要视病因而异。风热耳聋,耳内流脓亦可发展为瘄病,预后较差。暴聋若治疗及时得当,预后较佳。久聋患者则多不易治愈,老年出现本病,多属衰老的表现,难愈。

【调护】

耳鸣、耳聋的预防,应根据不同的病因采用不同的措施。如产生耳鸣、耳聋的原因主要有外邪侵袭,厥气上逆,因此,注意寒温,增强体质,预防风热、风毒之侵袭;注意怡神养心,少怒气和,经气和平,不致上逆,均可预防暴聋的产生。若痰火素盛者,宜常服化痰清火之品。若肝胆之火偏盛者,宜平时服用清肝明目之药。久聋主要因肾虚、气血不足,因此,避免劳倦,节制房事,对本病均有预防作用。

耳鸣、耳聋的护理主要是保持耳道清洁。

(吕剑)

第四节　耳眩晕

耳眩晕,属中医病名,又称风眩、掉眩、眩冒、旋晕、眼眩、眩运等,相当于现代医学的内耳眩晕症,是因耳窍功能失调所引起的眩晕,多因髓海不足,元气不足,耳失所养,或痰浊、水湿泛溢耳窍,或肝阳上亢蒙闭清窍所致。眩晕以突发旋转性头晕,同时伴有或不伴有恶心、呕吐、耳鸣甚至听力减退、四肢酸软无力等为临床表现。其主要病理改变是由多种原因导致的内耳淋巴分泌过多或吸收障碍,而引起的内耳膜迷路积水、内淋巴系统膨胀高压、内耳末梢器缺氧变性等所造成的一种疾病,几乎占周围性眩晕(耳性眩晕)的70%以上。耳眩晕多发于中年人,以反复突然发作性眩晕、耳鸣及波动性听力减退为临床特征,发作时虽可借助血管扩张药物及其有关对症处理使之缓解,但却难以消除再次发作之病根,以致常常发作,而致耳聋。

【病因病机】

本病发病原因有四。

(一)风邪外袭,上扰清窍

风性主动,善行而数变,若因气候突变,或起居失常,风邪外袭,引动内风,上扰清窍,则可致耳平衡失司,发为眩晕。

(二)痰浊中阻,蒙闭清窍

饮食不节,或劳倦、思虑过度,伤于脾胃,致脾失健运,不能运化水湿,聚湿生痰;痰浊阻遏中焦,清阳不升,浊阴不降,清窍为之蒙蔽,发为眩晕。

(三)肝阳上亢,扰乱清窍

肝为风木之脏,内寄相火,体阴而用阳,喜条达而主升发,主疏泄,赖肾精以充养,若情志不遂,易致肝气郁结,气郁化火,肝阴暗耗,阴不制阳,风阳上扰清窍,则眩晕;若素体阴虚,水不涵木,则肝阳上亢,扰乱清窍,亦致眩晕。

（四）气虚肾亏，髓海不足

《灵枢·海论》记载了肾精不足是导致眩晕的病因病机。肾主藏精而生髓，脑为髓之海。若先天禀赋不足，后天失养，或久病不愈，耗伤气血，或失血之后，虚而不复，或脾气虚弱，运化失常，或年老肾亏，气血生化之源不足，或房劳过度，耗伤肾精，则肾精亏损，髓海空虚，升降失常，清阳不升，而致上部气血不足，清窍失养，以致脑转耳鸣发为眩晕。

现代医学认为内耳眩晕症的发病原因并不十分清楚，其基本病理改变是膜迷路积水，发生机制主要是内淋巴产生和吸收失衡。目前关于其病因，临床上存在多种学说，如内淋巴管机械阻塞与内淋巴吸收障碍、免疫反应学说、内耳缺水学说以及其他学说。

【诊断】

（一）临床表现

1. 眩晕

多呈突发性旋转性眩晕，患者感到自身或周围物体沿一定方向的平面旋转，同时伴有恶心呕吐、面色苍白、出冷汗、血压下降等自主神经症状，睁眼与转头时加剧，闭目静卧时略微减轻。患者神态清楚，但恐惧异常，如患大病。数十分钟或数小时后症状可稍缓解，转入间歇期。

2. 耳鸣

初为持续性低音调吹风声或流水声，久之转为高音调的蝉鸣声或汽笛声。多在眩晕发作前加剧，间歇期虽有减轻，但不能完全消失，故患者烦躁不安。

3. 耳聋

耳聋为神经性，一般为单侧性，偶呈双侧性，在眩晕发作期加重，间歇期好转。

4. 头脑胀满感

眩晕发作期间患者多有患侧头部或耳内胀满感，沉重，压迫感，有时感觉耳周围灼热或钝痛。

（二）实验室及其他检查

1. 前庭功能检查示前庭功能减弱或迟钝，电测听有重震现象，而神经系统检查无明显异常。

2. 耳镜检查鼓膜正常，声阻抗测试鼓室压图正常，咽鼓管功能良好。

3. 眩晕发作时可见眼震及平衡障碍。多次发作后，前庭功能会出现不同程度减退。

4. 听力检查示单侧或双侧感音性聋。骨气导对比试验虽为阳性，但骨导对比试验则骨导较正常人为短。骨导偏向试验偏向健耳。纯音听力曲线在早期低频区下降常较高频区为著，呈感音性聋，响度平衡试验常属阳性。

5. 闭目直立试验多倒向患侧。闭目行走试验多向患侧倾斜。动静平衡功能多有紊乱。

6. 甘油试验阳性，方法为 12 ~ 15 g/kg 的甘油加等量生理盐水空腹饮下，纯音听阈可改善。

（三）诊断依据

本病的诊断主要依靠翔实的病史、全面的检查和仔细的鉴别诊断，在排除其他可引起眩晕的疾病后,可作出临床诊断,而甘油试验阳性有助于对本病的诊断。

【鉴别诊断】

本病应与下列疾病相鉴别:

(一)前庭神经炎

突然发作眩晕,伴恶心、呕吐,无耳聋、耳鸣,自发性眼震动,健侧听力功能正常,患侧前庭功能减弱或消失,常有感冒病史。

(二)位置性眩晕

在某特定体位时发病,改变体位即好,无耳鸣、耳聋,前庭功能可正常。

(三)药物中毒性眩晕

迟发性前庭损害,易与本病混淆,眩晕程度轻,持续时间长,非发作性,有明确的用耳毒性药物史。

(四)突发性耳聋

无任何诱因,突然发病,听力丧失程度较重,以高频为主,甚至全聋,有时可伴严重性眩晕。发病前无耳鸣、耳聋史。

(五)迷路炎

有化脓性中耳炎及中耳手术病史。

(六)听神经瘤

早期单侧耳鸣、耳聋,偶有头晕,多成摇晃不稳感,很少旋转。听力检查为蜗后性损害。晚期出现颅压增高症状,患侧前庭功能减退或消失。X线摄片可见内听道扩大或岩骨上缘破坏,CT可见肿瘤图像,不难鉴别。

(七)椎基底动脉供血不足

颈椎畸形或骨质增生,高血压或动脉硬化,均可诱发脑干前庭中枢或内耳供血不足,常引起不同程度眩晕、耳鸣、耳聋等。因症状比较复杂,应进行心血管检查、血流分析和颈椎CT或X线摄片检查。

【辨证要点】

本病在发作期以实证为多见,如风邪外袭、痰热上扰、痰浊中阻、肝阳上袭等,间歇期以虚证为多见,如髓海不足,亦可见虚实夹杂证候。

【治疗】

(一)辨证施治

《证治汇补》云:"眩者言视物皆黑,晕者言视物皆转,二者兼有方曰眩晕。"所以中医论眩晕系以上两种症状组合而成。病因较多,不单纯指膜迷路水肿。耳眩晕病属本虚标实,历代医家对其病因病机均有不同见解,但多由"风、火、痰、虚、瘀"等原因引起,标实者,"曰风""曰火""曰痰""曰瘀"。

1. 痰湿内停型

症见眩晕伴脘腹胀满,呕吐频作,头重如裹,倦怠乏力,舌苔腻,脉弦滑或濡缓。

治法:化痰,和胃,渗湿以止眩。

方药:温胆汤合泽泻汤加减。

姜半夏、姜竹茹、陈皮、炒白术各9 g,泽泻、薏苡仁、淮山药各12 g。

2. 肝阳上亢型

症见头晕目眩,眼球作胀,颈项牵强,急躁,易升火,口苦,舌质红,苔薄黄,脉弦数。

治法:平肝、息风、止眩。

方药:平肝止眩汤。

珍珠母(先煎)30 g(或生石决明15 g),夏枯草12 g,嫩钩藤、白茯苓、鲁豆衣、白蒺藜、生白芍各9 g。

3. 气血不足型

症见眩晕日久或反复发作,站立摇晃,倦怠耳鸣,面色㿠白,舌淡苔薄,脉细弱。

治法:益气养血息风。

方药:扶正止眩汤。

炒党参、炙黄芪、全当归、生白芍、潼沙苑、白蒺藜、枸杞各9 g,陈皮4~5 g。

(二) 经验治疗

本病病因复杂,多无单一证候,治疗本病应辨清虚实,根据"实则泄之,虚则补之"的治疗原则,实证多以疏风散邪,平肝息风,清肝泻火,燥湿化痰为主,虚证多以补肾益精,益气健脾,滋阴养血为主。张锡纯于《医学衷中参西录》中所创镇肝息风汤述:"上盛下虚,头目时常眩晕,或脑中时常作疼发热,或目胀耳鸣,或心中烦热",本病为肝肾阴虚,肝风内动上扰耳窍所致,属肝阳上亢,肝风内动之证,治宜镇肝息风,滋阴潜阳,方选镇肝息风汤。《古今图书集成·医部全录》:"头目眩运,若右寸关脉浮而无力,脾肺气虚也,用补中益气汤……血虚者,四物汤加参苓白术散;气虚者,四君子汤加当归、黄芪……脾气虚弱者,补中益气汤",指出补益气血,则眩晕止,强调了辨证施治的作用。

我们在长期的临床工作中发现,耳眩晕病在急性发作时以本虚标实多见,本虚者"肾虚、脾虚、气血亏虚"为主,标实者,"痰热、痰浊、血瘀、肝阳上亢、风火上扰"为常。肝主疏泄,调畅气机,推动气血津液的运行,肝气久郁横逆犯胃,气机逆乱,上扰清空,气机郁滞,久郁化热,瘀热互结,上蒙清窍,发为耳眩晕。清窍被扰,故见耳鸣。虚者劳倦过度,耗伤气血,气血不足,清窍失养则发为眩晕、耳鸣。

1. 实证

辨识邪气之盛实,针对因风、因火、因痰、因瘀作眩者,自拟清肝化浊汤,以清肝胆、利湿热、利三焦、化痰浊,用治实证耳眩晕。黄芩、知母、天麻、清半夏、生白芍、丹皮、羌活、白芷、当归各9 g,川芎、柴胡、石菖蒲、磁石、陈皮各6 g,白术、生地、茯苓各12 g,甘草3 g。

2. 虚证

审识气血、阴阳之虚损,明辨脏腑之羸弱,针对因虚作眩者,自拟清肝化浊汤,以益气血、补元阳、补肝肾、填髓海,用治虚证耳眩晕。制首乌、枸杞、山萸肉、怀牛膝、麦冬、天麻、盐杜仲、全当归、泽泻、菟丝子、桑葚各9 g,淮山药、熟地、黄芪、白术、黑芝麻、莲子各12 g,甘草3 g。

（三）中成药

1. 二陈丸

每次取 6~9 g，每日 3 次。用治痰浊中阻引起的眩晕，恶心、呕吐，胸脘痞闷等。

2. 半夏天麻丸

每服 6 g，每日 2 次。用治痰浊中阻引起的眩晕，胸脘满闷等。

3. 清暑解毒丸

每次 7 粒，每日 2 次。用治暑热挟阻于中焦引起的眩晕、心烦、口渴等。

4. 天麻眩晕宁

每次 10 mL，每日 3 次。用治肝风挟痰上扰引起的眩晕、头痛等。

5. 补肾养血丸

每次 1 丸，每日 3 次。用治肝肾阴虚所致的眩晕、腰膝酸软、神疲乏力等。

6. 归肾丸

每次 1 丸，每日 3 次。用治肝肾阴虚所致眩晕、神疲乏力等。

7. 六味地黄丸

每次 6~9 g，每日 2 次。用治肝肾阴亏，虚火上炎所致的眩晕、耳鸣、口渴等。

8. 天麻定眩片

每次 6 片，每日 3 次。用治肝阳上扰引起的眩晕、头痛等。

9. 天麻钩藤冲剂

每次 1 包，每日 3 次。用治肝阳上扰引起的眩晕、头胀痛等。

10. 天麻首乌片

每次 6 片，每日 3 次。用治肝肾阴虚，肝阳上亢引起的眩晕、头痛、耳鸣等。

11. 罗布麻叶冲剂

每次 1 袋，每日 2 次。用治肝阳上扰引起的眩晕、头胀痛等。

12. 山楂降压丸

每次 1~2 丸，每日 2 次。用治肝风挟痰上扰引起的眩晕、头胀、耳鸣等。

13. 养血当归精

每次 10 mL，每日 2 次。用治气血两虚所致的眩晕等。

14. 灵芝片

每次 1 片，每日 3 次。用治气血两虚所致的眩晕等。

15. 归脾丸

每次 1 丸，每日 3 次。用治气血两虚所致的眩晕等。

16. 十全大补丸

每次 1 丸，每日 3 次。用治气血两虚所致的眩晕等。

17. 金匮肾气丸

每次 1 丸，每日 2 次。用治肾阳虚，寒水上乏所致的眩晕等。

18. 二妙散

每日 1 剂，分 2 次煎服。用治眩晕效果较好。用二妙散为基本方。辨证加味，水煎服。

（四）验方

1. 生南星 12～15 g,法半夏、白术、桂枝各 12 g,茯苓、泽泻、猪苓各 20 g。每日 1 剂,水煎 2 次后将一、二煎混合早晚服。对内耳眩晕症效好,但本病发作时要卧床休息治疗,减少避免活动,否则影响疗效。

2. 吴茱萸 5 g,党参 15 g,生姜 4 片,大枣 4 枚,桂枝 6 g。若恶寒、四肢不温者加炮附子 6 g;呕吐者加法半夏 8 g;气虚甚者加黄芪 20 g。上方每剂复煎,每日分 2 次服。治疗内耳眩晕症一般只需服 2 剂,诸症明显改善,眩晕、呕吐止,恢复正常活动。

3. 核桃仁、芝麻各 200 g。一起研碎,和入白糖适量,每日食 30 g。

4. 取葱头 1 个,洗净,轻捣至出汁为度,蘸蜂蜜,于发作时塞入鼻孔,闭口吸气,一般在 20 分钟后症状会减轻。

5. 生代赭石 45 g,夏枯草、法半夏、车前草各 18 g。水煎服,每日 1 剂。也可做成糖浆,每日服 3 次。

6. 天麻粉 6 g,每日分 2 次吞服,7 天为 1 个疗程。

7. 牛脑 1 个,天麻、钩藤各 15 g。共炖汤弃药渣饮服。

8. 鸡肉 250 g,党参 30 g,川芎 15 g。共放锅中加水适量炖汤服。

9. 猪肝、猪肺各 1 副,陈皮、青盐各 50 g。共同煮熟,食肉喝汤。每日 1 剂,连服 3～7 天。

10. 独活 30 g,鸡蛋 6 个,加水适量共煮,蛋熟敲碎蛋壳再煮 15 分钟,只吃蛋。每日 1 次,每次 2 只。3 天为 1 个疗程,连服 2～3 个疗程。

（五）针灸疗法

主穴:风池、风府、百会、神门。

配穴:曲池、太冲、翳风、听会、上关、曲鬓、内关、足三里、丰隆。每次取主、配穴各 2～3 穴,每日 1 次,7～10 次为 1 个疗程。

（六）头皮针治疗

取双侧晕听区针刺,每日 1 次,5～10 次为 1 个疗程。

（七）耳穴治疗

主穴:神门、心、内分泌、皮质下、内耳。

配穴:肝、胆、肾。

每次取主穴 2～3 穴,配穴各 1～2 穴,每 3 日 1 次。左右耳交替应用,5～7 次为 1 个疗程。

【调护】

1. 患者应保持心情舒畅,防止七情内伤;坚持适度的体育锻炼,如太极拳、八段锦等;注意劳逸结合,避免体力和脑力劳动过度;节制房事,养精护肾。

2. 内耳眩晕症的症状长期反复存在很容易给患者的心理带来影响,因此患者要注意心理调护。另外,经常性眩晕发作的患者一定要避免从事驾驶、高空作业等职业,以免发生危险。平时注意监测自己的病情,一旦加重,及时就医。患者在因为该病出现紧张恐惧和焦虑心理时,可以多和医生沟通交流了解该病的特点,明白此病虽然临床表现重但并非严重疾病,是由内耳疾病引起,应改善自己的不良情绪,积极配合治疗。

3. 患者一定要严格遵医嘱用药,并注意药物的不良反应。如应用镇静药物的患者可能会出现嗜睡、头昏、乏力等不良反应;长期应用糖皮质激素的患者可能会出现肥胖、高血压、肤质疏松等不良反应。

4. 发作期为了防止坠床,应对患者的床加床栏保护。

5. 患者的卧室应保持安静,避免强光的刺激。

6. 注意保护听力,避免到噪声场所,每日做耳保健操。

7. 养成良好的生活习惯,规律作息,尽量不要熬夜。

8. 患者在治疗期间,若出现听力急剧下降、眩晕发作频繁及其他症状加重的情况,要及时去医院就诊。

9. 一般饮食对于本病的影响并不大,但是患者应尽量低盐饮食,有利于维持耳内的稳态。同时还应注意少量多餐原则,避免摄入含有咖啡因的食物或饮料。

10. 饮食建议均衡饮食,多吃高蛋白、高维生素、易消化饮食,如新鲜的水果蔬菜。

（吕剑）

第五节　慢性鼻炎

鼻塞时轻时重,或双侧鼻窍交替堵塞,反复发作,经久不愈,甚至嗅觉失灵,称为慢性鼻炎,中医称为鼻窒,是一种比较常见的慢性鼻病。

【病因病机】

（一）肺脾气虚,邪滞鼻窍

肺开窍于鼻,肺和则鼻窍通利,嗅觉灵敏,若肺气不足,卫阳不固,则易受邪毒侵袭,失去清肃功能,以致邪滞鼻窍,或饥饱劳作损伤脾胃,脾气虚弱,运化不健,失去升清降浊之职,湿浊滞留鼻窍,壅阻脉络,气血运行不畅而致鼻窍窒塞。

（二）邪毒久留,气滞血瘀

体虚之人正不胜邪,外邪时犯鼻窍,邪毒久留不去,阻于脉络,遏滞气血,以致气滞血瘀,鼻窒加重。

【诊断与鉴别诊断】

1. 反复发作的伤风鼻塞病史。

2. 间歇性、交替性或持续性鼻塞,病程在 3 个月以上者。

3. 双侧鼻黏膜肿厚,下鼻甲肥大。

4. 伴有不同程度的流涕、嗅觉减退、头闷痛等。

5. 鼻窒主要应与慢鼻渊、鼻中隔偏曲、鼻麻风、鼻狼疮等相鉴别。

【治疗】

(一) 辨证施治

1. 肺脾气虚, 邪滞鼻窍

交替性鼻塞, 或鼻塞时重时轻, 流黏稀涕, 遇寒时症状加重, 头微胀不适, 或见咳嗽痰稀, 面色㿠白, 或见食欲欠佳, 大便或溏, 舌质淡红, 苔薄白。检查可见鼻内黏膜肿胀淡红, 对血管收缩剂较敏感。

治法: 补益肺脾, 通散鼻窍。

方药: 补中益气汤加减。

党参 15 g, 云苓 15 g, 黄芪 15 g, 白术 10 g, 柴胡 10 g, 升麻 12 g, 辛夷花 10 g, 白芷 10 g, 五味子 12 g, 甘草 6 g。水煎服。

若咳嗽痰多者, 可加杏仁 12 g, 苏梗 10 g, 法夏 10 g, 涕多者, 加藿香 10 g, 佩兰 10 g。鼻塞较甚者, 加苍耳子 10 g、路路通 15 g。

2. 邪毒久留, 气滞血瘀

鼻塞无歇, 涕多或黄稠或黏白, 嗅觉迟钝, 语言不畅, 咳嗽多痰, 耳鸣不聪, 舌质红或有瘀点, 脉弦细。检查可见鼻甲肿大暗红, 呈桑葚样, 对血管收缩剂不敏感。

治法: 调和气血, 行滞化瘀。

方药: 当归芍药汤加减。

当归 10 g, 白术 10 g, 川芎 10 g, 辛夷花 10 g, 菊花 12 g, 茯苓 15 g, 泽泻 15 g, 地龙干 12 g, 甘草 6 g, 郁金 12 g。水煎服。

若头痛者, 加白芷 10 g、藁本 10 g。痰涕多者, 加桔梗 12 g, 杏仁 12 g。

(二) 滴鼻法

适用于各型鼻窒。常用药物如滴鼻灵、鼻炎灵、复方鹅不食草滴剂、复方苍耳子滴剂等。热证可加用双黄连注射液、鱼腥草注射液、清热解毒注射液等用生理盐水稀释后滴鼻, 每日 3~4 次。

(三) 吹、塞药法

常用药物如碧云散、鱼脑石散、苍耳子散等。每日 2~3 次。或用药棉、吸收性明胶海绵裹药塞于下鼻道处, 效果则较吹药法为佳。

(四) 熏蒸、超声雾化法

如热证可用黄芩汤合苍耳子散煎水熏鼻, 或用清热解毒注射液兑薄荷冰少许做雾化吸入; 虚证用保元汤合苍耳子散煎水熏鼻, 或用黄芪注射液等做雾化吸入; 瘀证用通窍活血汤加辛夷煎水熏鼻, 或用复方丹参注射液、当归注射液等行雾化吸入, 每日 1 次。

(五) 下鼻甲注射法

本法对各型鼻窒均有较好的治疗作用。注射时, 除采用传统的下鼻甲黏膜下注射外, 亦可采用下鼻甲穴封闭法进行注射治疗。注射用药可据证情的虚实寒热而选用相应的药物。如热证可选用清开灵注射液、鱼腥草注射液; 虚寒证可选用胎盘组织液、黄芪注射液、麝香注射液等; 瘀证可选用复方丹参注射液、当归注射液、川芎嗪注射液等。

（六）下鼻甲烧灼法

局麻后采用传统烙法，或高频电流烧灼法、激光烧灼法、微波烧灼法等行下鼻甲烧灼。但对下鼻甲深部进行烧灼时，切不可触及骨部，以免引起骨部坏死。一次烧灼不愈者，待痂皮或烧灼反应消退后可再次施行烧灼，直到鼻甲缩小至正常为止。本法主要用于鼻甲肥大，凹凸不平，经他法治疗久而不愈者。

（七）下鼻甲切除术

适用于下鼻甲Ⅲ度肥大，质硬，弹性差，鼻塞持续不减，并经内服、外用药物久治不效者。手术以下鼻甲黏膜部分切除为宜，不宜切除过多，以免继发鼻甲萎缩。

【调护】

1. 加强身体锻炼，增强机体防御能力和根除致病因素。
2. 注重饮食和工作生活环境卫生。
3. 矫正鼻腔畸形，避免长期用血管收缩剂滴鼻等。

（吕剑）

第六节　鼻窦炎

鼻窦炎中医称鼻渊，是指以鼻流浊涕，如泉下渗，量多不止为主要特征的鼻病。本病常伴有头痛、鼻塞、嗅觉减退，久则虚眩不已等。是鼻科的常见病、多发病之一。

【病因病机】

（一）急性鼻窦炎

多由于素体偏弱，加上生活起居失常，寒暖不调，受凉受湿或过度疲劳之后，易为外邪侵袭，引起肺、脾、胆之病变而发病。辨证属肺、脾、胆之实证热证。若风热邪毒，袭表犯肺，或风寒侵袭，郁而化热，邪热壅遏肺经，肺失清肃，致使邪毒循经上犯，结滞鼻窦，灼伤鼻窦肌膜而为病。或邪热犯胆，胆经热盛，上蒸于脑，迫津下渗而为病。又可因嗜食肥甘之物，湿热内生，郁困脾胃，运化失常，清气不升，浊阴不降，湿热邪毒循经上蒸，停聚窦内，灼损窦内肌膜而致病。

（二）慢性鼻窦炎

多由于急鼻渊之后，体质虚弱，失于调理，致使反复发作，或因急鼻渊治疗不彻底，迁延失治，邪气久羁而致。另一方面，因邪毒内困，正气耗伤，体质虚弱，外卫力弱，经常感冒，反复不已，余邪不清，滞留鼻窍，缠绵不愈。临床上，多见肺、脾之虚损为主。肺气虚损，卫阳虚弱，清肃不力，邪毒易于滞留，上结鼻窍，凝聚于鼻窦，伤蚀肌膜而为病；脾气虚弱，则运化失健，清阳不升，邪毒久困，肌膜败坏，浸淫鼻窦而为病。

【诊断】

1. 症状

鼻多脓涕或黏脓涕,鼻塞,经久不愈。

2. 体征

中鼻甲肿胀,鼻道有稠涕。

3. 实验室及其他检查

鼻窦 X 线、CT 检查示窦内黏膜增厚,窦腔密度增高,或有液平面;上颌窦炎患者行上颌窦穿刺可冲洗出脓液。

【鉴别诊断】

应主要与慢性鼻炎相鉴别。慢性鼻炎也可见鼻塞,有浊涕,嗅觉减退等症,但鼻涕量较少,多位于下鼻道,检查见下鼻甲肿胀,中鼻甲不肿,鼻窦拍片结果无异常。

【治疗】

(一)辨证施治

1. 风热袭肺型

鼻涕黄浊味臭,嗅觉减退,头额胀痛,发热恶寒,咳嗽痰黄,咽干,苔薄黄,脉浮数。

治法:疏风清热,芳香通窍。

方药:苍耳子散加黄芩、菊花、葛根、连翘。

巅顶痛者加藁本;前额眉棱骨痛者加蔓荆子;后枕及颈项痛者加葛根;双侧太阳穴痛者加柴胡;痰多者加杏仁、瓜蒌。

2. 脾经湿热型

涕黄浊,量多,味臭,鼻塞重,嗅觉差,鼻窍黏膜红肿,头胀痛,肢体困倦,食欲缺乏,脘腹胀满,溲黄赤,舌红,苔黄腻,脉滑数。

治法:清脾泻热,利湿祛浊。

方药:甘露消毒丹加减。

涕黄浊量多者加车前子、鱼腥草。

3. 胆府郁热型

鼻流浊涕,色黄而臭,鼻塞不通,不闻香臭,头昏头胀,咽干口苦,耳鸣目眩,两胁胀痛。舌红,苔黄,脉弦数。

治法:清泄胆热,利湿通窍。

方药:奇授藿香丸加木通、茵陈。

目眩口苦,涕黄绿者加龙胆、栀子。

4. 脾气虚弱型

涕或白或黄,黏且量多,无臭味,鼻塞重,嗅觉差,鼻窍黏膜淡红肿胀,肢倦乏力,面色萎黄,食少纳差,腹胀便溏,舌质淡,苔薄白,脉缓弱。

治法:健脾益气,清利湿浊。

方药:补中益气汤加木通、泽泻。

鼻塞重者,加苍耳子、辛夷、石菖蒲;涕黄浊量多者加黄连、车前草。

5. 肺气虚寒型

鼻涕量多,黏白无臭味,鼻塞或轻或重,日久不愈,遇风冷加重,自汗恶风,气短乏力,舌淡,苔薄白,脉无力。

治法:温补肺气,疏散风寒。

方药:温肺止流丹加减。

体虚易感冒者加黄芪、防风。

(二)中成药

1. 川芎茶调丸

3~6 g,每日 2 次。用于风寒侵袭型。

2. 千柏鼻炎片

3~4 片,每日 3 次。2 周为 1 个疗程。用于湿热蕴结型。

3. 都梁丸

1 丸,每日 2 次。用于风寒侵袭型。

4. 清眩丸

30~45 粒,每日 1~2 次。用于风热上攻型。

5. 藿胆丸

6 g,每日 2 次。用于湿热蕴结型。

6. 鼻渊丸

1 丸,每日 3 次。忌食辛辣厚味。用于风热上攻型。

7. 参苓白术丸

6 g,每日 3 次。用于脾虚弱型。

8. 补中益气丸

6~9 g,每日 2 次。用于脾虚弱型。

(三)验方

1. 黄连、辛夷花各 3 g,冰片 0.6 g。共研细末,搐鼻,每日数次。用于鼻渊邪热较盛,涕出腥臭者较好。

2. 苍耳子、辛夷各 15 g,白芷 10 g,薄荷 3 g,细辛 5 g,冰片 1 g。共研成粉末,每取此药粉 0.3~0.5 g,用棉花包好塞于患侧鼻孔中。每日 1~2 次,10 天为 1 个疗程。

3. 桔梗、黄芩、天花粉、浙贝母、七叶一枝花各 9 g,金银花叶 12 g,苍耳子、甘草节各 6 g。头痛加白芷 9 g;鼻窦有积脓加败酱草 15 g;脓涕带血且鼻塞难通加小蓟 9 g。水煎服,每日 1 剂,可治化脓性鼻窦炎。

4. 芙蓉叶 30 g,冰片 1 g。共研极细末,贮瓶备用。每用少许吹入患鼻中,每日吹 3~4 次。通常用药 15 天,最多 30 天可愈。对急性鼻窦炎疗效尤佳。

5. 鲜鱼腥草捣烂绞汁滴鼻。

6. 梅片 3 g,丝瓜叶粉 30 g,鼻孔吸入。用于慢性鼻窦炎。

（四）饮食疗法

1. 上等龙井茶 30 g，川黄柏 6 g。共研细末，以少许药粉嗅入鼻内两侧，每日多次。可治鼻窦炎、鼻塞伴有脓性分泌物腥臭等症。

2. 老干丝瓜 2 条，烧灰存性为末。每服 15 g，每早晨用开水送服。可治鼻渊、流黄浊臭鼻涕。

3. 菊花 10 g，茉莉花茶 5 g，以开水冲泡饮服。

4. 苍耳子 12 g，辛夷花、菊花各 5 g。水煎后代茶饮。

5. 大蒜切片，贴足心，取效止。

【调护】

及时、彻底、合理治疗鼻、咽、牙的急慢性疾病；积极治疗糖尿病，纠正贫血和营养不良。增强体质，减少罹患感冒和急性传染病的机会。

（吕剑）

第七节　鼻出血

鼻出血中医称为鼻衄，是多种疾病常见的症状。古人根据病因及症状不同而命名，如《诸病源候论》，有伤寒鼻衄、时气鼻衄、热病鼻衄、温病鼻衄、虚劳鼻衄等。伤寒太阳病"红汗"、妇科病"经行衄血"（或称"倒经"）也都属于鼻衄的范畴。鼻衄严重者，又称"鼻洪"或"鼻大衄"。

【病因病机】

血由水谷之精气所化生。《灵枢·决气》论说："中焦受气取汁，变化而赤，是谓血。"血液生化于脾，藏受于肝，总统于心，输布于肺，化精于肾，脉为血之府。血液生成之后在脉中运行不息，环周不休，以充润营养全身。当各种原因导致脉络损伤或血液妄行时，就会引起血液溢出脉外而形成血证。如《景岳全书·血证》概括血证的原因说："故有七情而动火者，有以七情而伤气者，有以劳倦色欲而动火者，有以劳倦色欲而伤阴者，或外邪不解而郁于经，或纵饮不节而火动于胃，或中气虚寒则不能摄而注陷于下，或阴盛格阳则火不归原而泛滥于上；是皆动血之因也。"

（一）感受外邪

由于外邪侵袭，损伤脉络而引起鼻衄，其中尤以热邪所导致者为多。

（二）饮酒过多或嗜食辛辣厚味

过食辛辣厚味醇酒，主要引起两方面的病理变化：一是滋生湿热，湿热内蕴，熏灼血络，迫血妄行而引起鼻衄；二是过食辛辣厚味，损伤脾胃，脾胃虚衰，失其脾运统摄之职，以致血溢脉外而引起鼻衄。

（三）情志过极

情志过极则动火于内,气逆于上,迫血妄行而引起鼻衄。如肝气郁结,化火犯肺,鼻是肺之外窍,所以可引起鼻衄。

（四）劳倦过度

心主神明,神劳则伤心;脾主肌肉,体劳伤脾;肾主藏精,房劳伤肾。劳倦过度会引起心、脾、肾气阴的损伤。若损伤于气,则气虚不能统血,以致血液外溢而形成衄血;若损伤于阴,则阴虚火旺,迫血妄行而引起鼻衄。

（五）久病或热病之后

久病或热病之后使阴津耗伤,以致阴虚火旺,迫血妄行而致出血;还可损伤阳气,气虚不摄,血溢肺外而引起鼻衄;久病入络,使血脉瘀阻,血行不畅,血不循经而引起鼻衄。

总之血之溢出而为鼻衄,其因有二:火热熏灼,迫血妄行和气不摄血,血溢脉外两类。

【诊断】

要迅速简要地询问出血情况,什么情况下发生的鼻出血,是否有外伤史,哪一侧鼻腔先出血,出血的速度、次数、估计总出血量。过去是否有出血史,近来有什么其他疾病,如发热、紫斑、高血压、贫血等。

（一）症状

1. 出血部位大多数发生于鼻中隔前下方的易出血区,有时出血发生在鼻腔后段的动脉性出血,来势凶猛,不易止血。鼻腔后段的静脉性出血可能为曲张的鼻咽静脉丛破裂所致。

2. 大量或反复出血可有休克及贫血症状。

（二）体征

1. 鼻中隔前下部黏膜静脉曲张、溃疡或见出血点,鼻腔后段出血不易发现出血点。

2. 全身性疾病继发鼻出血的尚有原发病症状。

（三）实验室检查

除了有出血、凝血障碍的血液病患者,一般出凝血时间大都正常。失血量大时,血红蛋白及红细胞计数减少,血沉加快。

【治疗】

（一）辨证施治

1. 肺热上壅型

鼻衄血鲜红,点滴而出量不甚多,鼻干疼痛,口干咽燥,身热汗出,咳嗽痰多,舌红,苔薄白,脉数。

治法:清泄肺热,凉血止血。

方药:桑菊饮加丹皮、白茅根。

桑叶 15 g,菊花 15 g,薄荷 10 g,连翘 15 g,桔梗 10 g,杏仁 10 g,甘草 10 g,丹皮 12 g,白茅根 30 g。

热甚者加黄芩 15 g,栀子 12 g;痰黄量多者加瓜蒌皮 20 g,浙贝母 12 g。

2. 胃热熏蒸型

出血量多,血色鲜红,鼻燥口干,口臭,龈肿齿衄,渴欲冷饮,消谷善饥,便秘溲赤,舌红,苔黄,脉数。

治法:清胃降火,凉血止血。

方药:玉女煎加减。

生石膏60 g,知母15 g,生地20 g,麦冬12 g,牛膝10 g,白茅根30 g,生大黄12 g(后下),小蓟15 g,藕节15 g。

热甚者加山栀10 g,丹皮15 g,黄芩10 g;阴伤甚者加天花粉15 g,石斛15 g,玉竹12 g。

3. 肝火上逆型

出血量多,来势迅猛,血色深红,不时发作,口苦咽干,头晕耳鸣,面红目赤,胸胁苦闷,烦躁失眠,舌红、苔黄,脉弦数。

治法:清肝泻火,凉血止血。

方药:龙胆泻肝汤加减。

龙胆12 g,柴胡12 g,黄芩15 g,山栀10 g,木通10 g,泽泻10 g,生地20 g,甘草10 g,白茅根30 g,蒲黄12 g,大蓟15 g,小蓟15 g。

阴伤甚者加玄参15 g,麦冬15 g,旱莲草30 g;大便干结者加生大黄15 g,后下。

4. 脾不统血型

鼻血渗渗而出,时发时止,血色淡红,面色㿠白,少气懒言,倦怠乏力,大便稀溏,舌淡胖,脉弱。

治法:健脾益气,补血摄血。

方药:归脾汤加减。

黄芪30 g,当归20 g,党参15 g,白术15 g;茯苓12 g,甘草10 g,大枣5 枚,龙眼肉12 g,仙鹤草30 g,阿胶15 g(冲),侧柏叶15 g。

5. 肝肾阴虚型

鼻衄血色淡而量少,衄而止,止而复发,头晕目眩,耳鸣如蝉,失眠健忘,腰膝酸软,潮热盗汗,舌红淡,少津,脉细数。

治法:滋养肝肾,育阴止衄。

方药:杞菊地黄丸加减。

枸杞15 g,杭菊花12 g,熟地20 g,山药12 g,山萸肉10 g,茯苓12 g,丹皮15 g,旱莲草30 g,白茅根30 g,小蓟20 g。

(二)中成药

1. 万应锭

每次1.5~3 g,每日2 次,温开水送服。小儿酌减。本品具有清热解毒,凉血止血之功。适用于口舌生疮,牙龈肿痛,吐血衄血等症。

2. 失血奇效丸

具有凉血止血,清热泻火之功。用治肺经热盛引起的鼻出血等。每次6 g,每日3 次。

3. 犀角地黄丸

每次 2 丸,每日 2 次。用治胃热炽盛引起的鼻出血,口干口渴,舌红苔黄,脉数。

4. 清胃黄连丸

每次 9 g,每日 1 ~ 2 次。用治胃火盛引起的鼻出血,口舌干燥,牙龈肿痛等。

5. 牛黄清胃丸

每次 1 丸,每日 2 次。用治胃热炽盛引起的鼻出血。

6. 云南白药

每次 0.5 g,每日 4 次内服。外用粉剂吹入鼻中,或将药粉放于棉片上,填出血处。

7. 栀子金花丸

每次 9 g,每日 1 次口服。本品具有清热泻火,凉血解毒之功。适用于肺胃热盛引起的吐血衄血。

8. 黛蛤散

每次 9 ~ 15 g,每日 2 次,温水调服。用治肝肺火热上炎所致的鼻出血,口渴,咳嗽痰多等。

9. 龙胆泻肝丸

每次 6 ~ 9 g,每日 3 次。用治肝火上逆引起的鼻出血等。

10. 当归龙荟丸

每次 6 ~ 9 g,每日 2 次。用治肝火上逆引起的鼻出血等。

11. 阿胶

每次 3 ~ 9 g,每日 2 次,烊化兑服。用治阴虚火旺所致的鼻出血等。

12. 二至丸

每次 9 g,每日 3 次。用治肝肾阴虚、虚火上炎所致的鼻出血等。

13. 血宝

每次 2 粒,每日 3 次,小儿酌减,饭后服。用治脾虚不能统血引起的鼻出血等症。

(三)验方

1. 大黄炭末用温开水调匀塞鼻,效验显著。

2. 用脱脂棉球卷成鼻孔大小的条状,蘸白矾末塞鼻内,维持 1 ~ 2 分钟即可。

3. 芦荟 3 ~ 6 g 研粉,油纱布条粘着,填塞出血鼻腔。慢性出血者将芦荟 0.5 ~ 1 g 加温开水 5 ~ 10 mL 搅化,仰面滴入出血鼻腔 1 ~ 2 滴,每日 3 ~ 5 次。

4. 鲜茅根 30 g,栀子炭、血余炭、大蓟、小蓟、丹皮各 10 g,大黄炭 5 g,生地 12 g。水煎服。必要时加仙鹤草 20 g,三七粉 3 g(分 2 次吞服)以增强疗效。

5. 白及 30 g,研极细末,取适量药末用冷开水调拌(糯米粥汤尤佳)捏成条状,施药前清除鼻腔残存血块,然后将药条塞进患侧鼻腔,若两侧均出血,则用上药轮换塞鼻。注意避免着凉,忌食辛辣刺激食物。

6. 麻黄碱、炉甘石、硇砂、藕节各 20 g,研粉装瓶待用。用消毒棉球或棉棒蘸药粉涂于出血部位,然后用消毒棉球稍加压即可迅速止血。

(四)饮食疗法

1. 带须大葱 10 根,捣如泥,左鼻出血敷右足心,右鼻出血敷左足心,两鼻出血贴两足心。10 分钟血止。

2. 大蒜捣如糊,左鼻流血敷右足心,右鼻出血敷左足心。

3. 米醋渍棉塞鼻中。

4. 海带 30～50 g,冷水浸泡洗净切细水煎服(可酌加冰糖或白糖调味),每日 3～4 次。连服 3～7 天。服药期间忌吃煎炒辛燥之品。

5. 鲜韭菜根茎 30 g,红糖 10 g。将韭菜根茎加水 250 mL,煎至 100 mL,加入红糖,分 2 次服,每日 1 剂,可连服 2～3 剂。

(五)针灸疗法

可针刺迎香、合谷、上星等穴。

【调护】

1. 首先积极病因治疗,及早防治高血压和动脉硬化,防治鼻腔、鼻窦疾病,避免各种内源性或外因性损伤。

2. 冬、春二季,气候干燥,要多饮水,注意调节室内的潮湿度,屋内可常洒一些水,常在鼻腔内点少许香油、液状石蜡、生蜂蜜等,防止鼻黏膜干燥。

3. 平素不挖鼻孔,不用力擤鼻。

4. 有鼻衄病史的中、老年人,应多吃蔬菜水果,少吃辛辣食品及油腻厚味,保持大便通畅,戒酒。

(吕剑)